Bavastro / Kümmell
Das Herz des Menschen

Das Herz des Menschen

Herausgegeben von Paolo Bavastro
und Hans Christoph Kümmell

Mit Beiträgen von Paolo Bavastro, Gisela Bräuner-Gülow,
Andreas Fried, Gunther Hildebrandt, Hans Christoph
Kümmell, Hermann Lauboeck, Hendrik Vögler
und Manfred Weckenmann

Verlag Freies Geistesleben

*Dem Physiologen und Chronobiologen Gunther Hildebrandt
(1924 – 1999) im Gedenken an seine vorbildliche wissenschaftliche Gesinnung
gewidmet. Er verstarb unerwartet während der Drucklegung dieses Buches.*

ISBN 3-7725-1742-0

1. Auflage 1999
Verlag Freies Geistesleben
Landhausstraße 82
70190 Stuttgart
Internet: www.geistesleben.com

© 1999 Verlag Freies Geistesleben & Urachhaus GmbH, Stuttgart
Umschlag: Walter Schneider unter Verwendung einer Grafik von Hans Christoph Kümmell
und Ute Braatz-Kümmell
Druck: Offizin Chr. Scheufele, Stuttgart

Inhalt

III. Embryologie

IV. Zur Therapie des menschlichen Herzens

V. Anhang

Geleitwort

von Michaela Glöckler

Es gehört zu den großen Herausforderungen des 20. und 21. Jahrhunderts, die naturwissenschaftliche Erforschung des Menschen und die damit verbundenen praktisch-medizinischen Konsequenzen durch eine Anschauungsweise zu ergänzen, die auch seinen seelischen und geistigen Erlebnis- und Daseinsformen gerecht wird. Die Autoren dieses Buches – Fachleute auf dem Gebiet der Kardiologie, Chronobiologie, Physiologie, Embryologie und Heileurythmie – haben sich im Hinblick auf Bau und Funktion des menschlichen Herzens dieser Herausforderung gestellt. Sie haben zusammen mit anderen Fachkollegen in den Jahren 1994 – 1999 an einem wissenschaftlichen Arbeitskreis teilgenommen, der jährlich in der Medizinischen Sektion am Goetheanum / Dornach (Schweiz) tagte. Anliegen war, die Herzfunktion aus naturwissenschaftlicher und geisteswissenschaftlich-anthroposophischer Sicht darzustellen, unter Berücksichtigung der neuesten physiologischen Kenntnisse sowie der aktuellen medikamentösen und technologischen Behandlungsformen der Kardiologie, einschließlich einer Stellungnahme zu den verschiedenen Formen der chirurgischen Herzersatztherapie.

Rudolf Steiner hat in der von ihm begründeten anthroposophischen Geisteswissenschaft schon früh auf die Notwendigkeit hingewiesen, die mechanistische Theorie der Herzfunktion geisteswissenschaftlich zu erweitern und dem Paradigma von der Pumpfunktion des Herzens ein anderes gegenüberzustellen: das Paradigma vom Herzen als einem umfassenden Sinnesorgan, das nicht nur in sensibler Weise auf das Stoffwechsel- und Bewegungsleben des Körpers reagiert, sondern auch eine zentrale Vermittlungsaufgabe gegenüber den seelischen und geistigen Funktionen des Menschen innehat. In dieser Anschauung vom Herzen erscheint die pumpenähnlich anmutende mechanische Herzleistung als Folge dieser primären Sinnestätigkeit und nicht als deren Ursache.

Die Beiträge des Buches sind verschiedenen Aspekten dieser außerordentlich schwierigen und komplexen Thematik gewidmet. Sie wurden als Vorträge und Diskussionsbeiträge im Rahmen des Arbeitskreises vorgestellt. Einige wurden im Vortragsstil im wesentlichen übernommen, andere sind zur Veröffentlichung stärker umgearbeitet worden. Der Beitrag zur Embryologie von Hendrik Vögler entstammt ursprünglich einem anderen Arbeitszusammenhang und wurde integriert, da er im Arbeitskreis den Besprechungen zur Embryologie zugrunde gelegen hatte.

Auch wenn sich alle Teilnehmer des kardiologischen Arbeitskreises am Goetheanum darin einig waren, daß es darum geht, das einseitige mechanistische Bild von der Herzfunktion zu überwinden, so war es doch tief beeindruckend zu erleben, daß man dieses Ziel nicht zu erreichen suchte, indem man dem mechanistischen Bild vom Herzen einfach ein alternatives, spirituell orientiertes Bild vom Herzen gegenüberstellt; vielmehr wurde die Aufgabe sehr ernst genommen, an einem integrierten Konzept zu arbeiten, das die bekannten naturwissenschaftlichen Fakten vollumfänglich berücksichtigt.

Es sei diesem Buch der Wunsch mitgegeben, daß es für Medizinstudenten und Ärzte, aber auch für Biologielehrer im Oberstufenunterricht Gesichtspunkte und Anregungen geben kann, an einer Anschauung vom Herzen zu arbeiten, die dem Wesen des Menschen angemessen ist.

Medizinische Sektion am Goetheanum
Johanni 1999   *Dr. med. Michaela Glöckler*

Vorwort

Mit der Möglichkeit, lebende Herzen von Menschen im Zustand des irreversiblen Hirnversagens anderen Menschen mit einer irreversiblen Herzkrankheit zur Transplantation zu vergeben, ist seit 1967 eine neue Ära in der Kardiologie eingeleitet worden. Zusätzlich mußte eine Präzision der Hirnfunktion erfolgen, um einen Zeitpunkt festlegen zu können, wann dieses Organ als irreversibel geschädigt anzusehen ist.

Daraus geht zweierlei hervor: Erstens ist das Gehirn offenbar das einzige Organ, bei dessen irreversibler Schädigung andere, noch lebende Organe dem Menschen entnommen werden können. Zweitens wird das Gehirn als Träger der Persönlichkeit angesehen, was anderen Organen abgesprochen wird. Weil inzwischen genügend andere Organe transplantiert wurden, wissen wir, daß sich für das alltägliche Bewußtsein wesentliche Störungen des Persönlichkeitserlebens nicht einstellen müssen. Wie es sich in dieser Hinsicht mit dem Gehirn wirklich verhält, wissen wir jedoch nicht, da Gehirne bisher nicht transplantiert wurden.

Da in Zukunft aber nicht nur lebende Menschenherzen, sondern auch lebende Schweineherzen und mechanische Kunstherzen Herzkranken implantiert werden sollen, haben sich die Autoren des vorliegenden Buches mit der Frage beschäftigt, was das Besondere des Herzens des Menschen ist und ob man ihm nicht doch über die mechanische Funktion hinausgehende Aufgaben zusprechen muß, ähnlich wie man das Gehirn als Reflexionsorgan der Persönlichkeit gelten läßt.

Drei Richtlinien wurden dabei verfolgt:
- Anerkennung der heutigen naturwissenschaftlich nachweisbaren Fakten über die Herzfunktion
- Anerkennung dessen, was in früheren Zeiten über das Herz gedacht wurde, unter Berücksichtigung der kulturellen Zusammenhänge
- das Bemühen, diese Ergebnisse in Einklang mit der heutigen und (versuchsweise) mit der zukünftigen Bewußtseinsentwicklung des Menschen zu bringen, wobei hierfür als wissenschaftliche Leitlinie die Geisteswissenschaft der Anthroposophie herangezogen wurde, weil in ihr Zukunft und Vergangenheit des Menschen in einem überschaubaren Entwicklungsgang dargestellt sind.

In dieser Geistesrichtung werden dem menschlichen Herzen nicht nur mechanische Fähigkeiten zugesprochen, es wird nicht nur als Zentralorgan des leiblichen, sondern auch des seelischen Organismus angesehen. Viel ist aus dieser Sicht bereits erarbeitet worden, was den Autoren als Anregung diente.

Schon auf der physiologischen Ebene zeigen sich Unterschiede in der Auffassung der Fakten gegenüber der gängigen Physiologie, die einem erweiterten Verständnis entgegensteht. So wird auf der mechanischen Ebene nicht der Vergleich mit einer Druck-Saug-Pumpe hergestellt, sondern der mit einem Stauapparat im Sinne eines hydraulischen Widders, der einen gegebenen Fluß durch geeignete Ventilanordnung auf ein höheres Gefälleniveau hebt. Diese Idee wird nicht mehr im einzelnen abgeleitet, sondern in ihrer Berechtigung und direkten Übertragbarkeit zwar kritisch, aber grundsätzlich als ein plausibles Modell der mechanischen Herztätigkeit akzeptiert. Ein solcher Ansatz und weitere erarbeitete Gebiete in dieser Richtung sind im Anhang zusammengestellt, ohne Anspruch auf Vollständigkeit.

In der Anthroposophie wird das Herz des Menschen in sehr vielen Bezügen zu seiner Umgebung dargestellt, bis in den kosmischen Bereich hinein. In dem vorliegenden Buch sind diese Bezüge nicht alle ausgearbeitet. So fehlt z.B. eine zusammenhängende Darstellung des Herzens als Sinnesorgan, obwohl diese Auffassung in den meisten der einzelnen Artikel mit einbezogen ist. Ebenso ist die Beziehung des Herzens zum Kosmos in einer nachvollziehbaren Form bisher nicht geleistet worden. Auch die tieferen Hintergründe der Kreislauftätigkeit gilt es noch zu erarbeiten. Somit ergeben sich für die Zukunft noch eine Reihe von Fragen und Aufgaben, die über das hier Dargestellte weit hinausgehen.

Das Ziel dieser Arbeit ist es, dem Leser ein breiteres Urteilsvermögen zu verschaffen, was man über das Herz des Menschen denken kann, und zu zeigen, daß es für unser menschliches Leben über die mechanische Ebene hinaus durchaus eine wichtige Rolle spielt.

So ergeben sich zu den eingangs festgestellten Besonderheiten des Gehirns durchaus Zweifel, ob es tatsächlich das einzige Organ ist, mit dem sich die Persönlichkeitseigenschaften verbinden, und ob nicht anderen Organen ebenfalls solche Eigenschaften zugesprochen werden müssen, insbesondere dem Herzen, dem unter dem Aspekt der Individualisierung des verantwortungsbewußten Handelns eine besondere Bedeutung zukommen kann.

Die Beiträge gehen von den unterschiedlichsten Ansätzen aus, so daß ein buntes Bild entsteht, das keine endgültige Festlegung darstellt, sondern jederzeit ergänzungs- und erweiterungsfähig ist.

Für das Ergreifen der Initiative zu dieser Arbeit gilt der besondere Dank Dr. Michaela Glöckler, Dr. Paolo Bavastro und Dr. Peter Heusser. Dem Verlag Freies Geistesleben sei für die bereitwillige Hilfe und guten Vorschläge gedankt.

Herdecke, im März 1999   *Hans-Christoph Kümmell*

I.
Anschauungen zu Herz und Kreislauf in der Geschichte

PAOLO BAVASTRO

Die Geschichte der Herz-Kreislauf-Lehre. Eine Skizze

Wir wollen bei unseren Betrachtungen zur Geschichte der Herz-Kreislauf-Lehre bei der ägyptischen Medizin beginnen. Ein zentraler Begriff in der Kultur des alten Ägyptens war die Maat. Dieser Begriff bezeichnet die Ordnung, die Harmonie, das Maß aller Dinge, die Mitte, das Gleichgewicht, das Verhalten und die Gesundheit. Im nachtodlichen Leben, so die Anschauung des Ägypters, wird das Herz des Verstorbenen gegen die Maat gewogen. Das Herz wurde als der Sitz des Denkens, des Fühlens und des Wollens erlebt, es war das Zentrum des Menschen. Eine Hieroglyphe für Herz heißt «gut», dies entspricht der Maat. Das Herz ist das einzige Organ mit Eigenleben und Eigenaktivität; «spricht» es, so lebt der Mensch, «verstummt» es, so ist der Mensch tot.

Aus mehreren Texten können wir folgendes Bild ableiten:[1, 2] Die Halsröhre (sie wird auch Luftröhre genannt) führt zur Lunge oder zum Herzen. Durch die Luft wird ein unsichtbarer Stoff eingeatmet, der als höchstes Lebensprinzip bezeichnet wird. Die Halsröhre führt zum Herz-Magen-Organ: Der Magen wird auch «Minderung des Herzens» genannt. Die Nahrung kommt, so die Vorstellung, nicht über Darm und Blut zu den einzelnen Organen des Körpers, sondern frei durch die Bauchhöhle. Der Darm hat lediglich die Funktion, Giftstoffe zu entschlacken, aus dem Körper zu entfernen.

Durch ein vielfältig verzweigtes System von Kanälen (Metu genannt) verbindet das Herz alle Organe im Körper miteinander. Diese Kanäle gehen alle zur Nase, nehmen dort Luft auf und verteilen diese an alle Organe; sie vereinigen sich wieder im After. Sie transportieren Luft und Wasser, Samen, Urin, Schleim, Schmerz und Krankheitsstoffe. Blut wurde als Krankheitserreger angesehen.

Das zentrale Behandlungsprinzip in der ägyptischen Medizin war das Entfernen von Stockungen, so daß die Gift- und Krankheitsstoffe von den Kanälen zum After geführt werden können. So ist es zu verstehen, daß der Arzt auch «Hüter des Afters» genannt wurde.

Die zentrale Stellung des Herzens geht anschaulich aus folgendem Text hervor: «Es ist so, daß Herz und Lunge über alle Glieder Macht haben, aufgrund der Lehre, daß das Herz in jedem Leibe ist und die Zunge in jedem Munde ist von allen Göttern, Menschen, Tieren, indem das Herz denkt alles, was es will, und der Zunge befiehlt alles, was es will. Das Sehen der Augen, das Hören der

Ohren, das Luftatmen der Nase, sie bringen dem Herzen Meldung. Das Herz ist es, das jede Erkenntnis hervorkommen läßt, und die Zunge ist es, die wiederholt, was vom Herzen gedacht ist. Und so werden alle Arbeiten verrichtet und alle Handwerke, das Schaffen der Hände, das Gehen der Füße, die Bewegung aller Glieder nach diesem Befehl des Herzens.»[3]

Aus Untersuchungen an Mumien sind arteriosklerotische Veränderungen an Gefäßen, wie sie heute auftreten, bei alt und jung, bei Königen und beim einfachen Volk bereits nachweisbar. Auch das Beschwerdebild der Angina pectoris war bereits bekannt.[4-5]

In der griechischen und römischen Zeit sowie im Mittelalter treffen wir auf einzelne Persönlichkeiten, die bereits beginnen, einzelne Aspekte zur Funktion von Herz und Kreislauf herauszuarbeiten – das Ganze war dabei stets Ausgangspunkt der Betrachtungen.

Empedokles (495 – 435 v. Chr.) spricht von vier Elementen: Erde, Wasser, Luft und Feuer. Im Blut sind die vier Elemente am besten gemischt; das Denken hat seinen Sitz im Blut. Das Herz ist das Zentralorgan des Körpers, da das meiste Blut sich um das Herz herum befindet.

Hippokrates (460 – 375 v. Chr.), der in vielen Schriften das Wissen seiner Zeit dargestellt hat, schreibt, daß das Herz aus zwei Kammern, wobei die linke größer sei als die rechte, und aus zwei Herzohren bestehe. Er erläutert recht genau das Eingießen des Wassers zur Prüfung der Klappenschlußfähigkeit – ein Vorgehen, das heute noch angewandt wird. Auch er beschreibt vier Stoffe bzw. Säfte im Körper: Blut, Schleim, gelbe und schwarze Galle. Aus dem Verhältnis oder Mißverhältnis dieser vier seien Gesundheit und Krankheit abzuleiten.

Nach *Diogenes von Apollonia* (um 430 v. Chr.) ist der Grundstoff der Welt die Luft, die Denkvermögen besitzt. Sie wird mit dem Blut über die Gefäße zu allen Körperteilen geleitet. Zwei Hauptadern (Milz- und Leberader) sind nach seiner Vorstellung Ausgangspunkt der Blutgefäße. Von Diogenes stammt eine der ältesten Beschreibungen des Herzens, die uns überliefert sind. Bei ihm ist ein Anklang an die Vorstellungen im alten Ägypten zu finden: Dort wurde ebenfalls von einer rechten und einer linken Bauchseite gesprochen, in der zwei verschiedene Gefäße (Blutgefäße) sich befinden, die auch unterschiedlich behandelt werden sollten.

Für *Platon* (427 – 347 v. Chr.) ist das Herz das Zentrum des menschlichen Wesens und Mitte zwischen Bewußtseinspol des Hauptes und Sitz der Begierde in den Gliedmaßen.

Für *Aristoteles* (384 – 322 v. Chr.) entsteht die Gesundheit durch einen nicht willkürlich beeinflußbaren Lebenspuls. Willkürlich eingreifende, unregelmäßige, krankmachende Seelenemotionen stören den kontinuierlichen Lebensstrom der Herzbewegung. Die diskontinuierliche Pause im Herzschlag sieht Aristoteles als Symbol für die menschliche Freiheit (dieser Gedanke wird von Thomas von Aquin wieder aufgegriffen).

Praxagoras von Kos (im 4. Jh. v. Chr.) unterscheidet als erster Arterien und Venen: Die Venen, so seine Anschauungen, sind mit Blut gefüllt, die Arterien mit Luft. Er beschreibt Pulsveränderungen als diagnostisches Hilfsmittel, mit dem sich Krankheiten feststellen lassen.

Herophilos (um 300 v. Chr.) beschreibt vier Kräfte im Menschen: die ernährende Kraft in der Leber und im Magen-Darm-Trakt, die erwärmende Kraft im Herzen, die denkende Kraft im Gehirn und die empfindende Kraft in den Nerven. Der Puls entsteht nicht aus der den Arterien innewohnenden Kraft, sondern durch die Tätigkeit des Herzens, aus Systole und Diastole.

Erasistratos (310 – 250 v. Chr.) liefert die zu seiner Zeit umfassendste Gesamtdarstellung des Kreislaufsystems. Die Venen, so seine Vorstellung, führen Blut, die Arterien Luft (Pneuma); diese zwei Systeme bestehen nebeneinander, die Verbindungen (Synastomosen) sind in der Regel geschlossen. Der Kreislauf wird gleichsam wie ein Bewässerungssystem aufgefaßt. Das Blut, aus der Nahrung entnommen, wird über Venen im ganzen Körper zum Aufbau aller Organe verteilt und wird dort verbraucht. Pneuma als Energieträger gilt als oberstes Prinzip aller Lebensfunktionen. Es wird mit der Luft eingeatmet, kommt in die linke Herzkammer und wird über Arterien in den ganzen Körper verteilt, wo es in verschiedene Qualitäten umgewandelt wird.

Erasistratos formuliert das Gesetz des «horror vacui»: Die Arterien verlieren bei Verletzungen Luft, Blut strömt aus den Venen nach. Durch Wachstum ziehen begierige Stellen im Körper Blut aus den Venen nach. Die Einatmung geschieht durch Nachströmen der Luft in den leeren Brustkorb. Das Gehirn schickt bei Willensimpulsen Pneuma in die Muskeln durch die Venen; dadurch blähen sich die Muskeln auf und verkürzen sich, und es entsteht Bewegung.

Galen (129 – 199) ist eine der bedeutendsten Persönlichkeiten seiner Zeit; er prägt die medizinischen Ansichten des gesamten Mittelalters. Für Jahrhunderte wird seine Lehre für unfehlbar gehalten, so daß man glaubt, eher habe die Natur den menschlichen Körper im Laufe der Jahrhunderte verändert, als daß Galen ein Irrtum unterlaufen sei.[6] Hippokrates sah die Medizin als Kunst an, Galen vertritt dagegen die Auffassung, Medizin sei eine Wissenschaft. Er arbeitet systematisch an der Vier-Säfte-Lehre des Hippokrates weiter. Zu Galens Zeiten ist die Sektion eines Verstorbenen verboten, so daß seine Vorstellungen weitgehend Übertragungen aus der Tieranatomie darstellen.

Galen sieht im Körper eine Einrichtung, welche der Seele ihre Funktionen ermöglicht. Das Pneuma, belebendes und geistiges Prinzip, Träger des Lebens, gelangt durch die Atmung in den Organismus und differenziert sich: Als Pneuma psychikon (Seelenpneuma) hat es Sitz im Gehirn und regiert das Nerven-Sinnes-System; als Pneuma zotikon (Lebenspneuma) beherrscht es Herz und Gefäße, ist der Wärmeträger im Menschen, und als Pneuma physikon wirkt es aus der Leber

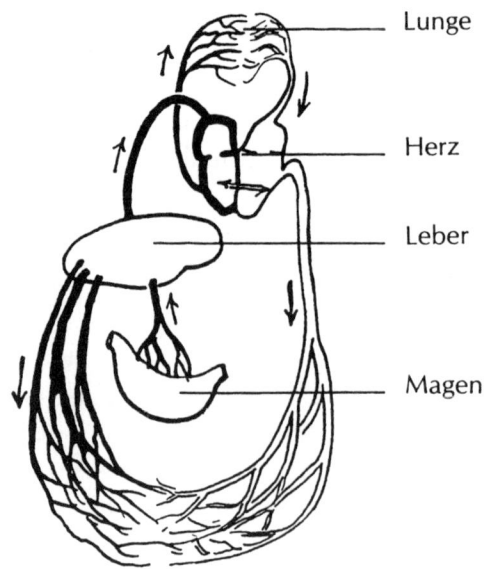

Lunge

Herz

Leber

Magen

Abb. 1: «Kreislauf» nach Anschauung Galens (nach Meyer-Steinegg / Sudhoff 1921).

heraus und treibt den Lebensstoff durch den Organismus. Die Leber «kocht» den Darminhalt (Chylus) zu Blut. Die Venen führen es zum Körper als Nahrung. Die Arterien verteilen Lebenswärme des Herzens, durch Pneuma vitalis im linken Ventrikel angereichert, in den ganzen Körper. Ein Teil davon wird im Gehirn verwandelt und vermittelt die Nerventätigkeit. Neu bei Galen ist die Erkenntnis, daß Blut in Venen und Arterien fließt; er nimmt aber an, daß feine Poren in der Herzscheidewand ein Fließen des Blutes vom rechten zum linken Ventrikel ermöglichten. Die Idee eines Blutkreislaufes kann er noch nicht fassen.

Erst im 13. Jahrhundert setzt sich der arabische Arzt *Ibn-An-Nafis* mit dem Problem der Poren in der Herzscheidewand auseinander. Das Blut wird nach seiner Vorstellung in der rechten Herzkammer gekocht und verfeinert. Das verfeinerte Blut kann seiner Meinung nach nicht durch die dicke Herzscheidewand in die linke Herzkammer fließen, sondern sucht sich seinen Weg durch die V. arteriosa zur Lunge, wird dort mit Luft vermischt und kehrt über die A. venosa ins Herz zurück. Die Mischung von Blut und Luft könne gar nicht im Herzen stattfinden, da es in ständiger Bewegung sei. Diese Mischung müsse aber herznahe erfolgen, damit das Gemisch nicht zu sehr abkühle. Dieser Ort könne also deduktiv nur die Lunge sein. Ibn-An-Nafis hat demnach den kleinen Blutkreislauf ohne Tierexperimente, rein theoretisch beschrieben. Obwohl er sich damit klar gegen Avicenna und Galen stellt, verläßt er nicht das Legitimationsschema der mittelalterlichen Medizin, das die Autorität der Alten höher bewertet als die eigenen Überlegungen und den eigenen Augenschein. So kann er schreiben: «Wir haben uns bei der Erörterung größtenteils auf die großartige Galen-Lehre verlassen, abgesehen von einigen geringfügigen Punkten, von denen wir glauben, daß sie auf Fehlern der Kopisten beruhen.»[6]

In seiner Schrift *De motu cordis* («Über die Bewegung des Herzens») führt *Thomas von Aquin* (1225 – 1274) aus: «Um Ursache und Ziel aller Bewegungen zu sein, die sich im Sinnenwesen finden, besitzt das Herz nicht eine kreisförmige, sondern eine dem kreisförmigen ähnliche, nämlich eine aus Ziehen und Stoßen zusammengesetzte Bewegung.» Die Bewegungen des Herzens im Menschen entsprechen nach Thomas den Bewegungen des Himmels.[7] Er kann jedoch die Idee des Blutkreislaufes noch nicht umsetzen.

Erst 1348 erlaubt *Papst Klemens IV.* das Öffnen von Leichen, so daß jetzt genauere anatomische Studien möglich werden. Das Eröffnen einer Leiche bleibt aber noch eine Seltenheit.

Leonardo da Vinci (1452 – 1519) beschreibt den Aufbau des Herzens, führt Studien über den Blutfluß durch die Herzklappen sowie über Wirbelbildungen durch.

Die weiteren Schritte in der Herz-Kreislauf-Forschung sind methodisch wichtig; daher werden wir etwas ausführlicher den folgenden Gang der Geschichte betrachten.

Andreas Vesalius (1515 – 1564) veröffentlicht 1543 sein Werk *De humani corporis fabrica*. Er beschreibt den Körper so, wie er ihn untersucht hat; dabei werden Widersprüche zu der galenischen Auffassung deutlich. Wie schwer die Loslösung von der Lehre Galens ist, zeigt sich an einem Beispiel in der ersten Auflage von 1543, im 11. Kap. des 6. Buches: «Die Fläche jedes Ventrikels ist sehr unregelmäßig und überzogen von einer Art kleiner Gruben, die zahlreich tief in die fleischige Substanz eindringen … Jede dieser Vertiefungen reicht vom rechten in den linken Ventrikel. Man kann sie allerdings kaum wahrnehmen, so daß wir gezwungen sind, die Kunst des Schöpfers zu bewundern, durch welche das Blut mittels unsichtbarer Kanäle vom rechten in den linken Ventrikel sickert.»[6]

Hier ist Vesal noch ganz im galenischen System gefangen. In der zweiten Auflage von 1555, also zwölf Jahre später, heißt es dann: «Und so gut diese Gruben auch zu sehen sind, keine von ihnen durchdringt das Septum vom rechten in den linken Ventrikel, soweit man dies mit den Sinnen nachprüfen kann. Ich wenigstens habe diese Gänge, auch wenn sie noch so fein wären, die das Septum durchdringen sollen, niemals angetroffen, obwohl die Professoren sie bei ihren Sektionen beschreiben, weil sie überzeugt sind, daß das Blut von der rechten in die linke Herzkammer gelangt. Und das macht mich nicht wenig zweifelnd über die Aufgabe des Herzens in diesem Punkt.»[6]

19

Die *Fabrica* ist als die Vollendung jener Anatomie zu sehen, die noch keine Trennung der wissenschaftlichen Forschung von der künstlerischen Darstellung kennt; der Körper wird nicht als Mechanismus untersucht, sondern es geht um eine Rekonstruktion des Lebendigen aus der genauen Kenntnis von Morphologie und Funktion. Vesal untersucht genau das System der Venen und Arterien; es bahnt sich eine Trennung zwischen Anatomie und Physiologie an.

Wir müssen aber noch einige weniger bekannte Persönlichkeiten betrachten, weil sie Bedeutendes zum Verständnis von Herz und Kreislauf geleistet haben, ohne jedoch aus ihren Entdeckungen die nötigen Schlüsse ziehen zu können.

Fabricius d'Acquapendente (1537 – 1619) beschreibt 1603 die Venenklappen, kann jedoch ihre Funktion nicht verstehen.

1615 erscheint eine Dissertation über Atmung. In ihr wird dargestellt, daß die Luft über die Vena pulmonalis von der Lunge in den linken Ventrikel gelangt, um dort das Feuer des Herzens zu unterhalten und zu kühlen. In umgekehrter Richtung würden Rückstände («rus») ausgeatmet. Die Hauptaufgabe der Lunge bestehe in der Mäßigung der Wärmebildung im linken Ventrikel.

Andreas Caesalpinus (1519 – 1603) beschäftigt sich mit der Bewegung des Blutes und beschreibt den Lungenkreislauf.

Realdo Colombo (1520 – 1559) beschreibt den Weg des Blutes aus dem rechten zum linken Ventrikel durch die Lunge und nicht über feine Porositäten der Herzscheidewand. Welches Selbstbewußtsein gegenüber der alten Meinung nun herrscht, geht aus folgender Stelle seines Werkes *De re anatomica* hervor, das 1559 erscheint: «Die Herzscheidewand ist nicht durchlässig, alle, die das behaupten, sind auf dem Irrweg … Das Blut gelangt durch die Lunge von der rechten in die linke Herzkammer … Die Anatomen schreiben darüber (mit Verlaub möchte ich das sagen) wenig gescheit. Eben diese Anatomen meinen, die Gefäße nehmen irgend welche rauchigen Dämpfe aus dem Herzen auf. Wie sehr ihnen dies gefällt, kann man kaum sagen. Sie meinen doch gewiß, im Herzen ginge es zu wie in einem Ofen, als ob im Herzen grünes Holz vorhanden wäre, das Rauch von sich gibt, wenn es brennt … Deshalb kann ich mich über jene Anatomen nicht genug wundern, die eine so völlig klare Angelegenheit von so großer Bedeutung nicht bemerkt haben, … aber ihnen genügt es ja, daß Galen es gesagt habe, als wären sie Schüler des Pitagoras. Ja, manche schwören da in unserer Zeit auf die Lehre des Galen in der Anatomie und wagen zu behaupten, Galen müßte wie der Evangelist aufgefaßt werden.»[6]

Die Arterialisierung des Blutes beim Durchgang durch die Lunge wurde dann exakt von *Michel Servet* (1511 – 1553) beschrieben.

Bevor wir uns nun William Harvey zuwenden, möchte ich die bis dahin geltenden Auffassungen von Herz und Kreislauf anhand der Aussagen der drei Hauptgestalten in der antiken und mittelalterlichen Medizin rekapitulieren – so kann uns vielleicht deutlich werden, um welchen Umbruch es sich bei den Forschungen Harveys handelt und mit welchen Denk- und Ansatzschwierigkeiten sich dieser Forscher auseinanderzusetzen hatte. Die drei Größen, auf die man sich bezog, waren im wesentlichen Aristoteles, Hippokrates und Galen.

Für *Aristoteles* ist das Herz das Zentrum des Lebens. Auch seine Anschauung ist nicht primär naturwissenschaftlich, sondern naturphilosophisch. So wie er den vier Elementen – Feuer, Wasser, Erde und Luft – den Äther als Quintessenz hinzufügt, so fordert er für den menschlichen Körper neben den vier Säften – Blut, Schleim, Galle und schwarze Galle – das Pneuma als Lebenswärme des Herzens. Die Lebenswärme bewegt die Säfte, die sich dem gemeinsamen Lebenszweck unter Leitung der Psyche unterordnen. Wie die Bewegung des Kosmos durch einen unbewegten Beweger zustande kommt, so müssen auch die Bewegungen des Körpers auf einen solchen unbewegten Beweger zurückgeführt werden, es muß einen unverursachten, unbewegten Anfang geben. Diesen Anfang sieht Aristoteles in einer dritten, unbewegten Herzkammer. Von diesem Ausgangspunkt aus entwickelt sich, so seine Anschauung, vom ersten Sichtbarwerden des Punctum saliens bis zur völligen Ausdifferenzierung hin ein auf Übereinstimmung von Form und Funktion zielender Lebensplan. In den beiden bewegten Herzkammern erfolgt nach Aristoteles die endgültige Kochung des Blutes, die unter Aufwallen und Verdampfen geschieht. Dies treibt das Herz auseinander und wird im Herz-Spitzenstoß und dem Puls der Gefäße sichtbar. Durch die Gefäße der Lunge gelangt Luft ins Herz, kühlt den Inhalt ab und führt so zum Zusammenfallen (Systole). Obwohl für Aristoteles die Kreisbewegung der Sphären als höchste Form der Bewegung galt, hat er diese nicht auf den Körper übertragen; eine Kreisbewegung des Blutes gibt es bei ihm nicht.

Für die *hippokratische* Auffassung ist das Herz ein kräftiger fleischiger Muskel von der Gestalt einer Pyramide, der vom Herzbeutel umgeben ist. Im Raum zwischen Herz und Herzbeutel befindet sich eine geringe Menge Flüssigkeit, gerade so viel, wie nötig ist, um die eingepflanzte Wärme des Herzens auf einer moderaten Temperatur zu halten. Diese Flüssigkeit stammt aus der Lunge, die das Wasser beim Schlucken aufnimmt und es über die Pulmonalvene an das Herz weitergibt, das den Überschuß in den Herzbeutel filtert. Wie diese Flüssigkeit, so dient auch die Lunge selber zur Kühlung des Herzens, so die Auffassung. Neben den beiden Herzkammern kennen die Hippokratiker auch die Vorhöfe, die sie aber nicht als Teil des Herzens, sondern als Teil der großen Gefäße betrachten. Ihre Aufgabe ist es, durch rhythmisches Zusammenziehen und Ausdehnen wie ein Blasebalg zu wirken, Luft ins Herz zu blasen und so das Feuer der eingepflanzten Wärme zu unterhalten. Das Blut wird in den Därmen aus der Speise bereitet und gelangt von dort teils in die Venen, teils in die Arterien. In den Arterien ist freilich nur so viel Blut, wie zur Ernährung der Gefäße gebraucht wird, die Hauptmasse befindet sich in den Venen und im rechten Herzen, das als Blutressource dient. In das linke Herz kommt kein Blut, da die Aortenklappe dicht schließt. In den Gefäßen gibt es keine deutliche Strömungen in einer bestimmten Richtung. Das Herz ist hier, in der hippokratischen Auffassung, nicht Zentrum der Blutversorgung, es ist also kein Kreislaufgedanke vorhanden. Die zentrale Stellung des Herzens ist dadurch bedingt, daß es der Sitz des Verstandes und der eingepflanzten Wärme und damit die Quelle des Lebens ist.

Galen schließlich beschreibt das Herz anatomisch korrekt und ordnet es dann in seine physiologischen Vorstellungen ein. Das Herz ist eingeschaltet in drei Digestionen, in drei Stufen der Verdauung. In der ersten entsteht im Magen und Darm aus der Speise der Chylus, aus dem in der zweiten Digestion in der Leber das animalische Blut neu entsteht. Von dort gelangt das Blut in die Venen, in alle Teile des Körpers, wo es in der dritten Digestion schließlich verbraucht wird. Ein Teil des Blutes gelangt durch die V. cava ins rechte Herz, dabei entsteht eine Art «rus», ein «Rauch», der durch die A. pulmonalis (Galen nennt sie arterielle Vene) über die Lunge ins Freie gelangt. Das gereinigte Blut dringt durch kleinste Poren durch die Herzscheidewand ins linke Herz, verbindet sich dort mit der Atemluft, die durch die Vena pulmonalis kommt, zum Pneuma, dem Lebensprinzip, das nun durch die Arterien in die Peripherie gelangt und dort ebenfalls verbraucht wird. Die Bildung des Lebensgeistes geschieht wie bei Aristoteles unter Aufbrausen, das die Diastole begleitet. Dieses wird indes nicht als reine passive Phase gesehen, sondern das Herz beteiligt sich aktiv an ihr durch Zusammenziehen der Längsfasern. Die Entstehung des Pulses legt auch Galen in die Diastole des Herzens. In der Systole werden gleichermaßen rus aus dem rechten Herzen wie pneumatisiertes Blut aus dem linken Herzen ausgetrieben.

William Harvey (1578 – 1657) nimmt in der Geschichte der Kardiologie eine zentrale Stellung ein. In der Nähe von London geboren, studiert er zunächst klassische Sprachen, Griechisch und Latein, und bekommt auch medizinischen Unterricht. 1599 geht er nach Padua, zu seiner Zeit die berühmteste und bedeutendste Lehrstätte für Medizin in Europa. 1602 wird er zum Doktor der Medizin promoviert und verläßt bald darauf Italien wieder, um seine Tätigkeiten in London als Arzt und Dozent aufzunehmen.

Als Harvey anfängt, sich mit dem Problem des Kreislaufes und des Herzens zu beschäftigen, gilt noch die Autorität Galens, aber es sind auch schon anatomische Tatsachen bekannt geworden, die im Gegensatz dazu stehen. Harvey sind diese Schwierigkeiten bekannt: «Als ich mein Sinnen und Trachten zum ersten Mal der Beobachtung aufgrund von Vivisektionen zuwendete, um den Zweck und Nutzen der Herzbewegung bei den Lebewesen durch eigene Anschauung und nicht durch Bücher und Schriften anderer herauszufinden, da fand ich die Sache rund heraus beschwerlich und unausgesetzt voll Schwierigkeiten.»[6]

Harvey geht vom kosmischen Bild des Aristoteles aus; so führt er seine

Gedanken zum Herz-Kreislauf-System. «Es sei gestattet, diese Bewegung im selben Sinne einen Kreislauf zu nennen, wie Aristoteles das Wetter und den Regen mit einer Kreisbewegung der oberen Regionen verglichen hat. Denn das feuchte, von der Sonne erwärmte Erdreich entwickelt Dünste, die aufsteigenden Dämpfe verdichten sich und steigen zum Regen verdichtet wieder abwärts, sie feuchten die Erde, auf diese und ähnliche Weise geht hier durch den Kreislauf der Sonne, durch deren Hinzutreten und Rücktreten die Erzeugung der Gewitter und der sonstigen Himmelserscheinungen vor sich. So dürfte es wahrscheinlich auch im Körper zustande kommen, daß alle Teile durch die Blutbewegung mittels eines erwärmten, vollkommenen, dunstigen, geistigen und (um es so auszudrücken) nähr-kräftigen Blutes genährt, durchwärmt und belebt werden, daß das Blut hingegen in den Körperteilen abkühlt, verdichtet und geschwächt wird, bis es zu seinem Ursprung, und zwar zum Herzen, gleichsam zu seiner Quelle, bzw. zum Hausaltar des Körpers, zurückgeht, um seine Vollkommenheit wiederzuerlangen. Dort wird es durch die natürliche, kräftige, feurige Wärme, diesen Lebensschatz, von neuem verflüssigt, mit Spiritus und (sozusagen) mit Balsam geschwängert, von hier aus wird es wieder verteilt: und all das ist von der Schlagbewegung des Herzens abhängig. So ist das Herz der Urquell des Lebens und die Sonne der kleinen Welt, so wie die Sonne im gleichen Verhältnis den Namen Herz der Welt verdient. Durch sein Kräftevermögen und durch seinen Schlag wird das Blut bewegt, zur Vollkommenheit gebracht, ernährt und vor Verderbnis und Zerfall bewahrt. Durch Ernährung, Warmhaltung und Belebung leistet es seinerseits dem ganzen Körper Dienste, dieser Hausgott, die Grundlage des Lebens, der Urheber alles Seins. – Das Herz der Lebewesen ist der Grundstock ihres Lebens, der Fürst ihrer aller, der kleinen Welt Sonne, von der alles Leben abhängt, alle Frische und Kraft ausstrahlt.»[8]

Obwohl vor Harvey schon viele von einem «Kreis-Lauf» des Blutes gesprochen hatten, ist Harvey der erste, der diese Idee in der Welt der Erscheinungen konkret umgesetzt hat. Er war nach Karl Jaspers (1958) ein «früher Meister der Forschung».

Harvey folgt dem Prinzip, zuerst festzustellen, was ist, und dann zu fragen, wozu es da ist. Er bewegt sich im umgrenzten Erfahrungsbereich, ohne gleich zu verallgemeinern, er kettet Frage an Frage. In den Lehren, die er vorfindet, sieht er eine ganze Reihe von Ungereimtheiten, so z.B.: Warum haben rechtes und linkes Herz so verschiedene Aufgaben, obwohl sie gleichartig gebaut sind? Wieso geht von der rechten Kammer ein Gefäß zur Ernährung der Lunge aus, das fast so weit ist wie die Aorta, welche den ganzen Körper mitversorgt? Wie soll aus der linken Kammer trotz der Mitralklappen spiritushaltiges Blut zur Lunge gelangen? Wie sollen die Venen trotz ihrer Klappen eine Blutbewegung vom Herzen zur Körperperipherie erlauben? Wie soll das Blut durch das Septum hindurchtreten, das offensichtlich dicht ist und gar kein Blut hindurchlassen kann? Diese Fragen werden von ihm in einem seiner Werke gestellt, das 1628 erschienen ist.

Harvey beschreibt die Herzbewegung, die er in unzähligen Sektionen an Kalt- und Warmblütern gesehen hat, und schließt daraus, daß die aktive Phase des Herzens die Systole sein muß. In ihr erfolgt die Kontraktion der Muskulatur, der Herzstoß, das Austreiben des Blutes aus den Ventrikeln. «Zuerst zieht sich das Ohr zusammen und schleudert seinen Inhalt an Blut in die Herzkammer. Ist diese gefüllt, so richtet sich das Herz auf, es spannt ununterbrochen alle seine Nerven an, zieht seine Kammern zusammen, vollzieht den Pulsschlag. Durch diesen Pulsschlag drängt die rechte Kammer das aus dem Ohr eingeflößte Blut unaufhaltsam in die Lunge durch das Gefäß, welches V. arteriosa heißt, in Wahrheit, sowohl seiner Zusammensetzung als auch seiner Verrichtung nach, und in allem eine Arterie ist, die linke Kammer in die Aorta und durch die Arterie in den ganzen Körper.»[6]

Nachdem Harvey den Lungenkreislauf genau und korrekt beschrieben hat, führt er drei Gründe für die Existenz des Blutkreislaufes an: «Erstens, daß das Blut ununterbrochen anhaltend aus der Hohlvene in die Arterie in so großen Mengen durch den Herzschlag übergeleitet wird, daß es durch die aufgenommene Nahrung nicht nachgeliefert werden kann und so, daß die gesamte Menge binnen kurzer Zeit dort hindurchgeht. Zweitens, daß das Blut gleichermaßen ununterbrochen und anhaltend in jedes beliebige Glied und jeden Körperteil möglichst des Arterienpulses hineingetrieben wird und eintritt in einer viel größeren Menge, als dies für die Ernährung genügt bzw. als durch den Gesamtvorrat nachgeliefert werden könnte. Drittens, daß die Venen selbst dieses Blut immer wieder in das Herz zurückführen. Wenn dies sichergestellt ist, wird es meiner Meinung nach greifbar werden, daß das Blut aus dem Herzen in die Gliedmaßen und von hier wieder zurück in das Herz kreist, zurückrollt, vorwärts getrieben wird, zurückströmt und so gleichsam eine Art Kreisbewegung durchführt.»[6]

Zum ersten Mal führt Harvey quantitative Aussagen in die Diskussion mit ein: «Das Herz macht in einer halben Stunde mehr als 1000 Schläge, ja bei einigen Menschen zu gewissen Zeiten 2000, 3000 oder 4000. Multipliziert man dies mit Drachmen (etwa 3,7 g), so wirst du sehen, daß binnen einer halben Stunde etwa 3000 oder 2000 Drachmen bzw. 500 Uncen (etwa 28,6 g) oder irgendeine derartige verhältnismäßige Menge Blut durch das Herz in die Arterien strömt, immer in einer größeren Menge, als es eine solche im ganzen Körper aufzufinden gelingt ...»[6]

Harvey rechnet also aus, daß in dreißig Minuten eine größere Menge Blut aus dem Herzen strömt, als die Gesamtblutmenge des Körpers beträgt. So war für ihn die alte Vorstellung, daß die gesamte Blutmenge immer frisch aus der Nahrung gebildet und in der Peripherie des Körpers verbraucht wird, nicht zutreffend.

Die Venenklappen, die ihrer Anordnung nach das Blut nur vom Körper zum Herzen durchlassen (bis dahin galt ja die Galenische Auffassung, daß das Blut in den Venen vom Herzen in den Körper fließt), waren schon von einigen Persönlichkeiten korrekt beschrieben, aber in ihrer Funktion noch nicht erkannt worden. Durch einfache Stauungsversuche am menschlichen Arm konnte Harvey die Flußrichtung des Blutes in den Venen feststellen.

In einem zusammenfassenden Abschlußkapitel schreibt er: «Da all dies sowohl durch Erwägungen als auch durch augenfällige Versuche festgestellt ist: daß das Blut infolge der Pulsation der Herzkammer durch die Lunge und das Herz hindurchgeht und in den ganzen Körper hineingetrieben und versendet wird und dort in die Venen und in die Porösitäten des Fleisches eindringt und durch Venen selbst allseits her von der Peripherie nach der Mitte, von den kleinen Venen in die großen zurückströmt und von dort in die hohle Vene und endlich zum Herzohr gelangt und in so großer Menge in so mächtiger Strömung und Rückströmung von hier aus durch die Arterien dort hin und von dort durch die Venen hier zurück, daß es von der aufgenommenen Nahrung nicht nachgeliefert werden kann, und zwar in viel größerer Fülle (als für die Ernährung genügt), so muß man notwendigerweise schließen, das Blut bewegt sich bei den Lebewesen in einem Kreise vermöge einer gewissen Kreisbewegung, und es ist in immerwährender Bewegung, und dies ist die Tätigkeit bzw. Betätigung des Herzens, die es mittels seines Pulses zustande bringt, und überhaupt: die Bewegung und der Schlag des Herzens sind die einzige Ursache.»[9]

Für Harvey waren einige Anteile seines Kreislaufkonzeptes noch nicht direkt wahrnehmbar, so z.B. die «Porösitäten» (das gesamte Kapillargebiet); es wurde 45 Jahre später von Malpighi (1628 – 1694) an der Froschlunge entdeckt. Harvey selbst beschreibt, wie man von der Sinnesbeobachtung, wiederholter Erinnerung, daraus resultierender Erfahrung und durch das Bilden von universellen Schlüssen zu einem reicheren Wissen kommt. Die erkenntnistheoretische Bedeutung der Harveyschen Entdeckung ist bereits von Hans Christoph Kümmell ausgearbeitet worden: «Zusammenfassend kann man Harvey als einen modernen Naturwissenschaftler sehen, der nicht nur die Forderung nach exakter Sinnesbeobachtung erhob, sondern auch sehr differenziert durchzuführen verstand. Andererseits wurzelte er als Denker tief im Aristotelismus und errang sich die Freiheit, diesen philosophischen Untergrund nicht blind zu handhaben, sondern die neuen Beobachtungsgebiete mit gediegener aristotelischer Begrifflichkeit zu durchdringen. Er kam damit in die Lage, eine so realistische und weittragende Entdeckung zu machen, die heute, nach 350 Jahren, immer noch Grundlage und Voraussetzung der Kreislaufphysiologie ist.»[10]

Bis zu Harveys Entdeckung waren die verschiedenen Funktionsbereiche nicht getrennt; wir haben gesehen, daß der Mensch als Ganzes, als Gesamtheit betrachtet wurde. Mit Harveys Entdeckung dagegen war der Kreislauf herausgelöst, es stellten sich nun ganz neue Fragen: Was ist Ernährung? Was sind Stoffwechsel und Atmung? Welche Funktionen haben einzelne Organe (z.B. die Leber)?

Harveys Nachfolger isolierten aus der Gesamtwirklichkeit des Menschen den Kreislauf immer mehr heraus. Wenn bis Harvey die Geschichte der Herz-Kreislauf-Lehre noch als ein Ganzes zu schildern ist, so können wir nach ihm diesen Weg nicht mehr in dieser Weise verfolgen. Einzelne Persönlichkeiten untersuchten nun spezielle Fragen bis in letzte Einzelheiten; bei Harvey ist die Frage, ob die Kreislauffunktion rein mechanisch zu sehen sei, noch offen, in der weiteren Entwicklung neigte sie sich zur mechanischen Auffassung hin.[11]

Wir können daher im folgenden weitere Meilensteine der Entwicklung nur sehr skizzenhaft beschreiben – eine ausführliche Schilderung soll einem späteren Zeitpunkt vorbehalten bleiben. Der nachfolgende Beitrag von Hans Christoph Kümmell geht auf die Entwicklung nach Harvey näher ein.

Eine Fülle von physiologischen und anatomischen Untersuchungen führte im Laufe der Jahrhunderte zu immer besserer und genauerer Kenntnis des Herzaufbaus und der Herzfunktion. Erste direkte Druckmessungen im Herzen selbst mittels Katheter wurden 1929 durch Forssmann im Selbstversuch durchgeführt; daraus entwickelte sich dann rasch die Technik der Sondierung der Herzkranzgefäße (Koronarographie) sowie die heutige Möglichkeit, Gefäßveränderungen aufzudehnen (PTCA, 1964).

1953 wurde die Herz-Lungen-Maschine entwickelt, die die Möglichkeit eröffnete, am ruhenden, stillgelegten Herzen zu operieren. Dadurch konnten Klappenoperationen vorgenommen werden, die sogenannte Klappenchirurgie (Ersatz von erkrankten Klappen durch künstliche) sowie die Koronarchirurgie (Bypass-Operationen) konnten sich entwickeln. Schließlich wurde 1967 die erste Herztransplantation durchgeführt.

Aus der nach und nach sich durchsetzenden mechanistischen Auffassung des Herzens haben sich faszinierende Behandlungsmöglichkeiten entwickelt, die quasi punktförmig einen Defekt erkennen und «reparieren» können. Aus der Sicht der geschichtlichen Entwicklung war dies ein «logischer» und konsequenter sowie notwendiger Weg; das Herz wird heute weitgehend als Pumpe angesehen – andere Aspekte sind im Laufe der Entwicklung aus der Betrachtung gleichsam herausgefallen.

Durch die Anthroposophie Rudolf Steiners kommen im 20. Jahrhundert neue Gesichtspunkte hinzu; neuere physiologische und pathophysiologische Entdeckungen verifizieren gleichsam die diesbezüglichen Aussagen Steiners. Einige werden in diesem Band, in den nachfolgenden Beiträgen, näher betrachtet werden.

Literatur

1 Smith, E.: *Ein medizinisches Lehrbuch aus dem alten Ägypten*, Bern 1966.
2 Giapoff, H.: *Anatomie und Physiologie – Grundriß der Medizin der alten Ägypter*, Band I, Berlin 1954.
3 *Das Herz*, hrsg. von K. Thomae GmbH, Biberach an der Riß 1965.
4 von Deines, H. / Giapoff, H. / Westendorf, H.: *Grundriß der Medizin der alten Ägypter*, Band IV, 1, Berlin 1958.
5 Gill, E.: *Angina pectoris*, Stuttgart 1978.
6 von Engelhardt, D. / Hartmann, F.: *Klassiker der Medizin*, Band I, München 1991.
7 Thomas von Aquin: *Über die Einheit des Geistes. Über die Bewegung des Herzens*, Stuttgart 1987.
8 Holler, F. H.: Analogien in der Geschichte der Kreislauflehre, in: *Der Beitrag der Geisteswissenschaft zur Erweiterung der Heilkunst*, Band II, Stuttgart 1951.
9 Harvey, W.: *Die Bewegung des Herzens und des Blutes*, Leipzig 1910.
10 Kümmell, H. C.: *Die Herz-Kreislauf-Idee*, Stuttgart 1985.
11 Fuchs, T.: *Die Mechanisierung des Herzens*, Frankfurt am Main 1992.

Weiterführende Literatur

Lichtenthaeler, C.: *Geschichte der Medizin*, Köln 1982.
Lüderitz, B.: *Geschichte der Herzrhythmusstörungen*, Berlin 1993.
Mannebach, H.: *Hundert Jahre Herzgeschichte*, Berlin 1988.
Meyer-Steinegg, T. / Sudhoff, K.: *Geschichte der Medizin*, Jena 1921.
Pollak, K.: *Die Heilkunde der Antike*, Düsseldorf 1969.
Pollak, K. : *Wissen und Weisheit der alten Ärzte*, Düsseldorf 1993.
Thorwald, J.: *Macht und Geheimnis der früheren Ärzte*, München 1962.
Wiensch, P. (Hrsg.): *Die großen Ärzte*, Zürich 1982.

HANS CHRISTOPH KÜMMELL

Die historische Bedeutung der mechanistischen Herztheorie und Ansätze zu ihrer Überwindung

Die neuzeitliche Theorie über die Funktion von Herz und Kreislauf beginnt ohne nennenswerte Vorphasen mit der Entdeckung der Zirkulation des Blutes bei höheren Tieren durch William Harvey 1628.[1] Lediglich für den kleinen Kreislauf gab es schon vor Harvey Vermutungen, daß das Blut die Lungen durchfließe, um vom rechten zum linken Herzen zu gelangen (s. dazu den Beitrag von P. Bavastro, Die Geschichte der Herz-Kreislauf-Lehre).

Es war nicht Harveys Anliegen, diese Entdeckung zur Grundlage für eine mechanistische Theorie der Herz- und Kreislauffunktion zu machen. Dies wird im folgenden aufgezeigt werden.

Harvey entdeckte zwei wichtige Tatsachen:

1. daß das Blut durch die Venen zum Herzen zurückfließt; dies beobachtete er direkt an Tieren, und es ergab sich ihm aus dem Bau der Venenklappen;
2. daß weit mehr Blut das Herz durchfließt, als Flüssigkeit durch die Nahrung aufgenommen wird.

Demgegenüber wurde damals (1628) schon seit über tausend Jahren die Auffassung vertreten, daß das Blut direkt aus der Nahrungsflüssigkeit gebildet werde, von der Leber zu den peripheren Organen ströme, dort zu Fleisch erstarre und nur ein geringer Teil von der Leber zum rechten Herzen fließe, der dann durch vermutete Porositäten der Scheidewand vom rechten in das linke Herz gelange. Die gesamte Blutmenge bilde sich nur aus der mit der Nahrung aufgenommenen Flüssigkeitsmenge jeweils neu.

Harveys Entdeckungen widersprachen gänzlich diesen Auffassungen. Aber er konnte seine neuen Entdeckungen mit der Idee der Zirkulation des Blutes gut und überzeugend vereinbaren. Seine neue Sicht vom Fluß des Blutes war folgende: Von der linken Herzkammer fließt das Blut in die Arterien zu den Organen und durch die Venen zurück zum rechten Herzen, von dort durch die Lungen zum linken Herzen. Es mußte also eine Verbindung zwischen Arterien und Venen in der Peripherie geben. Diese Verbindung hat Harvey nur vermutet. In dem Jahr, in dem Harvey seine Entdeckung veröffentlichte, wurde Malpighi geboren, der vierzig Jahre später die Kapillaren entdeckte.

Durch Harveys Entdeckung wird die Blutbewegung so fundamental neu gesehen, daß sie sich erst eine Generation nach ihm bei den medizinischen Kapazitäten durchsetzte. Er hatte eine funktionelle Neuordnung vorgenommen, aber keine neuen anatomischen Entdeckungen gemacht. Wie frühere Forscher und wie seine Zeitgenossen hatte auch er die Porositäten in der Herzscheidewand nicht gefunden.

Nicht nur diese Fakten waren es, die Harvey als Entdecker bekanntmachten, sondern auch die Art und Weise der Forschungstätigkeit, die Methodik des Forschens, verschaffte ihm die Anerkennung als Begründer der physiologischen Forschung und Wissenschaft. Zwei methodische Schwerpunkte entwickelte er:

- Erstens entwickelte er die experimentierende Beobachtung mit überschaubaren Versuchsanordnungen und genauer Beschreibung derselben. Die Exaktheit des Experimentierens brachte ihn zu den Widersprüchen gegenüber den geltenden Anschauungen. Aus der Versuchsanordnung gewann er Sicherheit, weil er sie ganz durchschaute.

- Zweitens ließ er sich in seinem Forschen getreu von seinem lebenslangen Lehrer Aristoteles leiten. Er nahm eigentlich keinen experimentellen Schritt vor, ohne das Vorgehen mit aristotelischer Gedankenschulung und -klarheit zu entwerfen und die notwendigen Fragen zu stellen. Sein rosenkreuzerischer Freund Robert Fludd sagte über Harvey, er sei in die tiefsten Geheimnisse der Philosophie eingeweiht. Diese eingehende aristotelische Gedankenschulung ermöglichte ihm – in seinem Alterswerk *De generatione* am reifsten dargestellt –, das Funktionelle der Blut- und Herzbewegung bis in das Seelische hinauf zu erfassen, so daß dieses in das Kreislaufgeschehen integriert ist, ganz im Sinne des aristotelischen Monismus. Diese Seite Harveys ist von den mechanistisch orientierten Herz-Kreislauf-Forschern nie verstanden und akzeptiert worden.

Das integrale Denken Harveys fand seinen besonderen Ausdruck auch in folgender Tatsache: In einer erst 1959 zugänglich gewordenen Schrift von 1628, *De motu locali animalium*,[2] beschreibt Harvey, daß das Blut eine Eigenbewegung habe, was er bei seinen Tierversuchen beobachtet hatte. Dem Herzen komme dabei nur eine regulierende und impulsierende Funktion zu. Ebenso führt er aus, daß die Muskeln nicht auf die Befehle des Gehirns reagieren, sondern Eigenfunktionen haben, das Gehirn übe nur einen koordinierenden, regelnden Einfluß auf die sich selbständig bewegende Muskulatur aus. Wie der Dirigent eines Orchesters nicht den einzelnen Spieler bewege, ihn aber mit den anderen Instrumentalisten koordiniere, so wirkten Herz und Gehirn auch nur in koordinierendem Sinne auf die Blut- und Muskelbewegung.

Das Bisherige kurz zusammengefaßt: Harvey entdeckt «Anomalien» gegenüber früheren Auffassungen. Er beobachtet, daß das Blut in den Venen zurück zum Herzen fließt und daß es durch die Arterien das Herz verläßt. Er findet außerdem, daß viel mehr Blut aus dem Herzen fließt, als durch die Nahrung an Flüssigkeit aufgenommen wird. Dies bringt ihn auf die Idee, daß das Blut im Kreis fließen müsse. Außerdem ist Harvey durch und durch Aristoteliker. Jeder experimentelle Schritt wird bei ihm vom Denken begleitet, und dieses Denken stellt die Bezüge zur Ganzheit des Lebens her. So findet auch das Seelische seinen Ausdruck und Platz in Harveys wissenschaftlichem Bild und ist mitbeteiligt an der «Eigenbewegung» des Blutes.

Harveys wissenschaftliches Vorgehen ist mit einer methodischen Wissenschaftstheorie wie der Kuhnschen und einer Erkenntnistheorie wie der Steinerschen auf seine wissenschaftliche Strukturiertheit hin klar zu erfassen und geht mit diesen konform.[3] Nach Kuhn leitet Harvey durch Auffinden von essentiellen Anomalien, den bereits erwähnten zwei neuen Tatsachen und durch Beschreiben des dadurch ausgelösten neuen Paradigmas der Herz- und Blutbewegung einen Paradigmenwechsel ein.

Die Erkenntnistheorie Steiners besteht aus zwei Grundpfeilern: Wahrnehmen und Denken. Indem der Mensch beide zusammenfügt, erkennt er die Wirklichkeit. Harvey hat in seiner Veröffentlichung über den Kreislauf, *De motu cordis et sanguinis,*[1] diese beiden Seiten des Erkennens nicht nur betätigt, sondern auch sorgfältig beschrieben. Im ersten Kapitel dieses Werkes erscheinen ihm die Wahrnehmungen der Herztätigkeit am lebenden Tier so verwirrend und chaotisch, daß er anfangs glaubt, das Geschehen könne nur von einem Gott begriffen werden. Dies dokumentiert den Zustand einer nahezu reinen Wahrnehmung, noch ohne ordnende oder zutreffende Begriffe. Nachdem er lange beobachtet und darüber nachgedacht hat, tritt dann im 8. Kapitel, etwa in der Mitte des Buches, die Idee der Zirkulation auf, die alles schlagartig erleuchtet, ordnet und verständlich macht. Dieser Vorgang beschreibt das Zusammenfügen der Wahrnehmungen mit dem zugehörigen Begriff bzw. den zugehörigen Begriffen. Die Begriffe wiederum sind untereinander verknüpft (Ideen). (Welcher Begriff der zutreffende ist, sagt uns jeweils das Evidenzerlebnis, das schlagartig alles klar werden läßt.) So sieht man, wie das methodische Vorgehen Harveys auch den Erkenntnisbedürfnissen der Neuzeit und der Gegenwart genügen kann.

Knapp zehn Jahre nach dem Erscheinen von *De motu cordis et sanguinis* greift Descartes in seiner *Abhandlung über die Methode des richtigen Vernunftgebrauchs*[4] die «wichtige Entdeckung des Engländers» auf. Die Veränderungen und Modifikationen der Harveyschen Entdeckung durch den rationalistischen Denkansatz Descartes' hat T. Fuchs in seinem Buch *Die Mechanisierung des Herzens* ausführlich herausgearbeitet.[5] Er beschreibt, wie Harvey seine Forschungsergebnisse weiterentwickelt «zur Konzeption einer elementaren Wahrnehmungsfähigkeit und Reizbarkeit lebendiger Gewebe überhaupt; und er erklärt auf dieser Grundlage die Herzaktion als Auslösung muskulärer Kontraktion durch die Wahrnehmung des einströmenden Blutes. Der Herzrhythmus entsteht somit aus einer Wechselwirkung von Herz und Blut» (S. 24). Dem stellt er Descartes' Ansicht gegenüber: «Descartes läßt die konkreten Phänomene nur insofern gelten, als sie sich aus seinem abstrakt-physikalischen Materiebegriff deduzieren lassen. Statt inhärenter Prinzipien herrschen über das Lebendige ebenso wie das Tote absolute Naturgesetze, die eine Welt rein mechanischer Wechselbeziehungen konstruieren. Die Konsequenz daraus ist das Maschinenparadigma des Organismus mit den wesentlichen Merkmalen der Automatie der Organfunktionen (statt der Autonomie), der Aufhebung lebendiger Selbstbewegung und ihrer Ersetzung durch den Reflex und schließlich der Abtrennung leiblichen Empfindens und seelischen Erlebens vom Körper und seiner Räumlichkeit. Diese Grundprinzipien verwirklicht die von Descartes entworfene Physiologie, und zwar vor allem durch die begriffliche Umdeutung der ‹Lebenswärme› in einen physikalisch-chemischen Reaktionsprozeß und der ‹Lebensgeister› in einen neuronalen Teilchenstrom» (S. 25). Und weiter unten: «Am Ende steht, anstelle der vitalen Eigentätigkeit der Organe wie bei Harvey, die völlige Unterordnung derselben unter das Zentralnervensystem.»

Bei Descartes erstreckt sich die Auffassung der automatenhaften Funktion der Organismen auch auf den menschlichen Organismus. Harveys Entdeckung von der Zirkulation und der Herzbewegung läßt sich in dieses Konzept gut einpassen, da die Funktionsweise durch sinnlich wahrnehmbare Tatsachen beschreibbar ist. Auch ohne die vitalen und seelischen Inhärenzen, die Harvey aus aristotelischer Ganzheitssicht dem Blut und dem Herzen integrierte, kann die Herzfunktion nun beschrieben werden, rein den Flüssigkeitsgesetzen gehorchend. Während bei Harvey das selbstbewegte Blut, in dem das Seelische tätig ist, das Herz anfüllt und zum Schlagen anreizt, gewinnt mit Descartes das schlagende, allein Bewegungsimpulse aussendende Herz zunehmend an Bedeutung gegenüber dem Blut. Die Selbstbewegung des Blutes, der lebenden Organismen insgesamt, geht unter der cartesianischen Auffassung verloren. Selbstbewegung ist ein aus der platonisch-aristotelischen Philosophie stammender Begriff. Von jetzt ab wird Bewegung reflexartig als von außen gesteuert angesehen.

In der nachcartesianischen Zeit, gar nicht lange nach Harvey, wird der mechanische Aspekt immer stärker herausgearbeitet. Der Begriff des antreibenden Automaten oder der Pumpe tritt immer häufiger auf, so bei Johannes Bohn (1640 – 1718), Giovanni Borelli (1608 – 1702), Cornelis Bontekoe (1647 – 1685), Stephen Blancaard (1650 – 1702), Franziskus Sylvius (1614 – 1672), Thomas Willis (1621 – 1675), Richard Lower (1621 – 1691). Diese Forscher haben im wesentlichen den rationalistischen Denkansatz Descartes' übernommen, der die seelische Funktion (spiritus) der lebenden Organismen dem Gehirn zuordnet, während die anderen Organe nur reflexartig reagieren.

Die zweite Hälfte des 17. Jahrhunderts ist die Zeit der Iatromedizin. Die Betrachtung des Herzens als eine Pumpe ist jetzt gängig, wenngleich mehr oder weniger vitalistische Aspekte noch eine Art Hintergrundmusik spielen. Die letzte Konsequenz der damaligen Konzepte erleben wir erst heute, seit es möglich ist, mechanische Systeme – zumindestens zeitweise – zu implantieren.

Mit Albrecht von Haller (1708 – 1777), der selber wohl weniger Vitalismusideen hatte, als ihm nachgesagt wurde, wird diese Entwicklung für kurze Zeit unterbrochen. Nach ihm blüht der Vitalismus noch einmal auf, wobei in bezug auf die Blut- und die Herzbewegung die Begriffe Irritabilität und Sensibilität eine große Rolle spielten – aber es entstehen keine überzeugenden Konzepte. Der bekannteste Physiologe des Vitalismus ist François Xavier Bichat (1771 – 1802). Carl Gustav Carus (1789 – 1868) ist einer der letzten Vertreter, der das Primat der Blutbewegung vor der Herzbewegung vertritt.

1842 geht diese Entwicklung zu Ende. Ein plötzlicher und markanter Umschwung tritt mit den Physiologen Emil Du Bois-Reymond, Hermann Helmholtz, Carl Ludwig und Ernst Brücke, Schüler von Johannes Müller, auf, die sich in einer Art Kreuzzugsgeist zusammenschließen und unmißverständlich klarmachen, daß die Organismen nur noch durch physikalisch-chemische Gesetzmäßigkeiten erklärt werden sollen. Du Bois-Reymond schreibt:

«Brücke und ich, wir haben uns verschworen, die Wahrheit geltend zu machen, daß im Organismus keine anderen Kräfte wirksam sind, als die gemeinen physikalisch-chemischen; daß, wo diese bislang nicht zur Erklärung ausreichen, mittels der physikalisch-mathematischen Methode entweder nach ihrer Art und Weise der Wirksamkeit im konkreten Fall gesucht werden muß, oder daß neue Kräfte angenommen werden müssen, welche, von gleicher Dignität mit den physikalisch-chemischen, der Materie inhärent, stets auf nur abstoßende oder anziehende Componenten zurückzuführen sind.»[6]

Eng verbunden mit diesen Physiologen ist Rudolf Virchow, der sein Konzept der Zellularpathologie gegen das der Humoralpathologie von Rokitansky durchsetzt.

Eine solche wissenschaftliche Festlegung auf eine einzige Betrachtungsweise ist in der Medizingeschichte einmalig, und es ist schwer verständlich und erstaunlich zugleich, daß sie sich nun erfolgreich durchsetzen kann. Aus anthroposophisch-geisteswissenschaftlicher Sicht hat der Materialismus als Weltanschauung in der Zeit zwischen 1842 und 1878 das Denken der Menschen am intensivsten ergriffen. Das gibt eine gewisse Erklärung für einen solchen Vorgang.

Die folgende Zeit ist bestimmt von der Erarbeitung der Pumpentheorie der Herzfunktion. Von Physiologen werden Experimente am isolierten Herzen durchgeführt, d.h. am Herzen, das aus seinem Organismuszusammenhang herausgenommen ist. Der Herzmuskel als solcher wird auf seine Eigenschaften untersucht. Am erfolgreichsten waren Otto Frank[7] um 1890 und Ernest Starling[8] zwischen 1900 und 1928. Der Frank-Starling-Mechanismus gehört heute noch zu den Grundlagen der Herzphysiologie. Er besagt: Je stärker ein Muskel vorgedehnt ist, um so größere Kraft entfaltet er zur Kontraktion.

Zu dieser Zeit wird das Herz als alleiniger Antrieb für die Blutbewegung angesehen, es allein bewege die ganze Masse des Blutes. Daß aber in den venösen Rückfluß noch andere Kräfte eingreifen, besagt folgende Überlegung Starlings: Wenn ein Mensch zu laufen beginnt, pumpen seine Muskelbewegungen vermehrt Blut zum Herzen, die venöse Füllung des Herzens steigert sich, und es kann durch die verstärkte Dehnung kräftiger schlagen. Dieses von Starling hypothetisch aus seinen Untersuchungen abgeleitete Faktum kann erst seit 1978 experimentell bewiesen werden,[9] seitdem man in der Lage ist, die Herzgröße in aufrechter Körperhaltung während körperlicher Belastung zu untersuchen. Da im Liegen eine Herzvergrößerung durch Bewegung nicht auftritt (das Herz ist in dieser Lage schon optimal gefüllt), wurde vor dieser Zeit eine Zunahme der Herzgröße durch Bewegung nicht beobachtet und daher in Zweifel gezogen. Beim aufrechten Menschen ist das Herz klein infolge der Verlagerung des Blutes in die unteren Körperpartien. Es wird beim Bewegen durch das vermehrt zurückfließende Blut vergrößert.

Das macht deutlich, daß Starling auf der materiellen Ebene ein bedeutender Forscher war, da er etwas voraussagte, was erst später nachgewiesen werden konnte. Seine materialistische Denkrichtung kommt im folgenden zum Ausdruck: «Für den modernen Arzt und Physiologen ist der menschliche Körper eine Maschine, oder besser eine ganze Fabrik voll von Maschinen, die alle in harmonischer Weise für das Wohl des Organismus zusammen arbeiten. Jede dieser Maschinen ist für alle anderen notwendig und jede hängt von allen anderen ab. Alle müssen mit Feuerung in Form von Nährstoffen versehen werden, um ihre Funktion ausüben zu können.»[10]

Da man zu Beginn des 20. Jahrhunderts das Herz rein mechanisch denkt und vorstellt und sich von allem Nicht-Mechanischen getrennt hat, ist es möglich, Modelle zu entwerfen, bestehend aus mechanischen Doppelpumpen, an denen die einzelnen Stellgrößen des Blutstroms reguliert und jeweils quantitativ berechnet werden können. Der Traum Ende der zwanziger Jahre,[11] solche Modelle dem Menschen bei entsprechender Indikation einbauen zu können, ist seit den achtziger Jahren dieses Jahrhunderts in Form der künstlichen Herzen oder Assist-Systeme Wirklichkeit geworden. Während sie anfangs nur für sehr kurze Zeiten eingebaut werden konnten, werden sie seit 1994 als «ventricular assist device», links oder rechts oder beidseits, bereits für einen längeren Zeitraum (bis zu einem Jahr) implantiert. Totale künstliche Herzen, die auf Dauer implantiert werden können, sind vor dem Jahre 2000 nicht zu erwarten.[12]

Dem ging natürlich noch einiges voran: Die Elektrizität wurde von Galvani 1787 im Zusammenhang mit Muskelbewegung entdeckt. 1843 wurden elektrische Phänomene am Herzen selber beobachtet. Das Reizleitungssystem des Herzens wurde ab 1845 intensiv erforscht. 1903 – 1907 wurden erste direkte

EKG-Registrierungen vorgenommen. Als Folge der Erforschungen der elektrischen Phänomene des Herzens konnte 1958 der erste Schrittmacher implantiert werden. Die technische Eroberung des Herzens im lebenden Menschen beginnt mit der Selbstkatheterisierung durch Forssmann 1927. Mit der Entwicklung der Herz-Lungen-Maschine 1954 konnten größere Operationen am offenen Herzen zur Korrektur von Herzfehlern vorgenommen werden. Seit den sechziger Jahren hat sich die Koronarchirurgie (Bypass-Operationen) entfaltet, und die Koronarinterventionen (Ballondilatation etc.) sind seit über zwanzig Jahren ebenfalls Standardverfahren.

Spektakulär war die erste Herztransplantation 1967 durch Christiaan Barnard. Dieser Eingriff wird inzwischen an vielen Herzzentren angeboten. In der BRD werden zur Zeit jährlich um 500 Herztransplantationen durchgeführt. Über dieses Thema wird in einem gesonderten Kapitel berichtet (s. S. 267 ff.). Die Folgen dieser Entwicklung können heute noch nicht abgesehen werden.

Was hat uns die mechanische Sicht des Herzens gebracht? Die Kenntnisse über das physische Herzorgan sind immens, und es werden immer mehr Details entdeckt, heute vor allem im molekularen Bereich. Außerdem hat sich eine Vielzahl von Interventionsmöglichkeiten ergeben, die alle an technische Errungenschaften gebunden sind. Nachdem seit gut einhundert Jahren die Anschauung der Herzfunktion endgültig von allen primär seelisch-geistigen Inhärenzen durch die positivistische Naturwissenschaft befreit worden ist, kann alles technisch Machbare am Herzen auch vorgenommen werden. Dies hat zunächst vielen Menschen Hoffnung und Erleichterung ihrer herzbedingten Beschwerden gebracht. Wenn aber die technische Eroberung des Herzens weitergeht, werden uns dann implantierbare Defibrillatoren, transplantierte und eingebaute künstliche Herzen nicht doch zunehmend Probleme bringen? Wie weit fühlt sich der Betroffene fremdbestimmt? Darf er sterben? Die Auffassung vom menschlichen Organismus wird immer mechanischer, je mehr Organe wir ersetzen können. Wendet sich dieser Zustand gegen die Selbstbestimmung des Individuums? Hier kommen noch unüberschaubare ethische Probleme auf die Medizin zu, ganz abgesehen von Verteilungsproblemen und finanziellen Aspekten.

Wird der allein auf physische Fakten ausgerichtete Mediziner nicht immer mehr sein Augenmerk darauf richten müssen, genügend gute Ersatzteile zu entwickeln und zu verwenden? Wird der psychosomatische Mediziner, im Gegenzug dazu, nicht immer mehr dahin gedrängt, sich nur noch um seelische Aspekte und Probleme zu kümmern, da die Organe sowieso nur mechanisch funktionieren? Wo bleibt dann der Arzt, und wo bleibt die Heilkunde?

Ohne diese und andere Fragen vorschnell zu beantworten, soll ein Ausblick gegeben werden, wie die Auffassung vom menschlichen Organismus von einer einseitig mechanistischen Sicht in eine solche erweitert werden kann, durch die jeder Mensch «seinen» Organismus und die einzelnen Organe als «seine» erleben darf. Es ist Aufgabe der Wissenschaft, den Zusammenhang zwischen den einzelnen Organen und dem Selbst des Menschen, seiner seelischen und geistigen Existenz heute neu zu erforschen, nachdem so viel über die mechanistischen Funktionen des Organismus bekannt und dadurch machbar geworden ist. Nicht gegen mechanische Interventionen soll argumentiert werden, das Ziel muß vielmehr sein: Je mehr mechanisch machbar ist, um so mehr muß über Notwendigkeit und Aufgabe einzelner Organe für das Seelenleben erforscht und gewußt werden und um so spiritueller (d.h. den geistigen Hintergrund betreffend) muß man über die einzelnen Organe denken lernen. Die Errungenschaften der technisch orientierten Medizin sollen keineswegs über Bord geworfen werden; sie müssen vielmehr in einen gedanklich klaren Zusammenhang zum ganzen Organismus gesetzt werden. Es soll in den folgenden Ausführungen gezeigt werden, in welch differenzierter Weise die geistig-seelischen Individualkräfte den physischen Organismus durchdringen. Ziel ist es, das menschliche Individuum als Maßstab zu erkennen.

Die Autoren dieses Buches möchten den einseitig mechanistischen Standpunkt überwinden und den Organismus in einer Autonomie erfassen, die zu dem sich selbst bestimmenden Individuum gehört. Gegenüber dem früheren Vitalismus unterscheidet sich dieser Ansatz durch ein klares gedankliches Konzept und durch die Integration naturwissenschaftlicher Fakten.

In den folgenden Beiträgen soll die Herzfunktion auf den verschiedenen Ebenen des menschlichen Gesamtorganismus dargestellt werden: der physischen, der vitalen, der seelischen und der Ebene der Persönlichkeitsstruktur. Natürlich ist es auch ein Anliegen, die heutige naturwissenschaftliche Sicht der Herzfunktion zu verdeutlichen. Daneben bedarf das Herz als rhythmisches Organ einer eigenen Betrachtung. Auch die Embryologie des Herzens kommt zur Darstellung. Was man heute über das Gesamtproblem der Herztransplantation weiß und was man noch nicht weiß, wird ebenfalls beleuchtet. Es ist mir wichtig, die Auffassungen über das Herz auch vom historischen Aspekt vorgenommen zu haben, und ich möchte (in dem Beitrag «Die spirituelle Herzfunktion») außerdem den Versuch wagen, eine zukünftige Möglichkeit der Erfassung und Betrachtung von Herzfunktion zu beschreiben.

All die genannten Aspekte bilden die Grundlage für das Anliegen dieses Buches. Sie werden in den folgenden Kapiteln dargestellt. Der Wandel der Anschauungen zu bestimmten Entwicklungszeitpunkten soll deutlich gemacht werden, ebenso, daß wir uns heute selbst in einem solchen Wandel befinden.

Literatur

1 Harvey, W.: *Exercitatio anatomica de motu cordis et sanguinis in animalibus* (1628). Übersetzt ins Englische von R. Willis, London 1848.
2 Harvey, W.: *De motu locali animalium,* zit. nach T. Fuchs (5).
3 Kümmell, H. C.: *Die Herz-Kreislauf-Idee,* Stuttgart: Verlag Urachhaus 1985.
4 Descartes, R.: *Abhandlung über die Methode des richtigen Vernunftgebrauchs.* (Discours de la méthode de bien conduire sa raison et chercher la verité dans les sciences). Stuttgart: Reclam 1961.
5 Fuchs, T.: *Die Mechanisierung des Herzens.* Frankfurt/M.: Suhrkamp 1992.
6 Du Bois-Reymond, E.: zit. nach S. Bernfeld, S. Cassirer-Bernfeld, *Bausteine der Freud-Biographie.* Frankfurt/M.: Suhrkamp 1988, S. 62.
7 Frank, O.: Zur Dynamik des Herzmuskels, in: *Zeitschrift Biol. 32* (1895), S. 370–437.
8 Starling, H. E.: *The Linacre Lecture on the Law of the Heart.* London: Langman's Green 918, 25.
9 Kümmell, H. C.: *Nichtinvasive Messungen systolischer und diastolischer Herzzeitintervalle und ihre Beeinflussung durch Atmung und körperliche Belastung in aufrechter Körperhaltung.* Habilitationsschrift, Herdecke 1987.
10 Starling, H. E.: *Das Gesetz der Herzarbeit.* Vortrag in Cambridge 1915. Bern / Leipzig: Ernst Bircher Verlag 1920.
11 Dale, H. H. / Schuster, E.H.: A Double Perfusion-Pump, in: *J. Physiol. 64* (1928), 356–364.
12 Reichenbacher, W. E., und Pierce, W. S.: Assisted Circulation and the Mechanical Heart. In: *Heart Disease, Textbook of Cardiovascular Medicine,* hrsg. von E. Braunwald, Philadelphia: Saunders 1997.

II.
Zur Physiologie der Herzfunktion

HANS CHRISTOPH KÜMMELL

Das menschliche Herz im Spiegel der Viergliederung

Die komplexe Arbeitsweise des menschlichen Herzens kann zunehmend besser verstanden werden, wenn man es in einen Organismus eingebettet sieht, der Träger der vielfältigsten menschlichen Tätigkeiten ist. Dazu gehören körperliche Bewegung und Kraftentfaltung einerseits sowie seelische Reaktionen und freie geistig-seelische Betätigungen andererseits. Daraus ergibt sich die Frage nach einem erweiterten Organismusbegriff, der über das Verstehen der physiologischen Vorgänge hinausgeht, sie aber integriert. Den verschiedenen Organisationseinteilungen der anthroposophischen Menschenkunde liegen derartig erweiterte Begriffe zugrunde. Für diese Betrachtung soll der menschliche Organismus auf vier Ebenen seiner Existenz angesehen und verstanden werden.

Die physische Organisation umfaßt alles, was fest und dicht geworden ist, gemessen, gewogen und angefaßt werden kann. Der Raumesteil, in dem sich ein physischer Körper befindet, kann nicht gleichzeitig von einem anderen physischen Körper eingenommen werden. Was man durch körperliche Untersuchungen oder mit Hilfe von Geräten messen und darstellen kann, ist im wesentlichen physischer Natur.

Die vitale oder ätherische Organisation hat eine eigene Gesetzmäßigkeit. Ihr sind Aufbau und Abbau (Wachstum und Wachstumshemmung) des Organismus eingegliedert. Die im Raum polar angeordneten Lebensprozesse unterliegen dem Gesetz der sinnvollen Kohärenz in der Zeit – sie bilden eine «Zeitgestalt». Ernährung, Stoffwechsel, Wachstum, Regenerations- und Fortpflanzungskräfte einerseits, Regression, Alterung und Involution andererseits gehören hierher. Das Herz spielt dabei eine wichtige Rolle als Organ des Ausgleichs, den es in rhythmischer Folge vollzieht.

Die seelische oder astralische Organisation ermöglicht dem Menschen das Innenerleben, aber auch die äußere und innere körperliche Beweglichkeit. Auch Druckphänomene, wie z.B. der Blutdruck, sind durch diese Organisation bedingt. Insofern reguliert die astralische Organisation das Verhältnis des Organismus als einer geschlossenen vitalen Einheit zur Umwelt, z.B. in Einatmung und Ausatmung, Ruhe und Bewegung, Spannung und Entspannung, Wachen und Schlafen. In ihr ist der Ursprung aller rhythmischen Phänomene im Organismus zu sehen. Diese sind, wie weiter unten gezeigt wird, den Vitalprozessen des Ätherleibes übergelagert.

Die eigentlich menschliche oder Ich-Organisation hebt den Menschen aus den übrigen Naturreichen heraus. Mit freiem, aufrechtem Gang distanziert er sich von diesen und grenzt sich von ihnen ab. Selbstbewußt entfaltet er eine planvolle, individuelle Lebensgestaltung. Das seelisch-geistige Bewußtsein wird durch ein differenziertes Wärmeerleben ermöglicht.[19,20] Innerorganisch ist die Ich-Organisation für das biologische Gleichgewicht, die Homoiostase (steady state) aller Stoffwechselvorgänge, letztendlich jedoch aller Lebensvorgänge, verantwortlich.

Die physische Herzfunktion

Im Hinblick auf das Herz und seine Funktion gelten zunächst die physischen Tatsachen, wie sie aus der Anatomie bekannt sind. Der Blutfluß geht die bekannten Bahnen: Der venöse Rückfluß gelangt zum rechten Herzen, von dort fließt das Blut durch die Lungen, wo es oxygeniert wird, weiter zum linken Vorhof und in die linke Kammer, von der es durch die Aorta in die übrigen Organe strömt, um über das Kapillargebiet wieder das venöse Gebiet zu erreichen.

Aber schon die Frage nach den bewegenden Kräften des venösen Rückflusses auf der mechanischen Ebene ergibt unter dem Aspekt des differenzierten und erweiterten Organismusbegriffes gegenüber dem rein physischen Aspekt eine neue Auffassung: Nicht dem Herzen wird die alleinige Ursache für die Blutbewegung zugesprochen, sondern der venöse Rückfluß ist eine Leistung des Gesamtorganismus. Verschiedene Funktionen wirken zusammen, den nicht pulsierenden venösen Fluß zum Herzen zurückzuführen; eine einzelne dieser Funktionen würde nicht ausreichen, diesen Fluß zu bewirken.

Da ist vor allem der durch die im Thoraxraum atmende Lunge hervorgerufene niedrige Druck, durch den permanent ein Druckgradient gegenüber allen übrigen extrathorakalen Gefäßabschnitten (und gegenüber dem linken Herzen und der Aorta) aufgebaut wird, so daß das Blut durch dieses Druckgefälle – beim stehenden Organismus sogar «bergauf» – zum rechten Herzen zurückfließt. Venenklappen unterstützen diesen Vorgang. In Inspiration ist der Rückfluß aktivierter als in Exspiration; durch den Valsalva-Preßversuch kann er sogar vorübergehend verhindert werden. Die Fähigkeit des menschlichen Organismus, in der Aufrechten das Blut «bergauf» fließen zu lassen (unterstützt durch die Venenklappen), ist ein ähnliches Prinzip, wie durch das Gehirnwasser das Gehirn scheinbar leichter gemacht wird, um es der Schwere zu entziehen, so daß es von der Basis her durchblutet werden kann und zum Denken fähig ist, worauf Rudolf Steiner häufig hinweist.[21]

Ständig fließt Flüssigkeit aus dem Dünndarm über die Leber (durch zwei hintereinandergeschaltete Kapillargebiete) in das venöse Niederdrucksystem. Die Fähigkeit des Dünndarms, durch einen ständigen «Bergauf-Transport» Flüssigkeit mit darin gelösten Salzen, Zuckern und Aminosäuren gegen ein Konzentrationsgefälle in die Blutbahn aufzunehmen, ist eine weitere Funktion, den venösen Rückfluß zu gewährleisten. Der Organismus bzw. der Darm muß hierfür Energie zur Verfügung stellen. Die Resorption aus dem Darm kann mitunter sehr schnell erfolgen, z.B. kann ein an Wasser verarmtes Kamel in zehn Minuten bis zu 33 % seines Körpergewichtes an Wasser aufnehmen.[3] Diese erstaunliche Dünndarm-Resorptionsleistung stellt eine nicht unerhebliche Kreislaufunterstützung dar. Sie zeigt außerdem die hohe vitale Dynamik dieses Organsystems.

Je nach der Menge ihres Durchflußvolumens resorbieren die Nieren mehr oder weniger viel Wasser (mit darin gelösten Salzen) zurück, was bei der Herzinsuffizienz mit abnehmendem Herzzeitvolumen deutlich wird. Die Nieren resorbieren mitunter mehr zurück, als das insuffiziente Herz an Flüssigkeit weiterleiten kann.

Beim Laufen sind außerdem die Muskelkontraktionen eine wichtige Unterstützung des venösen Rückflusses (s. unten). Aber auch die laterale Energieübertragung von der Arterie auf die Vene trägt zum Rückfluß geringfügig bei.

Dieser nichtpulsatile venöse Rückfluß gerät im Bereich der Atmung beim Eintritt in den Thorax in eine sichtbare Rhythmik, und kurz vor dem Herzen weist er sogar eine herzsynchrone Pulsation auf, hervorgerufen durch die Sogwirkung, die von der systolischen Bewegung der Ventilebene zur Herzspitze hin ausgelöst wird (Ventilebenen-Senkungsmechanismus[34]).[*]

Die Fontan-Operation (s. den Beitrag von A. Fried, S. 189 ff.) zeigt, daß für den venösen Rückfluß das rechte Herz nicht unbedingt notwendig ist, da auch nach Wegnahme desselben der Rückfluß über die Hohlvenen zur Arteria pulmonalis stattfindet und der Lungendurchfluß unter Ruhebedingungen normal ist; allerdings steigt er dann unter Belastung nicht weiter an. Der pulsatile Fluß ist gegenüber dem kontinuierlichen Fluß effektiver.

Daß das linke Herz für die Füllung des arteriellen Systems notwendig ist, sei nicht bestritten, aber nur insoweit, wie der venöse Rückfluß dies vorgibt. Der venöse Rückfluß ist der adäquate Reiz für die jeweilige Leistung des Herzens (Frank-Starling). Soweit das Kapillargebiet vom arteriellen System gefüllt wird, ist das linke Herz zuständig, danach nicht mehr. Im Kapillargebiet herrschen

---

[*] Laterale Energieübertragung und herznahe systolische Sogwirkung sind zwar Leistungen des Herzens, sie spielen aber eine untergeordnete Rolle für die venöse Rückflußbewegung und zeigen allenfalls, daß der Organismus sehr ökonomisch eingerichtet ist und auf dieser Ebene keine Leistung verschenkt.

eigene Gesetzmäßigkeiten (s. den Beitrag von P. Bavastro, «Die Mikrozirkulation», S. 72 ff.). Danach sorgen die oben genannten Funktionen für den Rückfluß zum Herzen. Das wird deutlich bei der Herzinsuffizienz, bei der das linke Herz schwächer wird und dennoch ein vermehrter Rückfluß stattfindet bis zur Stauung vor dem Herzen. Da das Herz geschwächt ist, sind es die nichtkardialen Faktoren, die den verstärkten venösen Rückfluß bewirken, den das Herz selbst nicht mehr wegschaffen kann.

Der kontinuierliche Rückfluß reizt das Herz zum Schlagen. Das Herz wandelt den weniger effektiven gleichmäßigen in einen effektiveren pulsatilen Fluß um, der dann je nach Organwiderstand einen Blutdruck aufbaut. Dazu bedarf es der Kontraktionskraft der Herzmuskulatur, die der Menge des ankommenden Blutes adäquat ist. Die Funktion des Organwiderstands ist eine teilautonome Leistung zur Regelung der Blutverteilung in der Peripherie.

Hierher gehört das Modell des hydraulischen Widders, bei dem in einen fließenden Bach oder Fluß ein Rohrsystem mit flußbeweglichen Ventilen eingebracht wird. Bei einer bestimmten Geschwindigkeit schlägt das Durchflußventil zu, und durch den Rückschlag kann durch ein dünneres Steigrohr, das vor dem Ventil abzweigt, das Wasser über das Niveau des Baches gehoben werden. Es wird also ein vorhandener, durch ein Gefälle fließender Fluß oder Bach zur Drucksteigerung genutzt. Mit dieser Widdermechanik vergleicht Steiner die Mechanik des Herzens:[21] Der vom Herzen unabhängige venöse Rückfluß wird durch Stauung im Herzen pulsierend auf ein höheres Druckniveau gehoben (s. dazu den Beitrag von H. Lauboeck, S. 104 ff.).

So läßt sich das Herz mit seinen komplexen Funktionen schon jetzt als ein zentrales Reflexions- und Integrationsorgan charakterisieren, das flexibel auf die Anforderungen des Gesamtorganismus reagiert.

Auf dieser Stufe kommt es darauf an, deutlich zu machen, daß das Herz nicht der alleinige Beweger des Blutes ist, sondern daß der übrige Organismus in differenzierter Weise ebenso beteiligt ist. Das Blut wird also nicht in einem geschlossenen mechanistischen (Pump-)Modell bewegt, sondern in einem offenen System, das für weitere Einflüsse offen ist, von denen im folgenden die Rede sein wird. Das Verständnis für diesen Vorgang ist eine Voraussetzung für eine erweiterte Auffassung des menschlichen Organismus. Umgekehrt: beim Verharren auf einer einseitigen mechanistischen Herzpumpen-Theorie ist eine erweiterte Auffassung des menschlichen Organismus nicht möglich.

Das neue Modell der Herzfunktion – Vorlast, Nachlast, Frequenz und Kontraktilität[18] –, mit dem man in der Kardiologie schon seit über zwanzig Jahren arbeitet, ist schon ein Schritt in diese erweiterte Richtung, da Vorlast und Nachlast und in wesentlichen Teilen auch die Herzfrequenz als vom Organismus gegebene, extrakardiale Faktoren aufzufassen sind. Dieses Modell muß nun aus der Abstraktion in die Konkretheit geführt werden, um zu einer wirklich neuen Herztheorie zu führen.

Die ätherische Herzfunktion

Die vorangehenden Ausführungen liefern die Grundlage, das Herz als ein Ausgleichsorgan zu erkennen. Im zweiten Vortrag Rudolf Steiners aus *Geisteswissenschaft und Medizin*[21] wird dieser Ausgleich beschrieben. Es wird der obere dem unteren Mensch gegenübergestellt. Der Mensch wird in seiner typischen aufrechten Haltung betrachtet (s. unten) und diese in einer großen Polarität erfaßt. Der eine Pol ist der «obere Mensch» mit den bewußtseinstragenden Organen. Vom organischen Aspekt[17] wird diesen zeitlebens durch die Kraft der bewußten geistig-seelischen Entfaltung eine Wachstumshemmung vermittelt (am deutlichsten beim vorstellenden Denken gegenüber dem Gehirn). Der andere Pol ist der Stoffwechseltrakt des «unteren Menschen» mit seinen ernährenden, wachstumsfördernden, regenerierenden und regenerativen Kräften. Es ist der Pol der Willensentfaltung. Diese beiden zu einem Organismus zusammengefaßten Pole müssen zu einem Ausgleich kommen. Im Herzen wird zusammengefaßt, was aus der verflüssigten Nahrung und den Organdurchflüssen einerseits und aus der Atmung mit ihrer Beziehung zur Luft und den feineren Wirkungen der Sinnesfunktionen andererseits stammt. Die Atmung ist eine Tätigkeit des oberen Menschen, während die des Herzens eine solche des unteren Menschen ist. Mit einer ganz eigenen Reaktion führen Atmung und Herz durch ihren Rhythmus einen Ausgleich herbei. Dies führt zu einer kurzfristigen physiologischen Stauung des Blutes vor und im Herzen sowie vor und in der Lunge. Insofern man den Rhythmus auf dieser Ebene betrachtet, kann man ihn als eine Funktion des Ätherischen auffassen, auch wenn seine Ursachen auf anderen Ebenen liegen. Das ist vergleichbar mit einem Sturm, der das Meer zu rhythmischem Wellengang bewegt. Wie der nicht unrhythmische Sturm das Meer zu dessen eigenrhythmischem Wellengang bewegt, so bewegt das Geistig-Seelische das Ätherische zu dessen rhythmischen Vitalfunktionen. Wenn man rhythmologische Untersuchungen vornimmt, erfaßt man dadurch ätherische Vorgänge, die in der Zeit verlaufen. Hildebrandt hat den treffenden Begriff der rhythmischen Funktionsordnung geprägt (s. dessen Beitrag, S. 149 ff.). Um wirklich zum Ätherischen vorzudringen, bedarf es des Zusammenschauens aller rhythmischen Vorgänge auf der Ebene des Herzens zwischen oberem und unterem Menschen. Werden und Vergehen werden dann erkennbar, wenn man sich in die Rhythmik des oberen und des unteren Menschen hineinlebt. Das Verhältnis von Pulsschlag und Atmung (Q P/A) ist die auf Zahlen reduzierte, zutreffende Abschattung dieses Vorganges.

Das zunehmende Interesse für zirkadiane Zusammenhänge und für Variabilitäts- und Komplexitätsmessungen der Herzfrequenz[2, 12, 13] zeigt die Offenheit für diesen erweiterten Bereich. Da er aber nur in reduktionistischer Form ergriffen wird, bleibt der Weg zur bildhaften (imaginativen) Erfassung verschlossen.

Eine Weiterführung des Ineinanderarbeitens von Herz und Atmung über die vielfältigen Frequenzmodulationen und -koppelungen[6, 7, 16] hinaus ergibt sich, wenn man die Einwirkung der Atmung auf den Zeitablauf der einzelnen Abschnitte des Herzzyklus verfolgt.[8–10]

Die Atmung wirkt unterschiedlich auf die Funktionsabläufe des linken und des rechten Herzens. In der Einatmung wird Blut zum rechten Herzen in den Thoraxraum verstärkt angesaugt, was die momentane Funktion des rechten Herzens fördert. Das nachgeschaltete – ebenfalls im Thorax gelegene – pulmonal-arterielle Lungengefäßbett setzt dem keine Widerstandsänderung entgegen.

Vor dem linken Herzen tritt das Umgekehrte ein. In Inspiration wird das Blut im pulmonal-venösen Gefäßsystem gestaut (gepoolt), so daß dem linken Vorhof und der linken Kammer weniger Blut zufließen. Gleichzeitig (in Inspiration) wird die Druckdifferenz (der Druckgradient) zwischen dem intra- und dem extrathorakalen arteriellen Gefäßsystem erhöht. Hinzu kommt, daß das Ventrikelseptum (immer noch in Inspiration) zum linken Ventrikel hingedrängt wird (wegen der gleichzeitig stärkeren Füllung der rechten Kammer), so daß geometrisch gesehen der linke Ventrikel kleiner wird. Durch diese drei Faktoren während der Inspiration (venöse Stauung in den Lungen, erhöhter Druckgradient zwischen intra- und extrathorakalem arteriellem Gefäßsystem und Verkleinerung des linken Ventrikels durch Linksshift des Kammerseptums) ist das linke Herz in seiner Tätigkeit eingeschränkt (es bekommt weniger Blut und kann weniger abgeben). Insgesamt füllt sich während der Inspiration der Brustkorb vermehrt mit Blut: Über das rechte Herz kommt mehr Blut herein, über das linke fließt weniger ab. Genau das Umgekehrte geschieht in der Exspiration: Weniger Blut kommt über das rechte Herz herein, und mehr Blut kann über das linke Herz abgegeben werden. Dabei schwingt auch das Kammerseptum wieder zurück zum rechten Ventrikel. Die Auswirkungen der Atmung auf das rechte Herz sind im allgemeinen bekannter als die auf das linke Herz. Die Atmung wirkt sich aber auch auf die systemische Zirkulation aus: Nicht nur die Herzfrequenz, sondern auch der Blutdruck zeigt eine atemsynchrone Schwankung (er zeigt außerdem noch eine langsamere Eigenrhythmik, die nicht atembedingt ist), so daß die Auswirkung der Atembewegung bis in die Mikrozirkulation verfolgt werden kann. Auch auf den Liquor cerebrospinalis wirkt sich die Atmung durch subtile Druckschwankungen aus, die bis zum Gehirn hinaufreichen.[25] Sie kommen durch venöse Stauung über die inspirationsbedingte abdominelle Drucksteigerung zustande. Damit wird deutlich, wie die Atmung als Bewegungsvorgang den gesamten Organismus durchsetzt, ganz unabhängig von der Sauerstoffversorgung.

Während die Wirkung der Atmung auf das Zentral-Nerven-System nur sehr subtil verläuft, ist die Auswirkung auf die Zirkulation über die Herztätigkeit deutlicher. Es gelangen die Impulse des oberen Menschen über die Atmung mit Hilfe des Herzens in den unteren Menschen und umgekehrt. So werden die beiden weit auseinanderliegenden Pole des oberen und des unteren Menschen

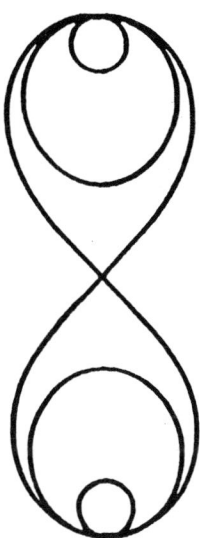

Abb. 1: «Oberer» und «unterer» Mensch, dargestellt in verschiedenen Lemniskatenformen.

durchdrungen und zu einer Einheit zusammengefaßt. Die Atmung als ein halb-bewußter Vorgang spielt dabei die übergeordnete Rolle.

Dieser funktionelle Zusammenhang kann noch deutlicher veranschaulicht werden durch die geometrischen Formen der Cassinischen Kurve mit ihren Variationsmöglichkeiten, insbesondere mit ihrer Spezialform, der Lemniskate. Hier sei nur der Zusammenhang dargestellt, genauere Beschreibungen finden sich in der Literatur.[10, 24, 33] Oberer und unterer Mensch können als Äste einer Lemniskate so angeschaut werden, daß der untere Mensch eine funktionelle Umstülpung des oberen Menschen ist, was sich in der oben erwähnten Polarität ausdrückt. Die Cassinische Kurve entwickelt ihre größte Spannung, wenn gar kein Schnittpunkt mehr sichtbar wird, trotzdem aber zusammengehörige Schleifenäste auftreten; der Schnittpunkt wird dann virtuell (diskontinuierliche Cassinische Kurve, s. Abb. 1).

Der menschliche Organismus ist sehr extrem veranlagt. Während die Atmung und die Herztätigkeit nahe beieinander liegen und unter dem Aspekt der Lemniskate einen faßbaren Schnittpunkt (das Kammerseptum) bilden, liegen z.B. Auge und Niere sehr weit auseinander, haben lemniskatisch einen virtuellen Schnittpunkt, gehören aber polar zusammen (Beispiele: Glaskörper – Glomerulusschlingen; Netzhaut – Bowmansche Kapsel; weitere Polaritäten: Nervensystem – Drüsensystem; Gehirn – Darm; Schädelkalotte – Röhrenknochen). In Form der verschiedenen Schleifenäste können die jeweiligen Verhältnisse verdeutlicht werden (s. Abb. 1 und 2).

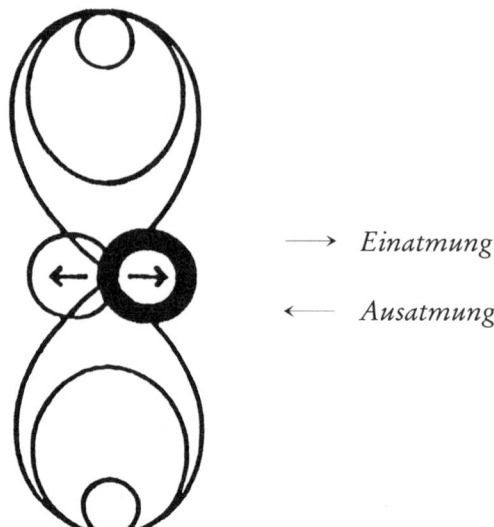

$\longrightarrow$ *Einatmung*

$\longleftarrow$ *Ausatmung*

Abb. 2: «Oberer» und «unterer» Mensch, dargestellt in verschiedenen Lemniskatenformen. Vermittelt werden die «oberen» und «unteren» Äste durch die querliegende Lemniskate des Herzens im Querschnitt (gemeinsamer Schnittpunkt ist das bewegliche Kammerseptum).

So kann man den menschlichen Organismus auf dieser funktionellen Ebene als ein Zusammenspiel vieler Lemniskatenäste erfassen, deren gemeinsamer Mittelpunkt das Herz ist. Dieser Mittelpunkt ist aber kein einfacher Schnittpunkt, sondern das Herz bildet ihn zu jedem Zeitpunkt neu. Wenn man die linke und die rechte Herzkammer im Querschnitt betrachtet, stellt sich eine querliegende Lemniskate dar, allerdings mit ungleichen Ästen, deren Schnittpunkt die zwischen den Kammern befindliche Kammerscheidewand ist. Diese schwingt, wie beschrieben, mit dem Atemrhythmus nach links und nach rechts, so daß der Lemniskatenschnittpunkt beweglich ist. Alle Lemniskatenäste strahlen in diesen schwingenden Schnittpunkt der querliegenden Herzlemniskate ein. In jedem Moment wird auf diese Weise die Koordination des Gesamtorganismus auf der Kreislaufebene durch das Zusammenspiel von Atmung und Herzfunktion aktuell hergestellt. Es kann ermessen werden, wie intensiv das Ätherische in der Herzgegend konzentriert wird.

Wenn man sich in die Lage versetzt, all die Lemniskatenbewegungen in ihrer beweglichen Begegnung in der querliegenden Herzlemniskate zusammenzusehen und den horizontal gelegenen Pulmonalkreislauf noch mit einbezieht, ist das eine gute Übung zur Veranschaulichung der ätherischen Kraftstruktur des menschlichen Organismus. Man kann dann auch erkennen, wie die Herzfunktion einen großen Teil derselben zentral spiegelt.

Daß die Intensität der Durchdringung des physischen Herzens mit der Ätherstruktur im Lebenslauf des Menschen und in der Menschheitsentwicklung einem Wandel unterworfen ist, wurde von Rudolf Steiner ausgeführt[26, 27] (s. auch den Beitrag «Die spirituelle Herzfunktion», S. 59 ff.).

Hier wurde die ätherische Struktur gezielt unter dem Gesichtspunkt der Herzfunktion betrachtet. Es gibt noch viele andere Gesichtspunkte, unter denen sie gesehen werden kann. Ein allgemeiner sei an dieser Stelle noch angeführt. Zum Prozeß des Lebens gehört die Wiederholung funktionell gleicher Vorgänge, die jeweils in sich eine dynamische Zeit-Ganzheit bilden. Dies zeigt sich in den Kreisläufen der Natur, außerhalb und innerhalb der Organismen, in Vegetationszyklen der Pflanzenwelt und anderen zyklischen Erscheinungen.[32] Der Blutkreislauf als Ganzes ist ein globaler Ausdruck von Lebensäußerung.[31] Das Ätherische für sich genommen hat einen sich ständig ausdehnenden, reproduktiven bis wuchernden Charakter. Es wird im menschlichen Organismus von der physischen und der astralisch-seelischen Kraftstruktur begrenzt und von dieser im Zusammenwirken mit der Ich-Organisation differenziert durchsetzt. Dadurch erhält es seine für den Menschen typische Gestalt. (Über weitere Erfassungsformen des Ätherischen s. andere Artikel dieser Schrift und Bockemühl[32].)

Die astralische Herzfunktion

Die vorangehenden Ausführungen haben gezeigt, wie intensiv die Atmung in die leiblich-funktionelle Organisation eingreift. Die Tatsache, daß der Sauerstoff der Luft über die Atmung in das Blut gelangt, macht diesen Vorgang noch deutlicher. Mit der Arterialisierung des Blutes ist die Möglichkeit gegeben, ein waches Bewußtseinsleben zu entfalten und zu erhalten. Die Atmung selbst als physiologischer Vorgang ist uns teils bewußt, z.B. beim Sprechen oder Singen, teils ist sie unbewußt. Sie liegt dem wachen Bewußtseinsleben näher als der Herzrhythmus. Die Atmung stellt die Verbindung zur unmittelbaren Umwelt (Luft) des Menschen und zu seiner kosmischen Umgebung (Sternenrhythmus) her. Der Atemrhythmus läßt sich als mikrokosmisches Abbild eines großen, umfassenden makrokosmischen Rhythmus auffassen, wodurch der Mensch mit seinem Organismus in einen großen Ordnungszusammenhang gestellt ist.[21] Durchschnittlich macht der Mensch in 24 Stunden 25 920 Atemzüge. Ein durchschnittliches Lebensalter von 72 Jahren beinhaltet 25 920 Tage. Die gleiche Zahl findet sich wieder beim Durchwandern des Frühlingsaufgangspunktes der Sonne durch den Tierkreis, ein Prozeß, der 25 920 Jahre umfaßt, ein platonisches Weltenjahr. Der erste und der letzte Rhythmus haben etwas mit der Sonne zu tun (zirkadian und zirkazodiakal), der mittlere mit dem Menschen, der mit seiner seelischen Eigenerlebnisfähigkeit (Biographie) zwischen Erde und Tierkreis gestellt ist. Die Zahlenverhältnisse zeigen, wie der Mensch in einem großen kosmischen Zusammenhang lebt, der in diesem Beispiel durch den Sonnengang hergestellt wird. Auf weitere Beziehungen kann hier nicht eingegangen werden.

Die Atmung ist ein typisch astralischer Vorgang. Sie vermittelt zwischen seelischen Erlebnissen und den physiologischen und kosmischen rhythmischen Prozessen. In bezug auf den Tagesgang (zirkadian) ist sie individueller als die Herzfrequenz.[30] Dennoch ist es die Atmung, mittels derer der obere Mensch über das Herz den unteren Menschen beherrscht.[21] In dem obigen Lemniskatenbeispiel und in der Modulationsfähigkeit der Herzfrequenz durch die Atmung kann das nachvollzogen werden. Atmungs- und Herzrhythmus sind auf ein bestimmtes Verhältnis abgestimmt, und zwar 1 : 4 in Ruhe, am stabilsten während des Schlafes (s. den Beitrag von G. Hildebrandt, S. 149). Damit kommt dem Herzen eine durchschnittliche Schlagfolge in 24 Stunden von ca. 104 000 Schlägen zu. Das Herz selber gehört als muskuläres Organ zum unteren Menschen (Bewegung und Stoffwechsel) und vermittelt (nach Steiner) die Umsetzung der willensgerichteten Vorstellungen und Absichten in äußere Tätigkeiten. Es vermag seinerseits mit seinem kürzerwelligen Rhythmus den Atemrhythmus zu koppeln. Weiter oben wurde ja gezeigt, wie das Herz auch in seinen Funktionen den Atemrhythmus gesamthaft integriert. Damit wird es in besonderer Weise von astralischer Tätigkeit durchzogen.

Eine astralische Organisation haben auch die Tiere; weiter unten wird dargestellt, wie in der aufsteigenden Tierreihe die Entwicklungen von Lungenatmung und Höherorganisation parallel gehen.

Mit den seelischen Innenerlebnissen und den äußeren Bewegungsmöglichkeiten im tierischen und im menschlichen Organismus sind an die Säftebewegung ganz besondere Anforderungen gestellt. Der Begriff astralische Kraftstruktur bedeutet nicht nur seelisches Innenerleben und Durchatmetwerden, sondern auch Durchdringen der physischen Organisation mit astralischer Struktur (z.B. als Nerven- und Muskelsystem), so daß gezielte Bewegungsfähigkeit als Folge des seelischen Erlebens auftritt. Während sie sich im oberen Menschen so weit vom organischen Prozeß löst, daß seelisches Erleben bewußt ermöglicht wird, geht sie im unteren Menschen ganz im organischen Prozeß auf und bewirkt Bewegungsfähigkeit und Stoffwechsel. Das Flüssigkeitssystem muß in einer gewissen Weise geschlossen sein, damit es die äußeren Bewegungen mitmachen kann. Im Vergleich zur Pflanze, deren Säftezirkulation in einem offenen System erfolgt, ist diese Offenheit im tierischen und im menschlichen Organismus nur im Kapillargebiet zu finden und hat funktionellen Charakter. Die Optimierung eines so multifunktionellen Zirkulationssystems geschieht durch die Zentralisierung in einem hochkomplexen Herzorganismus, der zur Durchführung schneller Reaktionen den gleichmäßig dahinfließenden Strom des venösen Niederdrucksystems in die pulsierende Strömung des arteriellen Hochdrucksystems umwandelt. Das regenerierte Blut gelangt auf diese Weise schnell in die peripheren Organe. Diese sind es, die der Strömung differenziert Widerstand entgegensetzen. Das Wechselspiel zwischen ihnen und dem Herzen erzeugt den Blutdruck. Hervorgerufen werden diese arteriellen Strömungsveränderungen durch die astralische Organisation.[22] Das Umsetzen seelischer Erlebnisse in – mitunter sehr schnelle – Körperbewegungen hat vom Gesichtspunkt der Zirkulation und ihrem Anteil an der Bewegung hierin ihre physiologische Grundlage. Herzschlagkraft und Herzfrequenz können unter dem Eingreifen der astralischen Organisation erhebliche Steigerungen erfahren und sind dabei als reine Reaktionen auf das seelische Erleben und die Körperbewegung zurückzuführen. Natürlich sind die Beeinflussungen wechselweise. Der Widerstand, den die Zirkulation an den physischen Organen (Blutdruck) erfährt, ist eine Voraussetzung für das Bewußtwerden seelischer Erlebnisse.

Wenn der Rhythmus auch das ätherische Geschehen ausdrückt, so liegt sein Ursprung doch im Astralischen, in der seelischen Welt. Gefühle drücken sich unmittelbar im Rhythmus aus, wie an der Musik zu erleben ist. Das, was wir uns vorstellen, wird vom Gehirn in einem Spiegelungsvorgang vermittelt. Was die Vorstellung als Färbung oder Tönung umhüllt, ist das begleitende Gefühl. Die seelischen Grundkräfte Sympathie und Antipathie begleiten unsere Vorstellungen. Oder die Gefühle treten unbestimmt aus den körperlichen Bedürfnissen auf. Dann ringen wir darum, sie mit Hilfe von Vorstellungen zu klären, sie zu begreifen. Während der Zusammenhang von Vorstellen und Gehirntätigkeit ein ziemlich dichter und nachvollziehbarer ist, liegt der Zusammenhang von Fühlen und rhythmischen Vorgängen wie Atmung und Herztätigkeit viel mehr im Dunkeln und läßt sich allenfalls erahnen. In volkstümlichen und dichterischen Wortschöpfungen kommt er jedoch zum Ausdruck (sich schweren Herzens entschließen, seinem Herzen einen Stoß geben usw.). Rudolf Steiner sieht den Zusammenhang des Fühlens mit den leiblichen Vorgängen in allen rhythmischen Abläufen des Organismus und gibt als ein besonderes Beispiel die sich mit der Atmung verändernden Druckschwankungen im Liquor cerebrospinalis: «Wodurch entsteht das musikalische Gefühls-Erlebnis? Die *Vorstellung* des Tongebildes, die auf Gehörorgan und Nervenvorgang beruht, ist noch nicht dieses musikalische Erlebnis. Das letztere entsteht, indem im Gehirn der Atmungsrhythmus in seiner Fortsetzung bis in dieses Organ hinein sich begegnet mit dem, was durch Ohr und Nervensystem vollbracht wird. Und die Seele lebt nun nicht in dem bloß Gehörten und Vorgestellten, sondern sie lebt in dem Atmungsrhythmus; sie erlebt dasjenige, was im Atmungsrhythmus ausgelöst wird dadurch, daß gewissermaßen das im Nervensystem Vorgehende heranstößt an dieses rhythmische Leben. Man muß nur die Physiologie des Atmungsrhythmus im rechten Lichte sehen, so wird man umfänglich zu der Anerkennung des Satzes kommen: die Seele erlebt fühlend, indem sie sich dabei ähnlich auf den Atmungsrhythmus stützt wie im Vorstellen auf die Nervenvorgänge.»[23]

Die vorstellungsgetragenen Gefühle stützen sich verständlicherweise eher auf den Atemrhythmus, während sich die handlungsbetonten und die mit Handlungsentscheidungen verbundenen Gefühle eher auf den Herzrhythmus stützen, was ja jeder selbst empfinden kann. Andere angeschlossene Rhythmen werden dann mehr oder weniger mit einbezogen. Gefühle tragen einen ganz subjektiven Charakter; wie sie zwischen den Vorstellungen und den Handlungen vermitteln, so vermitteln zwischen dem Zentralnervensystem und der tätigen Muskulatur der Herz-Atem-Rhythmus und die atemdurchzogene Herzfunktion. Diese sind die organische Grundlage, auf der die Gefühle als solche erlebt werden. Beim Menschen spielt die nächsthöhere Instanz mehr oder weniger mit hinein. Ohne die Ich-Struktur haben diese Beziehungen beim Menschen nur allgemeinen und unpersönlichen Charakter. Von dieser soll im folgenden die Rede sein.

Die Ich-getragene Herzfunktion

Den bisherigen Ausführungen kann noch ein weiteres Element des Verständnisses hinzugefügt werden. Den Wesensorganisationen, wie sie aufgeführt worden sind, bieten sich bei ihrer irdischen Verwirklichung Substrate an, in die sie ihre Strukturen einprägen können. Diese Substrate sind bekannt als die «vier Elemente», sie sind lebendige Grundeinheiten in den Naturreichen, noch nicht festgefügte Endprodukte. Sie sind das Erdige oder Feste, das Wäßrige oder das Wasser, das Luftige oder die Luft, das Wärmehafte oder die Wärme. Die physische Kraftstruktur durchsetzt das Erdige, die ätherische das Wäßrige, die astralische das Luftige und die Ich-Struktur die Wärme. Aus dem Vorangehenden mögen die Beziehungen angedeutet sichtbar geworden sein. Wärme und Ich gehören noch inniger zusammen als die anderen genannten Beziehungsglieder. Das Ich lebt in der Wärme, differenziert sie durch den ganzen Organismus hindurch und trägt damit seine Impulse unmittelbar in die Leiblichkeit.[25] Auf diesem Wege wird der Wille zur Tätigkeit entzündet; über das Nervensystem nimmt der Kopf diesen Vorgang wahr. Die höchste Wärmeaktivität ist im Blut-Muskel-System des Menschen, also auch im Herzen. Man kann atemzyklische Wärmeunterschiede im rechten Vorhof bis zu einem halben Grad Celsius messen.[1]

Über die Wärme drückt sich das Ich in der Herztätigkeit aus.[*] Im Zusammenspiel des Herzens mit der Atmung vermag es vom Zentrum des Organismus aus

---

[*] Dem widerspricht nicht, daß das Ich auch in den Sinneswahrnehmungen und in den äußeren Bewegungen lebt (Schad[17], S. 265), das bezieht sich auf die periphere Tätigkeit des Ich. Die Anbindung an die leibliche Organisation erfolgt über die Wärmedifferenzierung.

die zusammengehörenden Pole zu koordinieren, insbesondere die Vorstellungen mit den Willenstätigkeiten. Das Selbstgefühl, und davon abgeleitet das ganze Gefühlsleben, vermittelt zwischen dem Vorstellen und dem Wollen auf der Ich-Ebene. Weil das Ich zwischen beiden mit Hilfe des Fühlens (im Speziellen durch das Selbstgefühl) vermittelt, erlebt sich der Mensch umfassend als Persönlichkeit. Er entscheidet intentional, welche Vorstellung zur Handlung wird (oft unter heftigen Gefühlskämpfen wie Zweifel, Selbstbehauptung, Strenge, Milde, Liebe) oder welches unbestimmte, ahnende und subtile, manchmal quälende Gefühl zur Vorstellung bzw. zum klaren Gedanken werden soll. Zur Umsetzung in die Wirklichkeit bedarf das Ich immer der innerlich entwickelten Wärme, die bis zur äußeren Erwärmung führen kann. Das physiologische Abbild dieser zentral ausgleichenden und steuernden Ichfunktion ist das über die Atmung differenzierte gegensinnige Arbeiten des linken und des rechten Herzens, wodurch über die Flüssigkeitsorganisation die dem Organismus adäquaten Impulse vermittelt werden. Wie auf einer Waage vollführt das Ich den zentralen Abgleich zwischen den bildhaften Vorstellungen und den in die materielle Dingwelt gehenden Handlungen in einer wechselweisen Beziehung. (Das ist eine andere Auffassung von Ichtätigkeit als die lediglich von Gehirn und Nervensystem reflektierte.) Aus dieser zentralen Stellung erfaßt das Ich nicht nur die gespiegelten Vorstellungen, sondern es greift durch die Handlungen in die Tatsachenwelt ein und gibt ihr seinen einmaligen, unverwechselbaren Stempel. Das Ich arbeitet in unterschiedlichen Funktionen in allen Organen des menschlichen Organismus, aber seinen zentralsten und umfassendsten Wirkort findet es in der durch die Atmung und die Blutströmung beeinflußten wärmegetragenen Herztätigkeit.

Unmittelbar mit der Ichtätigkeit verbunden ist auch der freie, aufrechte Gang, der beim Menschen einmalig ist. Wie die Wärme den Menschen innerlich zu einem Erleben seines Selbstes und seiner inneren Identität führt, so die aufrechte Haltung gegenüber der äußeren Umwelt. Im Aufrichten lernt der Mensch – im Gegensatz zum Tier –, sich teilweise von der Schwere zu befreien und von den Dingen der Umwelt zu distanzieren. Dadurch kann er sie erkennen und durchschauen. Er kann sich gegen die Außenwelt behaupten, ist ihr nicht vollkommen hilflos ausgeliefert.[15] Hier sei noch einmal erwähnt, daß schon die Begriffsbildung «oberer und unterer Mensch»[21] die aufrechte Haltung des Menschen voraussetzt.

Bevor auf die Herzfunktion in liegender und aufrechter Haltung eingegangen wird, sollen die wesentlichen Entwicklungsstufen des Herz-Kreislauf-Systems in der aufsteigenden Tierreihe dargestellt werden.

Bei den Insekten findet sich ein offener Kreislauf.[29] Die Körperflüssigkeit (Hämolymphe) wird nur innerhalb eines bestimmten Abschnitts durch ein dorsal liegendes, pulsierendes gefäßartiges Gebilde von kaudal nach rostral geleitet. Von dort zurück zum kaudalen Ende bewegt sich die Körperflüssigkeit frei durch die Leibeshöhle. Es gibt also noch kein Herz.

Bei den kiemenatmenden Wirbeltieren,[28, 33] den Fischen, findet sich ein zusammenhängendes Gefäßsystem und ein darin einbezogenes Herz. Das Blut strömt aus dem Gebiet der Körperkapillaren zum Herzen, von hier in das Kiemenkapillargebiet, wo es aus dem durch die Kiemen strömenden Wasser mit Sauerstoff gesättigt wird, und gelangt von hier aus als oxygeniertes Blut wieder in die Körperperipherie. Die beiden Kapillargebiete sind in Serie angelegt, dazwischen befindet sich das Herz, das nur desoxygeniertes Blut führt. Es ist zweikammrig, das heißt, es besteht aus einem Vorhof und einer Kammer. Dem Blut zwischen den Kiemen und den peripheren Organen, dem oxygenierten Blut, kommt keine zusätzliche pulsierende Aktivierung durch einen Herzorganismus zu, was der wenig aktive und «kühle» Stoffwechsel dieser Organismen auch nicht erfordert.

Die Septierung des Herzens geht stufenweise mit der Ausbildung der Luftatmung und des Lungenkreislaufs einher. Bei den Amphibien finden erstmals Septierungen am Herzen statt. Bei ihnen bildet sich ein Vorhofseptum aus, es entstehen zwei Atrien. Sie haben einen einheitlichen Ventrikel und einen Conus arteriosus. Die Septierung beginnt also im venösen Einflußbereich, in den Vorhöfen. Amphibien leben in ihrer Jugend im Wasser und atmen durch Kiemen. Während dieser Entwicklungsphase bilden sie bereits die Lungen aus, auch jene Amphibienformen, die später im Wasser lebend verbleiben. Die Mehrzahl der Amphibien geht zum Landleben mit Lungenatmung über. Haut- und Schleimhautatmung spielen bei einigen Arten eine wichtige, ja überwiegende Rolle. Die Kontraktionsvorgänge in dem gemeinsamen Ventrikel laufen so ab, daß die beiden Blutströme möglichst wenig vermischt werden: das desoxygenierte Blut kommt aus dem rechten Vorhof und das oxygenierte aus dem linken. Die Ventrikelkontraktion beginnt rechts und erfaßt erst danach die linke Seite. Oxygeniertes und desoxygeniertes Blut fließen auf dieser Entwicklungsstufe zwar getrennt bis in die Vorhöfe des Herzens, Körperperipherie und Lungen werden durch den gemeinsamen Ventrikel aber mit Mischblut versorgt, mit dem der wechselwarme Organismus hinlänglich versorgt ist.

Bei den Reptilien kommt es zunehmend zur Ausbildung eines Kammerseptums, das aber nicht zur vollständigen Separierung der Ventrikel führt, so daß immer noch oxygeniertes und desoxygeniertes Blut vermischt werden. Nur bei den Krokodilen ist das Kammerseptum dann vollständig ausgebildet. Allerdings besteht bei ihnen der Truncus arteriosus aus drei Arterienstämmen: Eine nach rechts verlaufende Aorta kommt aus dem linken Ventrikel, eine nach links verlaufende zweite Aorta und die Arteria pulmonalis (Truncus pulmonalis) kommen aus dem rechten Ventrikel. Linke und rechte Aorta sind kurz nach dem Austritt aus dem Herzen durch ein interaortales Foramen miteinander verbunden. Diese letzte Verbindung zwischen den beiden Blutarten besteht nur bei den Krokodilen. Dadurch kann bei ihnen der linken Aorta ein Teil oxygeniertes Blut zugeführt werden. Das Foramen dient außerdem dem Druckausgleich beim

Tauchen. Die vorwiegend desoxygeniertes Blut führende linke Aorta (aus dem rechten Ventrikel) versorgt nur die Eingeweide, während die vorwiegend oxygeniertes Blut führende rechte Aorta (aus dem linken Ventrikel) die obere Körperhälfte versorgt.

Bei den Vögeln und Säugetieren findet dann mit dem Auftreten eines eigenen, von der Umgebung weitgehend unabhängigen Wärmeorganismus (Isothermie) und mit weiterer Intensivierung von Atmung und Stoffwechsel die vollständige Separierung des oxygenierten und des desoxygenierten Blutes mit der endgültigen Trennung von Vorhöfen, Ventrikeln und großen Arterien statt. Damit treten auf dieser Entwicklungsstufe auch höhere tierische Bewußtseinsleistungen auf, wie ausgeprägte Brutpflege, Singen der Vögel, soziales Zusammenleben etc. Der Unterschied zwischen dem Herzen der Vögel und dem der Säugetiere ist nur noch gering (z.B. ist die Aorta der Vögel rechtsverlaufend und die der Säugetiere linksverlaufend, oder die Arteria coronaria dextra entsendet nur bei den Vögeln einen starken Ast in die Kammerscheidewand). Den besonderen Beanspruchungen des Vogelorganismus durch Fliegen und Singen hat sich ein sehr leistungsfähiges Herz angepaßt mit hohem Blutdruck und der Möglichkeit einer enormen Herzfrequenzsteigerung (Singvögel und Kolibri bis 1000/min.).

Der wichtigste Unterschied zwischen Vogel- und Säugetierorganismus liegt nicht bei den Herz-Kreislauf-Organen. Es ist die Verselbständigung der Fortpflanzung, die bei den Säugern zunehmend umweltunabhängig wird und letztendlich beim Menschen die größte Unabhängigkeit erreicht. Der Mensch entwickelt gegenüber dem Säugetierorganismus ein für den aufrechten Gang geeignetes Skelettsystem und ein im Vergleich zu den übrigen Säugern einmalig großes Gehirn. Das ist der Grund, weswegen dem Gehirn die gesamte menschliche Bewußtseinsleistung zugesprochen wird. Im vorangehenden ist schon gezeigt worden – und es soll im folgenden weitergeführt werden –, daß das zu einseitig ist und daß dem menschlichen Herzen in bezug auf die Erfassung des Selbstbewußtseins eine zentrale Stellung zukommt; sie kann durch die Funktion des Gehirns allein nicht verwirklicht werden.

Der anatomische Grundbauplan des menschlichen Herzen stimmt in großen Zügen mit dem der Säugetiere überein. Was sich durch den aufrechten Gang des Menschen als Unterschied ergibt, ist im wesentlichen funktioneller Natur. Am aufrechten menschlichen Organismus werden alle Möglichkeiten genutzt, um ihn der Schwere immer wieder weitgehend zu entheben.

Die menschlichen Organfunktionen verlaufen anders, je nach der Lage, in welcher sich der Mensch befindet; so auch beim Herzen. Im folgenden werden einige Unterschiede der menschlichen Herzfunktion dargestellt, je nachdem sich der Mensch in liegender oder in aufrechter Position befindet.[8]

Die Vermutung Starlings, daß das Herz durch vermehrten venösen Rückfluß größer wird, wenn der Mensch zu laufen beginnt, konnte weder am Tier noch am Menschen verifiziert werden. Das lag daran, daß alle diesbezüglichen Untersuchungen nur im Liegen durchgeführt werden konnten. Im Liegen ist das Herz aus Gründen der Volumenverteilung größer als in aufrechter Körperhaltung. Es wird durch körperliche Belastung (Ergometer liegend) nicht noch größer. Im Stehen ist das Herz kleiner wegen teilweiser Verlagerung des Blutvolumens in die abhängigen Körperpartien. Ab Ende der 70er Jahre konnte man mittels Radionukliduntersuchungen und Echokardiographie das Herz des Menschen auch in aufrechter Körperhaltung untersuchen. Und hierbei zeigte sich in der Tat, daß beim Übergang von Ruhe zu Belastung schon nach kurzer Zeit sowohl das rechte als auch das linke Herz ihr enddiastolisches Volumen vergrößern bei gleichbleibendem endsystolischen Volumen. Damit wurde gleichzeitig deutlich, daß das Herz nicht nur größer wird, sondern auch in der Lage ist, das vermehrt ankommende Blut weiterzugeben. Nach der Belastung wird das Herz dann wieder kleiner. Das ist ein wichtiger Befund, der zeigt, daß nicht das schneller schlagende Herz den vermehrten Blutfluß bewirkt, wie man vorher geglaubt hatte, sondern die sich bewegende Beinmuskulatur (s. oben, venöser Rückfluß). Das Herz reagiert lediglich auf das vermehrt ankommende Blut durch Vergrößerung und kräftigere Kontraktion. Erst bei zunehmender Belastung steigt dann auch die Herzfrequenz.

Die alleinige Herzfrequenzsteigerung reguliert die Herzgröße nur in Richtung Kleinerwerden und umgekehrt.[4, 14] Wird beim liegenden Probanden die Herzfrequenz mittels Schrittmacher oder pharmakologisch *ohne* Belastung gesteigert, z.B. von 70 auf 140/min., nimmt das Herz deutlich an Größe ab und geht auf die vorherige Größe beim Wechsel auf 70/min. sofort wieder zurück.

Der Wechsel zwischen Liegen und Sitzen führt im Sitzen zu einer scheinbaren, meßbar schwächeren linksventrikulären Leistung als im Liegen. Sie ist durch den relativen Volumenmangel bedingt. Nach Volumenzufuhr (z.B. durch Bewegen) wird sie sofort behoben.[11]

Subtile Untersuchungen[5] der Beeinflussung der linksventrikulären Herzzeitintervalle durch die Atmung im Liegen zeigen im Vergleich zur aufrechten Körperhaltung folgende Ergebnisse: Im Sitzen variiert die Atmung die systolischen Zeitintervalle; die Einatmung dämpft die linksventrikuläre Funktion (s. oben), während die Ausatmung sie fördert. Im Liegen variiert die Atmung weniger die systolischen Intervalle, dagegen aber die diastolischen. In Inspiration verkürzt sich die isovolumetrische Relaxationszeit (IVR), in Exspiration verlängert sie sich. Im Sitzen sind diese Schwankungen kaum vorhanden. Aus diesen wenigen Beispielen sieht man, wie sich das Herz allein durch die Körperlage auf die jeweilige Situation des Organismus einzustellen vermag und somit als ein Erfolgsorgan reagiert.

Es finden sich interessante Befunde bei Kipptischuntersuchungen (head-up tilt) in liegender und aufrechter Position. Sie dienen der Diagnostik der Funktionsfähigkeit des vegetativen Nervensystems. Dabei bedient man sich der Herzperiodenvariabilität (engl.: heart rate variability), die aus dem kontinuierlich registrierten EKG über 24 Stunden ermittelt wird.[2] In liegender Position ist der Vagus vorherrschend, was sich in der hochfrequenten, atmungsbezogenen Herzfrequenzvariabilität niederschlägt, die nachts während des Schlafes ihre stärkste Ausprägung findet. In aufrechter Körperhaltung ist die mehr sympathicusgesteuerte niederfrequente Herzfrequenzvariabilität aktiviert, die vom Blutdruckrhythmus beeinflußt ist. Sie hat ihre stärkste Ausprägung während des wachen Tageslebens.

Dies ist ein interessanter Zusammenhang, der noch zu einem weiteren Punkt führt. Im dritten «Naturwissenschaftlichen Kurs» legt Steiner viel Wert auf den Haltungsunterschied zwischen Tier und Mensch.[24] Es ist die 90° aufrechte Haltung des Menschen im Vergleich zur horizontalen des Tieres. Wenn sich der Mensch aufrecht bewegt, so werden seine Stoffwechselvorgänge in ihrer Ausrichtung von den Abdominalorganen bis zum Gehirn parallel zur Erdoberfläche bewegt. Der Stoffwechselprozeß wird dabei in zwei Richtungen bewegt: erstens parallel zur Erdoberfläche, zweitens in Richtung Gehirn. Im Schlaf, wenn der Mensch die horizontale Lage innehat, fallen die beiden Richtungen zusammen. Bei der willkürlichen aufrechten Bewegung verpufft – nach dieser Ansicht – die Energie des Stoffwechsels in der Peripherie des Organismus nach außen, kommt nur mit verminderter Kraft im Gehirn an. Umgekehrt beim schlafenden Menschen: Durch die horizontale Lage wird das Gehirn optimal vom Stoffwechsel ernährt, die Energie verpufft nicht. Beim Tier ist die Situation immer so. Bei der willkürlichen aufrechten Bewegung des Menschen kann der wachstumshemmende Effekt des bewußten Geistig-Seelischen wirksam werden, weil die Stoffwechselenergie vorher in der Peripherie verpufft. Die Entfaltung des bewußten Geistig-Seelischen bedarf ja der Wachstums- bzw. der Stoffwechselhemmung (s. oben). Dies wird durch die angeführten Vorgänge des Herz-Kreislauf-Systems deutlich: Im Liegen ist das Herz optimal gefüllt, hat ein gutes Schlag- bzw. Herzzeitvolumen, mit dem es die übrigen Organe gut mit Blut versorgt, eben auch das Gehirn. Außerdem sinkt der gesamte periphere Widerstand. Daher erholt man sich gut im Liegen und schläft dabei gerne ein. In aufrechter Position in Ruhe ist das diastolische Herzvolumen kleiner als im Liegen und auch das Herzzeitvolumen (eingeschränkte systolische Leistung s. oben), was je nach Situation durch Herzfrequenzbeschleunigung ausgeglichen werden muß. Die Blutversorgung der übrigen Organe, vor allem des Gehirns, ist schlechter als im Liegen. So wird die Stoffwechselaktivität zurückgenommen, und das bewußte Geistig-Seelische kann sich vermehrt äußern, man schläft nicht ein. Es kann die Stoffwechselsituation als solche in aufrechter Position durch Bewegung verbessert werden (s. oben). Vom Geistig-Seelischen her können eine erhöhte Herzfrequenz und ein situativ erhöhter Blutdruck durch beruhigende Konzentration gesenkt werden.

Die Betrachtung der aufsteigenden Tierreihe zeigt uns, wie die Intensivierung von Atmung und Stoffwechsel der Trennung von desoxygeniertem und oxygeniertem Blut parallel geht und wie beim Auftreten eines weitgehend umweltunabhängigen Wärmeorganismus die komplette Trennung der beiden Kreisläufe bis in die organischen Strukturen erfolgt sein muß. Für den menschlichen Organismus ist dies alles eine Voraussetzung. Darüber hinaus entwickelt er die Fähigkeit, Stoffwechselaktivitäten in bestimmten Organen zeitweise zurücktreten zu lassen, wodurch sich das bewußte Geistig-Seelische manifestieren kann, am ausgeprägtesten am Gehirn. Das wird durch die aufrechte Haltung unterstützt.

Der freie, aufrechte Gang und die differenzierte Wärmeorganisation sind nur für den Menschen typisch. Er hat zwar mit verschiedenen Tierarten die Wärme gemeinsam, nur differenzierter, aber nicht den aufrechten Gang. Mit der Pflanze hat der Mensch die aufrechte Haltung gemeinsam, aber in viel höherer Entwicklung.

Die höhere Entwicklung bedarf einer integrierenden, die extremen Polaritäten zusammenhaltenden Kraft. Diese ist in der erweiterten Auffassung der Herztätigkeit zu finden.

Die Ich-Organisation sorgt also nicht nur für die Homöostase aller Stoffwechselvorgänge, sondern darüber hinaus – mit dem Kunstgriff des Rhythmus durch die Herz- und Atemfunktion – für einen umfassenden Ausgleich aller funktionellen Einseitigkeiten oder Entgleisungen, die dem Organismus ununterbrochen drohen. So kann man verstehen, daß sich auf dieser physiologischen Grundlage permanenter Gleichgewichtsfindungen gerade auch seelisch-geistig das stärkste Identifikationserlebnis des Selbstes bilden kann.

Die wachstumsfördernde Willenstätigkeit und die wachstumshemmende Vorstellungstätigkeit werden in der Herz- und der Atemfunktion rhythmisch vermittelt. Auf dieser physiologischen Grundlage kommt es zum stärksten Identifikationserleben des Selbstes.

Die vorangehenden Ausführungen machen deutlich, daß das Herz auf allen vier Ebenen der menschlichen Existenz jeweils zentrale wahrnehmende und tätige Funktionen ausübt. Es stellt sich als umfassendes Reflexions- und Integrationsorgan der menschlichen Gesamtorganisation und des menschlichen Lebens dar.

Literatur

1 Alt, E., et al.: Der Einfluß der Atmung auf Schwankungen der zentralvenösen Bluttemperatur, in: *Z. Kardiologie 76* (1987), 643-647.

2 Camm, J. A. / Malik, M., et al.: Heart Rate Variability. Standards of Measurement, Physiological Interpretation and Clinical Use, in: *Circulation 93* (1996), 1043-1065.

3 Davenport, H. W.: *Physiologie der Verdauung,* Stuttgart / New York: Schattauer 1971, S. 212.

4 Erbel, R., et al.: Analyse der poststimulatorischen Potenzierung bei Patienten mit koronarer Herzkrankheit, in: *Z. Kardiologie 68* (1979), 809-820.

5 Geider, S.: *Der Einfluß der Atmung auf die Herzzeitintervalle unter besonderer Berücksichtigung der Körperposition.* Inaugural-Dissertation Witten/Herdecke 1993.

6 Hildebrandt, G.: Zur Physiologie des rhythmischen Systems, in: *Beiträge zu einer Erweiterung der Heilkunst 39* (1986), 8-30.

7 Hildebrandt, G.: Chronobiologische Aspekte des Kindesalters, in: *Der Merkurstab 47* (1994), 184-205.

8 Kümmell, H. C.: *Nichtinvasive Messung systolischer und diastolischer Herzzeitintervalle und ihre Beeinflussung durch Atmung und körperliche Belastung in aufrechter Körperhaltung.* Habil.- Schrift, Witten/Herdecke 1987.

9 Kümmell, H. C.: Auf den Wegen der Atmung, in: *Der Merkurstab 43* (1990), 1-6.

10 Kümmell, H. C.: Auf den Bahnen des Blutes, in: *Der Merkurstab 44* (1991), 278-284.

11 Leeuwen, P. van: *Die Bedeutung der Herzzeitintervalle zur Erfassung der Herzfunktion unter besonderer Rücksicht der Frequenzabhängigkeit.* Inaugural-Dissertation Witten / Herdecke 1988, S. 66.

12 Mansier, P., et al.: Linear and non-linear analyses of heart rate variability: a minireview, in: *Cardiovascular Research 31* (1996), 371-379.

13 Persson, P. B.: Review: General principles of chaotic dynamics. Wagner C D., in: *Cardiovascular Research 31* (1996), 332–341. Und andere Artikel dieses Heftes.

14 Piérard, L. A., et al.: Left ventricular function at similar heart rates during tachycardia induced by exercise and atrial pacing: an echocardiographic study, in: *Br. Heart J. 57* (1987), 154-60.

15 Poppelbaum, H.: *Mensch und Tier.* Frankfurt/M.: Fischer 1981.

16 Roßlenbroich, B.: *Die rhythmische Organisation des Menschen.* Stuttgart: Verlag Freies Geistesleben 1994.

17 Schad, W. (Hrsg.): *Die menschliche Nervenorganisation und die soziale Frage.* Teil 1, Stuttgart: Verlag Freies Geistesleben 1992.

18 Sonnenblick, E. H. / Strohbeck, J. E.: Derived Indexes of Ventricular and Myocardial Function. In: *New Engl. J. Med.* 296 (1977), 978-982.

19 Steiner, R., *Theosophie.* GA 9, Dornach 1993, Kap. I.

20 Steiner, R. / Wegman, I.: *Grundlegendes für eine Erweiterung der Heilkunst nach geisteswissenschaftlichen Erkenntnissen.* GA 27, Dornach 1991, Kap. I.

21 Steiner, R.: *Geisteswissenschaft und Medizin.* GA 312 (1920), 1., 2., 4. und 6. Vortrag, Dornach 1985.

22 Steiner, R.: *Rhythmen im Kosmos und im Menschenwesen.* GA 350, Vorträge vom 6. Juni und 28. Juli 1923, Dornach 1991.

23 Steiner, R.: *Von Seelenrätseln.* GA 21 (1917), Dornach 1983, S. 152.

24 Steiner, R.: *Das Verhältnis der verschiedenen naturwissenschaftlichen Gebiete zur Astronomie.* GA 323 (1921), Dornach 1997, 12. – 16. Vortrag.

25 Steiner, R.: *Die Brücke zwischen der Weltgeistigkeit und dem Physischen des Menschen.* GA 202 (17. 12. 1920), Dornach 1993, S. 164.

26 Steiner, R.: *Vergangenheits- und Zukunftsimpulse im sozialen Geschehen.* GA 190 (5.4.1919), Dornach 1980, S. 122.

27 Steiner, R.: *Menschliches Seelenleben und Geistesstreben.* GA 212 (26.5.1922), Dornach 1978, S. 111 ff.

28 Starck, D.: *Vergleichende Anatomie der Wirbeltiere.* Berlin / Heidelberg / New York: Springer Verlag 1982, S. 1004-1067.

29 Liesche, C.: Die Phylogenese des Herz-Kreislauf-Systems, in: *Ideen zum Herz-Kreislauf-System.* Stuttgart: Verlag Freies Geistesleben 1982, 30-47.

30 Hildebrandt, G.: Über den Tagesgang der Atemfrequenz, in: *Z. klin. Med. 150* (1953), 433-444.

31 Bavastro, P.: Herz-Kreislauf-System und Umwelt, in: *Der Merkurstab 47* (1994), 594-607.

32 Bockemühl, J. (Hrsg.): *Erscheinungsformen des Ätherischen.* Stuttgart: Verlag Freies Geistesleben ²1985.

33 Rohen, A. / Wolff, O.: Ontogenie und Phylogenie des Herz-Kreislauf-Systems, in: *Das Bild des Menschen als Grundlage der Heilkunst*, Bd. II, hrsg. von F. Husemann und O. Wolff, Stuttgart: Verlag Freies Geistesleben 1978.

34 Hildebrandt, G.: Der Stoßheber – ein neues mechanisches Modell der Herztätigkeit, in: *Beiträge zu einer Erweiterung der Heilkunst 33* (1980), 143-146.

HANS CHRISTOPH KÜMMELL

Die spirituelle Herzfunktion

Bei spirituellen Betrachtungen spielt der Entwicklungsgedanke eine besonders wichtige Rolle. Der Mensch ist in ständiger Entwicklung begriffen. Von einem Wesen mit traumhaftem Bewußtsein entwickelt er sich zu immer klareren, höheren Bewußtseinsstufen. Damit ändern sich auch seine physischen Organe in ihren Feinfunktionen und Feinstrukturen. Diese Umwandlungen vollziehen sich über größere Zeiträume, so daß sie langsam und weitgehend unbemerkt vor sich gehen. Dies gilt insbesondere für die Entwicklung des menschlichen Herzens und seinen Funktionswandel hin zu einem Erkenntnisorgan speziell für spirituelle Zusammenhänge.

In dem Kapitel «Das menschliche Herz im Spiegel der Viergliederung» (s. S. 39 ff.) ist eine Entwicklung beschrieben, die deutliche Veränderungen des Herz-Kreislauf-Systems in der aufsteigenden Tierreihe aufzeigt. Während sich bei Amphibien und Reptilien eine stufenweise Septierung der Herzhöhlen vollzieht, also noch Mischblut durch den Organismus fließt, ist der Septierungsvorgang bei den Vögeln abgeschlossen, so daß bei ihnen, den Säugetieren und beim Menschen das oxygenierte von dem desoxygenierten Blut streng getrennt ist. Damit sind Voraussetzungen geschaffen, unter denen sich ein autonomer isothermer Wärmeorganismus mit einer entsprechenden Intensivierung des Stoffwechsels ausbildet. Von den Vögeln zu den Säugetieren, zum Menschen gibt es im Kreislaufsystem keine wesentlichen Veränderungen mehr. Alle Entwicklungen betreffen funktionelle Veränderungen. Dabei führt insbesondere die aufrechte Körperhaltung des Menschen zu Unterschieden in den feineren funktionellen Herz-Kreislauf-Abläufen im Vergleich zur liegenden Körperlage.

Nun stellt sich die Frage, ob die Entwicklung damit abgeschlossen, ob die Menschheit am Ende und Zielort ihrer Entwicklung angekommen ist. Aus der bisherigen Entwicklung kann man vermuten, daß für die anatomisch-physiologische Entwicklung tatsächlich eine äußere Weiterentwicklung nicht abzusehen ist. Hat die Menschheit den Höhepunkt ihrer leiblichen Entwicklung schon erreicht oder gar bereits überschritten? Diese schwierige Frage stellt sich beim Blick zurück auf die Entwicklung. Möglicherweise zeigen sich Ansätze zu ihrer Beantwortung bei dem Versuch, in die Zukunft zu schauen.

Wenn eine Weiterentwicklung des Menschen auf der leiblichen Ebene nicht erfolgt, so muß man seine weitere Entwicklung auf der geistig-seelischen Ebene suchen und kann sich fragen, was dann aus seinen leiblichen Organen, hier speziell aus dem Herzen und den Kreislauforganen, wird.

Wie wir das heutige intellektuelle Denken des Menschen als eine Weiterentwicklung gegenüber früheren Zuständen auffassen, wird es in der Zukunft ebenso ein verändertes Erkenntnisvermögen geben, das wir als spirituelles Denken bezeichnen können. Es soll gezeigt werden, wie der Entwicklung dieses spirituellen Denkens feinstrukturelle Umgestaltungen am Herzorganismus parallel gehen. Auch bei der Entwicklung des intellektuellen Denkens haben feinstrukturelle Veränderungen am Gehirn stattgefunden, worauf ich noch zu sprechen komme.

Unter spiritueller Herzfunktion versteht man die Durchdringung der Arbeitsweise des Herzens mit dem Geistig-Seelischen des Menschen und mit den gestaltenden Kräften des Kosmos. Vertritt man den Standpunkt, daß Herz und Kreislauf rein mechanisch funktionieren, so wird man eine solche Durchdringung nicht verstehen können. Eine dynamische Betrachtungsweise, wie in diesen Beiträgen dargestellt, ist die Voraussetzung, die spirituelle Herzfunktion zu erfassen. Der mechanistische Standpunkt, der das Herz als den eigentlichen Antriebsmotor der Blutbewegung darstellt, geht von einem geschlossenen System aus. Dagegen öffnet die dynamische Betrachtung den Blick für die Tatsache einer Durchdringung des Leibes durch das Geistig-Seelische. Es konnte oben (S. 39 ff.) schon gezeigt werden, wie die Einbeziehung der Wesensglieder als Kraftsysteme die dynamische Betrachtung wesentlich bereichert. Auch die Auffassung, daß das Herz ein «Sinnesorgan» ist, erweitert die Sichtweise dahin, daß nicht nur physisch Faßbares, wie Druck, Wärme, Säuerung, Dehnung und anderes, vom Herzen wahrgenommen wird, sondern daß auch Vermittlungen zwischen «oberem» und «unterem» Menschen, zwischen Vorstellungen und Willensimpulsen stattfinden. Diese werden über das Gefühl dem rhythmischen System und speziell dem Herzen als dessen wesentlichem Zentrum vermittelt.

Diesen spirituellen Schilderungen liegen Aussagen der Geistesforschung - Rudolf Steiners zugrunde. Sie werden in die bereits dargestellten Auffassungen über die Herzfunktion integriert und sind gedacht, das bisher Erarbeitete zu vertiefen. Dies betrifft folgende Bereiche:
1. die Veränderung der Beziehung des physischen zum ätherischen Herzen
2. die Funktion des Herzens im Ätherischen des Menschen und der Umwelt
3. das Zusammenwirken von Herz- und Atemrhythmus
4. das Herz als umfassender Ausdruck der Ich-Tätigkeit.

Die Veränderung der Beziehung des physischen zum ätherischen Herzen

Wie sich im menschlichen Organismus Entwicklungen wie Zahnwechsel und Geschlechtsreife abspielen, so vollziehen sich am menschlichen Herzen auch nach der Embryonalzeit noch Entwicklungen, auch wenn sie äußerlich nicht sichtbar sind. Der Hintergrund von Zahnwechsel und Geschlechtsreife ist das teilweise Freiwerden des Äther- und des Astralleibs von der leiblichen Organisation. Davon werden alle Organe ergriffen. Das Herz bildet eine Ausnahme und macht einen besonderen Prozeß durch.[14] Von der Embryonalzeit bis zur Geschlechtsreife ist das physische Herz des Menschen durchdrungen vom ererbten Ätherherzen. Mit der Geschlechtsreife, also wenn der Mensch anfängt, selbständig zu urteilen, wird dieses Ätherherz ausgetauscht, d.h. schrittweise durch ein selbstgebildetes ersetzt. Das weiter unten Ausgeführte über den Einfluß des Herzens auf das Denken macht einen solchen Vorgang verständlich. Rudolf Steiner nennt diesen Vorgang «Verfaulen» des ererbten Ätherherzens. Die speziell für diesen Vorgang gegebene Darstellung von der Bildung des menschlichen Ätherleibes sei hier kurz zusammengefaßt: Das, womit sich der geistig-seelische Kern des Menschen vor der Empfängnis, d.h. bevor sich embryonale Substanz angesammelt hat, als Übersinnliches umgibt und umkleidet, wird nach der Empfängnis, zunehmend den Embryo durchdringend, zu seinem eigenen ätherischen Leib. Dieser ätherische Leib ist eine Welt für sich, eine Welt im Bilde. In diesem Bilde zeigt sich oben Sternenartiges, unten Erdhaftes. Auch Sonnen- und Mondhaftes sind abgebildet. Während dieses Zeitraums ist der menschliche Ätherleib ein Abbild des Kosmos. Dies ist am klarsten zur Zeit des Embryonallebens, blaßt dann zur Geburt hin langsam ab, ist aber bis zum Zahnwechsel noch sichtbar. Von da an bis zur Geschlechtsreife werden diese Gebilde des Ätherleibes nach außen strahlig, sie waren vorher mehr sternenartig. Die Sterne wandeln sich in das Strahlige um. Dies vollzieht sich sehr langsam. Zur Zeit der Geschlechtsreife sind die Strahlen zusammengewachsen und abgeblaßt. Ein lebendiges zentrales Gebilde ist daraus geworden, das eigene Ätherherz. In diesem hängt dann das physische Herz mit seinen Adern.

In diesem Zusammenhang wird von Steiner auch über die Verwandlung der Tätigkeiten von Astralleib und Ich am physischen Leib gesprochen. Diese Darstellung sei hier mit eingefügt:

Auch das Astralische des Menschen macht eine Entwicklung durch. Während des Embryonallebens, etwa parallel den Vorgängen im Ätherleib, umgibt das Astralische als ein schönes Gebilde das Physische und Ätherische und zieht teilweise vor und nach der Geburt in die einzelnen vererbten Organe ein. Diese werden entsprechend den astralischen Impulsen bis zur Geschlechtsreife umgewandelt. In der Herzgegend tritt eine besondere Konzentration auf, ähnlich

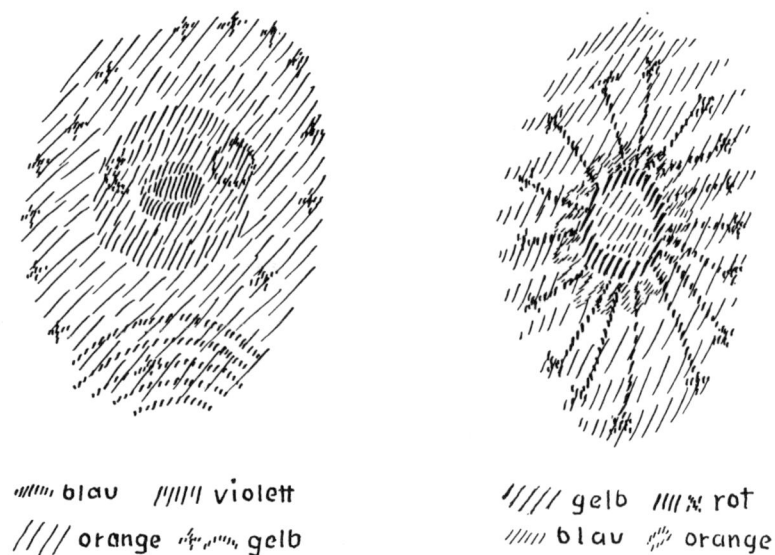

Abb. 1: Die Bildung des Ätherleibs vor- und nachgeburtlich (Steiner 1922[14]).

dem Ätherischen. Durch die Verteilung in die einzelnen Organe ist der Astralleib anfänglich unbestimmt, wie eine Nebelwolke. Wenn das Kind laufen und sprechen lernt, also verständig wird, fängt eine neue Strukturierung an. Die Zappelbewegungen des Kleinkindes stößt der Astralleib noch elastisch zurück, aber mit zunehmend gezielten und sinnvollen Bewegungen wird alles, was der Mensch von da an tut, insbesondere ab der Geschlechtsreife, in diesen Astralleib eingeprägt, so daß er seine Struktur durch die Bewegungen und Taten erhält, und zwar durch alle Taten, auch die, die wir nur veranlassen und die andere ausführen. Diese Strukturierung konzentriert sich ganz besonders in der Gegend des Herzens wie in einem astralischen Mittelpunkt. So ist die Möglichkeit gegeben, daß sich der individuelle Tatenspeicher, letztlich das Karma des Menschen, mit den kosmischen Kräften des ebenfalls in der Herzgegend zentralisierten Ätherleibs verbindet und durchdringt. In dieser Durchdringung, in der das physische Herz gewissermaßen schwimmt, ist alles enthalten, was der Mensch in sein weiteres geistig-seelisches Leben, insbesondere auch nach dem Tode, mitnimmt.

Das Ich des Menschen tritt erst nach der Geschlechtsreife in innigeren Kontakt zu der leiblich-ätherischen Organisation. Zunächst folgt es den Wegen des Astralleibes, gelangt dann aber über die Gefäße zum Herzen. Auf diese Weise folgt es verzögert dem Astralleib, greift jedoch zunehmend in die zentrale ätherisch-astralische Verbindung ein. So werden die Handlungen immer mehr vom Ich geprägt.

Die zentrale Stellung des Herzens mit seinen übersinnlichen Anteilen wird für die gesamte Entwicklung des Menschen deutlich. Das Erkennen der übersinnlichen Gebilde (z.B. des Fühlens) in ihrem Zusammenhang mit dem physischen Herzen ist sehr viel schwieriger, als dies für das Denken und das Gehirn gilt. Andererseits ist bereits das Erahnen dieser Zusammenhänge ein Erkenntnisgewinn.

Diese Gedankengänge werden noch erweitert durch einen anderen Aspekt. Dieselbe Entwicklung, die im einzelnen Menschen zwischen seinem physischen und seinem ätherischen Herzen vor sich geht, vollzieht sich zukünftig auch an der ganzen Menschheit. Damit wird an den oben dargestellten Entwicklungsgang angeschlossen.

Steiner beschreibt im Zusammenhang mit den Denkgewohnheiten der heutigen Zeit, daß sich seit dem Jahre 1721 zunehmend der Zusammenhang zwischen dem physischen und dem ätherischen Herzen (Ätherherz) für die gesamte Menschheit zu lockern beginnt.[10] Das läßt sich erkennen an der Art, wie vor und nach diesem Zeitpunkt die Erscheinungen der Natur beschrieben werden. Vor diesem Zeitpunkt werden sie von Lebendigkeit und Empfindung durchsetzt, danach immer weniger. In der heutigen Naturwissenschaft werden sie nur durch Beschreibung der reinen Fakten wiedergegeben. Was sich für die Zusammenhänge des Lebendigen ergibt, muß heute zunehmend durch bewegliche, organisch orientierte, spirituelle Gedankenbildung bewußt von den Menschen erarbeitet und erkannt werden.[5] Steiner macht den Vorgang verständlicher, indem er darstellt,[10] wie für das Gehirn der Vorgang der ätherischen Lockerung schon gegen Ende der griechischen Kultur um das dritte vorchristliche Jahrhundert begonnen hat, das heißt, daß sich der ätherische Kopf damals vom physischen zu trennen begann, was dann zur intellektuellen Gedankenfähigkeit führte.*

Für das Herz wird diese Lockerung gegen das Jahr 2100 beendet sein. Die davor liegenden zweitausend Jahre dienten der Menschheit, ihre intellektuelle Kultur zu entwickeln. Jeder einzelne Mensch kann damit prinzipiell zunehmend bewußte Verantwortung für sich selbst übernehmen. Seit fast dreihundert Jahren muß der Mensch nun zunehmend Verantwortung auch für seine irdische und geistige Umwelt übernehmen, wofür die intellektuelle Gedankenfähigkeit

---

* Es sei darauf hingewiesen, daß die innige Durchdringung des ätherischen und des physischen Kopforganismus nach Steiner (GA 117, S. 114, 14.11.1909) mit Abraham (um 1750 v. Chr.) begann, der in besonderer Weise dazu vorgesehen war, ein Denken auszubilden und zu vererben, das gehirngebunden die äußeren sinnlichen Erscheinungen nach Maß und Zahl miteinander verknüpft. Mit dem Ende der griechischen Kultur lockerte sich diese Durchdringung wieder.

allein nicht ausreicht. Die Lockerung des Ätherherzens vom physischen Herzen wird ihn zunehmend in die Lage versetzen, für diese Aufgabe spirituelle Gedanken zu entwickeln, die er nur durch bewußtes Ergreifen dieser Aufgabe erringen kann. Wenn man das intellektuelle Denken mit seiner physischen Grundlage, dem Gehirn, einen intellektuellen Gedankenorganismus nennen kann, so das zu entwickelnde spirituelle Denken auf der Grundlage des ätherischen Herzens einen spirituellen Gedankenorganismus. Eine solche physiologische Entwicklung sagt nicht, daß sich ein neues «Herz-Denken» wie von selbst einstellt. Gerade das Spirituelle bedarf einer starken Eigeninitiative, und es wird noch viele Jahrhunderte dauern, bis derartiges eine allgemeine Fähigkeit geworden ist. Die physiologische Veränderung heißt auch: das physische Herz wird physischer, und das Ätherherz wird freier und lebendiger. Die Komplementarität beider muß exakt gegeben sein. Je bewußter dieser Vorgang vom Menschen ergriffen wird, um so größer wird sich die Entsprechung zwischen physischem und ätherischem Herzen jeweils neu bilden. Auch für andere Organe wird die ätherische Lockerung von Steiner vorausgesagt.

Für die eingangs gestellte Frage ergibt sich damit der Ansatz zu einer Beantwortung.

Die Funktion des Herzens im Ätherischen des Menschen und der Umwelt

Hier werden zwei Betrachtungsweisen Steiners aufgegriffen, die beide aus dem Jahre 1911 stammen und nur wenige Wochen auseinander liegend dargestellt wurden.[8, 9] Zuerst wird wieder ein Entwicklungsaspekt verfolgt.

Wie aus einer Salzlösung das Salz herauskristallisiert, so verdichtet sich das Blutsystem mit seinem Zentrum, dem Herzen, aus dem Ätherisch-Lebendigen in die festen Strukturen dieses Organsystems. Es sind ätherische Kräfte in diese Verdichtung mit eingegangen und wirken nun im Funktionellen. Blut- und Herzsystem sind also verdichtete Ätherwelt. Diese Verdichtung geschieht in der Zeit, die die Geisteswissenschaft Lemurien nennt. Es ist etwa die gleiche Zeit, in der der Mensch sich aufrichtet. Wenn die Verdichtung weiter fortgeschritten wäre, so hätte das den Tod bedeutet. Es ist bedeutsam, daß heute wieder eine Umkehrung stattfindet, das Festgewordene sich wieder auflöst und Ätherisches frei wird. Dies ist ein sehr langwieriger Prozeß, in dem die Menschheit mitten darin steht. Das freiwerdende Ätherische strömt aufwärts zum Gehirn, um es so zu gestalten, daß es zum Werkzeug des freien Seelenlebens des Menschen wird. Dieser Prozeß wird durch übersinnliche Erkenntnis als eine besondere Lichtbewegung wahrgenommen. Ohne diese Kräfte würde sich im weiteren Entwicklungsverlauf das Denken nur auf die Bedürfnisse des Leibes gerichtet haben. In diese aufwärtsgehende Strömung ist mit hereingemischt alles, was der Mensch an Leidenschaften und Begierden entwickelt hat. Diese würden den Menschen immer wieder verhindert haben und verhindern, mit seinem Denken über sich selber hinauszukommen.

Im Laufe der Entwicklung kam der Menschheit eine Hilfe zu, die das Denken so reinigte und freimachte, daß es objektiv erkennend tätig werden konnte. Diese Hilfe trat zu Beginn unserer Zeitrechnung auf, als sich der Christus bei der Jordantaufe mit der Leiblichkeit des Jesus von Nazareth verband, was mit dem Zeichen der Taube ausgedrückt ist. Durch die Verbindung des Christus mit den Menschen drang kosmische Kraft in die vom Herzen nach oben gehende Ätherströmung der Menschen und hob die Denkkraft über die engen Grenzen der Leiblichkeit hinaus. Irdische und kosmische Ätherströmung vereinigten sich auf diese Weise für die ganze Menschheit.

Kurz darauf stellt Steiner diese Ätherströmung so dar, daß sich das menschliche Blut im Herzen auflöst und der daraus freiwerdende Ätherstrom sich in Form übersinnlicher Lichtstrahlen nach aufwärts zum Haupt bewegt.[9] Dies zeigt sich am wachen Menschen und durchsetzt seine Intellektualität. Durch die Verbindung des Christus mit der Erde ist deren Äthersubstanz neu belebt und von den Christus-Kräften durchdrungen. Und beide Strömungen, die vom menschlichen Herzen aufsteigende und die neu belebte Erdenätherströmung, treffen zusammen und vereinigen sich für die Menschen, die dem Christus-Impuls ein Verständnis entgegenbringen. Hier ist ein Zusammenströmen von mikrokosmischen und makrokosmischen Ätherkräften gegeben.

Mit diesen beiden Ausführungen wird gezeigt, wie im Laufe der Entwicklung das Denken ein intellektuelles Kraftzentrum bildet, das sich von den Begierden willkürlich teilweise befreien und auf der Grundlage der Herzentwicklung zu einem solchen werden kann, das sinnliche und spirituelle, d.h. übersinnliche Tatsachen zu erfassen vermag. Auch von oben nach unten findet eine Bewegung statt. In dem Kapitel «Das menschliche Herz im Spiegel der Viergliederung» (S. 39 ff.) wurde gezeigt, wie eine Wirkung aus dem oberen Menschen in den unteren hineinführt. Es sind die Vorstellungen, die mit Hilfe des Gefühls in den Willen hereinwirken und in äußere Taten umgesetzt werden. Oben wurde mehr die physiologische Grundlage abgehandelt.

Das Zusammenwirken von Herz- und Atemrhythmus

Die Gesichtspunkte zur spirituellen Betrachtung physiologischer Vorgänge im menschlichen Organismus, insbesondere von Herztätigkeit und Atmung, sind so vielfältig und geheimnisvoll, daß immer wieder nur ein bescheidener Ansatz versucht werden kann.

In der Atmung erlebt der Mensch das unmittelbare Eingebettetsein in seine Umgebung und seine Abhängigkeit von ihr. Mit keinem körperlichen Vorgang ist er so aktuell abhängig von seiner Umgebung, wie er es durch die Atmung von der Luft ist. Mit der Hereinnahme des Sauerstoffs in sein Blut baut der Mensch mit jedem Atemzug sein waches Bewußtsein im Körper auf und erhält sich die Bewegungsmöglichkeit. Neben dem Sauerstoff nimmt er noch andere Stoffe und Gestaltungskräfte auf. Mit der zunehmenden Belastung der Luft durch Schadstoffe ist das Bewußtsein der heutigen Menschen für die Reinheit der Luft gewachsen. Durch die Schadstoffbelastung ist die Regeneration von Menschen, Tier und Pflanzen gefährdet bzw. in Frage gestellt. Spirituell gesehen ist es nicht nur der Sauerstoff der Luft, der diese Regeneration, die Wiederherstellung der Gestalt, bewirkt, sondern es sind kosmische Gestaltungskräfte, die über die Atmung dem Organismus vermittelt werden.[13] Über die Atmung wird das Leben im Menschen aus den Kräften seiner Umgebung bis hin zu denen des Tierkreises gestaltet. Die Gestaltung des Menschen, auch seiner Organe, wird auf der Erde nicht durch die einzelnen Stoffe bewirkt, sondern tätige Gestaltungskräfte wirken im Sinne allgemeiner Prinzipien aus dem Kosmos (Tierkreis), den Sonneneinfluß modifizierend, und werden im Menschen individualisiert. Die irdischen Stoffe werden dabei zwar ihren Eigenschaften gemäß in die Organismen eingefügt, aber unter ein höheres Bildungsprinzip, eben jene Gestaltungskräfte, gestellt. Dadurch entfalten sie eine andere Wirksamkeit als außerhalb des lebenden Organismus. Die Gestaltungskräfte werden durch die Atmung in den Einzelmenschen aufgenommen. Die Grundlage dafür ist unter anderem ein bestimmter Sauerstoffgehalt in der Luft bzw. im Blut, der nur minimal über- oder unterschritten werden darf, sonst zerfallen oder deformieren die Organe. Auch bei übermäßiger Schadstoffbeimengung der Luft können diese Gestaltungskräfte ihre Regenerationsarbeit an den Organen nur eingeschränkt oder schließlich gar nicht mehr ausführen. Die über die Atmung lebendig eingeatmeten «Organbilder» werden von dem zirkulierenden Blut durch den Organismus getragen. So konkret drückt Steiner das aus: «Diese Bilder, die da eingeatmet werden, die werden nun durch das Zirkulationsleben über den ganzen Organismus verbreitet. Zirkulationsleben und Atmungsleben zusammen führen den Menschen dazu, innerlich Bild der Welt zu sein.»[13] Das ist die Idee, daß der Mensch als Mikrokosmos ein Spiegel des Makrokosmos ist, das ist ein für spirituelles Denken zugänglicher Zusammenhang. Sich dieser in die

Organisation einfließenden Gestaltungskräfte stufenweise immer mehr bewußt zu werden ist auch ein Ziel der weiteren Entwicklung der Menschheit.[17] Eine angedeutete Vorstellung dieser Kräfte kann man haben, wenn man bedenkt, daß die Atmung selbst durch die Sprache gestaltet wird. Sie ist eine nichtstoffliche Gestaltungskraft, die auf den Organismus zurückwirkt.

Rudolf Steiner betont die Wirksamkeit dieser in der Atmung lebenden Kräfte noch, indem er sagt, daß alle heilenden Kräfte ursprünglich in der Atmung liegen und von dort über das Herz in den ganzen Blutkreislauf gehen.[15] Nicht in den anderen Systemen lägen die heilenden Kräfte, sondern ursprünglich im Atmungssystem.

Wie der obere Mensch über die Atmung mit Hilfe des Herzens den unteren Menschen strukturiert, wurde in einem früheren Kapitel beschrieben. Ein Vergleich mit der Tierwelt macht das noch deutlicher. Hierfür bedarf es der spirituell künstlerischen Betrachtungsweise. Anschaulich schildert Rudolf Steiner, wie im Löwen «in schier ganz vollkommener Weise» der Herzschlag durch den Atemrhythmus bewältigt wird.[16] Wenn der Löwe die Nahrung verschlungen habe, diese von der Zirkulation aufgenommen sei, der Herzschlag heraufschlage und er diesen durch die Atmung zum Ausgleich bringe, dann fühle er eine tiefe Befriedigung, in der er so recht als Löwe lebe. Selbst aus seinem Blick schaue etwas von dieser inneren Bewältigung heraus. Es gibt Fotografien von trinkenden Löwen,[3, 4] bei denen diese beeindruckende Harmonie in dem oberhalb der Wasseroberfläche gehaltenen Maul und der in das Wasser eintauchenden Zunge sowie in dem gemessenen Blick einmalig und genial zum Ausdruck kommt. Durch diese dargestellte Harmonie läßt sich der Löwe als einziges Tier so treffend mit dem Atem- und Herzsystem des Menschen vergleichen. Beim Löwen wird spontan deutlich, was beim Menschen latent auch vorhanden ist und sich z.B. im souverän gestalteten Sprechen oder in einer Meditation erst in seiner Vollkommenheit zeigt.

Beim Löwen zeigt auch das Stimmliche in markanter Weise die Bedeutung des Atemvorgangs, was Tierforscher eindrucksvoll beschreiben.[1, 2] Sie schildern das überwältigende Brüllen des Löwen, das meist kurz nach Sonnenuntergang einsetzt und eine Stunde lang andauern kann. Der Löwe als einzige «Brüllkatze» könne seine Stimme wie kein anderes lebendes Wesen so donnerartig erheben, daß es über viele Kilometer zu hören sei. Mit gesenktem Haupt wird der Atem gegen die Erde gestoßen.

So wie der Löwe durch die Natur veranlagt ist, Atem- und Herzrhythmus ideal aufeinander abzustimmen, hat der Mensch diese Veranlagung, um die beiden Rhythmen durch spirituelle Gedankenkultur so gezielt zu handhaben, daß sie Grundlage für geistiges Erkennen werden.

Es soll der Atemrhythmus in diesen Ausführungen im Hinblick auf den Herzrhythmus betrachtet werden. Es sei aber erlaubt, in Kürze die Ausbreitung der Atmung über den Gesamtorganismus zu verfolgen, wie ja auch der Kreislauf ihn bis in die letzten Winkel durchströmt. Wie die Atmung als rhythmischer Vorgang über die Herzfunktion bis in die Mikrozirkulation hineinwirkt und wie sie durch die Drucksteigerung im Bauchraum über die vom Spinalkanal kommenden Venen Druckschwankungen im Liquor cerebrospinalis verursacht, wurde oben ausgeführt. Die atemsynchronen Druckschwankungen im Liquor sind von Steiner immer wieder betont worden.[11-13, 18] Darin spiegelt sich die physiologische Grundlage der Gedankentätigkeit. Indem mit der Einatmung eine leichte Druckerhöhung zum Gehirn aufsteigt, wird das Denken aktiviert, um aufzunehmen, was von den Sinnen herkommt. In der Ausatmung mit dem Abklingen der Druckwelle ist dagegen die Sinnesaktivität verstärkt, und das Denken tritt zurück. Man darf sich das nicht grob als ein Entweder-Oder vorstellen, sondern muß es als einen rhythmischen Vorgang verstehen, der das Erkennen in ein feines, belebtes Schwingen zwischen Sinneswahrnehmung und denkender Verarbeitung versetzt. Wenn man gleichzeitig die atemrhythmischen Vorgänge im Herzen anschaut,[6] dann verbindet sich mit dem denkbetonten Gehirnprozeß in der Einatmung eine Stauung des Blutes im und vor dem linken Herzen, was eine Verstärkung des Bewußtseins bewirkt. Im Tief-Luft-Holen kann man das nachvollziehen. Der mit der Ausatmung verbundene wahrnehmungsbetonte Gehirnprozeß verläuft parallel einer leichteren Abgabe des Blutes durch das linke Herz, den Stoffwechsel aktivierend, dem im Bewußtsein ein Anflug von Träumen innewohnt. Auf den ganzen Organismus übertragen heißt das: Aus seiner Mitte heraus aktiviert der Mensch durch die Einatmung das Denken und durch die Ausatmung den Willen.[12]

Diese Betrachtungen sollen zeigen – wenn das auch nur anfänglich möglich ist –, wie das Geistig-Seelische des Menschen seine gesamte Leiblichkeit differenziert durchsetzt und sie zur Grundlage der Bewußtmachung seiner Inhalte macht. Die Leiblichkeit erscheint so im besten Sinne als ein Instrument der Seele und des Geistes, das gut, aber auch schlecht gestimmt sein kann. Es wird Aufgabe einer zukünftigen Physiologie sein, diesen Zusammenhang immer deutlicher aufzudecken.

Das Herz als umfassender Ausdruck der Ich-Tätigkeit

Aus den vorangehenden Betrachtungen wird deutlich, wie das Herz mit seinen Funktionen das Zentrum des Organismus ist. Auch in dem ersten zusammenhängenden Vortragszyklus Steiners über medizinische Themen[7] wird diese zentrale Stellung als eine Grundtatsache hingestellt. Bereits ein halbes Jahr später wird in einem anderen Zusammenhang die Beziehung zum Ich-Bewußtsein deutlich gemacht, «so daß wir im Herzen organisiert haben den Ort, wo durch das Werkzeug des Blutes das eigentliche Ich des Menschen, wie es in unserem Bewußtsein auftritt, zustande kommt».[8] Schon daß das Blut als Ausdruck des Ich erwähnt wird, zeigt, daß es nicht nur ein Organ ist, an dem man das Ich-Bewußtsein festmachen kann. Die Beziehung des Ich zum Blut ist in Steiners Zyklus über die *Okkulte Physiologie* bereits dargestellt.[7] Das Blut, das den Gesamtorganismus am vollkommensten durchsetzt, folgt am stärksten den Intentionen des Ich. Aber im Herzen wird das Blut so organisiert, daß dort am deutlichsten das Ich-Bewußtsein erlebt werden kann. Auch das Gehirn hat Anteile bei der Ich-Erkenntnis, aber nicht die zentralen.

Wir haben über die Bedeutung der Atmung im menschlichen Organismus so Gewichtiges gehört, daß man sich fragen kann, warum nicht sie es ist, die die zentrale Ich-Wahrnehmung vermittelt. Das hängt damit zusammen, daß das Ich sich erst über die Konzentrierung und Verinnerlichung der Wärme in sich selbst erleben kann, und das findet am ausgeprägtesten im blutdurchströmten Herzen und nicht in der Lunge statt. Im Herzen werden über das Blut tatsächlich die gesamten Eindrücke, die auf den Organismus einströmen, sei es aus den Sinnesorganen, aus verarbeiteten Vorstellungen oder aus den Impulsen des Willens- und Bewegungslebens, zum wirklichen Eigenerleben verinnerlicht. Insofern ist das Herz ein großes ätherisches Sinnesorgan, so groß wie der ganze Blutorganismus. Über unser Herz lernen wir in uns selbst hineinschauen, einerseits auf unsere momentanen Emotionen, Leidenschaften und Gefühle und andererseits auf unsere Absichten und Ziele. «Der Kopf ist eigentlich ein äußeres Reflexionsorgan für die physische Umgebung. Da fassen wir nur die Umgebung. Uns selbst fassen wir, wenn wir durch das Herz tiefer in uns hineinschauen.»[14] Weil das Herz bis in die Tatwelt hineinwirkt, nimmt es als Sinnesorgan auch wahr, was aus dieser zurückkommt. Diese Rückmeldung aus der Welt unserer Taten ist das Gewissen. Steiner spürt auf, wo im Menschen das gefühlt wird, was sich als das Gewissen äußert: «Nun, an dem Herzen wird allerdings etwas reflektiert, was schon nicht mehr bloß eigentlich Gedächtnis- oder Gewohnheitssache ist, sondern es spiritualisiert sich da schon, wenn es an die Außenwand des Herzens kommt, das Leben. Denn was da zurückgeworfen wird von dem Herzen, das sind die Gewissensbisse. Das ist einfach, ich möchte sagen, ganz physiologischerseits zu nehmen: die Gewissensbisse, die in unser Bewußtsein hereinstrahlen, die sind dasjenige, was von unseren Erlebnissen durch das Herz reflektiert wird. So lehrt es einen die spirituelle Erkenntnis des Herzens. Wenn wir aber in das Innere des Herzens hineinschauen, so sammeln sich da auch Kräfte durch den ganzen Stoffwechsel- und Gliedmaßenorganismus. Und weil das spiritualisiert ist, was mit dem Herzen, mit den Herzkräften zusammenhängt, spiritualisiert sich da hinein auch dasjenige, was mit unserem äußeren Leben, mit unseren Handlungen zusammenhängt. Und so paradox, so sonderbar es klingt für einen Menschen, der sehr gescheit ist im Sinne der Gegenwart, es ist einmal so: Was da im Herzen an Kräften zubereitet wird, das sind die karmischen Anlagen, das sind die Anlagen des Karma. Das Herz ist dasjenige Organ, das aus dem Gliedmaßen-Stoffwechselorganismus, durch die Vermittlung des Gliedmaßen-Stoffwechselorganismus hineinträgt in die nächste Inkarnation, was wir gerade als Karma auffassen.»[12] Dieser Aspekt wurde weiter oben in anderer Weise dargestellt.

Im Hinblick auf die gesamtmenschliche Existenz kommt man zu der Auffassung, daß nicht das Gehirn unsere Individualität am umfassendsten spiegelt, sondern daß es das vom lebendigen Blut durchströmte Herz ist, das diese Spiegelungsaufgabe hat. Daß uns das noch nicht voll bewußt ist, ist kein Argument dagegen. Den Blick auf die Bewußtseinsentwicklung der Menschheit über einen größeren Zeitraum zu richten ermöglicht eine flexible, erweiterte Betrachtungsweise, ohne das heutige Tatsachenwissen über das Physische zu vernachlässigen oder gar abzulehnen. Der Absolutheitscharakter und die Dominanz in der Bewertung der physischen Tatsachen lassen sich angesichts dieses Entwicklungsgedankens jedoch relativieren.

Dieses Kapitel über die spiritualisierte Herzfunktion ist ein vorsichtiger Versuch, über die engen Grenzen einer zeitgebundenen Betrachtung hinauszukommen und den Organismus des Menschen trotz aller Gesetzmäßigkeiten, denen ein lebender Organismus unterliegt, bis in seine letzten Winkel als Ausdruck seiner ureigenen Persönlichkeit aufzufassen. Alle Beiträge dieses Buches wollen zeigen, daß die Organe, und vor allem das Herz, keine mechanischen Einrichtungen sind, wenngleich viele Funktionsabläufe festgelegt sein müssen. Wie das Seelisch-Geistige unter natürlichen Bedingungen flexibel damit umgehen kann, konnte durch die verschiedenen Beiträge gezeigt werden. Der Mensch sollte die engen Grenzen, die sein physischer Organismus setzt, zur freien Entfaltung nutzen können und die Möglichkeiten ausschöpfen, die die Leiblichkeit als ein Instrument der Seele und des Geistes bietet. Dazu gehört auch die Überwindung eines einseitig mechanistischen Standpunktes dem Organismus gegenüber. Unter diesem Aspekt sind die vorliegenden Ausführungen als Beiträge zu einer Physiologie der Freiheit zu verstehen.

Literatur

1   Brehm, A.: *Tierleben*, Safari Verlag 1957. Zitiert nach F. Husemann (4).

2   Grzimek, B.: *Tierleben*, 1972. Zitiert nach F. Husemann (4).

3   Haape, J.: *APA Guides*, Südafrika 1993.

4   Husemann, F., in: *Der Merkurstab 43* (1990) Heft 1, S. 35-38 und 64-66.

5   Klünker, W. U.: Herzbewegung und Ätherherz, in: *Der Merkurstab 6* (1994), S. 608-612.

6   Kümmell, H. C.: Auf den Wegen der Atmung, in: *Der Merkurstab 43* (1990), S. 1-6.

7   Steiner, R.: *Eine okkulte Physiologie*. GA 128, Dornach 1991, S. 30 (21.3.1911).

8   Steiner, R.: *Weltenwunder, Seelenprüfungen und Geistesoffenbarungen*. GA 129, Dornach 1995, S. 168 (25.8.1911), S. 194 und 200 (26.8.1911).

9   Steiner, R.: *Das esoterische Christentum und die geistige Führung der Menschheit*. GA 130, Dornach 1995, S. 89 (1.10.1911).

10 Steiner, R.: *Vergangenheits- und Zukunftsimpulse im sozialen Geschehen*. GA 190, Dornach 1980, S. 122 (5.4.1919).

11 Steiner, R.: *Die Brücke zwischen der Weltgeistigkeit und dem Physischen des Menschen*. GA 202, Dornach 1993, S. 164 (17.12.1920).

12 Steiner, R.: *Menschenwerden, Weltenseele und Weltengeist*. GA 205, Dornach 1987, S. 75 (26.6.1921), S. 182 (10.7.1921) und S. 105 (2.7.1921).

13 Steiner, R.: *Anthroposophie als Kosmosophie II*. GA 208, Dornach 1992, S. 85 und 88 (29.10.1921).

14 Steiner, R.: *Menschliches Seelenleben und Geistesstreben im Zusammenhange mit Welt- und Erdentwickelung*. GA 212, S. 73 und S. 111 (26.5.1922).

15 Steiner, R.: *Das Miterleben des Jahreslaufes in vier kosmischen Imaginationen*. GA 229, Dornach 1989, S. 74 (13.10.1923).

16 Steiner, R.: *Der Mensch als Zusammenklang des schaffenden, bildenden und gestaltenden Weltenwortes*. GA 230, Dornach 1993, S. 15 (19.10.1923).

17 Steiner, R.: *Zur Geschichte und aus den Inhalten der ersten Abteilung der Esoterischen Schule 1904 bis 1914*. GA 264, Dornach 1996, S. 321 (1.7.1907).

18 Steiner, R.: *Kunst und Kunsterkenntnis*. GA 271, Dornach 1985, S. 139 (5.5.1918).

PAOLO BAVASTRO

Die Mikrozirkulation

Methodische Einführung

«Es kann sich ja wirklich bei alledem, was für Medizin und z.B. auch für Physiologie von anthroposophischer Geistesforschung herkommt, nur um Anregungen handeln, die dann empirisch weiterverarbeitet werden müssen» (R. Steiner[1]). Das, was in früheren Zeiten «verschwommen», aber dafür geistigseelisch gesehen worden ist, ist die scharf konturierte, heutige Empirie geworden, die aber den Bezug zum Geistigen verloren hat. Beide Gebiete – das Geistige und das Physische – scheinen auf den ersten Blick ohne Bezug zueinander, völlig getrennt zu sein. «Richtig ist, daß diese Anthroposophie auf seelischen Erfahrungen beruht, die unabhängig von den Eindrücken der Sinneswelt und auch unabhängig von den wissenschaftlichen Urteilen gewonnen werden, die sich nur auf die Sinneseindrücke stützen. Es muß also zugegeben werden, daß beide Arten von Erfahrungen zunächst wie durch eine unübersteigliche Kluft geschieden scheinen. Doch dieses entspricht nicht der Wahrheit. Es gibt ein gemeinsames Gebiet, auf dem sich beide Forschungsrichtungen begegnen müssen und auf dem eine Diskussion möglich ist über dasjenige, was von der einen oder der anderen vorgebracht wird» (R. Steiner[2]).

Dieses Gebiet ist die Anthropologie. «Diese Wissenschaft sammelt, was sich der sinnenfälligen Beobachtung über den Menschen ergibt, und sucht aus den Ergebnissen ihrer Beobachtung Aufschlüsse über dessen Wesen zu erhalten ... Es wird der Name Anthropologie hier von der gesamten physischen Menschenkunde gebraucht. Es wird zu ihr nicht nur das gerechnet, was man oft im engeren Sinne zu ihr zählt, sondern auch Morphologie, Biologie usw. des Menschen.»[3]

Anthroposophie setzt an beim Geistigen des Universums, sieht darin das Kompliziertere und schaut auf das Einfachere der physischen Erscheinungen des Menschen. «... wir beginnen am polarisch entgegengesetzt gelegenen Ausgangspunkt, aber wir kommen, wenn wir in dieser Weise heute zunächst Geisteswissenschaft treiben, dadurch im Grunde genommen nicht bis in diejenigen Gebiete, die etwa von unserer heutigen sinnenfälligen Empirie umschlossen werden.»[1] Es sei ein Irrtum, so Rudolf Steiner, zu glauben, man könne empirische Forschung durch Anthroposophie ersetzen; der Geisteswissenschaftler muß sich im Sinne der Empirie mit den Erscheinungen der Welt befassen. Aus der Geisteswissenschaft bekommen wir zunächst «Richtlinien für die empirische Forschung», «gewisse Regulative». Aus der Anthroposophie kann die Kraft kommen, in ihr kann erlernt werden, wie man Fragen stellen soll, denn vom «Aufwerfen der Fragen hängt es eigentlich ab, wie weit man in der Erkenntnis kommt».[1] Steiners Vortrag schließt mit der Bemerkung: «... sondern ich möchte gerade zeigen, daß in dieser naturwissenschaftlichen Medizin noch ungeheure Fundgruben liegen zu einer besseren Erkenntnis ... Durch Begründung aus dem Geist heraus gewinnt sie erst ihre volle Bedeutung.» Im folgenden Vortrag[4] konkretisiert Rudolf Steiner die methodischen Aufgaben: Es geht um die «Durchleuchtung der sinnlich-empirischen Forschungsergebnisse». Und weiter: «Nun wird alles, was ich sagen kann, aphoristisch sein und im Grunde genommen nur das letzte Ziel angeben können. Der Ausgangspunkt würde aber sein die gegenwärtige sinnenfällige empirische Forschung, und der Zwischenweg, der müßte eigentlich gemacht werden durch die Arbeit der ärztlichen Freunde im weitesten Umfange, denn dieser Zwischenweg ist ein außerordentlich langer und ist schon durchaus notwendig aus dem Grund, weil ja, so wie die Dinge heute liegen, dasjenige, was hier vorgebracht werden kann, im Grunde niemals voll anerkannt werden wird, bevor dieser Weg wenigstens für die wichtigsten Erscheinungen gemacht wird. Ich glaube auch nicht, daß das so schwierig ist, als das heute aussieht, wenn man nur sich dazu bequemt, die überall vorhandenen Vorarbeiten – manchmal außerordentlich guten, aber nur nicht gegipfelten Vorarbeiten, wie sie heute vorhanden sind – im Rahmen einer solchen Gesamtauffassung, wie ich sie hier anzudeuten versuche, zu bringen.»

Zur Fragestellung

Bei der Einrichtung eines medizinischen Studiums ergibt sich für Rudolf Steiner die Notwendigkeit, mit der «Auseinandersetzung der verschiedenen menschlichen Funktionen» zu beginnen.[4] Bei der Nahrungsaufnahme des Menschen findet eine rege Aktivität des Organismus statt, die sich in der Sekretion der verschiedenen Drüsen und in der Motilität der Darmabschnitte äußert: Zeichen für die aktive Auseinandersetzung des Menschen mit der zunächst fremden Substanz. Die Verdauung wird hier definiert als die Tätigkeit von der Aufnahme der Nahrung bis zu deren Erreichen der Darmwand (ohne Durchgang durch die Darmwand selbst). Aufgabe der Verdauung ist es, die Nahrungsmittel so zu verwandeln, daß «zunächst jede Spur ihres alten Seins in der äußeren Welt getilgt wird».[4] Durch die Drüsensäfte wird im wesentlichen «jede Spur dieses Ursprungs» getilgt und gelöscht. Der Nahrungsbrei kommt den äußeren physischen Prozessen sehr nahe – er wird «möglichst ähnlich» der unorganischen Organisation gemacht; er wird abgetötet, des Fremden entkleidet, bevor er die Darmwand passiert. Daß die hochkomplizierte Darmwand physiologisch auf die Substanz aktiv und sehr sensibel reagiert, ließe sich im Sinne der Empirie sehr eindrucksvoll am Beispiel des sogenannten darmassoziierten Immunsystems zeigen.

Für unsere Fragestellung ist der nächste Schritt wesentlich. Der menschliche Organismus kann nur bestehen, wenn in ihm Lebendiges ist. Die Aufnahme toter, unbelebter Substanzen ist nicht mit dem Leben vereinbar, sie führt meist zu krankhaften Zuständen. Passiert der Speisebrei – aufgelöst und zersetzt in einzelne unorganische Teile – die Darmwand, wird er aufgenommen in das Herz-Kreislauf-System («den ganzen Herz-Lungen-Trakt, also das Gefäßsystem»[4]). Die Aufgabe des Herz-Kreislauf-Systems ist die «Umwandlung des Speisebreis in eine ätherische Organisation»; es handelt sich um das «Einfangen in eine ätherische Organisation», um ein «Vitalisieren».[4] Die zuvor abgetötete, physisch gemachte Nahrung muß wieder verlebendigt, dem Leben zugänglich gemacht werden, dem Leben gemäß aufgenommen und verändert werden. Sie muß in die Wirksamkeitssphäre des Ätherischen geführt werden. Betrachten wir den Weg der Nahrung über die Darmwand hinaus, so trifft sie als den ersten «Vertreter» des Herz-Kreislauf-Systems auf das Kapillarnetz, auf den Kapillarkreislauf. Folgen wir diesem Gedanken, so muß im Kapillargebiet die Wirksamkeit des Ätherleibes eine besondere Signatur zeigen.

Das Ätherische

Ich möchte versuchen, einige Merkmale des Ätherischen aus dem Verständnis der Anthroposophie zu skizzieren.

Im Menschen wirken physischer Leib, Ätherleib, Astralleib und Ich-Organisation. In einer ersten Annäherung ergibt sich folgende Zuordnung zu den vier Elementen und Aggregatzuständen:

Physischer Leib	–	Erde	– fest
Ätherleib	–	Wasser	– flüssig
Astralleib	–	Luft	– gasförmig
Ich-Organisation	–	Feuer	– Wärme

Sprechen wir von der «Erde», so meinen wir das Feste, das Schwere, das Abgegrenzte, das Unbewegliche im Raum – den physischen Raum betreffend, sprechen wir von einem Raumleib. Dem Element «Wasser» ordnen wir folgende Eigenschaften zu: das Fließen, das Flächenhafte, die Bewegung, die Verwandlung, das Strömen, Auflösen und Verbinden.

Die Elemente sind aber in ihrer puren Form im Leib nicht zu finden: «Wasser an sich» ist eine Qualität – als reine Substanz ist es nicht zu finden. Die Elemente «durchziehen alles Physische, liegen allem zugrunde, sie ermöglichen es, sind sein Dasein, aber nicht sein So-Sein».[5] Der Stoff entsteht durch die Wirkung der Sterne: «Sternenkräfte schaffen aus den zunächst unbestimmten Möglichkeiten der Elemente die einzelnen Substanzen …, Stoffe sind in den Elementen festgehaltene, verdichtete Sternenwirkungen.»[5] Den Elementen ist keine Formkraft eigen. Der Ätherleib oder Lebensleib ist ein «Kraftleib», er ist der «Aufbauer», der «Architekt», der «Bildner» des physischen Leibes;[6] in ihm liegen die Urheberkräfte, die der Form zugrunde liegen. So wie die Sternenkräfte aus den Elementen die Substanzen schaffen, so regen die Sternenkäfte im Ätherischen die Bildkraft an, die physisch die Form hervorbringt. Stoffe müssen als zur Ruhe gekommene Prozesse gesehen werden;[7] Stoff und Form sind in der Natur geeint vorzufinden.

Schematisierend können wir schreiben:

| Ätherleib | – | Bildekraft | – | Prozeß | – | Zeit |
| Physischer Leib | – | Form | – | Stoff | – | Raum |

Die Bildekräfte werden von Rudolf Steiner weiter differenziert in vier Ätherarten, die zu den vier Elementen in enger, aber polarer Beziehung stehen. Sie sind paarweise entstanden: auf dem alten Saturn Wärmeäther und Wärme (Feuer); auf der alten Sonne Lichtäther und Luft; auf dem alten Mond Klangäther (chemischer Äther, Zahlenäther) und Wasser; auf der Erde Lebensäther und Erde. Den Ausführungen von E. Marti folgend, möchte ich einige Merkmale der vier Ätherarten kurz wiedergeben: Dem *Wärmeäther* ist die Zeit zugeordnet; Wärme ist nach Rudolf Steiner «intensive Bewegung». Der *Lichtäther* bewirkt Wachstum, Streckung, Volumenvergrößerung, Wachstumskraft, Raumhaltigkeit und Raumhaftigkeit der Lebewesen. Er unterliegt den Kräften des Umkreises, er offenbart sich als strahlend, erhellend, saugend. Prägnant formuliert: «Der Lichtäther raumt.»[5] Der *Klangäther* (chemischer Äther, Zahlenäther) trennt, schafft Abstände, macht leicht, überwindet die Schwere; er hat Leichtekraft, bewirkt Konstanz. Er wirkt harmonisierend, ordnend, gliedernd, indem er in den Wachstumskräften wirkt. *Lebensäther* bewirkt innere Regsamkeit, Gestaltung und Haltung; er ist die Kraft des Nach-innen-sich-Durchdringens, Im-Inneren-sich-Behauptens, er integriert das Innere; er schafft eine Haut, die Ausdruck eines Inneren ist, er heilt, bringt ein Ganzes zustande. Der Lebensäther ist das «Ganzheit schaffende Prinzip».

In die Form des menschlichen Leibes fließt das Leben ein. Das Leben des

Menschen ist im Ätherleib, die Form im physischen Leib lokalisiert. Das so definierte Leben des Menschen gliedert sich seinerseits in Lebensstufen.[8] Nach außen gerichtet finden wir das *Sinnesleben:* Die Sinnesorgane sind eigentlich physische Apparate, fast tote Organe. So nennt Rudolf Steiner das Sinnesleben auch ersterbendes Leben. Mehr nach innen gelegen ist das *Nervenleben;* auf dem Nervenleben beruhen Nachklänge und Nachwirkungen der Sinneseindrücke: ruhendes oder bewahrendes Leben. Das *Atmungsleben* (Ein- und Ausatmung als Tätigkeit) berührt das Nervenleben, bewirkt im Menschen einen Rhythmus. Es bewirkt im Menschen das Bildhafte. Im Atmungsleben wird der Ätherleib zum Bildekräfteleib, der die Bilder entwirft: daher auch bildendes Leben. Durch die Atmung wird das Blut, die Zirkulation ständig erneuert, es besteht ein inniger Kontakt zwischen Atmung und Zirkulation im Rhythmischen; jenes mehr nach außen gerichtet, dieses mehr im Inneren des Menschen. Die durch das Atmungsleben «eingeatmeten» Organbilder werden von dem *Zirkulationsleben* im Leib verbreitet. Von unten kommt der Stoffwechsel an das Zirkulationsleben heran: Das *Stoffwechselleben* schiebt die Stoffe in die Bilder hinein – es entstehen die stofflichen Organe. Mehr nach außen gerichtet ermöglicht das *Bewegungsleben* auf dem Boden des Stoffwechsels die Bewegung: daraus schiebt sich Kraft in die stofflichen Organe. Das ätherische Prinzip der Wiederholung zeigt sich schließlich im *Reproduktionsleben.*

Diese differenzierte Gliederung der ätherischen Wirksamkeit in Lebensstufen zeigt drei Aspekte: Innen-Außen, Oben-Unten sowie die Dreigliedrigkeit des Menschen. Die folgende Darstellung soll das Gesagte kurz zusammenfassen.

Nerven-Sinnes-Mensch	Sinnesleben	–	ersterbendes Leben	Außen
	Nervenleben	–	bewahrendes Leben	Innen
Zirkulations-Mensch	Atmungsleben	–	bildendes Leben	Außen
	Zirkulationsleben	–	Verbreitung der Organbilder	Innen
Stoffwechsel-Gliedmaßen-Mensch	Stoffwechselleben	–	stoffliche Organe	Innen
	Bewegungsleben	–	kraftendes Leben	Außen
	Reproduktionsleben	–	sich erneuerndes Leben	

Die Bezeichnungen Ätherleib, Lebensleib, Bildekräfteleib, Kraftleib und Zeitenleib beziehen sich auf ein Wesensglied des Menschen, beinhalten aber jeweils einen anderen Zusammenhang, einen anderen Aspekt, eine andere Qualität der äußerst differenzierten Wirksamkeit der Ätherwelt. Die ätherische Organisation des Menschen ist als Struktur von Funktionen zu denken;[4] sie greift ins Physische ein über das Flüssige, über den Flüssigkeitsmenschen;[9] das Flüssige ist Abbild des Ätherleibes;[10] in den flüssigen Bestandteilen des Menschen haben die Ätherwirkungen ihren Hauptangriffspunkt.[11] Im Ätherleib herrscht fortwährend Beweglichkeit,[12], er ist strömend tätig.[13]

Das Wasser, das Flüssige, ist seinem Wesen nach Fläche, zweidimensional: Die Wasserfläche eines Sees ist horizontal; das Fließen ist immer eine Laminarströmung, eine enorme Flächenvergrößerung: Gerade an Flächen kann das Ätherische eingreifen. Wasser ist ständig in sich gleitend, sich verschiebend – ruhendes Wasser ist nicht lebendig, es ermöglicht keine Erneuerung. Wasser ist anpassungsfähig, ist ein Kontinuum, ist stets eine Gesamtheit; es verbindet das Feste und Luftige, vermittelt, löst, nimmt dadurch in sich auf – ist offen für Einflüsse von außen, ist empfänglich. Es trägt wesentlich dazu bei, daß ein inneres Milieu konstant gehalten werden kann. Die Starre ist dem Wasser fremd. Wird eine Kraft von Ätherkräften durchströmt, wird die Starrheit aufgelöst, sie gewinnt innere Beweglichkeit.[14] Dem Ätherleib ist eine saugende Kraft eigen:[15, 16] Diese Qualität ist besonders gut zu beobachten in den Kapillargefäßen der Pflanzen.

Der Ätherleib ist eine Zeitstruktur,[17] der physische Leib dagegen eine Raumstruktur. An Phänomenen wie Erinnerung, Entwicklung und Wachstum, die in der Zeit ablaufen, läßt sich diese Qualität des Ätherischen erahnen.[12]

Diese aphoristische und andeutende Darstellung des Ätherischen und seiner Äußerungsmodalitäten im Physischen anhand einiger Stellen im Werk Rudolf Steiners sollen auf Aspekte hindeuten, die wir im Kapillarkreislauf als Ort einer besonderen Ätherwirksamkeit wiederfinden können. Ich werde im folgenden versuchen, Phänomene zu schildern, die im Sinne der «Regulative» die geschilderten «Gesetzmäßigkeiten» des Ätherischen widerspiegeln.

Struktur und Funktion der Mikrozirkulation[18, 19]

In der Mitte des 17. Jahrhunderts entdeckte Marcello Malpighi (1628 – 1694) den Kapillarkreislauf an der Froschlunge – der entscheidende Schlußstein in Harveys Lehre vom Blutkreislauf war gelegt.

Unter Mikrozirkulation versteht man eine Zirkulation in Gefäßen von einem Durchmesser von etwa 30 μm (Mikrometer) und darunter. Auf der arteriellen Seite finden wir bis zu einem Durchmesser von 20 bis 30 μm noch einzelne glatte Muskelzellen, die Membrane Elastica interna verschwindet. Die eigentlichen Kapillaren haben einen Durchmesser von 5 bis 9 μm, meist sogar unter 4 μm (sie sind im Durchmesser kleiner als die Erythrozyten). Auf der venösen Seite treten

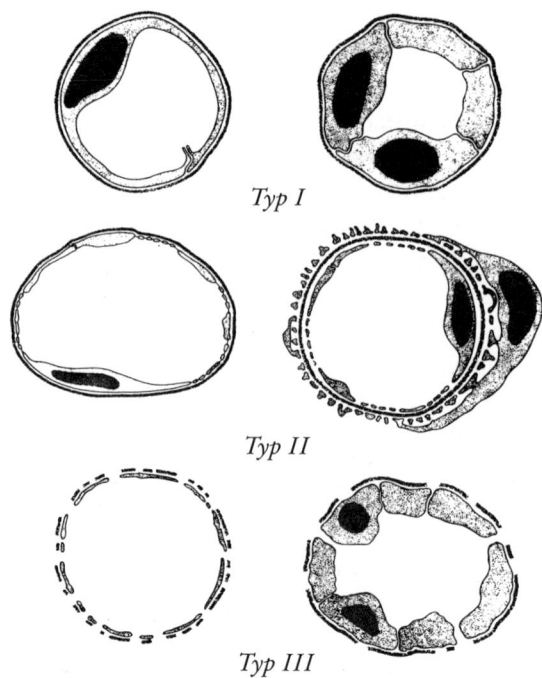

Typ I

Typ II

Typ III

Abb. 1: Schematische Darstellung der verschiedenen Kapillartypen (aus Meesen[18]).

ab einem Durchmesser von etwa 30 bis 50 µm einzelne Muskelzellen sowie die Lamina Elastica interna wieder in Erscheinung.

Die eigentlichen Kapillaren haben einen einheitlichen Aufbau: Endothel, - Basalmembran und Perizyten. Man unterscheidet drei wichtigste Kapillartypen:

Typ I: Das Endothel ist geschlossen, die Basalmembran lückenlos. Diese Kapillaren finden sich vor allem im Muskelgewebe (Skelett, Herz und glatte Muskulatur), in der Lunge, im Nervensystem (zentral und peripher) sowie im subkutanen Binde- und Fettgewebe. Das Endothel weist eine Dicke von 0,2 µm auf, nur in einigen Geweben (postkapillare Venole von Lymphknoten, Thymus, Tonsillen und Payersche Plaques) erreicht es eine Dicke von mehreren µm.

Typ II: Das Endothel ist streckenweise «fenestriert», die Basalmembran lückenlos. Die Öffnungen haben einen Durchmesser von etwa 500 bis 650 Å, sie sind durch eine zarte Membran (Dicke ca. 40 Å = Diaphragma) verschlossen (1 Å = 10^{-10} m).Dieser Kapillartyp (auch als «closed fenestrated» bezeichnet) kommt vor allem dort vor, wo ein intensiver Austausch mit dem Gewebe stattfindet (endo- und exokrine Drüsen, Plexus chorioideus, Corpus ciliare, Synovialmembran, Schleimhaut des Magen-Darm-Kanals), und in Kapillaren des Gegenstrom- systems (z.B. Nierenmark, Schwimmblase und Auge des Fisches).

Typ III: Das Endothel zeigt temporäre oder permanente intra- oder interzelluläre Lücken (Breite 0,1 bis 1 µm). In der Mehrzahl der Fälle fehlt die Basalmembran, oder sie ist nur lückenhaft. Dieser Typ wird heute unter dem Namen Sinosoide zusammengefaßt; er kommt dort vor, wo eine ungehinderte Passage von Zellen und Makromolekülen gewährleistet werden muß: in der Leber, der Milz, im roten Knochenmark.

Das Endothel

Innerhalb der Endothelzellen finden sich Mikrotubuli und Filamente; sie sind ein «Zytoskelett», das zur Gestaltänderung der Zellen beiträgt – z.B. nach Einwirkung einiger «Zellnoxen». Weibel-Palade-Körperchen stellen endothelspezifische Organellen dar: Es sind stabförmige, von einer Membran umgebene Korpuskel, deren Inhalt aus Mikrotubuli und einer granulierten Matrix besteht. Sie scheinen eine Rolle im Gerinnungssystem oder in der Blutdruckregulation zu spielen.

Lumenwärts finden wir Oberflächendifferenzierungen (Vergrößerungen), die als Tentakeln, Randwülste und Mikrovilli definiert werden. Tentakeln sind Zellausläufer, die mitunter sehr lang (bis zu 2 µm) und miteinander zu einer Kammer verbunden sein können. Randwülste sind immer an Endothelfugen gelegen, sind kürzer und gedrungener – können zytoplasmatische Reservefalten darstellen, die bei Dilatation verstreichen können. Mikrovilli scheinen dort aufzutreten, wo eine Oberflächenvergrößerung notwendig ist. Durch diese Strukturen (besonders durch die Tentakeln und Randwülste) verfügt das Endothel über eine echte Pinozytose. Bei einer Vielzahl von Krankheiten und Noxen (z.B. bei Diabetes, Strahlenschäden, Entzündungen, Schock, immunologischen Reaktionen) sind diese Endothelfortsätze zahlreich und bizarr gestaltet, so daß das Endothel wie «ausgefranst» erscheint.

Basalwärts finden sich variable Endothelfüßchen, die die Basalmembran durchbrechen können; sie scheinen als Leitschiene für den transintimalen Stoffstrom zu dienen.

Mikropinozytotische Vesikel – kleine, durch eine Membran begrenzte Hohlkugeln, die frei im Zelleib verteilt sind – nehmen etwa 5 bis 15 % des Zellvolumens ein. Sie scheinen vornehmlich der «Zytopempsis» zu dienen; dieser Begriff kennzeichnet ein Phänomen, «dessen physiologische Bedeutung, im Gegensatz zur Pinozytose, nicht in der Aufnahme und intrazellulären Verarbeitung von Flüssigkeiten, sondern in einem transzellulär gerichteten Passagenmechanismus gesehen wird».[18] Zytopempsis und Pinozytose sind keine synonymen Bezeichnungen, sondern charakterisieren zwei differenzierte Zellfunktionen. Der Albumintransport scheint wesentlich durch Zytopempsis zu geschehen.

Dieser veszikuläre Transportweg gewinnt eine besondere Bedeutung im Rah-

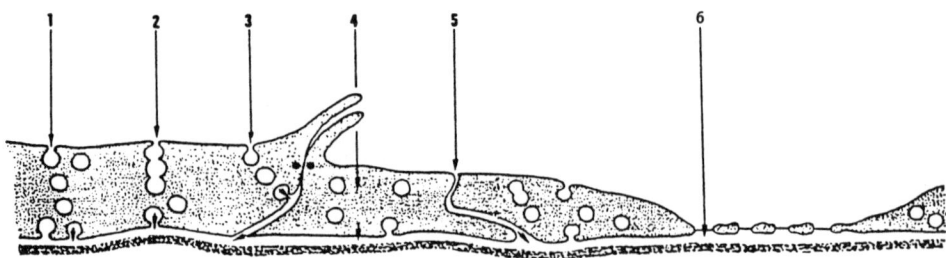

Abb. 2: Schematische Darstellung der verschiedenen Mechanismen und Wege des kapillaren Stoffaustausches. 1: vesikulärer Transport (Zytopempsis), 2: Fusion der Vesikel, Bildung von Kanälen, 3: Ausschleusung des zunächst durch Zytopempsis transportierten Materials in den Interzellulärspalt, der gegen die Gefäßleitung durch eine Macula occludens verschlossen ist, (*) 4: freie transzelluläre Diffusion (gültig für Wasser und lipoidlösliche Kleinmoleküle, einschließlich der Atemgase), 5: Interendotheliale Passage, 6: Transport durch die Diaphragmen eines fenestrierten Endothelabschnittes (aus Meesen[18], modifiziert).

men einer gestörten Permeabilität. Ischämie führt nicht per se zu morphologisch faßbaren Veränderungen, sondern erst die Postischämiephase (z.B. nach Lösen des Tourniquets beim Tourniquet-Syndrom*): Kapillarerweiterung, Anstieg der «capillary surface area», Erhöhung des hydrostatischen Druckes und des Veszikulationsgrades können zum postischämischen Ödem führen oder zu einer so extremen Endothelabflachung, daß es zu Rupturen mit Austritt der Erythrozyten kommt. Durch Histaminfreisetzung oder entzündliche Prozesse kann es zu großen intraendothelialen Vakuolen kommen, die durch Fusion zu transzellulären Kanälen führen. Dies stellt eine bedeutsame Störung der Permeabilität dar.

Bei stark abgeflachten Endothelien können sich durch Verschmelzung der Bläschen sogenannte Fenestrationen bilden, die die Durchlässigkeit für Makromoleküle erhöhen. Fenestrationen treten besonders häufig am venösen Kapillarschenkel auf; sie scheinen eine besondere Bedeutung in dem osmotisch bedingten Rückfluß von Wasser und Protein aus dem Interstitium zu haben.

Unklar sind jedoch die Funktionen der Intrazellularfugen, die bei variabler Form eine ungewöhnliche Konstanz in ihrer Breite von ca. 150 Å zeigen.

Abbildung 2 soll eine schematische Übersicht der Wege des kapillaren Stoffaustausches geben.

---

*   Man nennt es auch Revaskularisations-Syndrom: Es handelt sich um die postischämische Phase nach Wiedereröffnung der Strombahn im Anschluß an länger dauernde vollständige Ischämie (durch Kompression, Trauma oder experimentell durch Staubinde). Klinisch treten schmerzhafte Muskelödeme, Myoglobulinämie, hypovolämischer Schock, Azidose, Myoglobinurie, Hyperkaliämie (als Folge Herzrhythmusstörungen oder Asystolie), evtl. Nierenversagen auf.

Die Basalmembran

Die Basalmembran besteht aus zwei Schichten: einer inneren, strukturlosen (Lamina rara) und einer äußeren, die parallel zur Endothelbasis verlaufende Filamente zeigt (Lamina densa). Entgegen früherer Auffassungen ist die Basalmembran keine inerte Struktur; sie ist eine aktive Barriere, die eine bedeutsame Rolle in der Permeabilität des normalen und pathologisch veränderten Gefäßes zeigt. Im normalen Zustand passieren Substanzen nur langsam die Basalmembran, eine selektive Bremsfunktion scheint jedoch nicht stattzufinden. Die Basalmembran übernimmt nur dann eine aktive Barrierefunktion, wenn das Endothel geschädigt ist, sie vom Blutstrom direkt benetzt wird und so als einzige noch lückenlose Schicht das Blut vom interstitiellen Raum trennt.

Die zuckerhaltige Glykoproteinkomponente der Basalmembran bedingt ihre Antigenität; die physiologische Bedeutung dieses Phänomens ist jedoch bis heute nicht geklärt.

Die Basalmembran zeigt eine hohe strukturelle Stabilität; bei Ischämie und Nekrose bleibt sie weitgehend unverändert. Als permanente Leitstruktur dient sie als Leitschiene für die Regeneration des Endothels. Sie wurde zu Recht schon 1960 von Pease[18] als «Microskeleton» bezeichnet. Erst bei massiver Störung ihrer Feinstruktur erlischt ihre Haltefunktion, so daß mit fast schrankenloser Ausschwemmung von Makromolekülen mit Kapillarfragilität und Purpura zu rechnen ist.

Die Perizyten

Im eigentlichen kapillaren Bereich haben die Perizyten den Charakter von Fibroblasten – im arteriellen und venösen Schenkel treten im Zytoplasma Filamente auf, bis schließlich der Charakter der Muskelzelle wieder erscheint. Die Gestalt der Perizyten ist charakteristisch: Auf der arteriolären Seite umgreifen sie mit langen Ausläufern in zirkulären Touren das Gefäß; im kapillaren Bereich liegen sie langgestreckt parallel zur Längsachse des Gefäßes; in den postkapillaren Venolen nehmen sie sternförmige Gestalt an. Ihre Funktion scheint die einer pluripotenten Zelle zu sein: Differenzierung zu glatter Muskelzelle, Fähigkeit zur Phagozytose, Proliferation bei Kapillarsprossung, Förderung der Reifung der neugebildeten Kapillaren.

Schon diese kurze morphologische Betrachtung zeigt die subtile strukturelle Gliederung innerhalb einer funktionellen Einheit. Der Kern der Endothelzelle als «Repräsentant» des Physischen ist ganz an den Rand gedrängt; funktionell bedeutsamer sind Gliederung und Funktion des Zytoplasma. Die Basalmembran als «Struktur der zweiten Reihe» hat im Gesunden primär Haltefunktion;

sie übernimmt eine eher passive Abgrenzungsfunktion nur dann, wenn das Endothel in seiner aktiven und strukturell gegliederten Funktion ausfällt. Das Physische (Basalmembran) kann teilweise funktionell einspringen, wenn die lebendige Funktion des Endothels lädiert ist oder ausfällt. Fällt jedoch auch die Basalmembran aus (nur bei massiver struktureller Schädigung), so ist die Kapillare ohne Halt, ohne Abgrenzung nach außen, offen.

Funktionen des Endothels[18–24, 86–89]

Das Endothel hat eine Gesamtfläche von etwa 7001 m² und hat als Gesamtorgan ein Gewicht von etwa 1000 bis 1500 g (im Vergleich dazu: die Leber hat ein Gewicht von ebenfalls 1000 bis 1500 g). Neben mechanischen Funktionen und «Barriere»-Funktionen sind heute weitere Funktionen des Endothels bekannt, die kurz geschildert werden sollen.

Auf der luminalen Seite des Endothels sind einige Enzyme lokalisiert, u.a. AT-Pease, AD-Pease, Lipoproteinlipase, aber auch ACE (Angiotensin-Converting-Synergismen mit dem Metabolismus des Calcium; wie oben angedeutet, führt die EDRF-Bildung auch zu einer Calcium-Erniedrigung, die ihrerseits eine Gefäßrelaxation ermöglicht). Die meisten sklerosierenden Krankheiten (z.B. Hypoxie, Hypertonie, Diabetes, koronare Herzkrankheit) gehen mit einem gestörten Calciummetabolismus im Sinne einer Vasokonstriktionsbereitschaft einher. Auf die Beziehung zwischen Calcium und Astralleib sei hier nur hingewiesen.[26]

Weitere Einzelheiten

Im Bereich der Kapillaren und des venösen Schenkels der Mikrozirkulation erfolgt die Steuerung fast ausschließlich auf humoralem Wege; die nervale Regulierung spielt nur eine geringe Rolle.

Mikrozirkulationsgefäße	Steuerung	
	neurogen	humoral
Arteriolen	+ + + +	+
Terminale Arteriolen	+ +	+
Metarteriolen	+	+ +
Präkapillarer Sphinkter	0 (+)	+ + + +
Kapillaren	0	0
Postkapillare Venolen	0	+
Sammelvenolen	+	+

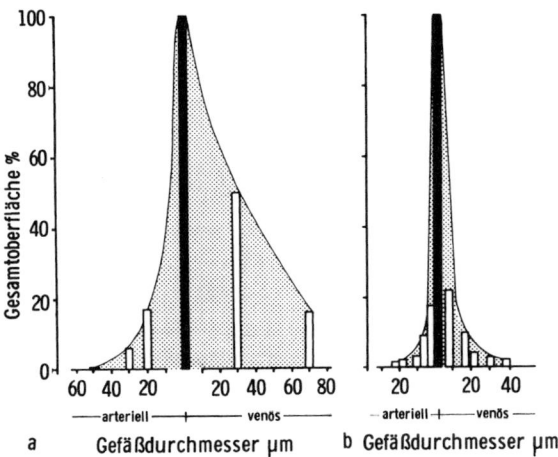

Abb. 3: Gefäßoberfläche der terminalen Strombahn (aus Busse[29], modifiziert). A: Mesenterium, b: Skelettmuskel.

Die Funktion der Mikrozirkulation wird von etwa 10 Milliarden Kapillaren übernommen, mit einer Gesamtoberfläche von ca. 300 bis 700 m², je nach Angaben.[27–29] Im Vergleich dazu beträgt die Austauschfläche der Lunge 70 bis 120 m²,[30–32] die Hautoberfläche dagegen etwa nur 1,5 bis 2 m², je nach Körperbau. Die Resorptionsfläche des Darmes beträgt etwa 200 bis 300 m². *

Auch wenn solche Angaben immer approximative Daten sind, weil es geschätzt-gerechnete Größen sind, bleibt doch ein Faktum bestehen: An der Nahtstelle zwischen Darmwand und Blut finden wir die zwei größten Flächenausdehnungen des Körpers. Schon allein aus der zahlenmäßigen Zunahme der Kapillargefäße (im Vergleich zu einem einzigen Gefäß, der Aorta) erkennen wir das ätherische Prinzip der Wiederholung;[39] damit verbunden sind die Flächen-

---

*In einigen Arbeiten finden sich viel höhere Angaben über die Kapillaroberfläche: so z.B. 2000 m²,[34] 6300 m².[35] Selbst in der Ausgabe von 1974 von Ganong findet sich die Angabe von 6300 m² wieder. Soweit mir eine Quellenrekonstruktion möglich war, basieren diese Angaben auf Arbeiten von Krogh,[36] der als einer der ersten die Aufmerksamkeit auf den Kapillarkreislauf gelenkt hat und entsprechende erste morphometrische Beobachtungen und Berechnungen durchgeführt hat. Sein methodischer Ansatz wird heute jedoch in manchen Punkten in Frage gestellt. Die Forschung des Kapillarkreislaufes hat in den letzten zehn bis fünfzehn Jahren große Fortschritte gemacht; neuere Beobachtungen und Berechnungen machen die oben angegebene Größe der Kapillarflächen wahrscheinlicher. Aufgrund eines genaueren Studiums dieser Sachlage muß ich meine frühere Angabe korrigieren.[37] Ähnlich liegt das Problem bei der Resorptionsfläche des Darmes: Im «Standardwerk» der gastroenterologischen Physiologie[38] wird eine Größe von 4500 m² angegeben. Auch dieser Wert muß wie oben korrigiert werden.

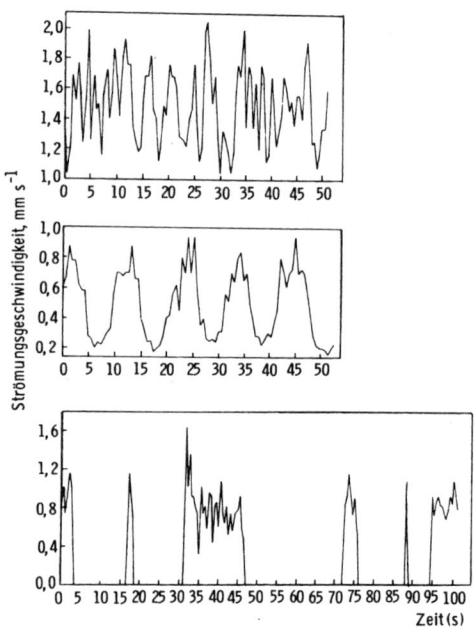

Abb. 4: Strömungsprofile im Kapillarbereich. Irreguläre oder periodische Schwankungen treten auf, aber auch ein Muster mit periodischem Stillstand (sogenannte «on-off»-Kapillarströmung).

vergrößerung und das langsame kontinuierliche Strömen. Dies sind Qualitäten, die dem Ätherischen entsprechen und sein Eingreifen im Physischen ermöglichen.

In Abbildung 3 können wir deutlich den Gestus der Oberflächenvergrößerung im Kapillarbereich an zwei Beispielen sehen.

Der Aortendurchmesser beträgt etwa 2,5 cm, der Kapillardurchmesser 4 bis 10 μm. Die Aorta hat einen Querschnitt von 4,5 cm², die Kapillaren insgesamt von etwa 3500 cm². Die Blutgeschwindigkeit in der Aorta beträgt 40 cm pro Sekunde im Mittel, mit Spitzen bis zu 120 cm pro Sekunde, in den Kapillaren dagegen wenige mm pro Sekunde (zwischen 1 und 20 mm pro Sekunde).[40, 41] Es findet eine starke Durchmesserreduzierung statt (um den Faktor 2000), bei Zunahme des Gesamtquerschnitts und Reduktion der Fließgeschwindigkeit; in kleinen, zahlreichen Gefäßen fließt das Blut sehr langsam – fast mit kontinuierlicher Strömung. Im Bereich der Mikrozirkulation nimmt die Amplitude des Druckpulses von proximal nach distal ab und beträgt im Kapillarbereich selbst nur etwa 5 bis 10 % des intravasalen Mitteldruckes. Der effektive Filtrationsdruck (Austausch Gefäß – Gewebe) muß demnach ebenfalls pulsatil sein.[29, 42]

Im Kapillarbereich kommt es periodisch zum Strömungsstillstand, ohne daß jedoch Druck erzeugt wird wie im Herzen.

In vivo werden jedoch nicht alle Kapillaren gleichzeitig perfundiert. Nur etwa 30 bis 50 % der Kapillaren werden aktuell perfundiert:[18] Die Blutzellen nehmen alternativ immer nur einige der präexistenten Kapillaren in Anspruch. Dieses Phänomen wird Derekrutierung, vasomotorische Reserve oder «zeitliche Inhomogenität» genannt. Diese zeitliche Inhomogenität (alternativ und alternierend perfundierte Kapillaren) ist sehr wichtig; bei krankhaften Zuständen tritt eine fixierte «räumliche Inhomogenität» auf. Bestimmte Kapillargebiete fallen definitiv aus der Perfusion heraus, z.B. bei arteriellen Verschlußkrankheiten.[18]

Erinnern wir uns an das oben Ausgeführte: Der Ätherleib als Zeitstruktur hält ein lebendiges Gefüge zusammen. Fällt es aber, krank, in die Schwere, überwiegen die Gesetze des physischen Leibes als Raumstruktur: Die kapillare Durchblutung «fällt» in die räumliche Inhomogenität.

Die Gesamtfunktion des Kapillarkreislaufes

Der Kapillarkreislauf ist die einzige offene Stelle des Blutkreislaufes; er ist der funktionell wichtigste Teil des gesamten Kreislaufes. Durch die Wand der Kapillaren finden die gesamten Austauschvorgänge statt: die Diffusion von O_2 und CO_2, Austausch von Nährstoffen, Abtransport von «Abfallprodukten». Der Flüssigkeitsaustausch wird hämodynamisch aufrechterhalten durch Filtration und Resorption. Der hydrostatische Druck am Ende der Arteriole beträgt etwa 30 mmHg, am venösen Ende der Kapillare etwa 15 mmHG.[27, 28, 33] Dieser Druck (Filtrationsdruck) bewirkt ein Ausströmen von Flüssigkeit aus dem Gefäßbett. Dem entgegen wirken zwei Kräfte: einerseits der onkotische Druck mit etwa 20 mmHg (Plasmaproteine binden Wasser) und andererseits der interstitielle Druck mit 1 bis 2 mmHg. Es herrscht also auf der arteriellen Seite ein Netto-Fluß aus dem Gefäßbett unter einem Druck von etwa 9 mmHg (30 – 20 – 1); auf der venösen Seite herrscht ein Sog von etwa 6 mmHg (20 + 1 – 15). Pro Minute wird ein Flüssigkeitsvolumen etwa so groß wie das gesamte Plasmavolumen bewegt; pro Tag werden etwa 20 Liter herausfiltriert und ca. 18 Liter rückresorbiert. Ein bis zwei Liter werden pro Tag über das Lymphgefäßsystem abtransportiert. Nur die Kapillare ist permeabel; Arteriole, Venole und Lymphgefäße sind nicht durchlässig, so daß die oben genannten Gradienten aufrechterhalten werden können. Abbildung 5 soll das Geschilderte verdeutlichen.

Diese Angabe berücksichtigt lediglich die Flüssigkeitsbewegung zwischen Gefäß und Interstitium. Sie muß unterschieden werden von der Niere, die eine Sonderstellung einnimmt. Die Niere hat *zwei hintereinandergeschaltete* Kapillarnetze. Im ersten, das im Glomerulus liegt, herrscht ein relativ hoher Perfussionsdruck (etwa 40 bis 50 mmHg); im zweiten, den peritubulären Kapillaren, herrscht dagegen ein Druck von 10 bis 20 mmHg.

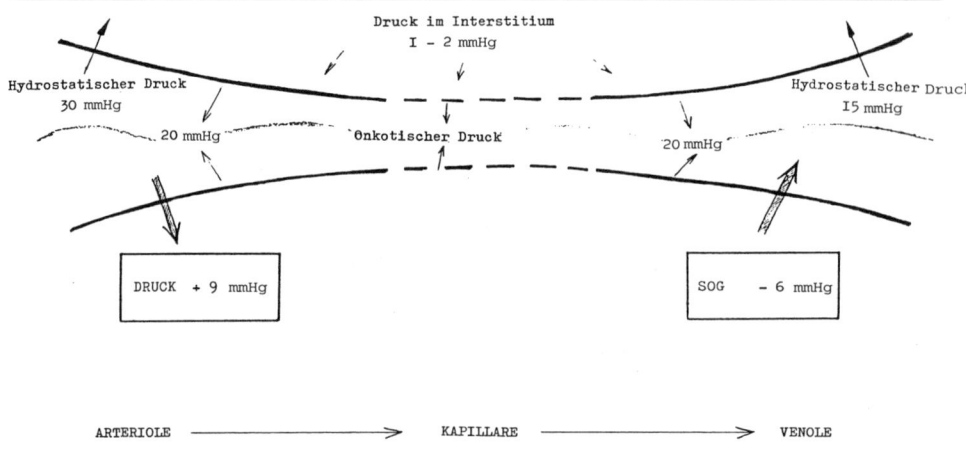

Abb. 5: Im Kapillarbereich findet die Umwandlung von Druck zu Sog statt.

Das erste Kapillarnetz (Glomerulus) filtriert etwa 120 ml/min./1,72 m² Körperoberfläche Primärharn in den Kapselraum, das sind etwa 180 Liter pro Tag. Davon werden 99 % im zweiten peritubulären Kapillarsystem rückresorbiert. Die Kapillaren der Nieren filtrieren nicht ins Interstitium, sondern ins tubuläre System – insofern liegen hier zwei Besonderheiten vor: erstens zwei hintereinandergeschaltete Kapillarsysteme und zweitens Sekretion in ein Hohlsystem. Die Funktion der «Gewebekapillaren» und der Nierenkapillaren muß gesondert betrachtet werden.

Die Gesamt-Flüssigkeitsbewegung pro Tag dürfte demnach etwa 200 Liter betragen: 180 Liter (Kapillaren-Hohlsystem in der Niere) und 20 Liter (Kapillaren-Interstitium im Gewebe).

Obwohl die Kapillaren nur etwa 5 % des zirkulierenden Volumens enthalten, haben sie einen Anteil am Gesamtwiderstand des Herz-Kreislauf-Systems von ca. 27 %, weit mehr als die großen Arterien mit etwa 19 %.[28]

Auf der arteriellen Kapillarseite kommt es zum druckbedingten Volumenabstrom ins Gewebe. Dort wird, je nach Stoffwechsellage, das Volumen durch Rückresorption wieder aufgefüllt. Die Höhe der jeweiligen Organdurchblutung ist relativ unabhängig vom arteriellen Druck autoreguliert. «Füllungsvolumen sowie Füllungsdruck (des kapillär-venösen Bereiches) sind also hier jetzt nicht mehr vom arteriellen Druck und Zustrom bestimmt, sondern von der Stoffwechselleistung des extravasalen Gewebes, und diese determiniert nun den venösen Zustrom zum Herzen.»[43]

Im Bilde gesprochen findet im Kapillarbereich eine Umwandlung von Qualitäten statt: Druck wandelt sich in Sog; es findet die Umwandlung von Druckabhängigkeit zur Volumen- und Stromabhängigkeit statt; durch den relativ hohen

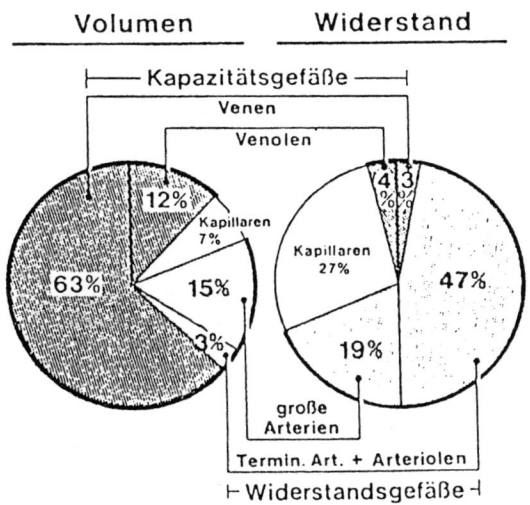

Volumen   Widerstand

Kapazitätsgefäße

Venen

Venolen

Kapillaren 7%

12%

63%   15%

3%

4% 3%

Kapillaren 27%

47%

19%

große Arterien

Termin. Art. + Arteriolen

Widerstandsgefäße

Abb. 6: Obwohl die Gefäße der Mikrozirkulation den geringsten Volumenanteil haben, leisten sie den größten Widerstandsanteil.

Widerstandsanteil «verhindert» die Kapillare das Durchschlagen des Druckprinzipes in das venöse System – dadurch können neue Qualitäten vorherrschen: Sog, Volumen, Strömung. Nur bei Shunts im Kreislauf (Ventrikelseptumdefekt, arteriovenöse Fisteln, offener Ductus Botalli) kann das Druckprinzip direkt in das venöse Gebiet übergreifen – mit den bekannten klinischen Folgen. Der Widerstand des arteriellen Schenkels und der Kapillaren ermöglicht, daß die Herzleistung zum größten Teil in Wärme umgewandelt werden kann.[28]

An dieser Stelle können wir das Eingreifen der menschlichen Wesensglieder erkennen. Das Astralisch-Seelische bewirkt Druck und Widerstand; Ich-Wärme kann dadurch entstehen. Es wird die Möglichkeit für das Eingreifen des Ätherischen geschaffen – sichtbar am Wechsel von Druck zu Sog, an der großen Flüssigkeitsbewegung im Kapillargebiet, an der Bedeutung des Volumenstroms im postkapillaren, wasserundurchlässigen venösen System, am langsamen, fast pulslosen Strömen. Die «Mächte der Ordnung» als übergeordnetes geistiges Prinzip[44] sind aus dem bisher Geschilderten deutlich geworden: Struktur und Funktion sind eng miteinander verbunden, aus Morphologie und Physiologie ist Tätigkeit und Wirksamkeit der Wesensglieder zu erkennen. Im Kapillarkreislauf, offen für Einflüsse aus der Peripherie, können die Organe über Änderung der Stoffwechsellage den Kreislauf beeinflussen. So können wir das folgende Zitat von Rudolf Steiner untermauern und in seiner Aussage «verifizieren»: «Nehmen Sie nun diese Tatsache, daß die Gefühlsimpulse unmittelbar eingreifen in das rhythmische System, die Willensimpulse unmittelbar eingreifen in das Stoffwechselbewegungssystem, dann haben Sie in dem Willenssystem und in demjenigen, was sich dann weiter angliedert an das Willenssystem, in dem Gefühlssystem des Menschen, das wir überhaupt nur fassen können auf spirituelle Art, indem wir die Gefühle nur fassen können als geistige Entitäten, in denen haben wir die Antriebe z.B. zur Zirkulation, und Sie kommen hinweg von etwas, worüber nun wirklich auch wiederum nicht leichterhand hinwegzukommen ist. Heute sucht die Physiologie, die unserem gesamten medizinischen Denken zugrunde liegt, den eigentlichen Motor für die Blutzirkulation im Herzen, und das Herz wird angesehen als dasjenige, was die Impulse aussendet, um das Blut durch den Organismus zu treiben. Das Umgekehrte ist wahr. Das Blut wird durch den Organismus bewegt, durch die spirituelle Wesenheit des Menschen, die in der Willensorganisation in den Stoffwechsel unmittelbar eingreift, die in den Gefühlsimpulsen in die Zirkulation unmittelbar eingreift und in die Atmung, also in das rhythmische System. Diese gesamte innere Bewegung, diese gesamte innere rhythmische Tätigkeit kommt unmittelbar aus dem geistigen Menschen, und das Herz, die Herztätigkeit, ist nicht die Ursache der Blutzirkulation, sondern sie ist die Folge der Blutzirkulation, die Folge der Säftebewegung. Das Herz drückt also eigentlich nur aus in seinen eigenen Bewegungen, wie es innerlich erregt und bewegt wird durch die Bewegungen, die eigentlich von dem geistigen Menschen ausgehen.»[45]

Hämodynamik und Rheologie der Mikrozirkulation

Blut ist eine Suspension von Korpuskeln in einer Flüssigkeit, ist also eine heterogene, nicht eine Newtonsche Flüssigkeit. In Gefäßen mit Innendurchmesser von mehr als 1 mm verhält sich aber das Blut annähernd wie eine Newtonsche Flüssigkeit, das heißt, daß bei gleichbleibender Temperatur die Viskosität annähernd konstant ist.

Die Kapillaren haben einen Innendurchmesser, der meist kleiner ist als die Blutzellen; es überrascht zunächst, daß das Blut überhaupt fließen kann. Das Plasma hat eine sehr niedrige Viskosität (hohe Fließfähigkeit), die nur 1,7mal höher ist als die des Wassers. Die Anwesenheit der Erythrozyten im Plasma erhöht die Viskosität (erniedrigt die Fließfähigkeit) nur um etwa 20 bis 25 %. Gegenüber Wasser ist die Viskosität des Blutes in der Mikrozirkulation nur um etwa 42 % erhöht (Fließfähigkeit oder Fluidität erniedrigt).

An dieser Stelle müssen wir einige Phänomene genauer betrachten. Da das Blut ein disperses System aus Plasma und Zellen ist, betrachten wir zunächst einige Eigenschaften der Erythrozyten als Hauptbestandteil der Blutzellen. Im Gegensatz zu den Kaltblütern mit relativ dicken Kapillaren finden wir beim Warmblüter dünne Kapillaren, die dichter aneinander liegen – die Austauschfläche vergrößert sich etwa viermal, die Diffusion ist etwa 32mal effektiver (Vergleich Frosch – Säugetier), der Widerstand der Mikrozirkulation erhöht sich aber dadurch erheblich. Ich habe schon versucht zu schildern, daß der Widerstand eine sinnvolle Funktion im Sinne eines übergeordneten Ganzen erfüllt. Mit der Veränderung der Kapillaren treten bedeutsame Veränderungen der Erythrozyten auf. Die Erythrozyten werden kleiner, aber erst bei den Säugetieren verlieren sie den Kern: Vögel haben noch kernhaltige Erythrozyten. Kernhaltige Erythrozyten sind ohne Mitochondrien, haben aber schon die Teilungsfähigkeit verloren. Durch Verlust des Kernes tritt eine neue Eigenschaft auf: die Elastizität.[46, 47] «Der Zellkern ist als Repräsentant des Erdenelementes ein wirkliches Zentrum.»[5] Durch Ablegen des Kernes haben sich die Erythrozyten vom Erdenelement, von der Schwere emanzipiert; sie bewegen sich im Einflußbereich der peripheren Ätherkräfte.

Die Membran der Erythrozyten ist ein relativ dünnflüssiger Lipidfilm, in zwei Lagen angeordnet, mit inselartig eingestreuten Proteinen. Auf der Innen- und der Außenseite der Membran sind Eiweiße angeordnet, die einerseits für die mechanische Festigkeit verantwortlich sind, andererseits die freie Bewegung der Lipide und Eiweißinseln ermöglichen. In mechanischer Hinsicht handelt es sich um einen Verbundwerkstoff: Bei konstanter Fläche läßt er sich extrem leicht verformen – er ist gewissermaßen eine zweidimensionale Flüssigkeit. In der makroskopischen Welt ist eine vergleichbare Substanz nicht erkennbar! Die Membran besitzt gleichzeitig hohe Formlabilität und Formstabilität: Es werden Falten und scharfe Biegungen vermieden; die Membran versucht, dem Erythrozyten insgesamt eine abgerundete Kontur zu geben. Der Zustand der Lipoproteine und der Calcium/Magnesium-Quotient können die Eigenschaften der Membran empfindlich beeinflussen und beeinträchtigen. Im Verhältnis zu seinem Volumen (ca. 95 μm³) ist die Oberfläche des Erythrozyt um ca. 33 % überproportional groß. Diese erstaunliche Zellgeometrie ermöglicht es dem Erythrozyten, fast jede erdenkliche Form anzunehmen. Ein Erythrozyt kann eine Kapillare von 2,8 μm gerade noch passieren. Das Zytoplasma der menschlichen Erythrozyten ist frei von Organellen; es ist eine konzentrierte Hämoglobinsuspension mit relativ niedriger Viskosität (hohe Fließfähigkeit). Diese Gegebenheit ermöglicht es dem Zytoplasma, innerhalb der Zelle zu fließen und zu strömen.[29]

Diese kurze Schilderung erlaubt uns, das Verhalten der Erythrozyten zu verstehen. Durch das Eingebettetsein in die Blutströmung tritt eine Membranrotation auf (man spricht von einer «Panzerkettenrotation» der Membran), die mit der Verformbarkeit der Membran einhergeht. Die Rotation setzt sich in das Zellinnere als zytoplasmatische Strömung fort. Diese Eigenschaften ermöglichen die «Orientierung» des Erythrozyten entlang der Strömungsprofile im

Gefäß: Der hydrodynamische Störeffekt der Partikel (hier der Erythrozyten) in der Strömung wird somit vermindert. Dieser hohe Grad der Spezialisierung beinhaltet eine leichte Störbarkeit. Wir können aber besser sagen, daß ein hoher Grad der Offenheit, eine neue Sensibilität und eine neue Empfindlichkeit gegenüber Einflüssen aus dem Umkreis aufgetreten sind. Diese Eigenschaften spielen eine besondere Rolle in der Mikrozirkulation – im Makrobereich des Kreislaufes sind sie nicht so bedeutsam. Viele Faktoren können das Verhalten der Erythrozyten stören: Alterung, osmotische Veränderungen, Acidose, Calciumerhöhungen, Fettstoffwechselstörungen – um nur einige zu nennen. Es sind Faktoren, die die Rigidität der Erythrozyten erhöhen und somit die Bedingungen der Mikrozirkulation erheblich beeinträchtigen.

Rufen wir uns kurz die Lebensstufen in Erinnerung: Im Atmungsleben wird der Ätherleib zum «richtigen Bildekräfteleib», Organbilder werden entworfen, sie werden verbreitet im Zirkulationsleben. Das Atmungsleben erneuert das Blut, belebt es. Eine verminderte Atmung (meßbar im Blut als Hypoxie) verhindert eine Erneuerung des Blutes, das «Leben» im Blut ist herabgesetzt, die Bilde-Kraft ist vermindert. Die Fließfähigkeit ist herabgesetzt durch verminderte Flexibilität der Erythrozyten. Das Organ Blut wird «härter», es fällt in die Schwere. Die Hypoxie als eine der physisch meßbaren Folgen einer verminderten Atmung führt zu einer Erstarrung der Erythrozyten, zu einer Verminderung ihrer Lebensfähigkeit.

Fassen wir zusammen: Kernlose Erythrozyten zeigen folgende Eigenschaften:
– Rotation der Membran
– Verformbarkeit
– Deformation
– Strömung des Zellinhaltes
– Orientierung, Verminderung des hydrodynamischen Störeffektes.

Durch diese Eigenschaften haben sie einen fluiditätsfördernden Einfluß – sie verhalten sich wie ein Flüssigkeitstropfen! Abbildung 7 soll das bisher Geschilderte «sichtbar» machen.

Im Kapillarbereich herrschen in der Regel Schubspannungen von über 5 Nm². Vermindert sich die Schubspannung oder kommt es zum Strömungsstillstand, tritt Aggregation der Erythrozyten auf; diese elastischen «Geldrollen» können bei gesunden Erythrozyten wieder aufgelöst werden, sobald der Blutfluß wieder in Gang kommt.

Abbildung 8 zeigt den Einfluß der Erythrozyten (rechts rigide, links normale Erythrozyten) auf die Viskosität: Steife Erythrozyten bedingen eine konstante Viskosität, unabhängig von der Schubspannung – normale Erythrozyten ermöglichen im Vergleich dazu bei normaler Schubspannung eine Erniedrigung der Viskosität, also eine Verbesserung der Fließfähigkeit. Das System ist rechts steif und starr, fest – links beweglich und sensibel.

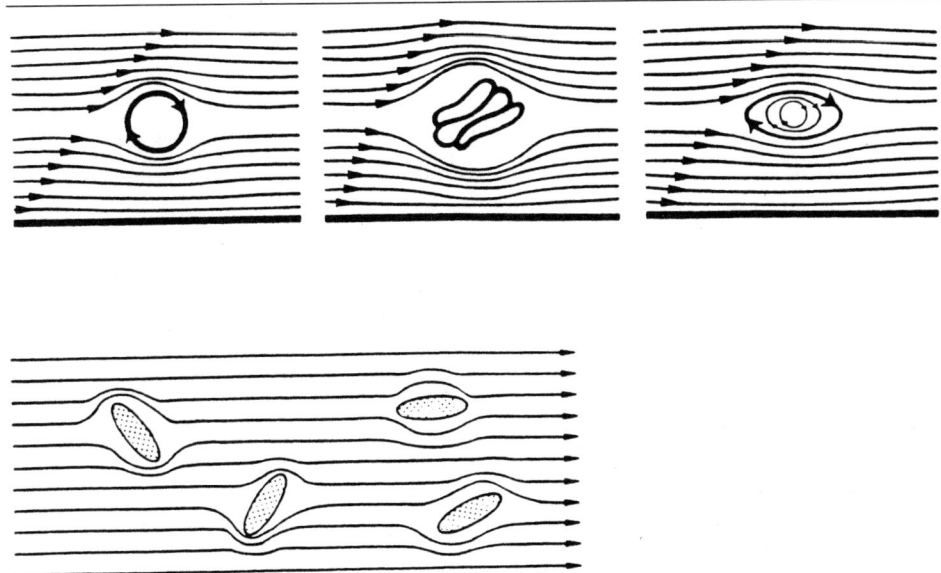

Abb. 7: In der oberen Reihe ist die Auslenkung der Strömungslinien dargestellt durch einen rigiden Erythrozyten (links), ein Erythrozytenaggregat (Mitte) und einen flexiblen Erythrozyten (rechts). Im unteren Teil ist die Orientierung der Erythrozyten in der Strömung erkennbar. Alle diese Eigenschaften des Erythrozyten vermindern den hydrodynamischen Störeffekt und erhöhen damit die Fließfähigkeit des gesamten Blutes. In der Tat ist die Fließfähigkeit des Blutes gegenüber dem Plasma unwesentlich vermindert.

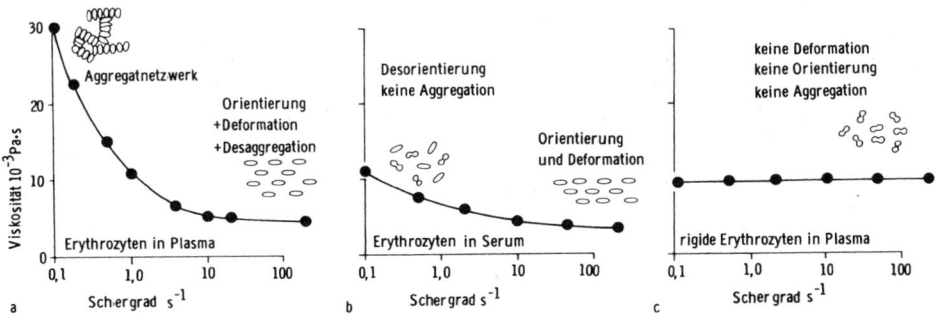

Abb. 8: Einfluß der Erythrozyten auf die Viskosität: Steife Erythrozyten (rechts) bedingen eine konstante Viskosität, elastische dagegen verbessern die Viskosität, da sie anpassungsfähig sind.

Leukozyten und Thrombozyten[29, 48–56]

Leukozyten und Thrombozyten haben bei normaler Konzentration einen geringen Einfluß auf die Viskosität des Blutes und auf die Mikrozirkulation. Die Deformation der Erythrozyten erfolgt in einem Zeitraum von wenigen ms, die der Leukozyten in mehreren Sekunden – unter physiologischen Bedingungen ist jedoch ihre Bedeutung zu vernachlässigen. Unter pathologischen Bedingungen (Leukosen, Gerinnungsstörungen, Entzündungen, Tumorleiden, septischem Schock) tritt ihre Bedeutung und ihr Einfluß auf die Mikrozirkulation deutlich in Erscheinung – dann oft auf der venösen Seite der Mikrozirkulation und im engen Zusammenspiel mit einem veränderten Endothel. Auf eine ausführliche Darstellung ihrer Funktion und Bedeutung muß hier verzichtet werden. Das Fortbewegungsmuster der Leukozyten auf einer festen Unterlage kann als «Appositionsbewegung» beschrieben werden: Es werden «vorne» neue Membranteile synthetisiert, die dann nach «hinten» wandern, dort aus der Membran aufgelöst werden und innerhalb der Zelle wieder nach vorne transportiert werden.

Ebenso können verschiedene Eiweißfraktionen die Viskosität verändern; unter physiologischen Bedingungen überwiegen die ausführlich geschilderten Phänomene – erst in der Pathologie tritt ihr Einfluß deutlicher in Erscheinung.

Mikrorheologie des Blutes als «Gesamtorgan»[29, 46]

In der Mikrozirkulation liegt eine Strömung vor, die gerade noch pulsatil ist. Die impulsierende Tätigkeit des Astralleibes ist gerade noch erkennbar, ist auf ein Minimum reduziert. Die Geschwindigkeit ist im Zentralstrom am größten, an der Wand am geringsten. Das Strömungsprofil ähnelt einem Paraboloiden: Man kann es sich in unendlich viele Ringe zerlegt denken, entlang derer die Zellen sich befinden. In der Mikrozirkulation spielen die Entmischung und die Konzentration im Zentralstrom eine weitaus größere, ja sogar eine entscheidende Rolle. Der pulsatile Strom ist fast aufgehoben, das paraboloide Strömungsprofil dagegen viel stärker ausgeprägt als in der Makrozirkulation (Abb. 9).

Das paraboloide Strömungsprofil kann uns das Strömen und Gleiten einer Flüssigkeit in besonderer Weise verdeutlichen: Wir sehen ein allmähliches Abklingen der Strömung gegen den Rand hin, die Bewegung verklingt mit der Ruhe des Randes. Das Fließen ist begleitet vom Gleiten, vom Neben- und Ineinander-sich-Bewegen der Schichten. In dieser ausgeprägten Form der Strömung in den Kapillaren tritt in besonderem Maße nicht nur die Bewegung zutage, sondern auch die Vermittlung zwischen Ruhe und Bewegung, die Polarität zwischen beiden. Das Gleiten ist eine strömende Qualität in der Flüssigkeit selbst. Das Gleiten als immanente Flüssigkeitsqualität führt zum Scheren. Die-

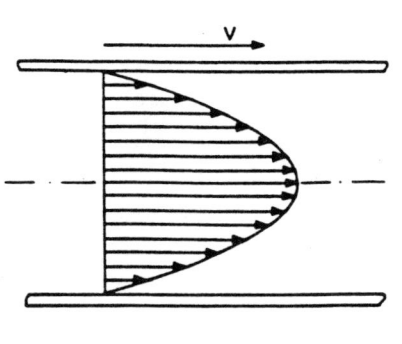

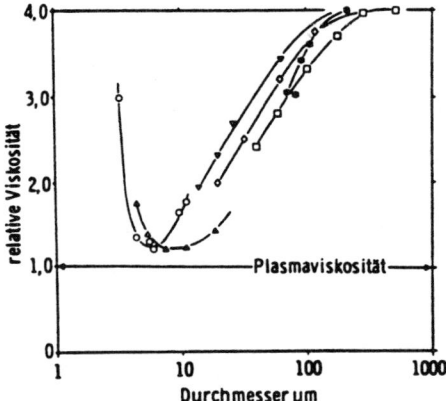

Abb. 9: Paraboloides Strömungsprofil in der Mikrozirkulation.

Abb. 10: Fließfähigkeit in Abhängigkeit von der Größe der Kapillaren: Die Fließfähigkeit ist bei konstanter Temperatur von der Struktur abhängig.

sem wohnt die Tendenz zur Ebene und zur Flächigkeit inne; das Wenden innerhalb des Strömens führt zum Wirbel. Der Wirbel erscheint als Urphänomen der Strömung; er verdünnt und verdichtet, bindet und löst zugleich.[57]

Die Erythrozyten wandern vornehmlich in den Bereich mit hoher Geschwindigkeit, also in den Zentralstrom. Dort bewegen sie sich etwa doppelt so schnell wie das Blutplasma. Es kommt dadurch zu einer funktionellen Hämatokritabnahme. In den schnell durchströmten Gefäßen ist der Hämatokrit sogar höher als in den langsam durchströmten Gefäßen der Mikrozirkulation. Dieses Phänomen ist in Abbildung 10 sichtbar gemacht.

Die relative Viskosität (Blutviskosität geteilt durch Plasmaviskosität) ist in Gefäßen von Kapillargröße am geringsten. Die Blutviskosität ist in der Kapillare von etwa 4 bis 10 µm Durchmesser nur noch um 10 bis 15 % höher als die des Plasmas. Dies geschieht durch die beschriebene Orientierung im Strom (Verminderung des hydrodynamischen Störeffektes) und durch die Verminderung der Zellkonzentration in den wandnahen Strömungsschichten (s. Abb. 11).

Dieses Verhalten der Viskosität wird Fahraeus-Lindquist-Effekt genannt: Die Viskositätsänderung, die in der Physik temperaturabhängig ist, wird in der Mikrozirkulation durch die Größe des Gefäßdurchmessers bestimmt. Verhältnis zwischen Hämatokrit, Schubspannung und Viskosität: Je höher der Hämatokrit, desto geringer ist die Fließfähigkeit.

Abbildung 12 zeigt die Zusammenhänge zwischen Hämatokrit, Schubspannung und Viskosität. Bei einem Hämatokrit im physiologischen Bereich (etwa 40 %) steigt die Viskosität sprunghaft an, je geringer die Schubspannung wird. Wären die Erythrozyten steif (kernhaltige Erythrozyten oder pathologisch steif

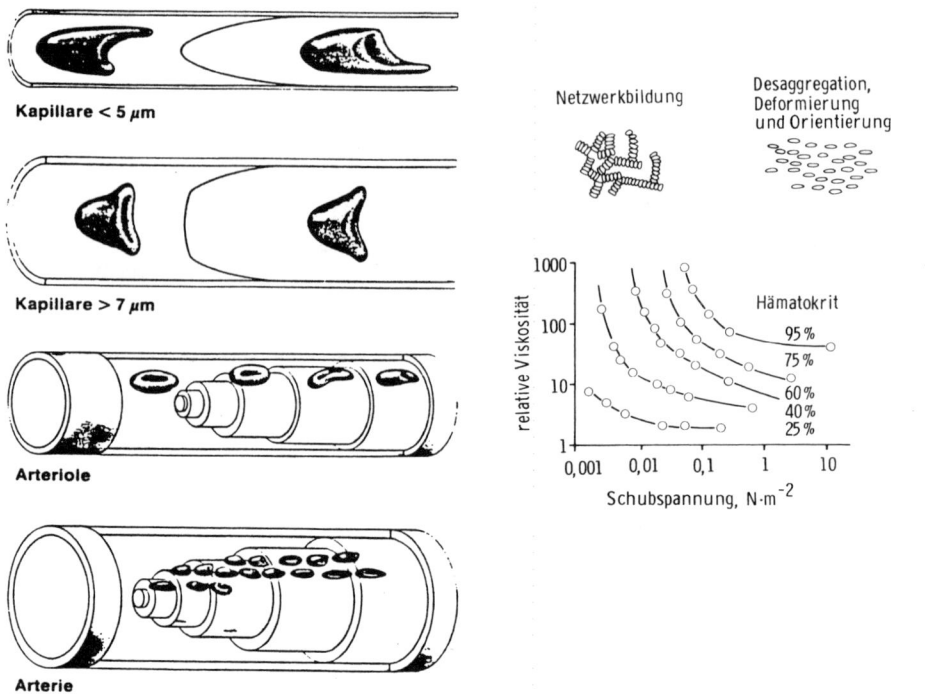

Kapillare < 5 μm

Kapillare > 7 μm

Arteriole

Arterie

Netzwerkbildung

Desaggregation, Deformierung und Orientierung

relative Viskosität

Hämatokrit
95 %
75 %
60 %
40 %
25 %

Schubspannung, N·m⁻²

Abb. 11: Lokalisation der Erythrozyten in kleinen und großen Gefäßen.

Abb. 12: Zusammenhänge zwischen Hämatokrit, Schubspannung und Viskosität.

gewordene Erythrozyten), wäre schon bei einem Hämatokrit von 60 % ein Fließen im Bereich der Mikrozirkulation nicht möglich. Die geringste Viskosität wird erreicht bei einem Hämatokrit von etwa 25 %: Bei diesem Hämatokritwert tritt der geringste Viskositätsanstieg in Abhängigkeit der Schubspannung auf. Ein Hämatokrit von 25 % bedeutet etwa eine Halbierung (Reduzierung um etwa 50 %) des normalen Hämatokrits.

Durch die Axialmigration befinden sich viele Erythrozyten im Zentrum des Gefäßes und fließen schneller als das sie peripher umgebende Plasma. Aus dieser Geschwindigkeitsdifferenz resultiert eine dynamische Verminderung der Zellkonzentration innerhalb des durchströmten Gefäßes. Als Fahraeus-Effekt bezeichnet man die Tatsache, daß der Hämatokrit des Blutes innerhalb eines durchströmten Gefäßes (in Abb. 13 als HT bezeichnet) geringer ist als der Hämatokrit des Blutes, welches das Gefäß zu passieren hat (HD). Theoretisch ist durch den Fahraeus-Effekt eine Verminderung des Hämatokrits in der Kapillare um maximal etwa 50 % möglich. Tatsächlich nimmt die Hämatokritsenkung mit abnehmendem Gefäßdurchmesser zu und erreicht in Kapillaren von 10 bis 12 μm Durchmesser annähernd das theoretisch mögliche Maximum.

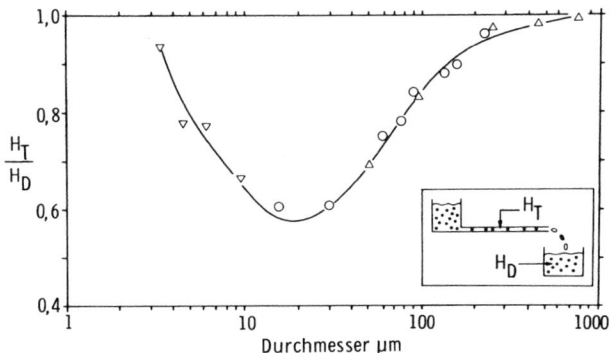

Abb. 13: Der relative Hämatokrit ändert sich je nach Durchmesser des Gefäßes; dadurch verbessert sich die Fließfähigkeit in kleinen Gefäßen, also in den Kapillaren.

Der Fahraeus-Lindquist-Effekt beschreibt das Viskositätsverhalten des Blutes in Abhängigkeit vom Gefäßdurchmesser; der Fahraeus-Effekt dagegen zeigt die dynamische (strömungsbedingte) Verminderung des Hämatokrits in einem durchströmten Gefäß in Relation zum Durchmesser.

So komplex diese Phänomene auf den ersten Blick erscheinen mögen, zeigen sie doch ganz deutlich einen Gestus: Die Eigenschaften der Erythrozyten und das Verhalten der Mikrozirkulation (Axialmigration, Fahraeus-Lindquist-Effekt) ermöglichen es dem Blut, Fließeigenschaften zu erreichen, die fast denen des Plasmas gleichen. Das ganze «System Mikrozirkulation» ist darauf spezialisiert, die Viskosität so niedrig wie möglich zu halten, das Fließen zu ermöglichen. Laminare Strömung (unendliche Flächen) schafft optimale Fließfähigkeit für das Organ. Es handelt sich um zwei Bedingungen, die das Ätherische zum Eingreifen und Wirken im Physischen benötigt.

Rheologie und Pathologie

Physiologisch sind nicht alle Kapillaren gleichzeitig durchströmt; wir haben es mit zeitlicher Inhomogenität zu tun. In pathologischen Situationen tritt eine räumliche Inhomogenität ein. Das lebendige System der Mikrozirkulation ist eine Stufe herabgefallen, in die physische Schwere, in die Starre. Anhand der fast unüberschaubaren Literatur möchte ich kurz einige rheologische Phänomene im Zusammenhang mit bekannten Krankheiten schildern.

Patienten mit Angina pectoris und koronarografisch gesicherter koronarer Herzkrankheit haben signifikant höhere Plasmaviskositätswerte als Patienten mit atypischer Angina pectoris und normalen Koronarien.[58, 59] Fibrinogen und Erythrozytenaggregation sind deutlich erhöht bei Patienten mit koronarer Herzkrankheit – dies auch unabhängig vom Hämatokrit. Diese pathologische Blutfluidität bleibt bei einzelnen Patienten länger als sechs Monate nachweisbar, auch nach dem akuten Ereignis.[60] Patienten mit anhaltend höherer Viskosität zeigen eine höhere Komplikationsrate nach Herzinfarkt.[61] Die schwache statistische Korrelation zum atherogenen Index weist darüber hinaus auf die eigenständige Rolle der rheologischen Parameter bei koronarer Herzkrankheit hin.[62] Es konnte sogar gezeigt werden, daß bei Infarktpatienten, die noch während der Hospitalphase einen Re-Infarkt bekamen oder daran starben, sich die Plasmaviskosität vier bis acht Tage vor dem Zweitereignis deutlich erhöhte, obwohl der Hämatokrit kontinuierlich abfiel.[63] Infarktpatienten, die mit Streptokinase behandelt wurden, zeigen eine deutlich erniedrigte Plasmaviskosität, die sieben Tage danach immer noch auffällig niedriger ist als bei Infarktpatienten ohne Streptokinase.[64] Bei der koronaren Herzkrankheit ohne Infarkt sind die Zusammenhänge gut studiert: Je nach Schweregrad der Erkrankung (klinisch stabile und instabile Angina pectoris, koronarografisch gesicherte Ein-, Zwei- oder Drei-Gefäßerkrankung) steigen die Plasmaviskosität, die Erythrozytenaggregation, das Fibrinogen, die Vollblutviskosität; parallel dazu nimmt die Verformbarkeit der Erythrozyten deutlich ab. Pathologische rheologische Parameter finden sich auch bei Patienten mit Small-Wessel-Disease, aber auch bei Patienten mit typischer Angina pectoris, bevor koronarografisch oder mikroskopisch Veränderungen nachweisbar sind.[65–73] Die Ischämie führt zu einer intraerythrozytären Calciumerhöhung und diese wiederum zu einer erhöhten Erythrozytenrigidität.[74]

Wenn ihre Bedeutung in der normalen Rheologie auch gering ist, so können doch die Leukozyten mit ihrer deutlich geringeren Verformbarkeit im Krankheitsfall große Bedeutung erlangen: Nach Herzinfarkt haben Patienten mit einer Leukozytose von über 15.000 ein deutlich erhöhtes Risiko, schwere Rhythmusstörungen zu erleiden. Leukozyten sind wegen ihres Verhaltens wesentlich am sogenannten «no-reflow-Phänomen» beteiligt: Bei Strömungsstillstand bilden sich Zellaggregate, die sich im Normalen nach Wiedereintritt der Strömung auflösen. Treten jedoch Fibrinogen-, Plasmaviskosität-, Vollblutviskosität- und Erythrozyten-Aggregationserhöhung sowie Verminderung der Erythrozytenverformbarkeit (wegen Ischämie) und Leukozytose ein, dann werden die Zellaggregate nicht mehr aufgelöst, sie sind fest, stabil und starr.[75] Durch Streptokinase läßt sich bei Infarktpatienten die Blutfluidität deutlich verbessern, nicht jedoch durch Nitrat oder Nifedipingabe.[70]

Analog zum bekannten Verhalten des arteriellen und venösen Kreislaufes tritt bei körperlichem Training eine deutliche Verbesserung der Blutviskosität auf, begleitet von einer Erhöhung der Erythrozytenflexibilität; es handelt sich um Veränderungen, die das Fließen des Blutes erleichtern und unterstützen.[76]

Gut untersucht sind die Verhältnisse beim Diabetes mellitus: Lange bevor eine Mikroangiopathie nachweisbar ist, ist die Plasmaviskosität erhöht, sind die Erythrozytenaggregate fester als bei Gesunden; unabhängig von der Stoffwechsellage (gut oder schlecht eingestellter Diabetes) ist die Verformbarkeit der Erythrozyten für alle pH-Bereiche deutlich geringer als bei Gesunden.[70, 77]

Mit zunehmender Zahl der Risikofaktoren nehmen die Plasmaviskosität und die Erythrozytenaggregation zu; bei einer Vielzahl von Erkrankungen ist dieses Phänomen bekannt, es läuft oft parallel mit einer verminderten Erythrozytenverformbarkeit und gesteigerter Thrombozytenaggregation – z.B. bei Apoplex, Hypertonie, Hyperlipidämie, Hörsturz.[78]

Bei der arteriellen Verschlußkrankheit der unteren Extremitäten, in Abhängigkeit vom Schweregrad (nach Fontane), sind Blutviskosität und Fibrinogen erhöht, die Erythrozytenverformbarkeit ist dabei deutlich erniedrigt.[79, 90]

Die Hypertonie geht einher mit einer Erhöhung der Vollblutviskosität und der Erythrozytenaggregation, unabhängig vom Hämatokrit und Fibrinogenspiegel.[70, 84, 85] Trotz Zunahme der Kapillardichte bei Verengung der Kapillaren nimmt durch die rheologischen Veränderungen die Gesamtdurchblutung, z.B. gemessen am Nagelfalz, um etwa 45 % ab.[80] Therapeutisch verschlechtert die alleinige diuretische Therapie die Fließfähigkeit des Blutes, während Betablocker und eine Mehrfachkombination die Fließfähigkeit sogar ein wenig verbessern.[70] Betablocker scheinen die Erythrozytenflexibilität zu verbessern.[74] Bei Subarachnoidalblutung sind Plasmaviskosität und Erythrozytenaggregation erhöht, bei intrazerebraler Blutung deutlich stärker erhöht.[70]

Die normale Schwangerschaft bewirkt eine Verbesserung der Fließfähigkeit des Blutes in der Mikrozirkulation; bei der Gestose hingegen ist die Erythrozytenverformbarkeit enorm herabgesetzt, so daß die Mikrozirkulation erschwert ist.[74]

Schockzustände sind besonders interessant: Sowohl beim hypovolämischen als auch beim septischen Schock treten Veränderungen auf, die die Mikrozirkulation zum entscheidenden Faktor in der Behandlung und Prognose werden lassen. Alle Phasen der Granulozytenreaktion sind gesteigert (Adhäsion, Aggregation, Chemotaxis, Degranulation und Phagozytose), so daß einerseits der Granulozyt seine antibakterielle Funktion übernehmen kann, auf der anderen Seite aber die Mikrozirkulation erheblich gestört ist: Die Leukozyten haften fest am Endothel («Stickiness») und behindern den Fluß. Durch viele Mediatoren wird die Permeabilität der Kapillaren erheblich gestört, einhergehend mit Flüssigkeitsverlust aus dem Gefäß, Erhöhung des Hämatokrits und Verschlechterung der Rheologie. Auf der Ebene der Mikrozirkulation findet eine Dissoziation statt in Bereiche langsamer Strömung mit gesteigerter Zellaggregation und Stase und daneben in Gewebsareale mit raschem Fluß, ja sogar in Kapillare mit reiner Plasmaströmung.[81–83] Die Gewebsacidose verhindert per se die Erythrozytenverformbarkeit; sie bewirkt aber auch eine intrazelluläre Calciumerhöhung, mit Erythrozytenversteifung und Gefäßkontraktion. Es bildet sich

Arteriolen $\longrightarrow$ Capillaren $\longrightarrow$ Venolen

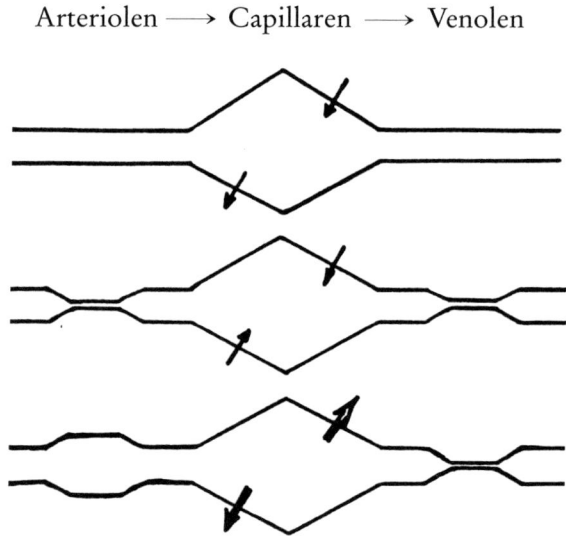

Abb. 14: Verschiedene Zustände im kapillaren Bereich. Oben: normaler Zustand; Mitte: Phase der generalisierten Vasokonstriktion; unten: Phase des irreversiblen Schocks. Die Pfeile bezeichnen die Richtung der Flüssigkeitsverschiebung.

schließlich der bekannte Problemkreis bei Patienten im Schock. Auf Kapillar-ebene findet ein Entmischen, ein Zerfallen in Einzelfunktionen, eine Desintegra-tion statt – ein ähnliches Bild wie die klinische Folgesituation: das Multiorgan-versagen. Durch eine wie auch immer bedingte partielle Exkarnation der höheren Wesensglieder fallen die Koordination, die Integration, das sinnvolle Miteinander der Einzelfunktionen nacheinander aus – sie geraten im Bereich der Mikrozirkulation entweder in die sinnlose Steigerung des Flusses (plasmatische Shunts) oder fallen in die Schwere, Feste und Starre (Aggregation und Stase). Beides verhindert die weitere Aufrechterhaltung des Lebens. So ist es nicht verwunderlich, wenn die Kapillare letztlich die Prognose des Schocks bestimmt.

Abbildung 14 soll dies modellhaft darstellen: Oben ist der normale Zustand dargestellt, in der Mitte die Phase der generalisierten Vasokonstriktion mit generalisiertem Flüssigkeitseinstrom aus dem Gewebe, unten die Phase des irreversiblen Schocks; präkapillare Dilatation mit persistierender postkapillarer Widerstandserhöhung und Verengung – es ergibt sich ein generalisierter Flüssig-keitsausstrom (die Pfeile geben jeweils die Richtung der Flüssigkeitsverschie-bung wieder).

Wir erkennen in der Vasokonstriktion den Versuch der höheren Wesensglieder, das Ganze zu halten; dilatiert jedoch die Arteriole (Astralisches löst sich vom richtigen Ort) und kontrahiert die Venole (Astralisches greift am falschen Ort ein), so wird ein Fließen erschwert bzw. unmöglich gemacht. Die Flüssigkeit tritt aus, der Fluß steht durch Stase. Dieser Zustand bestimmt die Irreversibilität des Schocks: Das ganze System fällt in die Schwere, läßt sich nicht mehr zum Fließen (Leben) bringen.

Dieser kurze Exkurs in die Pathologie soll zeigen, daß bei vielen Krankheiten, die in Richtung Verhärtung, Erstarrung, Sklerose und Ablagerungen gehen, gleichsinnige Veränderungen im Verhalten der Mikrozirkulation auftreten, meist sogar, bevor morphologische Veränderungen am Gefäß nachgewiesen werden können. Beachten wir, daß die genannten rheologischen Veränderungen im Makrokreislauf eine sehr geringe Rolle spielen – in der Mikrozirkulation aber bestimmend sind für die Fließfähigkeit des gesamten Blutes.

Zusammenfassung

Ausgang meiner Bemühungen waren die methodischen Hinweise Rudolf Steiners im Stuttgarter Kurs[1] und seine konkrete Aussage über den Weg der Nahrung und ihr Vitalisieren im Herz-Kreislauf-System.

Ich habe versucht zu zeigen, wie Struktur und Funktion sowie Hämodynamik des Kapillarkreislaufes eine Reihe von Besonderheiten zeigen: Sie alle weisen den Kapillarkreislauf als besonderen Ort des Eingreifens des Ätherischen im Physischen aus. Bau und Funktion der Kapillaren und der Erythrozyten bewirken eine bemerkenswerte Verbesserung der Fließfähigkeit des Blutes.

Bei den pathologischen Situationen, die wir unter den verhärtenden Krankheiten subsumieren, ist die Fließfähigkeit des Blutes verschlechtert, in die Schwere und in die Starre gefallen; sie kann nicht mehr im Einflußkreis des Fließend-Ätherischen gehalten werden – das Blut unterliegt dann den Gesetzmäßigkeiten des Physischen.

Literatur

1 Steiner, R.: *Physiologisch-Therapeutisches auf Grundlage der Geisteswissenschaft. Zur Therapie und Hygiene.* GA 314, 26.10.1922.

2 Steiner, R.: *Von Seelenrätseln.* GA 21, Kap. 1.

3 Steiner, R.: *Anthroposophie. Ein Fragment.* GA 45, Kap. 1.

4 Steiner, R.: *Physiologisch-Therapeutisches auf Grundlage der Geisteswissenschaft. Zur Therapie und Hygiene.* GA 314, 27.10.1922.

5 Marti, E.: *Die vier Äther,* Stuttgart 1981.

6 Steiner, R.: *Die Theosophie des Rosenkreuzers.* GA 99, 25.5.1907.

7 Steiner, R.: *Geisteswissenschaftliche Gesichtspunkte zur Therapie.* GA 313, 11.4.1921.

8 Steiner, R.: *Anthroposophie als Kosmosophie.* GA 208, 29.10.1921.

9 Steiner, R.: *Mediative Betrachtungen und Anleitungen zur Vertiefung der Heilkunst.* GA 316, 2.1.1924.

10 Steiner, R.: *Menschliches Seelenleben und Geistesstreben im Zusammenhange mit Welt- und Erdentwickelung.* GA 212, 5.5.1922.

11 Steiner, R.: *Geisteswissenschaftliche Gesichtspunkte zur Therapie.* GA 313, 16.4.1921.

12 Steiner, R.: *Anthroposophische Leitsätze.* GA 26.

13 Steiner, R.: *Die Theosophie des Rosenkreuzers.* GA 99, 26.5.1907.

14 Steiner, R.: *Menschenwerden, Weltenseele und Weltengeist.* GA 206, 12.8.1921.

15 Steiner, R.: *Entsprechungen zwischen Mikrokosmos und Makrokosmos.* GA 201, 16.4.1920.

16 Steiner, R.: *Das Verhältnis der verschiedenen naturwissenschaftlichen Gebiete zur Astronomie.* GA 323, 8.1.1921.

17 Steiner, R.: *Anthroposophie. Eine Zusammenfassung nach einundzwanzig Jahren.* GA 234, 2.2.1924.

18 Meesen, H. (Hrsg.): *Handbuch der allgemeinen Pathologie,* Band 3, Teil 7: Mikrozirkulation, Springer-Verlag 1977.

19 Creutzig, A.: Prostaglandine und Gefäßerkrankungen, in: *Med. Klin. 81* (1986), 395–399 (Nr. 11).

20 Förstermann, V.: Die Bedeutung der Endothelzellen für die Regulation des Tonus der glatten Gefäßmuskulatur – Bildung eines endothelialen, relaxierenden Faktors, in: *Z. Kardiol. 75* (1986), 577–583.

21 Davies, M. J. et al.: Morphology of the endothelium over atheriosclerotic plaques in human coronary arteries, in: *Br. Heart J. 60* (1988), 459–464.

22 Förstermann, V.: EDRF – der körpereigene Nitrovasodilatator, in: *DMW 113* (1988), Nr. 31–32.

23 Bassenge, E. / Ganeh, H.: Stellenwert von EDRF als Mediator der Gefäßregulation, in: *Fortschritte der Medizin* 1988, 428–430, Nr. 106.

24 Mügge, A. et al.: Endotheliale Funktion bei kardiovaskulären Erkrankungen, in: *Z. Kardiol. 78* (1989), 147–160.

25 Steiner, R.: *Rhythmen im Kosmos und im Menschenwesen. Wie kommt man zum Schauen der geistigen Welten?* GA 350, 28.7.1923.

26 Strüh, H. J.: Die Wirkung von Magnesium und Calcium am Herzen, in: *Tycho de Brahe Jahrbuch 1985,* Stuttgart 1985.

27 Silbernagel, S. / Despopoulos, A.: *Taschenatlas der Physiologie,* Thieme-Verlag 1979.

28 Bleifeld, W. / Hamm, W. C.: *Herz und Kreislauf,* Springer-Verlag 1987.

29 Busse, R.: *Kreislaufphysiologie,* Thieme-Verlag 1982.

30 Rohen, J. W.: *Funktionelle Anatomie des Menschen,* Schattauer-Verlag 1984.

31 Ferlinz, R.: *Lungen- und Bronchialerkrankungen,* Thieme-Verlag 1974.

32 Comroe, J. H.: *Physiologie der Atmung,* Schattauer-Verlag 1968.

33 Ganong: *Physiologie,* Springer-Verlag 1974.

34 Kaufmann, H.: Vom Urbild des Lebensorganismus, in: *Der Merkurstab* Heft 4, 1988.

35 Zech, R.: Der Flüssigkeitsorganismus im Menschen, in: *Weleda-Korrespondenzblätter für Ärzte,* Nr. 123, 1989.

36 Krogh, A.: *The Anatomy and physiology of capillaries,* London, Oxford University Press 1922.

37 Bavastro, P.: *Risiko-Organ Herz.* Verein für ein erweitertes Heilwesen, Merkblatt 135, 1989.

38 Davenport, H. W.: *Physiologie der Verdauung,* Schattauer-Verlag 1971.

39 Poppelbaum, H.: Begriff und Wirkungsweise des menschlichen Ätherleibes, in: *Erscheinungsformen des Ätherischen,* Stuttgart 1977.

40 Rosskamp, H. / Reindell, H.: *Herzkrankheiten,* Springer-Verlag 1982.

41 Keidel, W. D.: *Physiologie,* Thieme-Verlag 1967.

42 Brettschneider, H.: Der periphere Blutkreislauf als Strömungsorgan, in: *Goetheanistische Naturwissenschaft, Band 4: Anthropologie,* Stuttgart 1985.

43 Lauboeck, H.: Zur Beziehung zwischen der Blutkreislaufbewegung und der Herzbewegung, in: *Der Merkurstab,* Heft 3, 1989.

44 Portmann, A.: *Biologie und Geist,* Herder-Verlag 1963.

45 Steiner, R.: *Anthroposophische Menschenerkenntnis und Medizin.* GA 319, 3.9.1923.

46 Schmid-Schönbein, H. / Grünau / Brauner: *Exempla Haemorheologica: «Das strömende Organ Blut».* Albert-Roussel-Pharma, Wiesbaden 1980.

47 Buddenbrock, W. v.: *Vergleichende Physiologie, Band VI: Blut und Herz,* Birkhäuser-Verlag 1967.

48 Meßmer, K. / Hammersen, F. (Hrsg.): *Entzündung und Rheologie der Leukozyten,* Karger-Verlag, Basel 1985.

49 Golde, D. W. / Gasson, J. C.: Blutbildende Hormone, in: *Spektrum der Wissenschaft Nr. 9,* 1988.

50 Old, L. J.: Der Tumor-Nekrose-Faktor, in: *Spektrum der Wissenschaft Nr. 7,* 1988.

51 Young, J. D. / Cohn, Z. A.: Wie Killerzellen töten, in: *Spektrum der Wissenschaft Nr. 3,* 1988.

52 Leroi, R.: Immunologische Gesichtspunkte zum Krebs und zur Leukämie, in: *Mitteilungen aus der Behandlung maligner Tumoren mit Viscum album,* Nr. 3/1978.

53 Leroi, R.: Unveröffentlichtes Manuskript, persönliche Mitteilung.

54 Bremm, K. D. / König, W.: Die Rolle des neutrophilen Granulozyten bei der mikrobiellen Infektabwehr, in: *DMW 113* (1988), 392–402, Nr. 10.

55 Kroegel, C. et al.: Die pathogenetische Bedeutung des eosinophilen Granulozyten, in: *DMW 113* (1988), 1405–1411, Nr. 36.

56 Kroegel, C. et al.: Die pathogenetische Bedeutung des eosinophilen Granulozyten, Teil 2, in: *DMW 113* (1988), 1446–1452, Nr. 37.

57 Müller, E. A. / Rapp, D.: Die Strömung – Bild des Ätherischen, in: *Erscheinungsformen des Ätherischen,* Stuttgart 1977.

58 Leschke, M. et al.: Hämorheologische Befunde zur Differentialdiagnose der typischen und atypischen Angina pectoris. Supplement Nr. 1, in: *Z. Kardiol. 75* (1986).

59 Lowe, G. D. O. et al.: Relation between extent of coronary artery disease and blood viscosity, in: *Br. Med. J. 1* (1980), 673–674.

60 Leschke, M. et al.: Hämorheologie der koronaren Herzerkrankung, in: *Klin. Wschr. 64* (1986), 1150–1151.

61 Jan, K. M.: Observations on Blood Viscosity Changes after Acute Myocardial Infarction, in: *Circulation,* Vol. 51, 1975, 1079 ff.

62 Leschke, M. et al.: Der prädiktive Wert von rheologischen Parametern im Vergleich zu differenzierten Lipidparametern bei der Prävalenz der koronaren Herzerkrankung, in: *Klin. Wschr. 65* (1987) (Supplement IX).

63 Fuchs, J. et al.: Plasma viscosity and haematocrit in the course of acute myocardial infarction, in: *European Heart Journal 8* (1987), 1195–1200.

64 Theiss, W. et al.: Gerinnungsbefunde und rheologische Messungen bei Streptokinasebehandlung des akuten Myocardinfarktes, in: *Klin. Wschr. 58* (1980), 607–615.

65 Fuchs, J. et al.: Plasma viscosity in ischemic heart disease, in: *Am Heart J. 108* (1984), 435–439.

66 Dintenfass, L. et al.: Viscosity of blood in normal subjects and in patients suffering from coronary occlusion and arterial thrombosis, in: *Am Heart J. 71* (1966), 587–599.

67 Gordon, R. J. et al.: Potential significance of plasma viscosity and haematocrit variations in myocardial ischemia, in: *Am. Heart J. 87* (1974), 175–182.

68 Leschke, M. et al.: Hämorheologisch-therapeutische Anwendungsmöglichkeiten bei der koronaren Herzerkrankung, in: *WMW,* Sonderheft 1986, 17–24.

69 Strauer, B. E.: Rheologische Ursachen der Koronarinsuffizienz, in: *DMW 106* (1981), 1487–1490.

70 Strauer, B. E. / Ehrly, A. M. / Leschke, M. (Hrsg.): Fortschritte in der kardiovaskulären Hämorheologie, in: *Münchner Wissenschaftliche Publikationen,* 1987.

71 Strauer, B. E.: Pathogenese und Klinik koronarer Mikrozirkulationsstörungen, in: *MMW 123* (1981) Nr. 3, S. 84.

72 Strauer, B. E.: Koronare Mikrozirkulationsstörungen, in: *Klin. Wschr. 59* (1981), 1125–1137.

73 Schmid-Schönbein, H.: Myokardiale Mikrozirkulation: Wechselwirkung zwischen Vasomotorik und Fließeigenschaften des Blutes, in: *DMW 106* (1981), 1483–1487.

74 Heilmann, L. / Kiesewetter, H. / Ernst, E. (Hrsg.): *Klinische Rheologie und Beta-I-Blockade,* W. Zuckschwerdt Verlag 1984.

75 Leschke, M. / Strauer, B.E.: Die Bedeutung der Rheologie für die koronare Herzerkrankung, in: *Internistische Welt 12* (1987), 311–318.

76 Ernst, E. et al.: Blutfluiditätsverbesserung durch forciertes körperliches Langzeittraining, in: *Klin. Wschr. 62 (1984),* 942.

77 Volger, E. / Schmid-Schönbein, H.: Mikrorheologisches Verhalten des Blutes beim Diabetes mellitus, in: *Med. Welt 25* (1974), 1211–1213.

78 Kiesewetter, H. et al.: Prädiktorfunktion hämorheologischer Parameter im Hinblick auf die Inzidenz manifester Durchblutungsstörungen, in: *Klin. Wschr. 64* (1986), 563–662.

79 Meßmer, K. / Fagrell, B. (Hrsg.): *Mikrozirkulation und arterielle Verschlußkrankheit,* Karger-Verlag 1981.

80 Jung, F.: Mikrozirkulatorische und hämorheologische Veränderungen bei Patienten mit langjährigem arteriellen Bluthochdruck, in: *CorVas 5/6* (1988), 248–255.

81 Schönharting, M. M. / Labs, K. H.: Pathophysiologische Auswirkungen von Leukozyten-Endothel-Interaktion auf die Mikrozirkulation, in: *CorVas 5/6* (1988), 211–220.

82 Meßmer, K.: Theologische Grundlagen der Schocktherapie, in: *Der Internist 23* (1982), 445–449.

83 Schmid-Schönbein, H.: Physiologie und Pathophysiologie der Mikrozirkulation aus rheologischer Sicht, in: *Der Internist 23* (1982), 359–374.

84 Letcher, R. L. et al.: Elevated Blood Viscosity in Patients with Borderline Essential Hypertension, in: *Hypertension, Vol. 5, Nr. 5* (1983), 757–762.

85 Devereux, R. B. et al.: Whole Blood Viscosity as a Determinant of Cardiac Hypertrophy in Systematic Hypertension, in: *The Am. J. of Cardiology 54* (1984), 592–595.

86 Nabel, E. G.: Dilation of normal and constriction of atherisclerotic coronary arteries caused by the cold pressor test, in: *Circulation 77, Nr. 1* (1988), 43–52.

87 Thilo-Körner, D. G. S.: Die Endothelzelle als pluripotente Kontrollzelle der Gefäßwand, in: *Med. Welt 36* (1985), 1268–1274.

88 Nees, S.: Neuere Erkenntnisse zur Physiologie und Pathophysiologie des Gefäßendothels, vor allem im Rahmen der Atherogenese, in: *Der Internist 28* (1987), 699–710.

89 Heusch, G.: Koronare Vasomotion bei Myocardischämie, in: *Z. Kardiol. 78* (1989), 485–499.

90 Kiesewetter, H.: Die Fließeigenschaften des Blutes und ihre klinische Bedeutung beim arteriellen Gefäßpatienten, in: *Der Internist 30* (1989), 420–428.

91 Hammersen, F. / Meßmer, K.: *Die Mikrozirkulation des Skelettmuskels*, Karger-Verlag 1984.

HERMANN LAUBOECK

Die Neubewertung der Physiologie der Herz- und Blutbewegung

Ausgehend von der heutigen Kenntnis der Architektur von Herz und Gefäßsystem erscheinen viele Aussagen der «Alten» über den Blutlauf und über die
Verbindungen des Blutes mit den verschiedenen Organen geradezu phantastisch
irreal. Thomas von Aquin reflektierte in seiner Schrift *De motu cordis* über das
Herz und das Blut, ohne zu einem «Ergebnis» zu kommen. Als Harvey auf
experimentelle Ergebnisse vom Blutvolumenstrom durch das Herz stieß, konnte er Folgerungen auf den peripheren Blutkreislauf ziehen, von dem er aber
selbst nicht die Kenntnis hatte, die wir heute haben.[1] In einem modernen Phy-
siologiebuch wird Harvey in Kurzform so zitiert, daß er gefordert habe, das Blut
müsse auf einer geschlossenen Bahn durch den Körper bewegt werden. Er
schrieb 1628, «die Bewegung und der Schlag des Herzens sind hierfür die einzige
Ursache», und weiter, «es sei gestattet, dies einen Kreislauf zu nennen». (Die
genauere Auffassung Harveys über die Herz- und Blutbewegung wird ausführlich in dem Beitrag von H. C. Kümmell beschrieben, s. S. 28 ff.) Wir können
heute sagen: Die Vorstellung eines geschlossenen Blutkreislaufs wurde von
Harvey festgeschrieben und wurde vor ihm schon im 13. Jahrhundert von Ibn
An Nafis vorgedacht. Dieser forderte bereits damals einen geschlossenen Blutkreislauf im Organismus für den kleinen Kreislauf. Wir referieren im folgenden
zunächst die heute gängigen Anschauungen der Herzfunktion. So formuliert
etwa R. Busse, sinngemäß unverändert an der Vorstellung des geschlossenen
Blutkreislaufs festhaltend: «Der Blutkreislauf des Menschen besteht aus einem
in sich geschlossenen System von Blutgefäßen. Durch zwei Pumpen wird in
diesem System ein genügend hohes Druckgefälle erzeugt, das eine gerichtete
Blutströmung aufrechterhält.»[2] Und im gleichen Werk schreibt Antoni sinn-
identisch: «Das Herz wirkt als Umwälzpumpe des Blutkreislaufs. Die Umwälzpumpe der Blutbewegung durch die Gefäße ist das Herz. Und es wird ferner
klar, daß, streng genommen, nur ein Kreislauf existiert, in den die beiden Herz-
hälften als Antriebsmotoren eingeschaltet sind.» Zur besonderen Leistungsfähigkeit dieser Antriebsmotoren vermerkt Bassenge: «Unbestreitbar sind die
wesentlichen Faktoren der kardialen Arbeitsanpassung die Steigerung der Herzfrequenz (von 50 auf 200 Schläge pro Minute) und die Steigerung der Herzkraft,
die bis zu einer 30%-Zunahme des Schlagvolumens auf Kosten des systolischen

Restblutes führen.»[3] Dies erklärt, «daß gerade die großdimensionierten Herzen von Ausdauertrainierten eine besonders große Leistungsreserve durch stärkere Inanspruchnahme des systolischen Reservevolumens haben».[4]

Die vorangehenden Beschreibungen beziehen sich also auf das Hineinpumpen des Blutes vom Herzen in den Organismus. Für das Blut, welches vom Herzen durch den Organismus ins Herz zurückgepumpt wird, wurden zusätzliche, ergänzende Gesetzmäßigkeiten entdeckt. Was Starling 1895 festschrieb und was auch als erstes Herzgesetz bezeichnet wird, so wie er es experimentell am Herzlungenpräparat entdeckte, bestätigt nach umfangreichen Experimenten Guyton 1976 für den intakten Organismus: «Die Herzfunktionskurve stellt die Abhängigkeit der Förderleistung des Herzens von der Füllung bzw. der Vorbelastung dar. Diese Darstellung impliziert: die Füllung (als Determinante) bestimmt die Förderleistung des Herzens, oder der jeweilige zentrale Venendruck bestimmt das Herzminutenvolumen.»[5] Dieser ganz andere Aspekt beschreibt die Wirkung des zentralen herznahen Venendruckes auf die Beschleunigung des Blutes ins Herz, auf die Füllung des Herzens (siehe auch Abb. 10).

Die Menge des ins Herz einströmenden und des aus dem Herzen ausströmenden Blutes ist, bis auf kleine Differenzen,[6] gleich groß. Folglich muß, so die Vorstellung, ebensoviel Blut durch den Organismus, durch die Kapillaren gepumpt werden, weil ja der Kreislauf geschlossen ist. Fördert das Herz zu wenig Blut, wird die Durchblutung zu gering, zu langsam, wie bei der Herzinsuffizienz, dann herrscht in den Geweben Sauerstoffmangel, Sauerstoffnot. Die Weltgesundheitsorganisation gibt 1995 zwei Definitionen[7] zur Erklärung, was Herzinsuffizienz ist: «1. Unter pathophysiologischen Gesichtspunkten bedeutet Herzinsuffizienz die Unfähigkeit des Herzens, Blut und daher Sauerstoff in einem Maße, das den Bedürfnissen gerecht wird, zu den Organen zu transportieren. 2. Unter klinischen Gesichtspunkten bedeutet Herzinsuffizienz, daß dem Symptomenkomplex der Luftnot und schnellen Ermüdbarkeit eine kardiale Erkrankung zugrunde liegt.»[8]

Wir wissen, daß der Blutdruck steigt, wenn wir uns anstrengen. Weniger bekannt ist, daß die sogenannte Herzschwäche im extremen Fall auch akut, willentlich erzeugt, auftreten kann: «Eine besondere Möglichkeit des Eintretens einer Herzinsuffizienz besteht auch darin, daß sie bei schwerster, bis zur totalen Erschöpfung gehender, akuter Überlastung, auftreten kann.»[9]

Die Begriffe «Umwälzpumpe» und «Antriebsmotoren», wie sie in der heutigen Literatur verwendet werden, implizieren eine Folgerung für die Leistungsfähigkeit des Organismus, die darin besteht, daß bei zu langsam und zu schwach schlagendem Herzen das Blut auch zu langsam strömt, wodurch der Mensch Luftnot bekommt und schnell ermüdet.

Einem zu langsam schlagenden Herzen wird seit 1958 erfolgreich durch den Einbau eines Schrittmachers begegnet, der ein zu starkes Absinken der Pumpfrequenz durch künstliche Stimulation verhindert.

Ist das Herz schwer geschädigt, kann es aus vielerlei Gründen zum Herzstillstand kommen. Dann bleibt auch der Blutkreislauf stehen. Die Durchblutung der Organe hört auf. Der Tod tritt ein. Seit 1954 ist es durch den Einsatz der Herz-Lungen-Maschine und durch den vollständigen maschinellen Herzersatz möglich, den Herzstillstand und damit den Blutkreislaufstillstand zu verhindern. Die Blutkreislaufströmung wird durch eine Pumpe erzeugt und aufrechterhalten.

Die zu langsame Herzfrequenz kann also isoliert durch einen künstlichen Schrittmacher ersetzt werden, die Herzkraft durch eine Pumpmaschine. In einigen Physiologie-Lehrbüchern wird daher als Begründung, daß das Herz eine Pumpe sei, die Tatsache angeführt, daß das Herz auch durch eine Pumpe ersetzt werden kann. Damit scheint direkt bewiesen, daß die Pumpkraft auch das gesamte Herzminutenvolumen erzeugt und dadurch das Wichtigste bewirkt: die Durchblutung, die Perfusion der Organe. Betrachten wir daraufhin in der folgenden Aufzeichnung (Abb. 1) die Aktion des *künstlich eingebauten Herzens* in seinem Effekt auf die Blutströmung. Was bewirkt die Verstärkung der treibenden Kraft (des mittleren Pumpdruckes) durch das künstliche Herz tatsächlich an dem Volumenstrom, also an der Geschwindigkeit des Blutstroms? Werden systolischer, diastolischer und mittlerer Blutdruck erhöht, kommt es nicht zur gleichsinnigen Veränderung, also nicht zu einer Erhöhung des pro Zeit strömenden Blutes (Herzminutenvolumen), sondern zu einem gegensinnigen Verlauf.[10] Dies ist das Gegenteil von dem, was wir von einer künstlichen Pumpe erwarten, die den Kreislauf des Blutes direkt antreibt. Insgesamt ließ sich durch die Implantation dieses künstlichen Herzens auch nicht sofort postoperativ realisieren, daß nun der Blutkreislauf, die Durchblutung z.B. von Gehirn und Nieren wieder intakt und optimal waren, denn alle drei Patienten, die operiert waren, erlitten postoperativ große Krampfanfälle und ein dialysepflichtiges Nierenversagen. Allerdings ist zu bedenken, daß nach solch einem großen Eingriff durch den Einsatz der Herz-Lungen-Maschine es zu starker Mikroembolisation gekommen ist.[11] Aber auch Wochen danach läßt sich ein prompter positiver Effekt auf die Mikrozirkulation, also eine Erhöhung der Durchblutung, von einem künstlichen Herzen durch Erhöhung des arteriellen Blutdruckes über eine «normale» Höhe hinaus nicht verwirklichen. Nur die Etablierung eines Druckes bis zum «normalen» Niveau erzeugt den erforderlichen Durchblutungseffekt. Die Frage drängt sich auf, warum die Pumpe nach oben hin versagt und nur unterhalb eines normalen Druckniveaus die Durchblutung herstellt.

Durch das künstliche Herz werden Kraft und Frequenz ersetzt. Durch einen künstlichen Schrittmacher nur die Frequenz.

Betrachten wir das zugehörige Experiment am *natürlichen Herzen:*[12] Das mit einem künstlichen (elektrischen) Schrittmacher von der Ruhefrequenz auf höhere Frequenzen stimulierte Herz pumpt durch die Frequenzerhöhung nicht

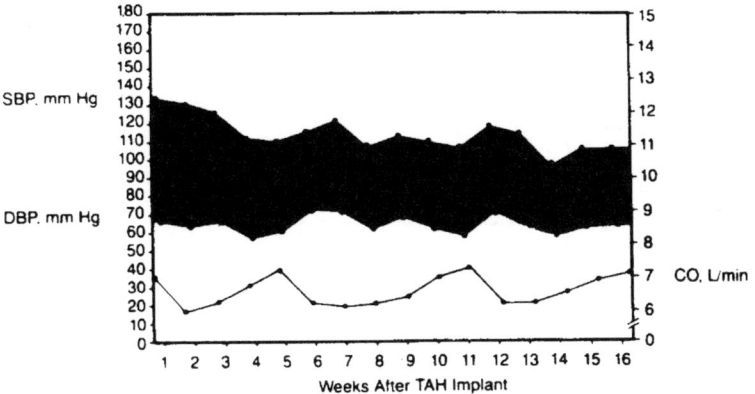

Abb. 1: Effekt der Druckänderungen eines künstlichen Herzens auf den Volumenstrom des Blutes (Herzminutenvolumen). Schwarz im Bild künstlich veränderte systolische und diastolische Blutdruckamplitude, bei einer Frequenz von 80 Schlägen pro Minute, darunter in Litern pro Minute die Blutströmungsgeschwindigkeit. Eine Erhöhung des Pumpdruckes führt nicht zu einer gleichsinnigen Erhöhung der Blutströmungsgeschwindigkeit, sondern zu einer gegensinnigen, also einer Verminderung. Ein direkter Pumpeffekt auf den Blutstrom durch den ganzen Organismus durch eine Erhöhung des Pumpdruckes über eine bestimmte Höhe des Blutdruckes läßt sich also nicht realisieren. (Die Zeitabszisse bedeutet Wochen nach der Implantation des artifiziellen Herzens – TAH: Total artificial heart – bei einer Herzfrequenz von 80 Schlägen pro Minute) Aus: De Vries, William C.: The permanent artificial heart. JAMA 1988, Vol. 259, No. 6, 849 – 885.

mehr Blut als bei niedriger Frequenz. Obwohl durch die künstlich erzeugte Schrittmachertachykardie nicht nur die Pumpfrequenz, sondern auch die Kraftentwicklung durch die Herzmuskelkontraktion (dp/dt$_{max}$) zunimmt und der Aortendruck steigt (Frequenzinotropie),[13] bleibt der Blutvolumenstrom, der durch das Herz fließt, konstant. Weder die vom schneller schlagenden Herzen ausgeworfene noch die am rechten Herzen ankommende Blutmenge nimmt zu. Auch bei doppelt bis dreifach erhöhter Herzfrequenz bleibt das Herzminutenvolumen so groß wie in Ruhe (Abb. 2). Sinkt die Herzfrequenz stark ab, wird sie zu langsam, fällt auch das Herzminutenvolumen, die Blutströmungsgeschwindigkeit wird zu langsam. Wird aber die Herzfrequenz über «normal» erhöht, nimmt das Herzminutenvolumen, die Blutströmungsgeschwindigkeit, nicht weiter zu.[14] Ähnlich finden wir beim jugendlichen erwachsenen Menschen im Liegen, also in Ruheposition, keine entsprechend starke Erhöhung der Blutströmung, wenn eine plötzliche paroxysmale Tachykardie auftritt, wie wir dies bei entsprechender körperlicher Belastung und der dabei auftretenden Frequenzerhöhung kennen. Schlägt das Herz «von sich aus» schneller oder langsamer, verändert sich lediglich der «Hub» pro Herzschlag, das Schlagvolumen. Dieses wird bei Frequenzerhöhung um so viel kleiner oder bei Frequenzverlangsamung

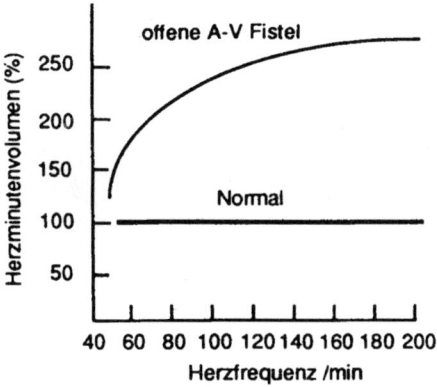

Abb. 2: Effekt eines künstlichen Schrittmachers auf den intakten Kreislauf eines Hundes: Wird die Herzfrequenz künstlich erhöht (Schrittmachertachykardie), steigt das Herzminutenvolumen, der Volumenstrom, nicht auch an, sondern bleibt unverändert gleich groß, hier mit 100 % bezeichnet. Eine Erhöhung der Pumpfrequenz führt nicht zu einer gleichsinnigen Erhöhung der Blutströmungsgeschwindigkeit, die Blutströmungsgeschwindigkeit bleibt unbeeinflußt (Guyton 1981). Erst durch ein Leck, einen arterio-venösen Kurzschluß, durch den sogenanntes Shunt-Blut strömt, das also nicht in die abhängigen Organe eingeströmt ist, sondern diese Organe umgeht, läßt sich ein Pumpeffekt demonstrieren (siehe Kurve: offene A-V-Fistel, die jetzt in kompetetiver Konkurrenz zu dem natürlichen Organkreislauf auftritt).

um so viel größer, daß das gesamte Strömungsvolumen unverändert bleibt. Dies gilt für Frequenzveränderungen im normalen Variationsbereich.

Auch an diesem Punkt, ähnlich wie oben beim totalen künstlichen Herzen, drängt sich – die gängige Vorstellung zugrunde legend – die Frage auf, warum die Pumpe, wenn die Frequenz erhöht wird, nicht auch mehr Volumen fördert und nur die zu langsame Herzfrequenz unterhalb eines normalen Frequenzniveaus durch Steigerung zur Durchblutungsverbesserung führt, wenn also die zu langsame Frequenz in einen normalen Bereich angehoben wird. Betrachten wir in dieser Hinsicht das Schlagvolumen, so wissen wir, daß das Herz bei plötzlicher Belastung jederzeit in der Lage ist, die Größe des einzelnen Schlagvolumens etwa zu verdoppeln (von etwa 70 ml auf 140 ml). Kommt es aber in Ruhe zu einem plötzlichen kritischen Frequenzabfall (z.B. von 50 auf 25 Schläge pro Minute), so finden wir, daß das Herz von sich aus das Schlagvolumen nicht verdoppelt, obwohl dadurch das Herzminutenvolumen und damit die lebenswichtige Durchblutung in einem normalen Bereich gehalten werden könnten.

Aus der bisherigen Beobachtung folgt, daß das natürliche Herz, wenn es aus der Ruhefrequenz auf höhere Schlagfrequenzen durch seinen eigenen natürlichen oder einen künstlichen Schrittmacher gebracht wird, nicht so arbeitet, wie wir es von einem Motor erwarten, der den gesamten Blutkreislauf antreibt.

Ebensowenig erzeugt das künstlich eingebaute Herz von sich selbst aus eine über die Ruheleistung gesteigerte Vorwärtsleistung.

Es entsteht die Frage: Warum lassen sich das Herzminutenvolumen, die Durchblutung, die Organperfusion nicht künstlich durch die Erhöhung der Kraft, der Kontraktilität des Herzmuskels bzw. des Druckes und der Frequenz und der Vergrößerung des Schlagvolumens erhöhen, obwohl, wie wir besonders deutlich von den Ausdauertrainierten wissen, Kraft- und Frequenzsteigerung sowie Schlagvolumenvergrößerung die Reservemöglichkeiten bei der Leistungssteigerung der Herzpumpfunktion sind?

Nehmen wir die Begriffe der Physiologie – Umwälzpumpe, Antriebsmotor, Drucksaugpumpe[15] –, wie sie für ein geschlossenes Gefäßsystem entwickelt sind, und setzen sie in Beziehung zu den Erkenntnissen über die Erkrankungen und die Therapie der Herzkrankheiten, die mit einem zu starken und einem zu schwachen Herzen (Hypertonie – Herzinsuffizienz) einhergehen, so kann auffallen, daß sich die in der Physiologie gesicherten Begriffe nicht konsequent logisch in Pathologie und Therapie fortsetzen lassen. So treten die Symptome der Hypertonie, also des zu starken Herzens, und die Symptome der Herzinsuffizienz, also des zu schwachen Herzens, zwar meistens in zeitlicher Abfolge nacheinander auf, können aber paradoxerweise auch gleichzeitig zusammen auftreten.

Besonders kompliziert wird die logische Einordnung des reinen Pumpprinzips des Herzens in den Organismus, wenn wir versuchen, aus der Wirkung der bei Hypertonie und Herzinsuffizienz angewendeten Medikamente – also ex juvantibus remedii – die Arbeitsweise des Herzens zu verifizieren. Die großen Studien, die die Therapieerfolge nachweisen, zeigen uns, daß die herzstärkenden Mittel wie z.B. Digitalis, über lange Zeit verabreicht, keine Lebensverlängerung bewirken. Wenn das zu schwache Herz bei Herzinsuffizienz durch Medikamente wieder zu mehr Kraftentfaltung, Leistung gebracht wird, dann ist, müßte man nach dem Bisherigen doch denken, auch eine Erkrankung beseitigt, die das Leben verkürzt. Es sollte dann eine Lebensverlängerung erreicht werden, oder es sollte, anders gesagt, durch die Heilung einer Herzschwäche eine Lebensverkürzung aufgehoben werden. Warum treten aber Therapieerfolge vor allem in der Dauertherapie immer dann ein – meßbar an der Lebensverlängerung –, wenn der Widerstand gegen die Blutströmung verringert wird? Warum können wir Erfolge in der Therapie solch unterschiedlicher Erkrankungen wie die des zu starken und des zu schwachen Herzens paradoxerweise mit einem einzigen zusätzlichen Medikament erzielen (ACE-Hemmer, Angiotensinantagonisten; s. den Beitrag von H. C. Kümmell, «Grundlegende therapeutische Aspekte», S. 239 ff.)? Warum können wir eine Lebensverlängerung sowohl bei der Behandlung der Hypertonie als auch der Herzinsuffizienz mit einem Medikament erzielen, welches in beiden Erkrankungen die Herzkraft vermindert (Betablocker[16]) und besonders auch extrakardial wirkt (Diuretikatherapie, ACE-Hemmer, Angiotensinantagonisten, Aldosteron-Antagonisten)?

Mit dem in der Forschung verwendeten Begriff der Pumpe für den Blutkreislauf ist gemeint, daß der von der Umwälzpumpe erzeugte Druck die nötige Durchblutung durch die Kapillaren erzeugt, die Perfusion. Es können auch weitere allgemeine Fragen auftauchen, bei denen sich unmittelbar der Blutkreislauf nicht konsequent logisch mit der Kraft einer Umwälzpumpe erklären läßt. Warum finden wir bei einem schwachen, insuffizienten Herzen und schlechter Durchblutung oft einen normalen Blutdruck? Und warum bei einem zu hohen Blutdruck auch eine schlechte Durchblutung (auch wenn noch keine Gefäßeinengung durch Arteriosklerose nach längerem Hochdruck stattgefunden hat)? Warum können Blutdruck und Herzfrequenz in weiten Bereichen schwanken, ohne die Perfusion gleichzeitig zu verändern, obwohl Blutdruck- und Herzfrequenzsteigerung die beiden Grundkräfte für die Leistungsreserve der Umwälzpumpe des Blutkreislaufes sein sollen, wie dies – in der Einleitung referiert – von namhaften Autoren vertreten wird?

Je mehr wir im einzelnen die genannten Fakten betrachten, desto weniger leicht läßt sich für solche Fragestellungen durch einfache Schlußfolgerungen eine Klarheit herstellen, weil eine Fülle von wissenschaftlichen Einzelheiten sowohl über die Herzfunktion als auch über die Strömungs- und Stoffwechselvorgänge in der Kapillare entdeckt wurden. Wir wollen unter Berücksichtigung einiger wichtiger Fakten die Beziehung zwischen dem Herzen und der Blutbewegung neu betrachten. Wir werden bei diesen Betrachtungen darauf gelenkt, daß die Gewebe einen besonderen, noch nicht allgemein anerkannten Effekt auf den Blutkreislauf haben, den wir im folgenden beschreiben wollen.

Eine im heutigen Kontext unverständliche Aussage lautet: Das Herz ist keine Pumpe.[17] Diese Unstimmigkeit zu den vorangehenden Ausführungen und zur allgemein geltenden Wissenschaftsmeinung soll im folgenden betrachtet werden.

Vergegenwärtigen wir uns das Bisherige noch einmal detailliert. Die Herzfunktion wird in der herrschenden Lehre folgendermaßen beschrieben: Das Herz erzeugt mit seiner Muskelkraft während des Schlagens zuerst die Herzwandspannung oder auch das Load[18] und dadurch den Herzkammerdruck, der über die ganze Pumpstrecke durch den Kreislauf bis zum Herzen zurück das arterielle,[19] kapilläre und venöse Druckgefälle bzw. das Wandspannungsgefälle aufbaut, über welches das Blut durch den Kreislauf zum Herzen zurücktransportiert wird und hier als Preload, Vorlast, definiert ist. Die Kreislaufpumpe erzeugt demnach am Beginn der Pumpstrecke die Höhe der Last sowie der Nachlast und am Ende schließlich die Höhe der Vorlast. Wir betrachten beim Verfolgen des Effektes der Herzkraft auf die Blutströmungsgeschwindigkeit nicht nur den Druck unabhängig von der Füllung, sondern gleichzeitig das Blutvolumen,[20] das die Höhe der Wandspannung erzeugt und das quantitativ dem Radius des Herzens oder des Gefäßes proportional ist.

Es werden in Ruhe etwa 4 Liter Blut pro Minute im Kreis transportiert. Dies

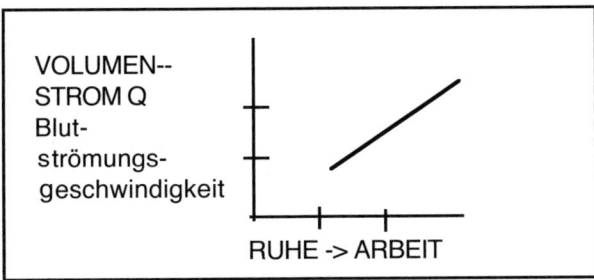

Abb. 3: Der Volumenstrom steigt unter Arbeitsbelastung an.

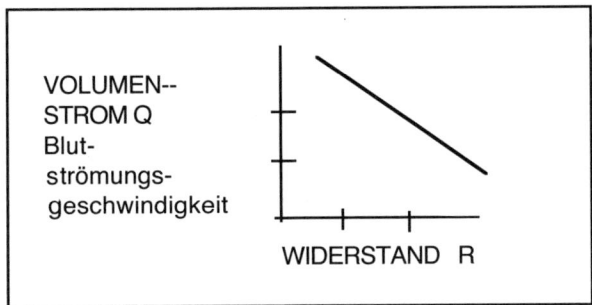

Abb. 4: Der Volumenstrom nimmt um so mehr ab, je höher der Widerstand gegen die Blutströmungsrichtung wird.

entspricht bei mittlerem Blutdruck von 100 Torr etwa 1 Watt Förderleistung, wenn 100 ml pro Sekunde fließen.[21] Die Durchblutung ist dabei um so größer, je geringer der Widerstand gegen die Blutströmung ist.[22] Also, folgert man, bewegt das Herz dauernd das Blut im Kreis und erzeugt damit die lebensnotwendige Durchblutung, die sogenannte Perfusion der Gewebe. Der Blutkreislauf ist hierbei geschlossen. Jede Verletzung der Gefäße und der feinen Kapillaren führt aufgrund des arteriellen und hydrostatischen Blutdruckes in den Kapillaren zu einem Bluterguß ins Gewebe (Hämatom) und unter ungünstigen Verhältnissen zum Untergang des betroffenen Gewebes, wenn keine Durchblutung mehr stattfindet. Schließlich ist das Blut, meßbar als Preload, vor und in dem rechten Herzen wieder angekommen. Dabei ist die Blutmenge von etwa 5 Litern die träge Flüssigkeitsmasse von 5 Kilogramm, die dauernd vom Herzen bewegt wird. In Ruhe werden etwa 4 Liter pro Minute, bei körperlicher Anstrengung etwa 20 Liter pro Minute gefördert (siehe Abb. 3).

Je höher dabei der Widerstand gegen den Volumenstrom ist, desto mehr wird der Volumenstrom gebremst, wird also kleiner, und die Strömungsgeschwindigkeit nimmt ab (siehe Abb. 4).

Wieviel Blut also im Endeffekt strömt und wie schnell, ergibt sich erst aus dem Zusammenwirken von treibender Kraft und bremsender Kraft.

Zusammenfassend gelten als Beweise für die Pumpentheorie die Tatsachen, daß bei Eintritt des Herzstillstands auch die Blutströmung stillsteht und daß das Herz durch eine Pumpe ersetzt werden kann. Die Pumpfähigkeit wird deutlich am isolierten Herzen: Wenn viel Blut ins Herz einfließt, wird viel Blut weiterbefördert (Starling 1895), und wenn das Herz kräftiger und schneller schlägt, wird sofort durch das Herz selbst mehr gefördert (Leistungsreserve, Reindell 1964).

Das Herz kann von sich aus durch gesteigerten Kraftaufwand und durch schnelleres Schlagen mehr pumpen, wenn es vom Organismus isoliert experimentell untersucht wird. Die Fähigkeit des Herzmuskels, Kraft zu entfalten, wird durch Untersuchungen am isolierten Herzmuskelstreifen, also einem kleinen Teil des Herzkammermuskels, deutlich. Nach einer Reizung entwickelt die Muskulatur eine bestimmte Spannung durch Kontraktion.

Ein Froschherz bewegt sich stundenlang im Wasser, rhythmisch rückstoßartig kontrahierend und wieder Wasser ansaugend, so daß eine Drucksaugpumpe demonstriert werden kann. Das Herz kann auch im Organismus am Anfang der Diastole durch Rückstellkräfte, die von der Systole «übriggeblieben» sind, für einen kurzen Moment «saugen». Dabei fällt der Druck in der Herzkammer am Beginn der Füllung (Diastole) kurz unter Null, d.h. unter den atmosphärischen Druck ab (Sonnenblick 1988).

Im Organismus strömt die Menge, die aus dem Herzen ausgeworfen wird (4 Liter pro Minute), auch wieder ins Herz ein. Diese Menge kann auch nur wieder als gleich große Menge durch das geschlossene Kreislaufsystem vom Herzen herkommen. Also, folgert man, ist das Herz die Pumpe im Kreislauf. Die bis hierhin beschriebene Kausalität zwischen dem Herzen als Motor und der durch das Herz erzeugten Blutbewegung wird in der heutigen Medizin allgemein akzeptiert.

Wir wollen nun diese kausale Beziehung auch während der normalen, der zu starken und der zu schwachen Herztätigkeit verfolgen und sehen, ob es möglich ist, diesen Pumpeffekt des Herzens auf den ganzen Blutkreislauf erneut zu beweisen, wenn das Herz im Organismus schlägt. Es soll dabei nicht nur ein Teilabschnitt, z.B. vor und nach dem Herzen, betrachtet werden, sondern immer der ganze Blutkreislauf, denn dies ist immer gemeint, wenn das Herz als Pumpe bezeichnet wird, weil sie ja nach dieser Vorstellung das Blut durch den ganzen Kreislauf pumpt. Wir werden dabei Entdeckungen machen, die uns möglicherweise zu einer Neubewertung vorhandener Fakten führen.

Wenn man schnell läuft, erhöht das Herz den Blutdruck, also auch das Blutdruckgefälle durch den ganzen Kreislauf, schlägt etwa dreimal so schnell, und es fließt fünfmal mehr Blut, also 20 Liter pro Minute (Abb. 5 und 6). Dies ist deswegen in diesem Umfang möglich, weil bei Belastung der Widerstand gegen die Strömung geringer wird (Abb. 4) und gleichzeitig die gesamte Blutstrom-

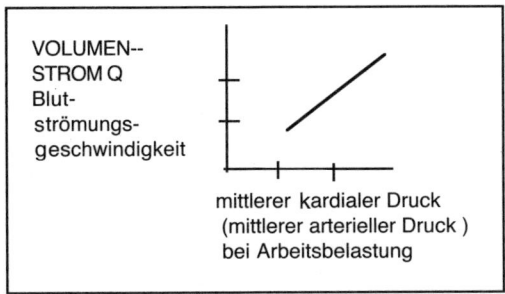

Abb. 5: Nimmt der Druck bei Arbeitsbelastung zu, nimmt auch der Volumenstrom zu.

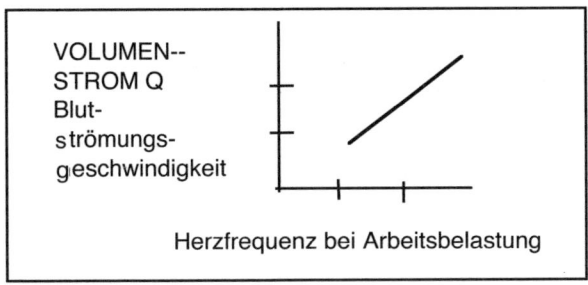

Abb. 6: Nimmt die Herzfrequenz bei Arbeitsbelastung zu, nimmt auch der Volumenstrom zu.

bahn, der ganze periphere Querschnitt, entsprechend kleiner wird. So kann bei körperlicher Belastung die pro Zeit durch die Muskulatur strömende Blutmenge um das 15- bis 25fache ansteigen, je nach Trainingszustand, wie in den Physiologiebüchern verzeichnet ist. Andere Kreislaufabschnitte, z.B. der Nierenkreislauf und der Darmkreislauf, werden dabei reduziert, während der Gehirnkreislauf nicht verändert wird.

Diese Gesamtbetrachtung der Pumpfähigkeit des Herzens genügt uns hier aber nicht, weil die starke körperliche Arbeitsbewegung und die schnelle Atembewegung die auf Kausalität ausgerichtete Betrachtung von Herz- und Blutbewegung stören. Die forcierte Atembewegung mit der Erzeugung von Druckschwankungen im Brustkorb, Überdruck und Sog (Unterdruck, unter dem atmosphärischen Druck) und die starken Gliedmaßenbewegungen mit der fördernden Wirkung der sogenannten Muskelpumpe auf die Blutströmung nehmen Einfluß auf den zentralen und den peripheren Blutstrom. Wir wollen hier wissen, was das Herz allein, nur von sich aus, mit seiner Kraft, für einen Effekt auf den Blutstrom ausübt. Es soll dabei nicht vom Organismus isoliert sein, etwa teilweise herausgeschnitten, wie im Herz-Lungen-Präparat, sondern im natürlichen Zusammenspiel mit dem gesamten Organismus betrachtet werden.

Wir wollen daher versuchen, in der Betrachtung alle anderen Einflüsse auf die Blutströmung auszuschalten, damit deutlich wird, wie groß tatsächlich die das Blut bewegende Pumpkraft des Herzens und wie hoch seine Pumpfrequenz ist. Es ist bei unserer heutigen Kenntnis der meßbaren Fakten möglich, das Herz als Pumpe unabhängig von Störfaktoren darzustellen. Ich kehre daher zwecks Klarstellung der Kausalitätsverhältnisse zum ruhenden und ruhig atmenden Menschen zurück und verfolge, was mit der Blutströmung geschieht, wenn ausschließlich nur das Herz durch seine eigene Aktivitätsänderung den Druck und die Frequenz ändert. Wir wollen beobachten, wie das Herz *zuviel* und *zuwenig* pumpt: Wird das Herz schwach und langsam, der vom Herzen erzeugte Druck niedrig, so wird auch das Herzminutenvolumen niedrig, bis schließlich beim Herzstillstand auch der Kreislauf stillsteht. Betrachten wir die stärkere und schnellere Tätigkeit des Herzens, dann kommen wir zu der ersten erstaunlichen, unerwarteten äußeren Entdeckung, weil wir das von einer Pumpe, dem Motor des Kreislaufes, nicht erwarten: Erzeugt das Herz während körperlicher Ruhe einen höheren Druck und eine höhere Frequenz, dann fließen nie 10 oder 20 Liter Blut pro Minute, obwohl die Pumpdrücke und Pumpfrequenzen dafür ebenso vorhanden sind wie bei körperlicher Anstrengung (siehe Abb. 7).

Auch mit einem eingebauten künstlichen Herzen kann der Blutstrom nicht erhöht werden, wenn der Pumpdruck erhöht wird. (Siehe dazu die Aufzeichnungen von Pumpdruck und gleichzeitigem Blutvolumenstrom beim künstlichen Herzen: der Volumenstrom fällt ab, wenn der Druck erhöht wird; Abb. 1.) Auch wenn im Experiment durch einen elektrischen Schrittmacher während körperlicher Ruhe die Pumpfrequenz erhöht wird, nimmt das Fördervolumen, das Pumpvolumen, dadurch nicht zu. Das Herz kann den Widerstand nicht überwinden. Der Widerstand (R) gegen die Blutströmung (Q) wächst besonders dort, wo die Gefäße eng werden (r^4), in den Präkapillaren, und wird beschrieben durch die Hagen-Poiseuille-Relation (Q) = (p · r^4) etc. Wie schnell das Blut schließlich strömt, wird also einerseits durch die treibende Kraft bestimmt, die in Blutströmungsrichtung wirkt, und andererseits durch die Höhe des Widerstandes, der gegen die Strömungsrichtung wirkt. Es fließt daher dann viel Blut pro Minute, sowohl lokal peripher als auch zentral, durchs Herz, wenn der Widerstand gesenkt wird. Wir kennen das Prinzip der Autoregulation der Gewebe und Organe. Die Autoregulation der Durchblutung kommt dadurch zustande, daß bei Blutdruckschwankungen eine Gegenregulation durch Gefäßerweiterung oder -verengung erzeugt wird, die durch die Modulation des Widerstandes die letztlich resultierende Durchblutung konstant hält. Daher kann auch bei hohem Blutdruck sowie bei normalem Blutdruck wegen jeweils hohen Gesamtwiderstands, wie bei der Herzinsuffizienz und der Hypertonie, zu wenig Blut fließen. Der

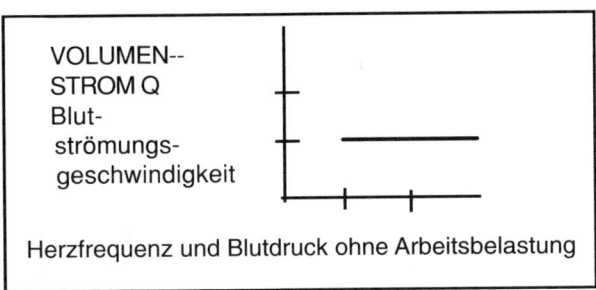

VOLUMEN--
STROM Q
Blut-
strömungs-
geschwindigkeit

Herzfrequenz und Blutdruck ohne Arbeitsbelastung

Abb. 7: In Ruhe, ohne Arbeitsbelastung, bleibt der Volumenstrom gleich groß, obwohl Blutdruck und Herzfrequenz, die Basismechanismen für die Reserveleistung, ansteigen.

gesamte Organismus ist also fähig, in weiten Bereichen unabhängig von arteriellen systemischen Blutdruckschwankungen seine eigene Durchblutungsgröße durch Modulation des Widerstandes gegen den in der Strömungsrichtung treibenden arteriellen Blutdruck, also unabhängig von ihm, zu bestimmen. Guyton kommt bei der Beurteilung seiner Experimente zu folgendem Schluß: «... daher gibt es keinen Grund zu glauben, daß in der normalen Zirkulation eine Erhöhung der Pumpkapazität des Herzens über die Normalfunktion hinaus das Herz-Minuten-Volumen auf höhere als normale Werte steigert. Andererseits, sobald eine größere Menge Blut aus den Venen ins Herz zurückfließt, wird die Fähigkeit des Herzens, nun seine Pumpkapazität zu vergrößern, wesentlich, um das ins Herz zurückströmende Blut weiterbefördern zu können.»[23]

Der zentrale Venendruck treibt das Blut ins rechte Herz. Werden zum normalen Blutvolumen 40 % infundiert, nimmt das Herzminutenvolumen um 100 % zu.[24] Das Herz bietet in der Diastole gegen die treibende Kraft einen geringen Widerstand und während der Systole einen unüberwindlich hohen Widerstand. Die Herzfüllung (enddiastolisches Volumen) bestimmt durch den Starling-Mechanismus die Stärke der Kontraktion und des Auswurfes.

Als Ergebnis unserer bisherigen Betrachtung müssen wir feststellen: Obwohl die wesentliche Funktion des Herzens für den Blutkreislauf die Pumpfunktion sein soll, kommt eine Überfunktion gerade dieses Pumpens – sozusagen eine ausschließlich kardial generierte paroxysmale[25] Hyperzirkulation – nicht vor. Dieses «Zuviel-Pumpen-Syndrom» müßte deswegen öfter auftreten, weil durch den Frank-Starling-Mechanismus[26] ein positiver Rückkopplungskreis entstehen kann:

1. Eine plötzliche Inanspruchnahme der Leistungsreserve (kräftiger Herzschlag oder z.B. paroxysmale Tachykardie) als Ausgangsursache führt zu einem höheren Auswurf (+).
2. Dieser höhere Auswurf führt zu einer höheren Perfusion (+), dadurch zu einer Vergrößerung der Gefäßfüllung mit konsekutiver Widerstandsminde-

rung wegen Gefäßerweiterung (der Radius r wird größer) und führt zu einem höheren Rückstrom zum Herzen (+).

3. Der erhöhte Einstrom ins Herz erzeugt eine stärkere Vordehnung, infolgedessen der erhöhte Auswurf weiter erhöht wird (+).

4. Zusammen mit einer steigenden Herzfrequenz (+) summiert sich dann ein rein kardial generiertes Hyperzirkulationssyndrom.

Dieser positive Rückkopplungskreis (circulus vitiosus) entsteht aber in der Realität nie. Er könnte jedoch leicht entstehen, besonders bei einem peripheren Widerstandsverlust (der Radius der kleinen Gefäße wird größer), weil dann eine strömungsmechanische Koppelung der Herzleistungsreserve[27] mit dem Starling-Mechanismus zustande kommt. Die Autoregulation der Durchblutung der Organe und des gesamten Organismus verhindert dies. Aber trotz Störungen in der Autoregulation, wenn diese versagt, finden wir keine ausschließlich kardial generierte paroxysmale Hyperzirkulation. Wir kennen zwar die Pumpunterfunktion (Herzinsuffizienz), aber es fehlt eine deutliche Pumpüberfunktion, die autonom, vom Herzen selbst und nur kardial, erzeugt wird.

Betrachten wir nun genauer die Pumpunterfunktion, die Herzinsuffizienz, so stoßen wir auf ein weiteres Paradoxon: Wird das Herz zu langsam und der arterielle treibende Pumpdruck zu niedrig, dann fällt der Restdruck vor dem Herzen nicht auch ab, sondern steigt an. Er beträgt normalerweise 2 bis 12 cm Wassersäule und steigt beim Herzversagen auf Werte bis 20 cm Wassersäule an. Auch die Füllung mit Blut steigt paradoxerweise vor dem Herzen an, obwohl das Herz aufgrund seiner schwächeren Pumpaktion[28] nun weniger Blut pro Minute bis zurück vor das Herz führt.

Wir können uns die Frage stellen, ob wir einen realen Faktor kennen, der uns immer die Höhe des gesamten Blutstroms anzeigt, denn von der Herzfrequenz und vom arteriellen Blutdruck wissen wir, daß diese nicht immer mit dem geförderten Volumen korrelieren. Wir können in Selbstbeobachtung einfach unterscheiden, wie unterschiedlich die beiden Kreislaufzustände subjektiv erlebt werden: einerseits hohe Herzfrequenz und erhöhter Blutdruck sowie schnelle Atmung bei körperlicher Belastung bis zu einer submaximalen Grenze und andererseits ein hoher Blutdruck mit Tachykardie in Ruhe mit Ruheatmung. Wir wissen durch Messungen, wieviel Blut pro Minute tatsächlich zentral durchs Herz fließt. Mit welchem meßbaren Faktor der Blutstrom immer mitsteigt und mitfällt, ist bekannt. Die Physiologie weiß darauf eine ganz konkrete Antwort: Es fließt immer nur so viel Blut durchs Herz, wie Sauerstoff im gesamten Organismus verbraucht wird, und es fließt in der Peripherie immer nur dort viel Blut, wo viel Sauerstoff verbraucht wird (siehe Abb. 8 und 9).

So fließt in einem großen Organismus viel Blut pro Minute, und es wird viel Sauerstoff verbraucht, in einem kleinen dagegen wenig Blut, und es wird entsprechend weniger Sauerstoff verbraucht. Ist der Organismus in Ruhe, verbraucht er wenig Sauerstoff, und es fließt weniger Blut pro Minute. In Bewegung verbraucht

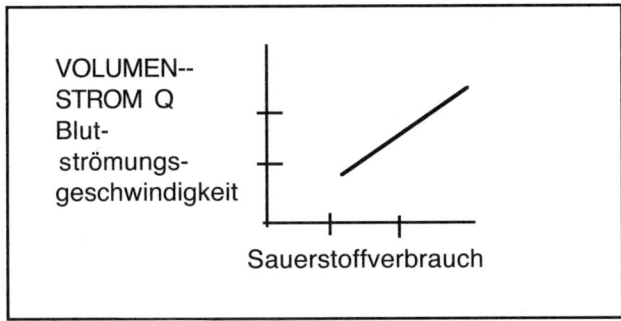

Abb. 8: Der Volumenstrom steigt immer an, wenn der Sauerstoffverbrauch zunimmt.

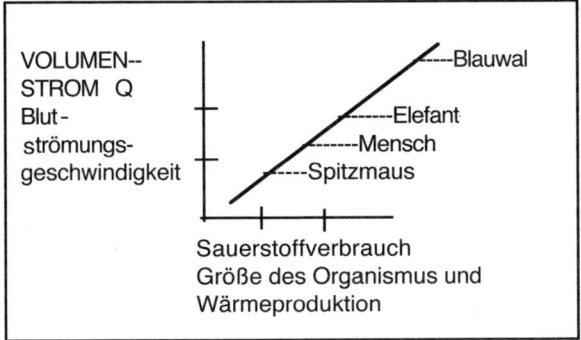

Abb. 9: Wir finden einen um so größeren Volumenstrom, je größer der Organismus ist, weil er um so mehr Sauerstoff verbraucht und um so mehr Wärme produziert.[30]

er viel Sauerstoff, und entsprechend fließt mehr Blut pro Minute durch das Herz und entsprechend durch die Muskulatur. Dort kann die Durchblutungsmenge um das 15- bis 25fache ansteigen, je nach Trainingszustand.[29] Wiederholen wir unter diesem Gesichtspunkt die Frage, warum ohne körperliche Anstrengung, aber bei hohem Blutdruck und hoher Herzfrequenz trotzdem nicht mehr Blut fließt als bei normalem Ruheblutdruck und normaler Ruheherzfrequenz. Dies läßt sich dadurch erklären, daß in beiden Zuständen etwa gleichviel Sauerstoff verbraucht wird. Auch das anfallsweise «Zuvielpumpen-Syndrom» bei körperlicher Ruhe gibt es deswegen nicht, weil der Sauerstoffverbrauch die Höhe der gesamten momentanen Blutströmung durch das Herz «bestimmt» (siehe Abb. 8).

Der Sauerstoffverbrauch in den Geweben, die Verbrennung, hängt also intensiv damit zusammen, wie schnell das Blut im Kreislauf fließt bzw. fließen kann. Man sagt, die Beziehung zwischen beiden ist linear. Im engen Zusammenhang damit steht gleichfalls, daß die Herzfrequenz immer um so viel ansteigt, wie Sauerstoff im Gewebe verbraucht wird. Steigt also der Sauerstoffverbrauch, dann steigt auch die Herzfrequenz, und der Volumenstrom nimmt zu. Also genauso wie der Sauerstoffverbrauch von der Größe des Organismus (in kg) abhängig ist, so ist es auch der Blutvolumenstrom (siehe Abb. 9).

Es fällt im Vergleich auf, daß der für die Blutströmung als ursächlich angesehene Pumpdruck und die Pumpfrequenz sich unabhängig zur Blutströmungsgeschwindigkeit verhalten, während diese beim Sauerstoffverbrauch immer eindeutig linear bzw. proportional verläuft, also sich als streng abhängig erweist. Mit dem Anstieg des Sauerstoffverbrauchs steigt auch die Herzfrequenz immer linear.[31] Hatten wir eingangs keine Schwierigkeit, das Herz in einem völlig geschlossenen Adersystem als die Ursache für die Blutströmung wie eine Kreislaufpumpe zu beschreiben, stehen wir jetzt vor der Tatsache, daß immer die Verbrennung in den Geweben des Organismus bestimmt, wie schnell das Blut strömt bzw. wieviel Blut pro Minute durch den Organismus zirkuliert. Wir sehen, daß die Geschlossenheit des Kreislaufsystems zwar notwendig ist – denn sonst käme es dauernd zu Blutungen ins Gewebe oder nach außen, wie etwa bei einem feinen Nadelstich –, daß aber funktionell im Kapillarbereich der Blutstrom zum Gewebe hin so weit offen sein muß, daß die Geschwindigkeit des Blutstroms vom Gewebe aus, also von außerhalb des Blutgefäßsystems, durch den Sauerstoffverbrauch, in engem Zusammenhang mit der Verbrennung, gesteuert und bewirkt wird. Die Frage ist, ob im Zusammenhang mit dem Sauerstoffverbrauch nur der Widerstand gegen die treibende Kraft des arteriellen Blutdrucks gesenkt wird oder ob die Gewebe auch die treibende Kraft für den Blutstrom erzeugen.

Wir formulieren unsere eingangs gemachte Feststellung jetzt genauer: Die Höhe der Blutfüllung vor dem Herzen in den großen Hohlvenen und die dort herrschende Höhe des restlichen Blutdrucks, des Preload oder der Vorlast, bewirken den Wiedereinstrom zurück ins Herz. Stellen wir uns das Herz, wie am Anfang gesagt, als eine die Blutströmung im Blutkreislauf verursachende Pumpe vor, so muß sowohl die Höhe der venösen Füllung als auch die Höhe des venösen Druckes vor dem Herzen[32] vom Herzen selbst verursacht sein und der letzte Pumpeffekt am Ende der Pumpstrecke sein, bevor der Kreislauf im Herzen wieder neu beginnt. Je voller die großen Venen vor dem Herzen sind, desto gespannter ist dort die Venenwand und mit um so mehr vom Herzen stammender Restkraft, oder dem vom arteriellen Druck übriggebliebenen Restdruck, wird das Blut ins Herz zurückgetrieben. Dies ist vor allem unter der Voraussetzung eines ganz geschlossenen Adersystems eine logische und leicht verständliche Vorstellung. Wie müssen wir aber den gesamten Vorgang beschreiben, wenn wir den Kreislauf im Kapillarbereich funktionell als zum Gewebe hin geöffnet mitbetrachten? Die Kapillare hat verständlicherweise die lebenswichtige Funktion, durch die Kapillarmembran zum Gewebe hin «offen» zu sein, da im Gewebe Sauerstoffstrom und Ernährungsstrom (400 Gramm Glucose in 24 Stunden) sowie Entgiftungsstrom und Lymphstrom (3 Liter in 24 Stunden, kann bei erhöhtem Filtrationsdruck erheblich ansteigen) dauernd vorhanden sind. Es kommt also in der Kapillare zu einem Mengenverlust aus der Kapillare ins Gewebe, besonders auffällig an der druckabhängigen Filtration in den Nieren. Alle Volumina, die mit dem Ernährungs- und Sauerstoffstrom die Kapillare verlassen, fehlen aber im Blutgefäßraum, in der Kapillare, in der Venole. Die Blutgefäße haben also durch Filtration, Diffusion und aktiven Transport immer ein funktionelles Leck, durch das dauernd aus dem strömenden Blut Flüssigkeit in das Gewebe verlorengeht. Dieser Flüssigkeitsstrom wird also nicht durch die Kapillare «perfundiert», sondern verläßt während des kapillären Durchstroms die Kapillare und erscheint im Gewebe, im interstitiellen Raum. Was müssen wir daraus folgern?

An dieser Stelle machen wir eine weitere wichtige Entdeckung: Die Höhe der Füllung in den Venolen und im ganzen venösen Gebiet, also auch die Füllung der großen zentralen Venen vor dem Herzen, wird nie durch das Herz selbst verursacht. Im Gegenteil: Durch den vom Herzen verursachten Blutdruck wird in der Kapillare immer ein bestimmtes Volumen in das Gewebe abfiltriert, je höher, um so mehr, besonders deutlich in der Niere. Dadurch werden die venöse Füllung und infolgedessen der zentralvenöse Druck vermindert. Die Niere bringt nun durch ihre eigene Arbeit einen großen Teil dieses Volumens wieder in das Venensystem zurück.[33] Diese Entdeckung bedeutet, daß die Höhe der Füllung und des Druckes vor dem Herzen nie vom Herzen selbst hergestellt wird, wie bei einer Pumpaktion durch ein völlig geschlossenes Adersystem, sondern als aktive Leistung von den Organen und ihren Geweben. Die Kohlensäureproduktion aus dem Gewebe in das Blut zusammen mit anderen Endprodukten des Stoffwechsels, z.B. Phosphor-, Schwefelsäure zusammen mit dem in der Verbrennung neu entstandenen Wasser (Oxydationswasser etwa 300 ml in 24 Stunden), werden in die Kapillaren gegen den dort herrschenden Kapillardruck[34] durch die Gewebearbeit eingespeist (Diffusionsdruck vom Gewebe in die Kapillare), und zusammen mit dem Lymphrückstrom wird letztlich die Höhe der venösen Füllung, die Höhe der Venenwandspannung vor dem Herzen, vom gesamten Geweborganismus erzeugt. Gerade der Lymphstrom zeigt uns, daß die Gewebe nicht in der Lage sind, alles abfiltrierte und durch Stoffwechsel entstandene Wasser im vollen quantitativen Ausgleich wieder in die Kapillare zurückzubringen. Erst über den Lymphweg wird schließlich in den Venenwinkeln im Brustkorb wieder diese Lymphflüssigkeit in die herznahen Hohlvenen zurückgegeben. Je stärker das venöse System gefüllt wird, desto höher ist auch jeweils der sich dadurch einstellende Füllungsdruck und die Gespanntheit der großen Venen, die Venenwandspannung, die nun die Kraft ist, die das Blut ins Herz beschleunigt. Wir kommen also zu der Entdeckung, daß sowohl die venöse Füllung vor dem Herzen als auch die Venenwandspannung, somit auch der sich dadurch einstellende Füllungsdruck im Herzen, durch die Arbeit der Gewebe erzeugt wird und nicht durch das Herz dorthin gepumpt wird. Der

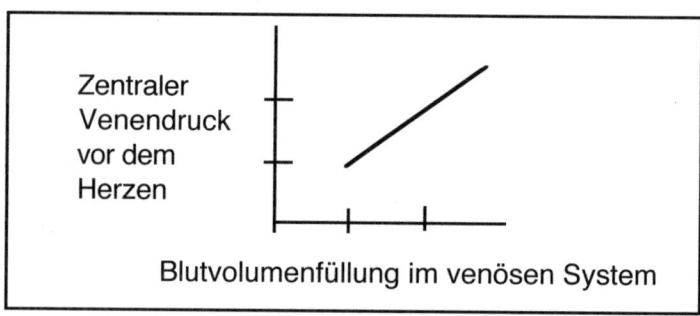

Abb. 10: Je mehr das Kreislaufsystem mit Blutvolumen gefüllt wird, desto höher wird der Druck, der das Blut ins Herz treibt, und desto höher wird der Volumenstrom durch das Herz (Q oder Herzminutenvolumen).

Einfülldruck vor dem Herzen ist nicht, wie durch eine Herzpumpaktion durch den ganzen Kreislauf, der Restdruck vom Herzen, sondern wird vom Organismus erzeugt, von seinen sauerstoffverbrauchenden, flüssigkeit- und blutproduzierenden Geweben. Ein kleiner Teil der gesamten Gewebeleistung (60 Watt in Ruhe) wird dauernd zur Erzeugung und Wiederherstellung des Blutvolumens verwendet und vom Gewebe durch die Kapillarmembran in die Kapillare transportiert. Wir können uns damit erklären, warum der Venendruck vor dem Herzen steigt, wenn das Herz insuffizient wird, die sogenannte Herzpumpe schwächer wird, anstatt wegen der schwächeren Pumpaktion zu fallen. Die durch das Herz erzeugte Nachlast vermindert also immer die Höhe der Vorlast, und die Gewebe stellen erst die endgültige Höhe der Vorlast her (siehe Abb. 10). Diese bestimmt aber, wieviel Blut ins rechte Herz fließt, und damit auch, wieviel ausfließt, und infolgedessen, wieviel vom rechten Herzen durch die Lunge zum linken Herzen fließt (s. auch Anm. 5 zur Fontan-Operation).

Für die Mikrozirkulation bedeutet dies: Die Höhe der Wandspannung am Ende von Kapillare und Venole und demzufolge das Wandspannungsgefälle[35] vom Ende der Kapillare und der Venole bis zum Herzen zurück wird nicht, wie von einer Pumpe, vom Herzen erzeugt, sondern vom Gewebe. Es würde nur vom Herzen in Form einer Pumpfunktion erzeugt, wenn die Kapillaren und Venolen «wasserdicht», blutdicht wären und das Blut unverändert durch Kapillare und Venole fließen, also keinerlei Volumen-Wasseraustausch und keinerlei Stoffwechsel stattfinden würde.

Die Größe des Blutvolumens wird nicht nur vom Blutplasma bestimmt, sondern zu etwa 46 % von den roten Blutkörperchen und den anderen korpuskulären Bestandteilen des Blutes. Auch diese roten Blutkörperchen bestimmen die Höhe der Blutfüllung und werden aus einer Stammzelle[36] im Knochenmark in die Kapillare transportiert. Dieser Anteil des Blutvolumens ergibt sich durch das Verhältnis von Zellmauserung und Zellneuproduktion. Die Höhe der Wandspannung in der Kapillare kommt zunächst aktuell durch das Volumen zustande, das durch den Druck abfiltriert wird, durch die Menge, die an Glucose, Sauerstoff und Wasser vom Gewebe aus der Kapillare entnommen wird, und durch das Volumen, welches an neuen Substanzen in die Kapillare durch Diffusion und unter Energieaufwand, wie in der Niere, wieder hineingefüllt wird. Der letztlich zustandegekommene Füllungszustand und damit auch die Höhe des Kapillardruckes insgesamt, also die Höhe der kapillären Wandspannung, ist immer das Ergebnis der Gewebearbeit und wird nie durch das Herz hergestellt. Nur wenn die Kapillarwand ganz dicht wäre, würde die Wandspannung[37] allein vom Herzen bewirkt,[38] mit der Folge des Gewebetodes hinter der nun vollständig dichten Kapillarmembran. Alles, was sich in der Kapillare befindet, wird, über kürzere und längere Zeit betrachtet, vom Gewebe produziert: die Gesamtheit des Blutes. Wieviel sich momentan in der Kapillare befindet bzw. am Ende von Kapillare und Venole, wird vom Herzdruck, dem arteriellen Druck, der subtraktiv, also entleerend, wirkt, und von der Arbeit des Gewebes, additiv, also auffüllend, bestimmt. Die Höhe des Load am Ende von Kapillare und Venole ist also immer durch die Gewebearbeit höher, als sie wäre, wenn nur durch einen «undichten Schlauch» gepumpt und das verlorene Volumen nicht wieder ersetzt würde, weil während der kapillären Perfusion Volumen aus der Kapillare abfiltriert und aktiv entnommen wird, also ins Gewebe abströmt, und unter Energieaufwand mit neuen Stoffen das gleichgroße Volumen durch die Gewebearbeit wieder in die Kapillare geladen wird. So werden allein in der Niere unter Energieaufwand 172 Liter in 24 Stunden in die Nierenkapillaren und Venolen «geladen», nachdem dieselbe Menge abzüglich des 1 Liter Endurins durch den Herzdruck, den arteriellen Druck, abfiltriert wurde. So könnte man auch sagen: Das Herz entlädt die Kapillaren, und die Gewebe laden die Kapillaren dauernd mit neuem Blutvolumen auf. Ist das Gleichgewicht gestört, kommt es zur Überfüllung im Gefäßsystem oder zum Ödem im Gewebe. Die Höhe der Füllung ergibt sich immer erst aus dieser Bilanz. So viel Flüssigkeit, wie am Anfang in die Kapillare eintritt, erscheint im Mittel aller Kapillaren auch am Ende wieder und strömt von dort aus zum Herzen hin. Aber der direkte Strom, den man sich als direkt perfundiert oder hindurchgepumpt denken kann, ist immer kleiner als der am Ende der Kapillare erscheinende, weil es während des Durchstroms immer zu einem Volumenverlust kommt, welcher unter Energieaufwand, wie am Beispiel der Niere verdeutlicht, aus den Geweben ersetzt wird.

Wieviel Kraft das Gewebe aufbringen kann, um Flüssigkeit durch die Kapillarmembran in das Kapillarlumen zurückzutransportieren, wird deutlich, wenn wir den aufrecht stehenden Menschen betrachten: Je weiter nach unten eine Kapillare liegt, desto höher wird dort in ihr der Druck,[39] er kann am Fuß 100 mm Hg erreichen, während in Herzhöhe nur 15 – 30 mm Hg herrschen. Die «Drainagekraft» des Gewebes zusammen mit der wasserbindenden Kraft des Blutes (onkotischer Druck) ist also so groß, daß das aus dem Stoffwechsel anfallende

Gewebewasser mit den Stoffwechselendprodukten gegen ein hohes hydrostatisches Druckgefälle in die Kapillare transportiert wird und ein verbleibender Rest über den Gewebeweg, den Lymphweg, wieder in den venösen Kreislauf zurückgebracht wird. Erst über einem darüberliegenden kritischen Druckgefälle kommt es zur Anschwellung des Gewebes, zum Ödem, und schließlich zum Auseinanderziehen der Haut z.B. am Unterschenkelknöchel, zum sogenannten offenen Bein, weil das Gewebe die nötige «Drainagekraft» nicht mehr aufbringt.[40] Auch die Höhe des wasserbindenden onkotischen Druckes wird vom Organismus hergestellt.

Im einzelnen stehen die Flüssigkeitsströme aus der und in die Kapillare stets im Gleichgewicht und sind äußerst komplex. Es kommt hier aber nicht auf einen Teilaspekt an, sondern auf den Endeffekt, wie das Blutvolumen entsteht, verkleinert und vergrößert wird, weil die letztlich aufgebaute Größe dieses Blutvolumens die treibende Kraft für den Bluteinstrom ins Herz erzeugt. Eine grobe Summation von den auftretenden Flüssigkeitsmengen als Liquor, Tränenflüssigkeit, Speichel, Magen-Darm-Säften, Pankreas-Gallen-Flüssigkeit, Lymphe, Urin, Verdunstung und Nierenultrafiltration ergibt, daß das wäßrige, nicht korpuskuläre Blutvolumen etwa 80mal in 24 Stunden neu wiederhergestellt wird (200 Liter / 2,5 Liter). Hinzu kommt, daß 400 Gramm Glucose in 24 Stunden zur Verbrennung dem Blut entzogen werden. Das normale Fassungsvermögen des Gefäßsystems beträgt aber nur 4 – 5 Liter. Das nicht korpuskuläre Blutvolumen, welches über die Kapillare schnell austauschbar ist, beträgt demnach etwa 54 %, also etwa 2 – 3 Liter, bei einem Hämatokrit, also dem korpuskulären Blutvolumen, von 46 %.

Diesen ganz neuen Aspekt können wir auch von anderer Seite in aller Deutlichkeit realisieren und verifizieren, wenn wir uns vorstellen, was geschieht, wenn 10 Minuten lang der Organismus alles Wasser, Glucose, Natrium usw., welches aus der Kapillare druckbedingt in das Gewebe abfiltriert wird, wie in der Niere, nicht wieder in die Kapillare zurückgibt. Dann würden, nur die Nieren gerechnet, nach 8 Minuten bereits 1 Liter Volumen im Kreislauf fehlen, und der Venendruck wäre entsprechend um 7 cm Wassersäule gefallen; entsprechend fiele die Wandspannung vor dem Herzen, als treibende Kraft für den Bluteinstrom ins Herz, ab. An dieser dynamischen Betrachtung können wir sehen, daß nicht das Herz wie eine Pumpe das Blut im Kreis zum Herzen zurücktreibt, sondern daß die Kraft[41] für den Bluteinstrom ins Herz von der dauernden Blutvolumenauffüllung durch die Arbeit[42] der Gewebe zustande kommt. Wir finden auch in der Physiologie der Kompartimente den intra- und extravasalen Raum zu einem funktionellen Raum, dem extrazellulären, zusammengefaßt. Es ist uns auch von der täglichen Praxis bekannt, daß die intravenöse Gabe von Flüssigkeit zu einem sofortigen Strömungsantrieb führt. Werden zum normalen Blutvolumen 40 % infundiert, nimmt das Herzminutenvolumen um 100 % zu.[43] Dies steht in logisch ergänzendem Zusammenhang mit dem vorher

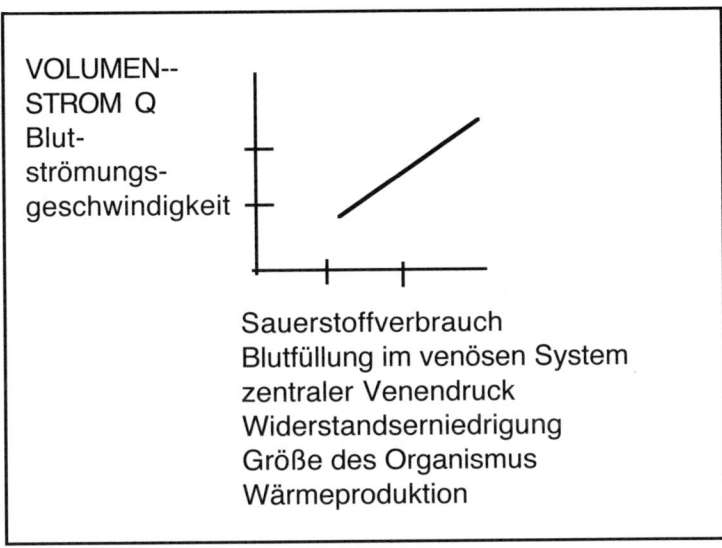

Abb. 11: Zusammenfassung: Der Volumenstrom steigt immer an, wenn der Sauerstoffverbrauch zunimmt, das Blutvolumen im venösen System und der zentrale Venendruck steigen, der Widerstand gegen die Strömung sinkt, je größer der Organismus ist und je mehr Wärme vom Organismus produziert wird. Dagegen steigt der Volumenstrom nicht immer an, wenn nur die Herzfrequenz und der arterielle Blutdruck ansteigen.

betrachteten Meßergebnis,[44] daß das Blut immer[45] um so schneller fließt, je mehr Sauerstoff in den Geweben zur Verbrennung verbraucht wird. Der Organismus leistet in Ruhe etwa 60 Watt. Ein kleiner Teil davon wird dauernd zur Auffüllung der Kapillare mit Blut verwendet. Diese Füllung der Kapillare mit Blut findet immer gegen den in der Kapillare herrschenden «arteriellen», vom Herzen erzeugten, und den sich aus der Körperposition ergebenden hydrostatischen Druck statt. Dagegen leistet das Herz in Ruhe etwa 1 Watt an Förderleistung, bevor diese Leistung, verfolgbar am Druckabfall im arteriellen Baum, zu Wärme wird. Wird z.B. das Bein nicht bewegt, können im Muskel 32 °C herrschen, während bei stärkerer Bewegung bis 40 °C erreicht werden und die Blutströmung stark zunimmt. Jetzt kommt die Wärme aber auch aus der Verbrennung im Muskel. Damit liegt die Ursache für die Blutströmung überall dort, wo auch das Blutvolumen erzeugt wird, nämlich nicht zentral im Herzen, sondern überall in der sogenannten Peripherie (siehe Abb. 11).

Wir sind nun an einem ganz neuen Aspekt angelangt: Da der Organismus und nicht ein pumpendes Herz die Höhe der Füllung und die Höhe des Drukkes vor dem Herzen herstellt, wird das Herz angeströmt, erzeugt aber die Kraft für diese Anströmung nicht selbst wie eine Kreispumpe. Wie verhält sich dann das Herz zur ankommenden Blutströmung? Nach dem bisher Festgestellten als Widerstand. In der Diastole ist das Herz ein geringer Widerstand, in der Systole ein hoher, unüberwindlicher Widerstand für den Einstrom. Fließt viel Blut, so werden dieser Widerstand und alle nachgeordneten Widerstände vermindert.

Wir finden an dieser Stelle die Antwort auf die eingangs angeführten angeblichen Beweise für das Herz als Pumpe: den Herzstillstand und den Einbau einer Pumpe. Wie gesagt, der Venendruck steigt, wenn das Herz schwächer wird, wenn die sogenannte Herzpumpe schwächer und die Blutströmung langsamer wird und der Widerstand gegen den Blutstrom zunimmt. Beim Herzstillstand wird der Widerstand gegen den Blutstrom so groß, daß der Blutkreislauf angehalten wird. Beim plötzlichen Herzstillstand steigt der Druck vor dem Herzen an, ebenso die Füllung in den großen Venen. Bleibt das Herz stehen, bringt es die Blutströmung zur Ruhe. Messungen ergeben, daß der zentralvenöse Druck, also der Druck vor dem Herzen, von 5 auf 8 Torr ansteigt, wenn das Herz plötzlich stillsteht (Bassenge[46]). Baue ich eine Pumpe ein, dann installiere ich einen Widerstand in die Strömung, wie auch das normale Herz ein Widerstand in der Strömung ist. Das normale Herz wird nachgemacht. Das isolierte Herz schlägt ohne Organismus wie eine Pumpe, aber nicht im Organismus. Im Organismus funktioniert das Herz als wechselnd schwacher Widerstand in der Diastole und als starker Widerstand in der Systole.[47] Dies ist ungewohnt für uns zu denken. Aber die neuere Forschung in der Kardiologie hat diesen Punkt auch als besonders wichtig erfaßt. So beschreibt die wissenschaftliche Kardiologie mit den Messungen der diastolischen Funktion, wie wichtig ein niedriger Widerstand des Herzens während der diastolischen Füllung für einen gesunden Kreislauf ist. Wenn die Steifigkeit des Herzens während der Füllung zunimmt, damit der Widerstand des Herzens gegen den Einstrom ansteigt, wird dies als diastolische Dysfunktion bezeichnet, die sich in einer zu langsamen Erschlaffungsgeschwindigkeit in der Diastole zeigt. Die Folge ist, wenn das Herz insuffizient wird, daß sich dann immer mehr Blut vor dem (rechten und linken) Herzen anstaut, weil das Herz zu wenig gefüllt werden kann.

Die Kraft für den Bluteinstrom ins Herz wird also nicht vom Herzen erzeugt, sondern vom Organismus, der das Blutvolumen dauernd aktuell aufbaut. Wie hoch diese Kraft, strömungsdynamisch betrachtet, werden kann, wurde in einer früheren Untersuchung beschrieben.[48] Sie kann so groß werden, daß normalerweise bei einer steigenden Herzfrequenz unter Belastung die isovolumetrische Phase immer kürzer wird, bis diese schließlich bei einer Herzfrequenz von 140 Schlägen pro Minute ganz verschwindet und darüber eine neue, bisher unbekannte Herzzyklusphase auftritt, während der für eine sehr kurze Zeit beide Klappen, die Ein- und die Ausstromklappe, gleichzeitig offen sind, weil aus Trägheitsgründen der Einstrom noch nicht ganz aufgehört hat, aber schon Blut ausströmt.[49] Betrachten wir Diastole und Systole nicht konventionell, sondern von der Topographie der Blutströmung aus gesehen, so wissen wir, daß das Blut in einer Bahn strömt, die als Herzschleife (linke und rechte Herzschleife) beschrieben wird, das heißt, das Blut strömt immer zuerst durch die Einstromklappe in Richtung Herzspitze und muß insgesamt zum Ausstrom in die entgegengesetzte Richtung umgewendet werden. Es gibt bei höheren Herzfrequenzen, wenn die isovolumetrische Phase verschwunden ist, keine Zeitphase mehr, in der kein Blut in Richtung Herzspitze strömt, denn auch bei geschlossener Mitralklappe strömt systolisch Blut im Vorhof in Richtung Herzspitze, weil die Klappenebene in Richtung Herzspitze bewegt wird.[50] Auch beim sogenannten Stauwidder findet die Volumenförderung bei gleichzeitigem Einstrom ins Staurohr und Ausstrom ins Druckrohr statt. Der Stauwidder fördert ein Volumen, welches aus der Einströmung ins Staurohr stammt. Diesen Einstrom erzeugt der Stauwidder aber nicht selbst, sondern die Energie dafür stammt aus dem Strömungsgefälle des Baches. Dieser Effekt, der auch Stauwiddereffekt[51] genannt werden kann, könnte die Ursache dafür sein, daß bei Ausdauertrainierten ab einem gewissen steigenden Belastungsgrad es plötzlich wieder «leichter» geht, weil nun eine weitere Leistungsreserve aktiv wird, die wie eine Widerstandsverminderung gegen die Strömung wirkt. Kann das Herz den Einstrom nicht bewältigen, z.B. weil der diastolische Druck bei dieser Belastung sehr ansteigt, dann staut sich Blut im Herzen an, und es kommt zur akuten Dilatation, die zum sogenannten Marathontod führen kann. Dies ist eine Möglichkeit der Erklärung der akuten Überlastungsinsuffizienz, wie sie auch z.B. bei Volksläufen auftritt. «Eine besondere Möglichkeit des Eintretens einer Herzinsuffizienz besteht auch darin, daß sie bei schwerster, bis zur totalen Erschöpfung gehender, akuter Überlastung auftreten kann.»[52] Die Grundregulation der Blutströmungsgeschwindigkeit besteht im wesentlichen darin, den Widerstand gegen die treibende Kraft zu erniedrigen. Die Erzeugung der treibenden Kraft durch die Auffüllung des venösen Systems mit einem bestimmten Blutvolumen ist eine Teilleistung der gesamten Leistung der Gewebe (60 Watt) und wird nicht durch die sogenannte Pumpleistung des Herzmuskels (1 Watt) hergestellt.

Wir können jetzt eine weitere, nunmehr innere Entdeckung machen, wenn wir uns noch einmal neu vor Augen führen, was geschieht, wenn wir ruhig sitzen: Dann fließen 4 Liter Blut pro Minute. Wenn wir jedoch schnell laufen, fließen 10 bis 20 Liter pro Minute durch das Herz, und wir atmen verstärkt. Wir wissen nun, daß nicht das Herz das Blut bewegt, sondern – bemerkbar an der höheren Atemtätigkeit und meßbar am höheren Sauerstoffverbrauch – die gesteigerte Arbeit in den Geweben. Wer bewirkt diese stärkere Arbeit aber insgesamt? Wer will diese stärkere Arbeit? Die Antworten darauf geben mir auch die Lösung auf die Frage, wer oder was initial das Blut bewegt. Wer bewirkt also, daß ich schnell laufe? Die Antwort liegt in der Feststellung: niemand anderes als ich selbst. Das ist die große und einfache Entdeckung, die hier gemacht werden kann: Ich bewege mein Blut. Das Ich bewegt das Blut. Ich kann jetzt auch bemerken, daß ich – oder mein Ich – das Blut immer genau so viel bewegt, wie ich es für eine bestimmte Tat benötige, um sie zu vollbringen. An dieser Stelle kann auch verstanden werden, wie die Gefühle den Blutstrom verändern, die beim Erröten vor Scham und Erblassen vor Angst vorkommen. Also greift das, was ich will und dann als äußere Handlung durchführe, und das, was ich dabei fühle, direkt in die Geschwindigkeit meines Blutstroms ein. Die inneren Erlebnisse laufen daher nicht parallel zu leiblichen Vorgängen (wie es der psycho-physische Parallelismus konstatiert), sondern nehmen direkten Einfluß auf meine physischen Leibesvorgänge, wie hier auf die Blutströmungsgeschwindigkeit. Ich bestimme daher auch direkt, wie oft mein Herz schlagen soll. Es schlägt nämlich um so schneller, je schneller ich will, daß mein Blut strömt, weil ich mich willentlich bewußt, gezielt, anstrenge.

Wir können noch einen weiteren Schritt in der okkulten Physiologie machen: Ruhe ich mich nach vollbrachter Tat aus, ist es nicht plötzlich alles ganz anders, sondern das Blut wird in Ruhe weiterhin von meiner Ich-Organisation bewegt. So kann ich schließlich sagen: Auch in Ruhe bewegt mein Ich mein Blut. Die Blutströmung ist ein Ich-Organ.

Zusammenfassung

Ausgehend von der gewöhnlichen Vorstellung über die Pumpfunktion des Herzens im Blutkreislauf werden die Beweise für diese Theorie angeführt: Im geschlossenen Gefäßsystem übt das Herz einen Druck auf das Blut aus, wodurch es zirkuliert und um so schneller strömt, je weniger Widerstand gegen die Strömung geleistet wird. Der Anstieg der normalen Pumpleistung von 4 auf 10 – 20 l/min bei Anstrengung kann also scheinbar als Beweis für die Pumpfunktion des Herzens auf den Blutkreislauf gelten. Es wird dann gefragt, ob es möglich ist, einen erneuten Beweis für die Pumpfunktion des Herzens im gesamten Kreislauf ohne störende Einflüsse zu erbringen. Dies wird anschließend versucht. Eine erste Inkongruenz in der Logik dieser Theorie der Pumpfunktion des Herzens auf den gesamten Blutkreislauf ist die Tatsache, daß sowohl die Blutmenge, das Blutvolumen, vor dem Herzen, welches von dem Herzen dorthin gepumpt wird, als auch der vor dem Herzen herrschende Druck, der zentrale Venendruck, der der Restdruck des vom Herzen arteriell erzeugten Druckes ist und der das Blut ins Herz zurücktreibt, also der von der Pumpaktion übriggebliebene Restdruck, paradoxerweise zunehmen, also ansteigen, wenn das Herz schwächer pumpt, also mit weniger Kraft arbeitet und weniger Blutvolumen pumpt. Ein weiteres erstaunliches Ergebnis ist, daß das Herz in der Lage ist, sofort ein höheres Durchflußvolumen zu leisten, aber dies nie allein, von sich aus macht. Es gibt in Ruhe keine kardiogene Hyperzirkulation, wogegen eine gepumpte Kreisströmung von Pumpkraft und Pumpfrequenz abhängig ist. Der meßbare Faktor, der nun immer erhöht gefunden wird, wenn die Blutströmung zunimmt, ist der Sauerstoffverbrauch im Gewebe, eine gesicherte Meßgröße. Wie kommt es von der Verbrennung im Gewebe zur treibenden Kraft im Kreislauf? Das Blutsystem ist nicht geschlossen, sondern differenziert funktionell offen. Die Gewebe erzeugen dauernd unter Energieaufwand die Menge des im Gefäßsystem befindlichen Blutes, dehnen das venöse Gefäßsystem, wodurch der Füllungsdruck in das Herz erstellt wird, während der sonst als treibend angesehene arterielle Herzdruck die Füllung im Kapillarsystem und dadurch auch die Wandspannung im venösen Gebiet vermindert. Diese Wandspannung ist aber die treibende Kraft für den Blutstrom zum Herzen hin. Dies wird besonders am Druckfiltrat der Niere deutlich: Sie füllt unter Energieaufwand in 20 Minuten zweieinhalb Liter ins venöse Nierengefäßsystem ein. Eine grobe Summation von den auftretenden Flüssigkeitsmengen, die dem Blut entzogen werden, ergibt, daß das wäßrige, nichtkorpuskuläre Blutvolumen etwa 80mal in 24 Stunden neu wiederhergestellt wird (200 Liter / 2,5 Liter). Hinzu kommt noch, daß 400 Gramm Glucose in 24 Stunden zur Verbrennung aus dem Blut entzogen werden. Die vis a tergo, die Kraft, die das Blut ins Herz treibt, wird nicht von einer vermeintlichen Herzpumpaktion durch den Kreislauf bis wieder zurück vor das Herz verursacht, sondern es wird die Höhe der Füllung im System und damit der zentrale Venendruck vor dem Herzen von den Geweben durch die momentan aktuelle Erzeugung des Blutvolumens bewirkt. Der ganze Organismus erzeugt das Blutvolumen ständig neu, besonders durch die Kapillarmembranfläche ins venöse System. Diese besondere Beziehung wird anhand der Wandspannung durch das Gefäßsystem im einzelnen betrachtet und verdeutlicht.

Was macht das Herz, wenn es nicht im Kreis pumpt? Unerwartet für unser gegenwärtiges wissenschaftliches Verständnis, zeigt sich, daß das Herz gegenüber der nicht von ihm, sondern von den Geweben erzeugten vis a tergo selbst als Widerstand gegen die ankommende Blutströmung auftritt. Das Blut strömt immer dann schneller, wenn die vis a tergo größer wird und der Gesamtwiderstand, den nun Herz und Gefäße gemeinsam auf die ankommende Blutströmung ausüben, kleiner wird. Dies erklärt auch, daß sich, je schwächer das Herz wird, um so mehr Blutvolumen vor dem Herzen aufstaut und gleichzeitig der Blutdruck vor dem Herzen, der zentrale Venendruck, steigt und ein Therapieerfolg dann eintritt, wenn der zu hohe Widerstand gegen die Blutströmung vermindert wird.

Zuletzt werden diese Ergebnisse im Zusammenhang mit dem Ich-Willen und seinem direkten Einfluß auf die Blutbewegung betrachtet.

Anmerkungen

1 Z.B. Fåhraeus-Lindqvist-Effekt, der beschreibt, wie in kleinen Gefäßen durch Zentralmigration der Erythrozyten das Blut nicht wie mit einem Hämatokrit von 44 % fließt, sondern fast wie eine zellfreie Flüssigkeit strömt, wie mit einem Hämatokrit von 10 %.

2 In: Schmidt, R. / Thews, G. (Hrsg.): *Physiologie des Menschen,* Berlin / Wien [26]1995.

3 In: Roskamm, H. / Reindell, H. (Hrsg.): *Herzkrankheiten,* Berlin / Wien [4]1996. Dies wird sonst auch kurz Ejektionsfraktion genannt, die vom Herzen ausgeworfene Menge im Verhältnis zur im Herzen nach der Systole verbleibenden Menge.

4 Reindell 1964, s. Anm. 3. Das Schlagvolumen kann also besonders effektiv vergrößert werden.

5 Guyton und Cowley 1976, s. Anm. 12. Anmerkung des Verfassers: Diese Beziehung gilt auch dann, wenn die Funktion des rechten Herzens wegen Mißbildung ausfällt. Dies wird seit 1972 mit der Fontan-Operation und ihren Variationen chirurgisch ausgenutzt.

6 Verdunstung durch die Ausatmungsluft, 500 ml in 24 h, infolgedessen ins rechte Herz immer etwas mehr als ins linke Herz einströmt, sowie die kleinen Verluste über das Endocard, die dann beim Ausstrom aus dem Herzen fehlen.

7 Auch in dem Lehrbuch *Chronische Herzinsuffizienz,* Erdmann / Riecker, 1996.

8 WHO 1995.

9 Roskamm / Reindell, *Herzkrankheiten,* a.a.O. (Anm. 3).

10 De Vries, William C.: *The permanent artificial heart,* JAMA 1988, Vol. 259, No. 6, 849-885. Die Aufzeichnung stammt von dem Chirurgen De Vries, welcher das künstliche Herz auch implantierte. Das am längsten implantierte, als totaler permanenter Ersatz gedachte Herz arbeitete im Menschen 620 Tage. Probleme, die zum Tode des Patienten führten, waren infektiöser und thromboembolischer Natur. Das mit Druckluftzufuhr angetriebene Herz soll durch ein moderneres, elektrisch angetriebenes Herz abgelöst werden, welches die Infektion über die zuführenden Druckluftschläuche vermeidet, weil es vollständig implantiert und über Induktionsringe angetrieben wird. Dies soll in fünf bis sieben Jahren in der Klinik einsetzbar sein. Weiteres siehe Braunwald, *Heart deseases,* 5. Edition, 1997. Eine noch schnellere Realisierung bis zum Jahre 2000 durch ein als Ersatz für eine Organtransplantation gedachtes «perfektes Kunstherz» wurde auf dem Weltkongreß der Herzchirurgen im September 1997 in Düsseldorf von Heinz Körfer, Herzzentrum Bad Oeynhausen, als greifbar nahe vorgestellt.

11 Schwarz, K. Q. / Church, C. C. / Serrino, P. / Meltzer, R. S.: *TI – The acoustic filter: an ultrasonic blood filter for the heart-lung machine.* AD – Kardiologie Unit AD – University of Rochester AD – N.Y. 14642. SO – J Thorac Cardiovasc Surg 1992 Dec; 104(6):1647-53 DP – 1992 Dec TA – J Thorac Cardiovasc Surg PG – 1647-53 IP – 6 VI – 104 UI – 93086109.

12 Guyton, A. C.: Regulation of cardiac output, in: *Anaesthesiology 29* (1968), 314-326, und: The Relationship of cardiac output and arterial pressure control, in: *Circulation 64* (1981), 1079-1088.

13 Busse, R.: *Kreislaufphysiologie,* Thieme 1982; darin der Beitrag von H. Kirchheim, S. 178.

14 Guyton, A. C.: a.a.O. (Anm. 12).

15 Sonnenblick, E. H. et al.: Das Herz als Saugpumpe, in: *Spektrum der Wissenschaft 2* (1988), 104-110 (Scientific American).

16 Packer, M.: *The New England Journal of Medicine 334* (1996), S. 1349-1355. Carvedilol zusätzlich zu Digoxin, ACE-Hemmer und Diuretikum; Dilatrent-Studie, die

abgebrochen wurde, weil in der unbehandelten (Placebo-)Gruppe vergleichsweise zu viele Patienten in ein Krankenhaus eingewiesen werden mußten oder verstarben. Durch diese Studie wurde das Medikament, das vorher bei Herz Insuffizienz nicht gegeben werden durfte (Kontraindikation), in seiner günstigen Wirkung erkannt. Seitdem ist es bei vorsichtiger Dosierung indiziert. Ebenso mußte die RALES-Studie, welche bis Dez. 1999 zu Ende geführt werden sollte, schon 18 Monate früher abgebrochen werden, weil zu viele Patienten starben, die in der Gruppe eingeteilt waren, die nicht das Medikament erhielten (M. Paker / B. Pitt, Kongreß *Heart Failure*, Göteborg). In dieser Studie wurde festgestellt, daß Aldosteron-Antagonisten bei schwerer Herzinsuffizienz das Leben verbessern und verlängern, wenn sie zusätzlich eingenommen werden. Außerdem wird seit kurzem ein Medikament offiziell entwickelt, welches gleichzeitig gegen Hypertonie und Herzinsuffizienz wirkt (Endothelin-Antagonist).

17 Rudolf Steiner seit 1904.

18 Wandspannung = p x r / 2h (h = Wanddicke des Herzens).

19 Nach dem Herzen auch Afterload, Nachlast genannt; identisch mit Wandspannung = p x r / h (Druck mal Radius geteilt durch die Wanddicke des Gefäßes).

20 4 bis 5 Liter Blut befinden sich beim erwachsenen Menschen im Gefäßsystem, $^{1}/_{13}$ des Körpergewichtes.

21 Demgegenüber leistet der ganze Organismus in Ruhe etwa 60 Watt.

22 Der Widerstand R = Druck p geteilt durch den Volumenstrom Q; R = p/Q.

23 A.a.O. (Anm. 12). Außerdem: Guyton, A. C.: *Textbook of medical physiologie,* 347 and 338, W. P. Saunders Company, Philadelphia I. London, [3]1967. Guyton, A. C.: Cardiac output and regional circulation, in: Gordon, B. L. / Carleton, R. A. / Faber, L. P. (Hrsg.): *Clinical Cardiopulmonary Physiology,* 28, 38, Grune & Stratton, New York / London [3]1969.

24 A.a.O. (Anm. 12).

25 In Anfällen auftretend.

26 Durch höhere Kammerfüllung wird die Herzmuskulatur mehr vorgedehnt, und diese Vordehnung führt zu höherer Kraftentwicklung beim darauf folgenden Herzschlag und dadurch zu dem höheren Auswurf, der genau der höheren Kammerfüllung entspricht (1. Herzgesetz).

27 Die Ejektionsfraktion nimmt zu, wird größer, so daß pro Schlag mehr gefördert wird. Zudem steigen der Herzkammerdruck und der arterielle Druck (Frequenzinotropie).

28 Die Ejektionsfraktion nimmt ab.

29 Schmidt, R. / Thews, G.: *Lehrbuch der Physiologie,* 1996. Siehe auch Deetjen / Speckmann: *Physiologie,* 1999.

30 Der Sauerstoffverbrauch nimmt ab, wenn ein Tier im Winterschlaf ist oder beim Menschen bei Operationen in tiefer Hypothermie sowie bei Menschen nach Sturz ins Eiswasser, die in einzelnen Fällen erst nach 45 Minuten aus dem Wasser geborgen wurden und folgenlos wiederbelebt werden konnten.

31 Auch beim Menschen fällt die Herzfrequenz, wenn er unterkühlt wird (Hypothermie), weil der Sauerstoffverbrauch fällt. So sind Wiederbelebungen von ins Eiswasser gefallenen Menschen noch 45 Minuten nach der Bergung möglich geworden, bei einer Ausgangstemperatur von 27 °C (issn 0029-2001, Ui 94090568, Norway). Die Grenze für eine erfolgreiche Reanimation liegt derzeit bei etwa 15 Grad Celsius. Bruno Durrer (Lauterbrunnen / Schweiz) und Hermann Brugger (Bruneck / Südtirol) in: Richtlinien zur Versorgung von Lawinenopfern, März 1999, Auswertung von Daten von 422 total verschütteten Skifahrern.

32 Das Preload oder die Vorlast, schließlich im rechten Herzen der enddiastolische Druck und das zugehörige enddiastolische Volumen, gemessen als Radius r.

33 172 Liter in 24 Stunden oder 120 ml in 1 Minute, zusammen mit 1500 Gramm Kochsalz, 160 Gramm Glucose, 0,4 – 4 g Albumin, jeweils in 24 Stunden.

34 Der Kapillardruck ergibt sich aus der Addition des hydrostatischen lageabhängigen und des vom Herzen erzeugten arteriellen Druckes.

35 Wandspannung = p x r / h (Druck mal Radius geteilt durch Wanddicke des Gefäßes).

36 Alle Zellen im Blut werden dauernd von einer Stammzelle im Knochenmark erzeugt und von dort in die Blutbahn eingefüllt, z.B. 2,5 Millionen Erythrozyten pro Sekunde; Leukozyten leben einige Stunden bis Tage, Thrombozythen 10 Tage, spezielle Abwehrzellen 10 – 20 Jahre.

37 Die Wandspannung ist immer das Ergebnis des Produktes aus Füllung (r) und Druck (p) geteilt durch die Wanddicke (h) (Load).

38 Der immer wieder verwendete Begriff der *Organperfusion* ist nur dann physiologisch sinnvoll, wenn die komplizierten Wechselströme zwischen dem Gewebe und der Kapillarfüllung durch die Kapillarmembran mitbetrachtet werden.

39 Weil der hydrostatische Druck mit der Höhe zunimmt (Dichte mal Erdbeschleunigung mal Höhe).

40 Durch Hochlegen der Beine wird der hydrostatische Druck vermindert und die Drainage aus dem Gewebe erleichtert.

41 K = m · b (Kraft = Masse mal Beschleunigung).

42 Die Arbeit pro Zeit der Gewebe beträgt in Ruhe beim erwachsenen Menschen etwa 60 Watt.

43 A.a.O. (Anm. 12).

44 Diese Messungen werden nach dem sogenannten Fickschen Prinzip durchgeführt.

45 Solange die Strömungswiderstände dies nicht begrenzen. Es existiert immer eine obere Grenze für die Strömungsgeschwindigkeit aufgrund der auftretenden Widerstände.

46 Holtz, J. / Bassenge, E.: Ein Hormon zur Entlastung des Herzens, in: *Forschung und Medizin 2*, Schering 1987, 54-63.

47 Die vom Herzen aufgebrachte Strömungsenergie wird dort, wo der Druck abfällt, also am meisten in den Präkapillaren, in Wärme umgewandelt.

48 Lauboeck, H.: The conditions of mitral valve closure, Vortrag *Euromech*, Zuoz, Schweiz, 1979. The conditions of mitral valve closure, in: *Journal of biomedical engeneering 2* (1980), 93-96. Echocardiographic study of the isovolumetric contraction time, in: *Journal of biomedical engeneering 4* (1980).

49 Ein entsprechender Trägheitseffekt läßt sich bei höheren Frequenzen für den Beginn des Bluteinstroms in die Herzkammer beobachten: Dann beginnt der Einstrom durch die Mitralklappe schon eine kurze Zeit, bevor der systolische Ausstrom zu Ende ist. Persönliche Mitteilung von Yellin, siehe Lauboeck 1989, *Der Merkurstab,* Heft 3.

50 Auch von Brutseart wird der Beginn der Diastole neu bewertet: Er läßt die Diastole schon beginnen, wenn der systolische Ausstrom gerade erst beginnt, weil von diesem Augenblick an schon die Wandspannung in der Herzkammerwand abnimmt, also die Erschlaffung oder Relaxation schon beginnt. Brutseart, D. I.: Triple control of relaxation: implications in cardiac disease, in: *Circulation 69* (1984), Nr. 1, sowie: Dual control of relaxation, in: *Circulation Research 47* (1980), Nr. 5, S. 637-652.

51 Siehe auch ausführlich im *Merkurstab* (1990), Heft 3.

52 Roskamm / Reindell, a.a.O. (Anm. 3).

PAOLO BAVASTRO

Kräftesysteme im Herzen und im Kreislauf

Das Herz bewegt sich in Systole (Kontraktion) und Diastole (Erschlaffung), das Blut transportiert Sauerstoff und Substanzen, die für die Aufrechterhaltung der Homöostase wichtig sind. Für ein tieferes Verständnis des Herz-Kreislauf-Systems reicht diese Betrachtungsweise allein jedoch nicht aus.

Die Vorgänge im rhythmischen System bleiben unserem Bewußtsein weitgehend verborgen. Pathologische Veränderungen (Hypertonie, Fettstoffwechselstörungen) sind kaum wahrnehmbar, erst ihre Folgen (z.B. Schlaganfall oder Herzinfarkt) sind für uns wieder spürbar. Dieses Phänomen gehört zum Wesen des rhythmischen Systems. Rudolf Steiner hat einmal ausgeführt: «Rhythmische Vorgänge sind weder in der Natur noch im Menschen etwas Physisches. Man könnte sie halbgeistig nennen. Das Physische als Ding verschwindet im rhythmischen Vorgang.»[1]

Die physische Welt wird gleichsam aus der reinen Gesetzmäßigkeit des Physischen, aus der Schwere herausgehoben. Uns allen ist bekannt, wie schwere körperliche Arbeiten durch Rhythmus erleichtert werden können oder überhaupt erst durchführbar werden. Denken wir beispielsweise an Lieder der Flößer oder Holzfäller! Durch rhythmisches Anspannen und Entspannen läßt sich Kraft einsparen bzw. wird Erschöpfung vermieden. Das Entspannen ist dabei eine notwendige und wichtige Voraussetzung für eine sinnvolle Anspannung; Entspannung ist ein aktiver Vorgang!

Das Rhythmische hat eine ordnende, harmonisierende Funktion im Organismus: Das eher Chaotische der Stoffwechseltätigkeit und der Gewebsflüssigkeit wird durch die Zirkulationsorgane rhythmisiert. «Dadurch aber harmonisiert sich die Innenwelt des Menschen, das innerhalb der Haut Gelegene, mit dem äußeren Wesen des Menschen.»[2]

Die Prozesse des oberen Menschen stehen den Prozessen des unteren Menschen polar entgegen. Die Spannung zwischen Ich – Tod sowie Astralleib – Krankheit einerseits und Ätherleib – Gesundheit sowie physischem Leib – Ernährung andererseits ist kein statisches, sondern ein labiles, empfindliches System. «Wir sind dadurch Menschen, daß wir die polarisch entgegengesetzten Prozesse in uns tragen ... Und so wie die Waage, wenn sie nicht gleichmäßig belastet ist, so ausschlägt, ganz nach Naturgesetzen, daß der Waagebalken nicht horizontal liegt, so ist, weil das Leben ein in sich bewegliches ist, einfach nicht ein ruhender Gleichgewichtszustand vorhanden, sondern ein Gleichgewichtszustand, der nach beiden Seiten in Unregelmäßigkeiten ausschlagen kann.»[3]

Methodisch gibt uns Rudolf Steiner einen Hinweis: Das Funktionelle, also das Wirken des Ätherischen in den Vorgängen des Organismus (die Physiologie), müsse als das Primäre angesehen werden; Formationen und Deformationen müssen aus dem Funktionellen hervorgeholt und verstanden werden.[3]

Rhythmische Phänomene im Menschen sind schon lange bekannt: Temperatur, Puls, Blutdruck, Ausscheidungen, Hormonausscheidungen schwanken im Tagesverlauf in typischer Weise. Es ist heute erwiesen, daß Starre in den meisten Fällen krankhafte Bedeutung hat. Im Pendeln zwischen den Polen wie Schlafen und Wachen, Ein- und Ausatmen besteht das Wesentliche, das unser menschliches Wesen ausmacht. Rhythmus ermöglicht das dynamische Gleichgewicht zwischen oben und unten, zwischen Astralleib und Ätherleib, vermittelt zwischen diesen beiden Qualitäten; er erhebt die Phänomene in ein «Halbgeistiges», er ermöglicht so Arbeit, vermeidet dabei Ermüdung und Erschöpfung. Durch die Integration der Ich-Organisation wird das Rhythmische im Gleichgewicht gehalten, es wird gerichtet.

Schon im Tagesverlauf ändert sich das Verhältnis der menschlichen Wesensglieder untereinander. Im Schlaf «trennen» sich Astralleib und Ich von Ätherleib und physischem Leib; im Wachen durchdringen sich die vier Wesensglieder neu. Zum Wesen des gesunden Lebens gehört dieses Pendeln, dieses Hin und Her, dieses Eintauchen und Loslassen: Ein Zuviel an Schlaf oder an Wachheit ist gleichermaßen ungesund.

Ausdruck der Wechselwirkung der vier Wesensglieder sind rhythmische Vorgänge, die im Herz-Kreislauf-System in reinster Form erscheinen. Rhythmus ist Eintauchen und Wiederloslassen von Astralleib und Ich in physischem Leib und Ätherleib – ein labiles und gleichzeitig sensibles Organsystem, das uns einerseits das Seelenleben ermöglicht, uns aber gleichzeitig empfindlich macht für viele Faktoren, die von außen auf uns zukommen und zur Krankheit im Herz-Kreislauf-System führen können. Unsere Lebensart, die gesamte Zivilisation begünstigen die verhärtende, abbauende, sklerotisierende Tendenz des Astralleibes; die permanente Sinnesüberflutung darf in diesem Zusammenhang nicht vergessen werden.[4, 5]

> Im Atemholen sind zweierlei Gnaden:
> Die Luft einziehn, sich ihrer entladen.
> Jenes bedrängt, dieses erfrischt;
> So wunderbar ist das Leben gemischt.
> Du danke Gott, wenn er dich preßt,
> Und dank' ihm, wenn er dich wieder entläßt.
>
> *Johann Wolfgang Goethe*

Kardiologisch gesprochen, handelt es sich um den Ausgleich zwischen zwei Qualitäten: zwischen Systole und Diastole.

Im Studium lernt jeder Mediziner, welche Funktionen dem Herz-Kreislauf-System zugeordnet werden; für ein tieferes Verständnis der Qualitäten, der Gesten, die sich im Herz-Kreislauf-System manifestieren, reichen solche «Schulbetrachtungen» jedoch nicht aus.

Wir haben bereits den Kapillarkreislauf, die Mikrozirkulation als den Ort untersucht, an dem sich die Gesetzmäßigkeit des Ätherischen besonders ausdrückt; hier ist das Eingreifen des Ätherischen an der Phänomenologie gleichsam ablesbar.

Verfolgen wir die weiteren Abschnitte des Kreislaufes, so treten andere Schwerpunkte, andere Urbilder in den Vordergrund. Die Kapillargefäße vereinigen sich und bilden immer größere Gefäße, die schließlich zu Venen werden; es sind relativ dünnwandige Gefäße, die das Blut zum Herzen führen. Die dünne Muskelschicht (meist nur einzelne Muskelfasern) ist außen an der Venenwand angeordnet; Muskeln als Kontraktionsorgan werden von Rudolf Steiner dem Astralleib zugeordnet. Die Blutströmung in der Vene ist langsam, kontinuierlich, der Blutdruck ist niedrig, ohne große Schwankungen. Insgesamt ergibt sich das Bild eines langsam und behäbig dahinfließenden Stromes.

Die Leber, ein zentrales Organ des Stoffwechsels und des Aufbaues, ist in den venösen Kreislauf eingeschaltet. Ein Zuviel an arteriellem Blut richtet sie rasch zugrunde. Sie befindet sich im rechten Oberbauch, an einer Stelle, die bei Lagewechsel des Körpers keine Änderung des venösen Druckes zeigt (sog. hydrostatische Indifferenzebene mit einem konstanten Druck von etwa 11 mm Hg). Dieses so wichtige Organ des Stoffwechsels vermeidet Druckänderungen, es benötigt für eine ungestörte Funktion einen konstanten und ruhigen Fluß mit niedrigem Druck.

Folgendes Phänomen verdeutlicht den hier geschilderten Gestus, das beschriebene Urbild: Bei portaler Hypertension werden Shunt-Operationen durchgeführt, um die Gefahr von Blutungen aus Ösophagusvarizen zu verringern (z.B. porto-cavaler Shunt). Einige Chirurgen hatten dabei versucht, die Leber zu «arterialisieren», um die Durchblutung zu verbessern, in der Hoffnung, die Funktion des Organs ebenfalls zu verbessern. Sie anastomosierten eine Arterie mit dem leberwärtsgerichteten Stumpf der Pfortader: Die Leber war nun nahezu hundertprozentig mit arteriellem Blut versorgt. Das Ergebnis: Der zirrhotische Umbau schritt schneller voran!

Daran sieht man deutlich, daß der Leber-«Gestus» darin besteht, zu etwa zwei Dritteln venös durchblutet zu werden und nur zu einem Drittel arteriell – es wird gleichsam physiologisch die Arterialisierung vermieden.

Im Verlauf der Venen sind einige «Hilfen» zu finden, die von außen das Blut in Richtung Herz impulsieren. Zum leichteren Verständnis stellen wir uns den Weg des Blutes von den unteren Extremitäten zum Herzen vor. Die Beinvenen zeigen in regelmäßigen Abständen Klappen, die ein Zurückfließen des Blutes verhindern. Die Betätigung der Beinmuskulatur beim Gehen bewirkt eine Kompression von außen auf das Gefäß. Dabei entstehen größere Druckunterschiede, die in der gleichen Größenordnung liegen wie die im Herzen. Durch Sog und Druck wird das Blut impulsiert. Dieses wichtige Phänomen wird auch «Muskelpumpe» genannt, von einigen Autoren sogar als «peripheres Herz» definiert. Es kann bis zu einem Drittel der Energie liefern, die das Blut zum Kreisen im Körper benötigt.[6]

Eine weitere Unterstützung bekommt das Blut durch die Bewegung des Zwerchfells, letztlich also über die Atmung. Diese Bewegung erzeugt Über- und Unterdruck im Brustkorb, so daß das Blut angesaugt und schneller zum Herzen befördert wird. Diese sogenannte «Atempumpe» ist eine beträchtliche Hilfe für das Kreisen des Blutes.

Die Anpassungsfähigkeit des venösen Systems können wir eindrucksvoll bei jeder Oberbauchsonographie sehen, indem wir den Patienten tief einatmen lassen: Beim gesunden Herzen sehen wir das nahezu komplette Kollabieren der unteren Hohlvene. Ein solches Phänomen ist im arteriellen Kreislaufschenkel nicht zu beobachten!

Das Niederdrucksystem (Kapillarkreislauf, Vene, rechtes Herz, Lungenkreislauf) nimmt etwa 85 % der gesamten Blutmenge des Körpers auf. Im Hochdrucksystem (linkes Herz und Arterien) finden wir dagegen nur 15 % des Blutes. Übertragen wir einem Menschen 1000 ml Blut, so verteilen sich 995 ml im Niederdrucksystem, nur 5 ml finden wir im Hochdrucksystem wieder. Die Dehnbarkeit (die Fähigkeit, Volumen aufzunehmen ohne nennenswerte Druckerhöhung) ist im venösen System etwa 200mal höher als im arteriellen. Diese Phänomene unterstreichen eindrucksvoll die Aufnahmefähigkeit des Niederdrucksystems: Es kann Volumen aufnehmen, vermeidet dabei aber eine Druckerhöhung. Das Hochdrucksystem dagegen baut rasch Druck auf, verhindert aber eine Volumenaufnahme. Diese Qualitäten des Niederdrucksystems entsprechen als Gestus der Diastole, der Entspannung, der Aufnahme. Entspannung ist aber eine aktive Fähigkeit, eine Qualität, die zur Ruhe führt, die dem aufbauenden Stoffwechsel und dem Schlaf zugeordnet ist; dieser Gestus ist dem weiblichen Typus zuzuordnen.

Betrachten wir nun die Veränderungen der Kreislaufparameter während der Schwangerschaft, Veränderungen, die im wesentlichen hormonell bedingt sind. Schon sehr früh, etwa in der sechsten bis siebten Schwangerschaftswoche, kommt es zu einer Senkung des peripheren Gefäßwiderstandes um etwa 15 %, zu einer beträchtlichen Vergrößerung des Gefäßbettes sowie zu einer Senkung des mittleren arteriellen Druckes. Der diastolische Druck sinkt im Verhältnis mehr als der systolische, so daß daraus eine größere Druckamplitude resultiert. Bei normaler Schwangerschaft nimmt die Fließfähigkeit des Blutes deutlich zu, in der sechsten Schwangerschaftswoche beginnt die Zunahme des Blutvolu-

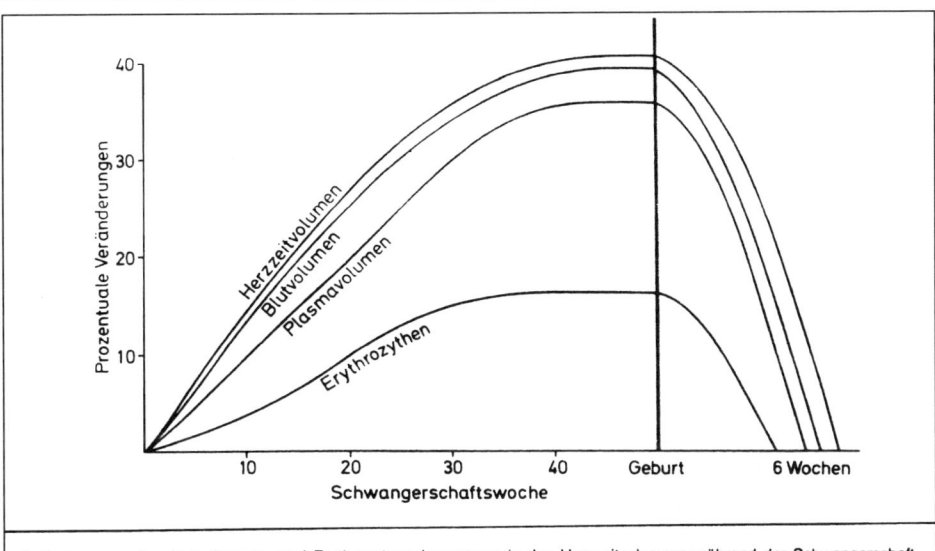

Veränderungen des Blut-, Plasma- und Erythrozytenvolumens sowie des Herzzeitvolumens während der Schwangerschaft und post partum. Die Kurven entstanden nach verschiedenen Literaturangaben und zeigen mehr die Tendenz der Veränderungen als die absoluten Werte (Assali und Brinkman 1972).

Abb. 1: Kardialer Output und Veränderungen des Blut-, Plasma- und Erythrozytenvolumens während der Schwangerschaft und post partum. Werte nach verschiedenen Literaturangaben.

Parameter	Richtung der Veränderung	Durchschnittliche Veränderung
Blutvolumen	▲	35 %
Plasmavolumen	▲	45 %
Erythrozytenvolumen	▲	20 %
Herzminutenvolumen	▲	40 %
Schlagvolumen	▲	30 %
Herzfrequenz	▲	15 %
Peripherer Gesamtwiderstand	▼	15 %
Mittlerer arterieller Druck	▼	15 mm Hg
Systolischer Blutdruck	▼	0 – 5 mm Hg
Diastolischer Blutdruck	▼	10 – 20 mm Hg
Zentralvenöser Blutdruck	keine Veränderung	

Abb. 2: Prozentuale Veränderungen einiger hämodynamischer Werte während der Schwangerschaft.

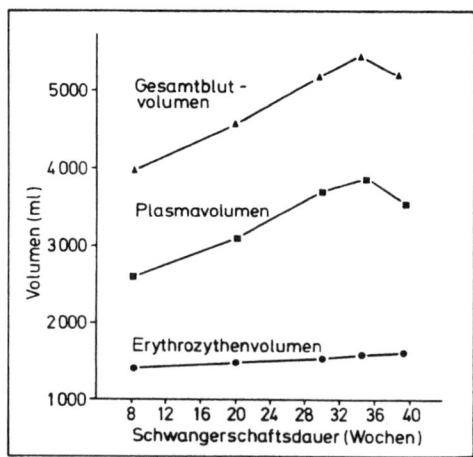

Abb. 3: Veränderungen des Blut-, des Plasma- und des Erythrozytenvolumens während der Schwangerschaft.

mens, aber insbesondere des Plasmavolumens. In der 30. Schwangerschaftswoche erreicht diese Zunahme 50 % für Blutvolumen mit einer Steigerung des Herzzeitvolumens schon ab der fünften Woche um etwa 40 – 50 %. Im Verhältnis dazu steigt die Zahl der Erythrozyten nur um 25 – 30 %, so daß eine relative Hämodilution resultiert, mit einer Senkung des Hämatokrits auf 33 – 38 % und bei Hb-Werten um 11 – 12 %. Die Uterus-Durchblutung steigt von 30 – 40 ml/min. auf Werte bis zu 450 – 700 ml/min.[8,9] Rudolf Steiner schildert in den sogenannten Arbeitervorträgen, wie der Astralleib sich im Herz-Kreislauf-System inkarniert und wir das Maß dieser Inkarnation, dieses Eingreifens an der Höhe des Blutdruckes messen können.[9] Diese kurze Schilderung zeigt uns die Zugehörigkeit der Schwangerschaft zum venösen Typus: Druckphänomene (Widerstand, Blutdruck) nehmen ab, Volumen steigt; die Senkung des Hämatokrits zeigt die relative Verbesserung der Fließfähigkeit, die wir bereits als eine Gesetzmäßigkeit des Ätherleibes erkannt haben. Das Eingreifen des Astralleibes läßt nach, die Gesetzmäßigkeit, die dem Ätherleib entspricht, nimmt zu, der Ätherleib kann so verstärkt wirken. Nur auf diese Weise ist Aufbau möglich, nur in einem solchen Milieu kann sich ein Embryo entwickeln. Nimmt dagegen plötzlich der Gestus des Astralleibes zu, wie z.B. bei einer Gestose, so ist das Leben des Embryo akut gefährdet.

Beim Embryo finden wir sehr niedrige arterielle Drücke: In der Regel entspricht der arterielle Mitteldruck der Gestationswoche – bei der Geburt liegt er also bei 40 mm Hg!

Betrachten wir zusätzlich einige PO_2- und PCO_2-Werte im Blut, so ergibt sich folgendes Bild:

		PO_2	PCO_2
Nabelvene	etwa	28 – 32 mmHg	43 mmHg
Aortenbogen		24	47
Aorta abdominalis		21 – 22	50

Ein weiteres Phänomen ist interessant: Wenn die Mutter reinen Sauerstoff ein-atmet, so steigt in ihrem arteriellen Blut der PO_2-Wert stark an. Messen wir parallel dazu die PO_2-Werte im embryonalen Blut, so stellen wir fest, daß diese Erhöhung kaum mitgemacht wird! Der Embryo wächst in einem reinen venö-sen Milieu auf und wird noch zusätzlich von der Plazenta davor geschützt, zuviel Sauerstoff zu bekommen. Wachstum und Aufbau gehören typologisch auf die venöse Seite des Kreislaufs – eine Arterialisierung wird von der Plazenta verhindert.

Die Arterien sind Gefäße mit einer dicken Wand, die elastische Fasern und Muskelfasern in der Arterienwand enthalten. Schon auf geringe Volumen-schwankungen folgt eine Blutdruckänderung. Dies ist auch der Grund, weshalb wir in der Intensivmedizin durch Volumenzugabe wirksame Blutdrucksteige-rungen erreichen können: Schon geringe Mengen an Volumen erzeugen im arteriellen System eine Blutdrucksteigerung, ein Phänomen, das wir im venösen System nicht in diesem Maße erreichen können.

Die Arterie erschlafft nicht wie die Vene, sondern behält einen Grundtonus, eine gewisse Anspannung, bei. Der hohe systolische Druck ist Ausdruck für die Impulsierung, die Anspannung, und in der Regel identisch mit dem höchsten Druck im Herzen. Der tiefere diastolische Druck zeigt den «Haltetonus», die «Grundspannung» der Arterie.

In der Arterie herrschen Druckschwankungen, die wir in der Vene nicht finden. Das Blut fließt diskontinuierlich und unterbrochen. Es wird impulsiert und fließt schnell; wenn der systolische Impuls nachläßt, kann der Fluß aber kurzzeitig sogar stillstehen. Diese Diskontinuität ist eine Eigenschaft, die auf Bewußtseinsprozesse, auf Wach-Sein hinweist, auf Abbauprozesse. Das arteriel-le Blut (sauerstoffreich) ermöglicht in den Organen die Oxidation, die Verbren-nung, den Abbau. Dies sind Phänomene, die auf die organisch gebundene Tätigkeit des Astralleibes hinweisen.

Der arterielle Kreislauf entspricht der Systole, dem Impulsieren. Die Arterien lagern im Laufe des Lebens Kalk in die Gefäßwand ein. Uns allen bekannt ist die Arteriosklerose, die ausschließlich Arterien befällt, nie Venen – mit einer Aus-nahme: Wird eine Vene aus dem Körper entnommen und als aorto-koronarer Bypass neu in den Leib operiert, also in den arteriellen Kreislauf gebracht, so arterialisiert die Vene bis in die Struktur hinein und kann sich arteriosklerotisch umbauen, bis hin zu Stenosen und Verschlüssen. Wir sehen daran, daß Arterien und Venen zwei Kräftesysteme, zwei Urbilder sind.

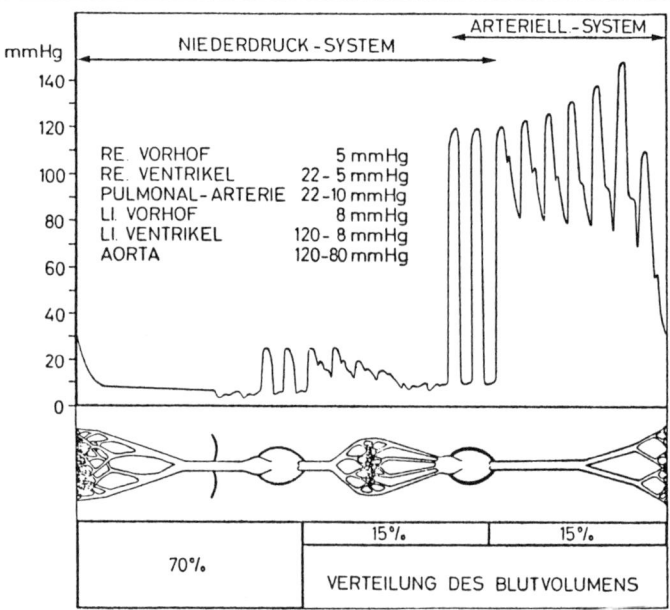

Abb. 4: Profil des Blutdrucks in den verschiedenen Kreislaufabschnitten. Darunter Verteilung des Blutvolumens in % (s. Text).

Weitere Unterschiede sind z.B. bei der Thrombenbildung zu beobachten: Bei dem arteriellen Thrombus überwiegt die Plättchenaggregation, also der weiße Thrombus; bei venösen Thromben steht die Blutgerinnung im Vordergrund, also der rote Thrombus; hialine Thromben, aus Fibrin und Plättchen, finden sich vor allem in der Mikrozirkulation.

Betrachten wir nun das Niederdrucksystem im Vergleich zum arteriellen System, so fällt uns sofort auf, daß im Druckverhalten eine Entsprechung besteht, nur auf ganz anderem Niveau. Im arteriellen System wiederholt sich das Druckverhalten: Es ist etwa um den Faktor 4 höher. Wiederholt sich auch im Druck das Verhältnis 4:1 (wie beim Puls-Atem-Quotient)? Das unterschiedliche Druckniveau zeigt das differenzierte Eingreifen des Astralleibes: im arteriellen System stark, im venösen gering.

Das Herz gilt als das zentrale Organ des Herz-Kreislauf-Systems. Betrachtet man seine Struktur, so läßt es sich als ein Muskel bezeichnen, der zur rhythmischen Kontraktion fähig ist. Es besteht aus quergestreifter Muskulatur, obwohl es keiner willkürlichen Kontrolle unterliegt.[10] Im Unterschied zur quergestreiften Körpermuskulatur kann es nicht krampfen.

Der linke Ventrikel ist in seiner Form relativ starr und steif, die Form bleibt konstant. Der rechte Ventrikel dagegen «legt» sich gleichsam um den linken Ventrikel teilweise herum, ist anpassungsfähiger und in seinem Kontraktionsmuster, optisch betrachtet, auch viel weicher. Das Volumen des linken Ven-

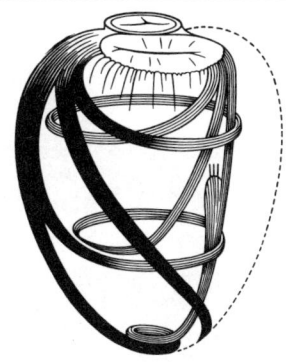

Abb. 5: Schematische Darstellung der Muskelfasern des linken Herzventrikels.

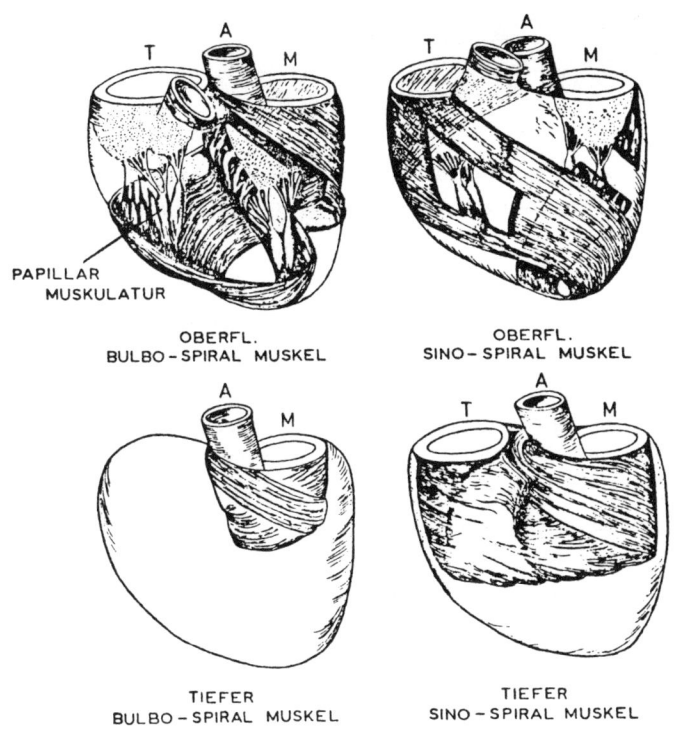

PAPILLAR
MUSKULATUR

OBERFL.
BULBO-SPIRAL MUSKEL

OBERFL.
SINO-SPIRAL MUSKEL

TIEFER
BULBO-SPIRAL MUSKEL

TIEFER
SINO-SPIRAL MUSKEL

Abb. 6: Aufbau der Muskulatur des Herzens. A Aorta; M Mitralklappe; T Trikuspidalklappe.

trikels ist vergleichsweise leichter zu messen und zu berechnen als das des rechten.

Bei einem Perikarderguß ist durch Kompression des rechten Vorhofs und des rechten Ventrikels die Füllung, also das Aufnehmen, viel früher in Mitleidenschaft gezogen als die systolische Kontraktion des linken Ventrikels, dies allein schon aufgrund der differenten Struktur.

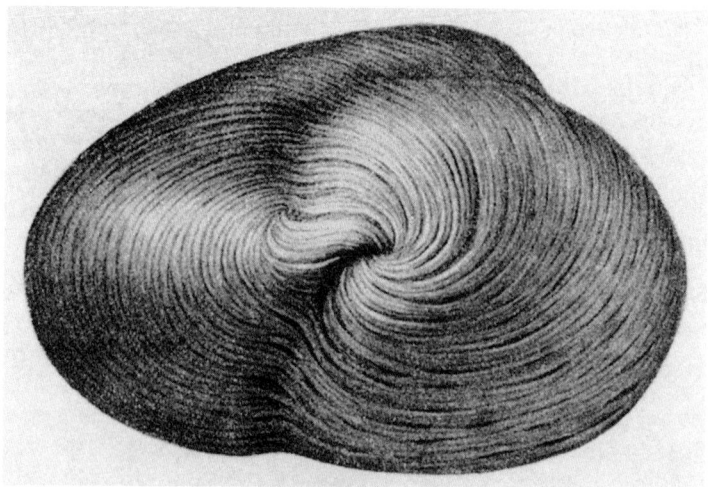

Abb. 7: Ansicht des Herzens von kaudal, sog. Vortex, spiralisierte Muskulatur, Umkehr der Fasern nach innen zu, d.h. in Richtung auf die Trabeculae carneae und Papillarmuskeln der linken Herzkammer.

Der Faserverlauf des Herzens ist schichtweise aufgebaut: Im ganzen Herzen sowie im linken Ventrikel zeigt sich ein spiraliger Muskelverlauf (s. Abb. 5 u. 6).

Betrachten wir den Faserverlauf von der Herzspitze aus, so sehen wir wirbelförmig angeordnete Muskelfasern.[11] Die Anordnung der Muskelfasern und der Gefäße unterscheidet sich zwischen dem rechten und dem linken Ventrikel ganz deutlich. Wie aus Abbildung 8 zu entnehmen ist,[11] stehen die Muskelfasern im linken Ventrikel dicht bei dicht, während sie rechts «auf Lücke», also versetzt, liegen. Dadurch entsteht rechts eine Versorgungsüberlappung: Das Versorgungsgebiet der Gefäße deckt per Diffusion jede Muskelfaser zum Teil vierfach. Im linken Ventrikel dagegen ist die Muskelfaser unterversorgt. Dadurch ist der rechte Ventrikel empfindlicher gegenüber stofflich-toxischen Schädigungen, während der linke Ventrikel wesentlich empfindlicher ist gegenüber Sauerstoffmangel.

Systole und Diastole sind beide gleichermaßen konstitutiv für das Herz. Die Systole impulsiert, nachdem das in den Ventrikel eingeflossene Blut kurz zum Stillstand gebracht wurde (im Herzschall gut zu beobachten). Hier zeigt sich deutlich die Stauungsfunktion des Herzens, das Herz läßt sich in dieser Beziehung als Stauungsorgan auffassen. Die Diastole nimmt Volumen ohne wesentlichen Druckaufbau auf; dies ist in gesundem Zustand der Fall.

Die Systole umfaßt etwa ein Drittel des Herzzyklus, während ganze zwei Drittel für die Diastole in Anspruch genommen werden. Die Systole ist starr, zeigt kaum eine Frequenzabhängigkeit, ganz im Unterschied zur Diastole, die eine starke Frequenzvariation zeigt. Dieses Frequenzverhalten der Diastolen-

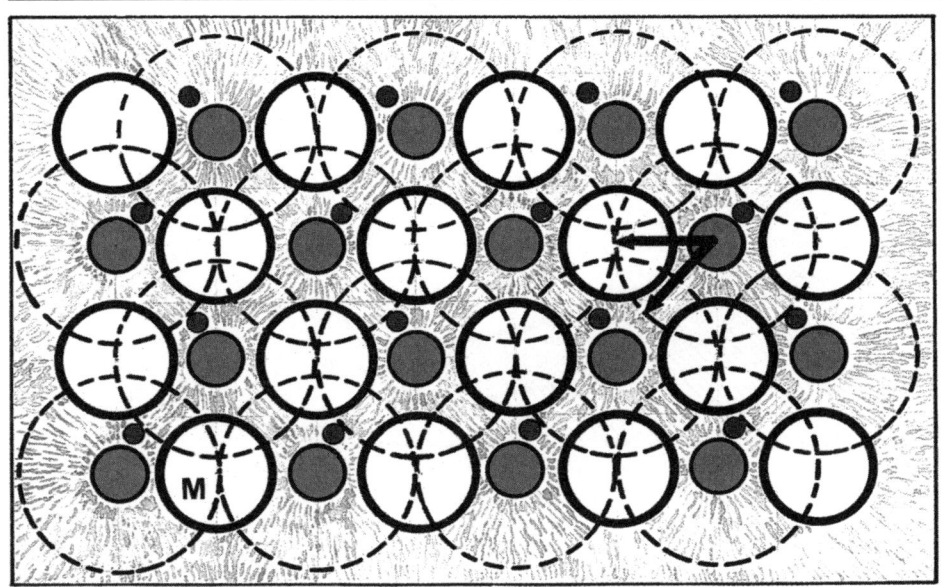

RECHTE KAMMER

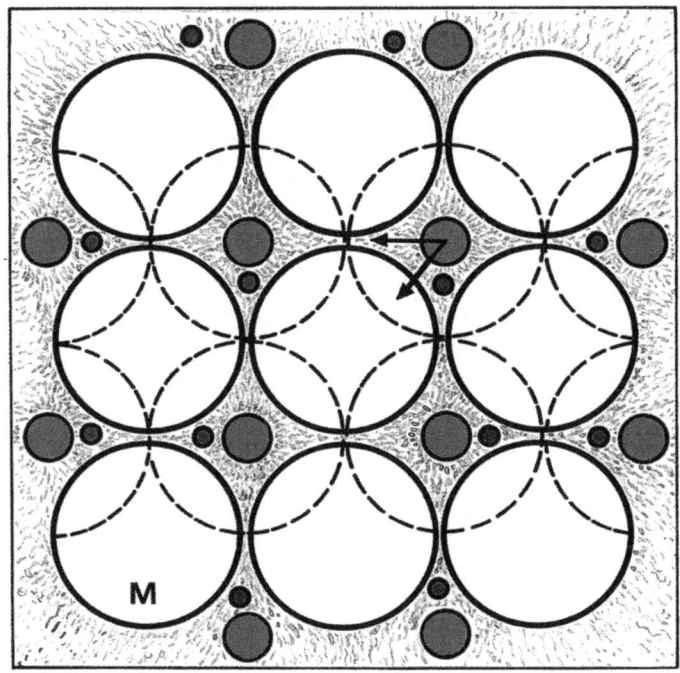

LINKE KAMMER

Abb. 8: Prinzipien der normalen Anatomie des Herzens. M = Muskelfaser; größerer grauer Kreis = Arterie; kleinerer grauer Kreis = Vene; gestrichelter Kreis = Versorgungsgebiet der Arterie.

141

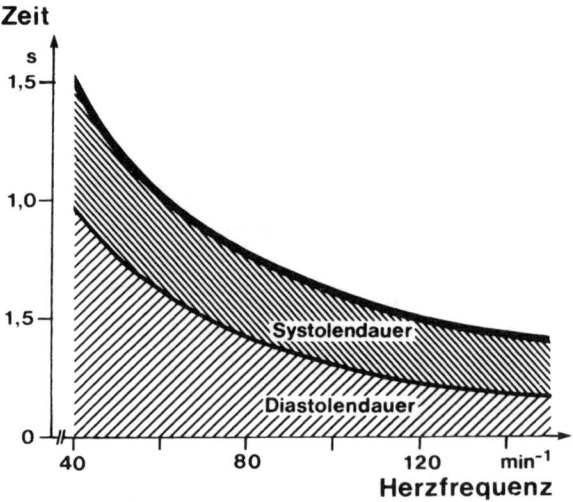

Abb. 9: Verkürzung der Diastole in Abhängigkeit der Herzfrequenz.

daucr erklärt auch das klinisch bekannte Phänomen, daß ein krankes Herz eine Tachykardie viel schlechter als ein gesundes verträgt. Das Limitierende ist nicht die Systole, sondern die Diastolendauer: Die Verkürzung kann über eine mangelnde Füllung zur akuten Dekompensation eines bis dahin noch kompensierten kranken Herzens führen; die Zunahme der Herzfrequenz geht zu Lasten der Diastole, des venösen Gestus.[13]

Man hat früher in der klinischen Tätigkeit im wesentlichen auf die systolische Funktion des linken Ventrikels geschaut und nur die Kontraktionskraft der Systole untersucht. Inzwischen weiß man, daß die diastolische Funktion ebenso bedeutsam ist. Viele, wenn nicht die meisten kardialen Erkrankungen beginnen mit einer Störung der diastolischen Funktion – also des Aufnehmens des Blutes ohne Druckaufbau –, lange bevor die Systole eine Verminderung oder Störung der Kontraktion aufweist. Dieses Phänomen, heute in der Echokardiographie routinemäßig nichtinvasiv zu beobachten und zu messen, zeigt deutlich, daß die Herzfunktion mehr ist als nur die, die man allzu vereinfachend mit einer Pumpe vergleichen könnte.

Im linken Herzen sind hohe Drücke mit sehr hoher Amplitude zu messen: in der Systole bis etwa 130 mm Hg, in der Diastole fällt der Druck ab bis auf etwa 0 mm Hg. Das rechte Herz mit dünner Wand und niedrigem Druck (etwa 20 mm Hg) zeigt seine Verwandtschaft zum venösen System; das linke Herz hat eine etwa fünfmal dickere Muskelwand und zeigt mit seinen höheren Drücken seine Zugehörigkeit zum arteriellen System.

Auch die rechte und die linke Koronararterie werden unterschiedlich durchblutet: In der linken Koronararterie haben wir systolisch einen fast kompletten

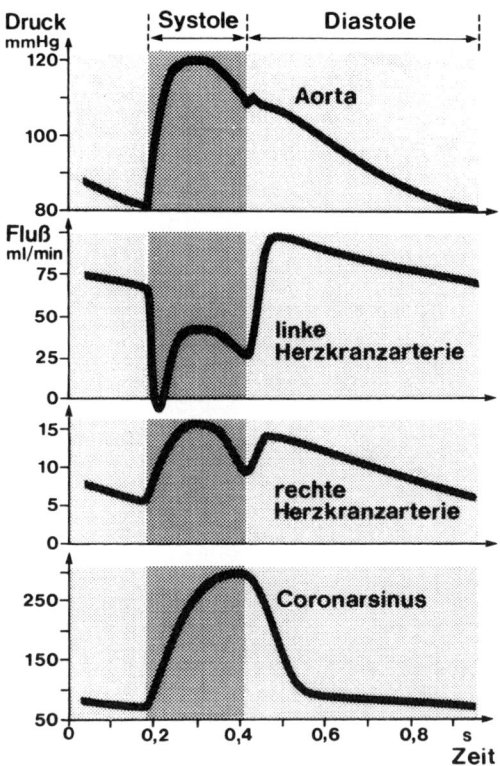

Abb. 10: Phasischer Fluß in der linken und der rechten Herzkranzarterie und im Koronarvenensinus in Abhängigkeit vom Herzzyklus.

Stillstand des Flusses, der Fluß selbst erfolgt so gut wie nur in der Diastole. Die rechte Koronararterie zeigt dagegen einen systolischen Fluß, der genauso hoch ist wie der diastolische. Auch in diesem Verhalten zeigt sich deutlich der Unterschied zwischen rechts und links.[13]

Die Wahrnehmungsfunktion des Herzens, von der Rudolf Steiner spricht, zeigt sich auch in der Produktion von ANF oder ANP (Atrialer-Natriuretischer Faktor oder Peptid), das in Abhängigkeit von Volumenänderungen im rechten Herzen ausgeschüttet wird und zu einer Diurese sowie Drucksenkung führt. Im wesentlichen wird ANP im rechten Vorhof gebildet – also auch in der rechten, venösen und wahrnehmenden Seite des Herzens. [14, 15]

Weitere Phänomene sind in diesem Zusammenhang wichtig. Unter dem Gesichtspunkt einer reinen Pumpe ist der «Wirkungsgrad» des Herzens sehr gering: Gemessen am Sauerstoffverbrauch benötigt es etwa 20 % des aufgenommenen Sauerstoffs für den Basisstoffwechsel, nur 10 – 20 % werden in mechanische «Pumparbeit» umgesetzt, 60 – 70 % gehen als Wärme angeblich verloren. Aber ist es wirklich nur Verlust, oder drückt sich nicht vielmehr eine

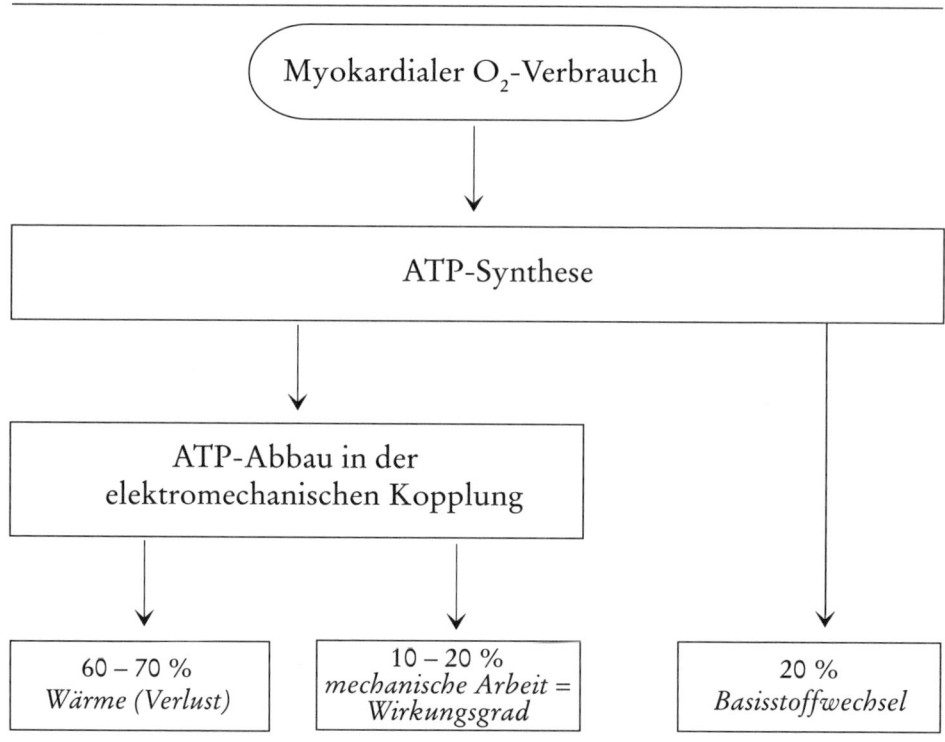

Abb. 11: Wirkungsgrad des arbeitenden Herzmuskels, gemessen am O_2-Verbrauch.

Qualität dadurch aus? Wozu soviel Energie für Wärme verlieren oder investieren? Ein Vehikel im Leib für die Ich-Situation ist aber gerade die Wärme, die vom Herzen an das Blut abgegeben wird.[14]

Druckarbeit (oder Arbeit gegen Widerstand, z.B. bei Aortenklappenstenose oder Hypertonie) erhöht im Herzen den Sauerstoffverbrauch überproportional, ohne daß der Wirkungsgrad entsprechend ansteigt. Volumenarbeit dagegen (z.B. bei einer Aorteninsuffizienz) benötigt erstaunlich wenig Sauerstoff, bei deutlicher Erhöhung des Wirkungsgrades.[13]

Gedanklich können wir das Herz durch eine Längsachse teilen. Es ergibt sich dann eine linke Seite, die aus dem linken Vorhof und dem linken Ventrikel besteht, sowie eine rechte Seite, bestehend aus dem rechten Vorhof und dem rechten Ventrikel. Die linke Seite entspricht dem arteriellen Gestus mit hohen Drücken und großen Drucksprüngen. Sie ist dem männlichen Typus zuzuordnen. Die rechte Seite entspricht mehr dem venösen Typus mit niedrigeren Drücken und geringen Drucksprüngen. Mit den oben beschriebenen venösen Qualitäten ist sie dem weiblichen Typus zuzuordnen.

Wir können das Herz aber auch auf der Ebene des Herzgerüstes, auf der

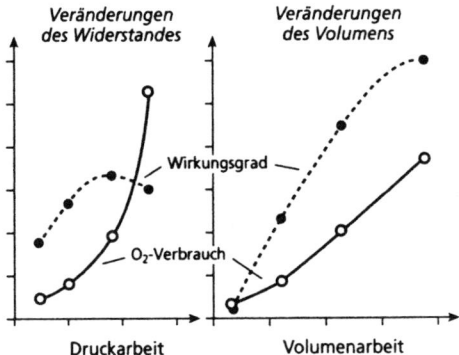

Auswirkung hämodynamischer Veränderungen auf
den myokardialen Sauerstoffverbrauch

50% Anstieg von	führt zu:	Anstieg des myok. O_2-Verbrauchs um
Wandspannung		20–30%
Kontraktilität (V_{max})		40–50%
Herzfrequenz		50%
Druckarbeit		50%
Volumenarbeit		4%

Abb. 12: Wirkungsgrad des Herzens bei Veränderung des Strömungswiderstandes oder des venösen Zuflusses (aus Bleifeld / Hamm). Eine Druckbelastung ist für das Herz energetisch schlechter als eine Volumenbelastung.

Klappenebene, durch eine Querachse gedanklich teilen, also horizontal. Es ergibt sich dann ein oberer Teil mit den zwei Vorhöfen und ein unterer Teil mit den zwei Ventrikeln. Der obere Teil entspricht dann mit den niedrigen Vorhofdrücken wiederum mehr dem venösen, der untere Teil mit den beiden Ventrikeln und den im Verhältnis dazu höheren Drücken mehr dem arteriellen Typus des Kreislaufes.

Bis in die Pathologie hinein können wir verfolgen, wie einige Krankheiten des Herz-Kreislauf-Systems, die mehr im Hochdruckbereich auftreten, bei Männern häufiger sind, während Krankheiten des Niederdrucksystems bei Frauen etwas häufiger auftreten.[4]

Das Herz ist Systole und Diastole, Wahrnehmen, Stauen und Impulsieren zugleich; es vereinigt in sich das Venöse und das Arterielle. Im Rhythmus zeigt sich das Halbgeistige, das Sich-Herauslösen aus dem nur Physischen. Die Integration aller Funktionen, aller Qualitäten des Kreislaufes geschieht im Herzen durch das koordinierende Eingreifen des Ich – wesentlich ermöglicht durch die Wärmebildung.

So führt Rudolf Steiner aus: «Die rhythmische Organisation steht in der Mitte. Hier verbinden sich Ich-Organisation und Astralleib abwechselnd mit dem physischen und ätherischen Teil und lösen sich wieder von diesen. Atmung und Blutzirkulation sind der physische Abdruck dieser Vereinigung und Loslösung. Der Einatmungsvorgang bildet die Verbindung ab; der Ausatmungsvorgang die Loslösung. Die Vorgänge im Arterienblut stellen die Verbindung dar; die Vorgänge im Venenblute die Loslösung.»[1]

Die geschilderten Phänomene verdeutlichen diese Aussage im Sinne einer Verifizierung. Im Arteriensystem überwiegt die ichgeführte Tätigkeit des Astralleibes, im venösen überwiegt die des Ätherleibes – es sind zwei verschiedene Typen, zwei verschiedene Gesten. Das Physische ist so wunderbar eingerichtet, daß es den Gesetzmäßigkeiten der oberen Wesensglieder entspricht.

Rudolf Steiner spricht vom Herzen als vom «Bereiter des warmen Blutes».[10] Der physische Leib ist so strukturiert, daß Wärme gebildet wird, aber keineswegs als «Verlust»: Es ist vielmehr ein aktives Bilden, um dem Ich die Möglichkeit zu geben, im Leib – hier im Herzen – richtend und koordinierend tätig zu werden.

Das folgende Schema ist als Versuch gedacht, das Geschilderte zusammenzufassen.

KAPILLAR-KREISLAUF

Fläche
Fließ-Eigenarten
«Vitalisieren»
Eingreifen des Ätherleibes

VENEN
Muskulatur dünn, außen
CO_2-reich / O_2-arm
niedriger Druck
wenig Schwankungen
kann kollabieren
langsamer Fluß
kontinuierlich

ARTERIEN
Muskulatur dick,
in der Wand O_2-reich
hoher Druck
Druck-Sprünge
Tonus
schneller Fluß
diskontinuierlich

Leber: Druckkonstanz
Hilfen von außen:
«peripheres Herz»
«Atempumpe»
Veränderungen in der
Schwangerschaft
embryonaler Kreislauf

— — — — — — —

Volumenaufnahme
Druck wird vermieden
Dehnbarkeit
Diastole
Ruhe
Aufbau
Schlaf
weibliche Inkarnation

— — — — — — —

Druckerhöhung
Volumen wird vermieden
«Steifigkeit»
Systole
Bewegung
Abbau
Wachzustand – Bewußtsein
männliche Inkarnation

Ätherleib tätig
Astralleib greift
«von außen» ein

— — — — — — —

Astralleib ist organisch
von innen tätig

HERZ
Muskelorgan
Diastole – Systole
Qualitäten «venös»
und «arteriell»
integrierender Bestandteil
der Tätigkeit
extreme Drucksprünge
Wärmeentwicklung
Rhythmus: «halbgeistig»
Zusammenfassung durch
Gliederung
integrierende ICH-Tätigkeit

Literatur

1 Steiner, R.: *Anthroposophische Leitsätze.* GA 26, Dornach ⁹1989.
2 Steiner, R.: *Heileurythmie.* GA 315, Dornach ⁴1981, 6. Vortrag.
3 Steiner, R.: *Physiologisch-Therapeutisches auf Grundlage der Geisteswissenschaft.* GA 314, Dornach ³1989, 3. Vortrag.
4 Bavastro, P.: Herzkreislauf-Erkrankungen in der Biographie des Menschen, in: M. Treichler (Hrsg.): *Biographie und Krankheit,* Stuttgart 1995.
5 Bavastro, P.: Umweltbedingte Herz- und Kreislaufschäden, in: *Erfahrungsheilkunde,* 5/1993.
6 Sigg, K.: *Varizen, Ulcus cruris und Thrombose,* Berlin 1976.
7 Krämer, H. et al.: Schwangerschaft und angeborene Herzfehler, in: *Z. Kardiol. 83* (1994), S. 208–214
8 Dick, W. / Friedberg, V. / Lanz, E.: *Geburtshilfliche Regionalanästhesie,* Stuttgart 1988.
9 Steiner, R.: *Rhythmen im Kosmos und im Menschenwesen.* GA 350, Dornach ³1991, 14. Vortrag.
10 Steiner, R.: *Aus der Akasha-Chronik.* GA 11, Dornach ⁶1986.
11 Doerr, W. / Seifert, G. / Uehlinger, E.: *Pathologische Anatomie des Herzens und seiner Hüllen,* I, Berlin 1993.
12 Steiner, R.: *Geisteswissenschaft und Medizin.* GA 312, Dornach ⁶1985.
13 Bleifeld, W. / Hamm, Ch. W.: *Herz und Kreislauf,* Berlin 1987.
14 Steiner, R.: *Grundlegendes für eine Erweiterung der Heilkunst nach geisteswissenschaftlichen Erkenntnissen.* GA 27, Dornach ⁷1991.
15 Kreye / Bussmann (Hrsg.): *ANP,* Darmstadt 1987.

GUNTHER HILDEBRANDT

Die Zeitgestalt des Herz-Kreislauf-Systems

Eine chronobiologische, auf rhythmische Zeitstrukturen gerichtete Betrachtung der Herz-Kreislauf-Funktionen ist von besonderem Interesse, gehören doch der Rhythmus des Herzschlages in seiner Verknüpfung mit dem Atemrhythmus sowie der Rhythmus des Blutdrucks und der Gewebsdurchblutung zu den zentralen Lebenserscheinungen und wichtigen Orientierungszeichen für den Arzt.

Die Eigenschaften der rhythmischen Herz- und Kreislauf-Funktionen werden aber nur deutlich, wenn man sie im Zusammenhang mit der gesamten Gestalt der zeitlichen Organisation des Menschen betrachtet (Hildebrandt 1994). Rudolf Steiner verstand unter dem «rhythmischen System» die Gesamtheit aller rhythmischen Vorgänge im Organismus.

Abbildung 1 gibt daher zunächst eine Übersicht über das Gesamtspektrum biologischer Rhythmen beim Menschen, geordnet nach der Periodendauer. Es umfaßt den Bereich von etwa 1/1000 sec bis zur Größenordnung von Jahren. Betrachtet man die Reihe der angegebenen Funktionen, so wird deutlich, daß mit zunehmender Periodendauer die Komplexität der rhythmischen Vorgänge zunimmt. Immer mehr Teilfunktionen werden zu gemeinsamer rhythmischer Aktion zusammengeschlossen: zelluläre Rhythmen, Gewebsrhythmen, Organrhythmen, Systemrhythmen und rhythmische Umstellungen, die den Gesamtorganismus betreffen (z.B. Tagesrhythmus). Die noch längerwelligen Rhythmen (Wochenrhythmus, Monatsrhythmus, Jahresrhythmus) weisen bereits über den einzelnen Organismus hinaus. Das Spektrum zeigt demnach, daß die rhythmische Organisation hierarchisch strukturiert ist. Die jeweils längerwelligen Rhythmen modulieren dabei Frequenz und Amplitude aller kürzerwelligen Funktionen. So unterliegen z.B. sämtliche Parameter der Herzdynamik tagesrhythmischen Veränderungen (Abb. 2).

Am Gesamtspektrum der Abbildung 1 lassen sich zwei Abschnitte abgrenzen. So finden die langwelligen Rhythmen (Tages-, Wochen-, Monats- und Jahresrhythmus) korrespondierende Rhythmen der Umwelt vor. Der Organismus ist diesen äußeren Rhythmen aber nicht passiv unterworfen, vielmehr hat er diese mehr oder weniger stark verinnerlicht und kann sie selbst hervorbringen. Bei vollständiger Umweltisolierung haben allerdings Tages- und Jahresrhythmus eine etwas abweichende Spontanfrequenz, sie werden unter normalen Be-

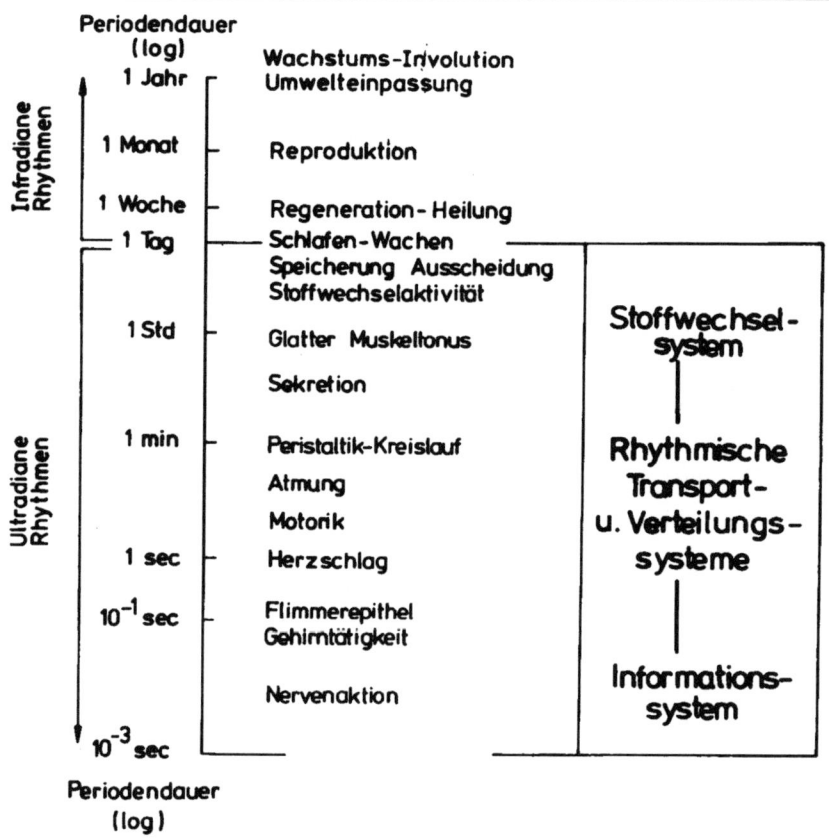

Abb. 1: Spektrum der Periodendauern rhythmischer Funktionen beim Menschen (nach Hildebrandt 1993).

dingungen durch die Zeitgeberwirkungen der äußeren Umweltrhythmen synchronisiert. Im Langwellenbereich des Spektrums wirken demnach kosmisch-geophysikalische Ordnungen in die Zeitgestalt des Menschen hinein. Wochen- und Monatsrhythmus haben sich aber – offenbar im Zuge einer fortschreitenden Emanzipation des Menschen aus den natürlichen Zeitordnungen – so weitgehend verselbständigt, daß eine Synchronisation durch die entsprechenden Umweltrhythmen nur noch unter besonderen Bedingungen nachweisbar ist.

Rudolf Steiner (1909) hat die genannten langwelligen Rhythmen bekanntlich den Wesensgliedern des Menschen zugeordnet (Abb. 3):

Tagesrhythmus   –   Rhythmus der Ich-Organisation
Wochenrhythmus   –   Rhythmus des Astralleibes
Monatsrhythmus   –   Rhythmus des Ätherleibes
Jahresrhythmus   –   Rhythmus des physischen Leibes

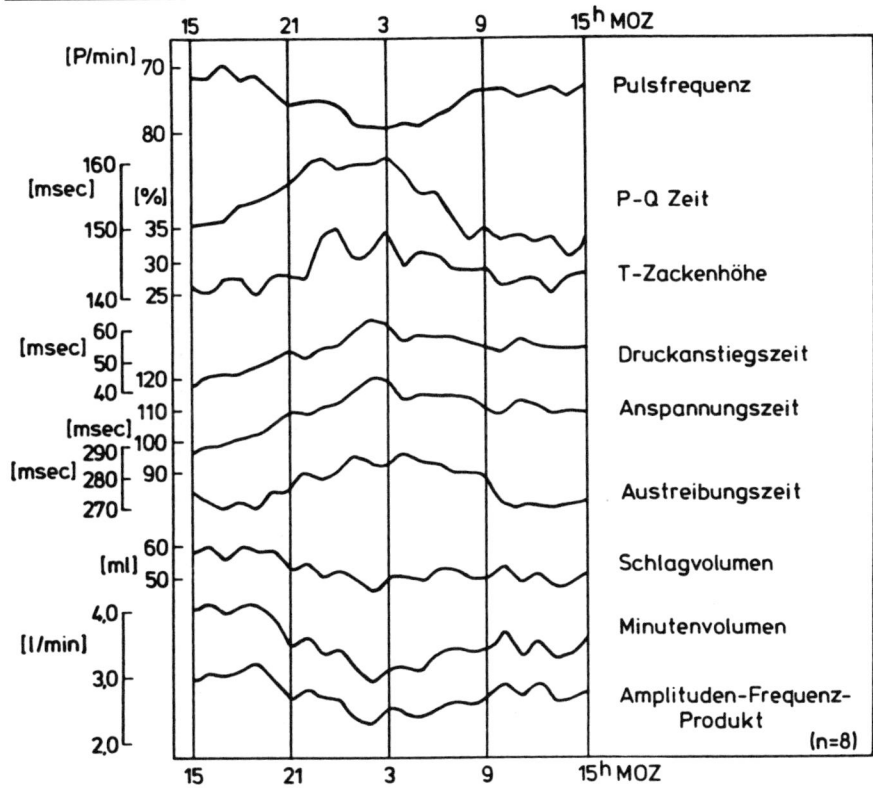

Abb. 2: Tagesgänge verschiedener herzdynamischer Parameter bei gesunden ruhenden Versuchspersonen mit gleichmäßig verteilter Nahrungsaufnahme (nach Daten von Hildebrandt u. Engelbertz, unveröff.).

Infolge des hierarchischen Aufbaus des Gesamtspektrums ergibt sich im kürzerwelligen Bereich unterhalb des Tagesrhythmus ein komplexes rhythmisches Milieu, in welchem sich die vier Wesensglieder zeitlich organisierend durchsetzen (Abb. 3). Die kürzerwelligen rhythmischen Funktionen dieses Bereichs haben keinen unmittelbaren Bezug zu äußeren Umweltordnungen, sie unterhalten vielmehr eine rein endogen-autonome Ordnung von Frequenz und Phase.

Dieser Bereich des Spektrums läßt funktionell eine Dreigliederung erkennen: Die längerwelligen Funktionen unterhalb des Tagesrhythmus dienen vorzugsweise dem Stoffwechsel, der Ernährung und Erholung. Die hochfrequenten Funktionen finden sich vornehmlich im Nervensystem und dienen der Aufnahme, Leitung und Verarbeitung von Informationen, die bekanntlich in Form von Frequenzmodulationen abgebildet werden. Das Zentrum dieses Bereiches wird von den Rhythmen der Transport- und Verteilungssysteme eingenommen, zu

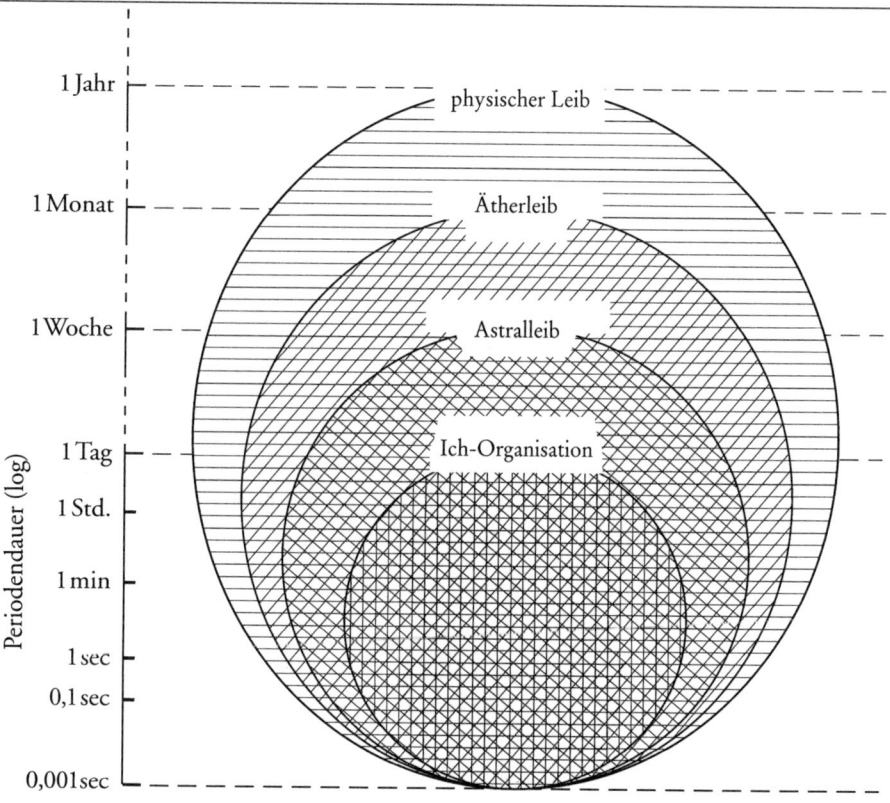

Abb. 3: Schematische Darstellung des Ineinanderwirkens der kosmisch bestimmten langwelligen Rhythmen beim Menschen. Im Bereich unterhalb des Tagesrhythmus werden alle Funktionen von allen vier Rhythmen beeinflußt. Die Zuordnung der langwelligen Rhythmen zu den Wesensgliedern ist angegeben (nach Hildebrandt 1986, verändert).

denen vor allem die Atmung und das Herz-Kreislauf-System zählen (Hildebrandt 1990).

Die Dreigliederung des endogen-autonomen Bereiches zeigt sich auch an charakteristischen Unterschieden im funktionellen Verhalten (Abb. 4). So ist das Verhalten der Informationsrhythmen des Nervensystems dadurch gekennzeichnet, daß ihre Frequenzen in Abhängigkeit von der Beanspruchung gleitend moduliert werden, was durch die horizontale Schraffur der Abbildung gekennzeichnet ist. Nur im Schlaf und wenn die Tätigkeiten des Nervensystems eingeschränkt sind, treten einige Vorzugsfrequenzen (z.B. der Alpha-Rhythmus des EEG) hervor, an denen der Bewußtseinsgrad bzw. das Schlafstadium abgelesen werden kann. Die Rhythmen des Stoffwechselsystems haben demgegenüber ausschließlich zahlreiche vorgeformte Frequenzbanden, zwischen denen die

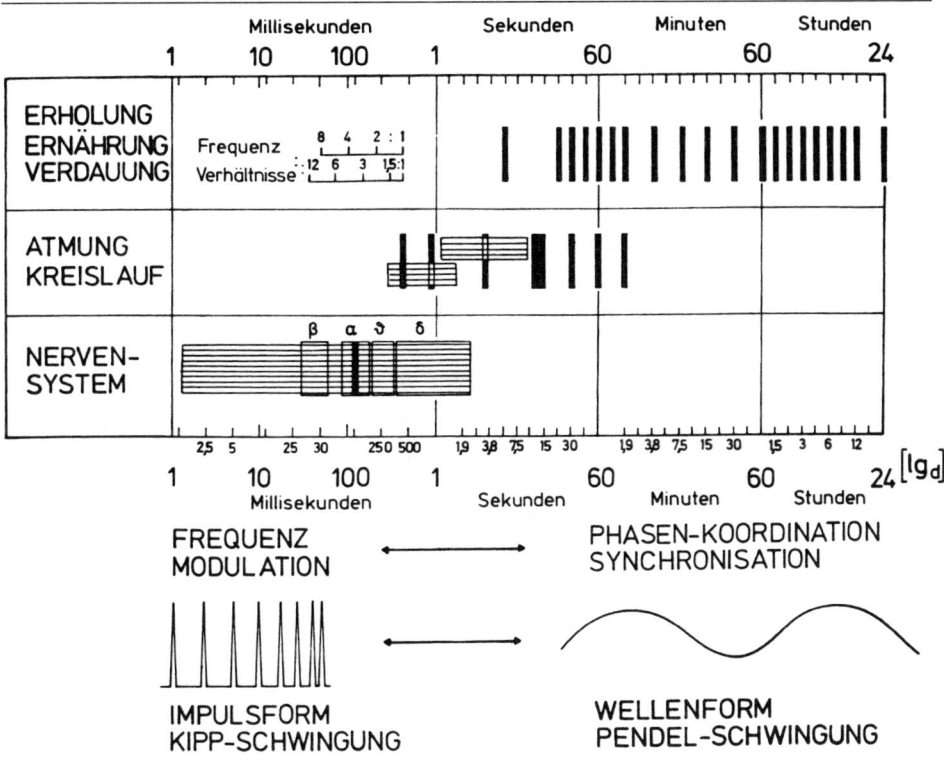

Abb. 4: Das Frequenzverhalten der endogen-autonomen Rhythmen in den drei Funktions-bereichen des Spektrums. Die vertikalen Balken bezeichnen bevorzugte Periodenlängen bzw. Frequenznormen; die horizontal schraffierten Felder kennzeichnen den Bereich der Frequenzmodulationen. Die Periodendauer ist auf der Abszisse dual-logarithmisch aufge-tragen, so daß die Skala der Frequenzverhältnisse im linken oberen Feld in allen Bereichen des Spektrums gültig ist. Im unteren Abbildungsteil sind die polaren Tendenzen des Fre-quenzverhaltens sowie der Ablaufsform der Rhythmen angegeben (nach Hildebrandt 1986, verändert).

Funktionen bei Beanspruchung hin- und herspringen können. Alle diese Vor-zugsfrequenzbänder stehen untereinander in einfachen ganzzahligen Frequenz-beziehungen. So steht z.B. der glattmuskuläre Spontanrhythmus des ruhenden Magens mit ca. 60 sec Periodendauer im Verhältnis 3:1 zum Rhythmus der peristaltischen Wellen und dieser wiederum im Verhältnis 4:1 zur rhythmischen Tätigkeit des Duodenums. Die im linken oberen Abbildungsteil angegebenen Frequenzverhältnisse gelten wegen der dual-logarithmischen Abszisse in allen Abbildungsbereichen.

Wie schon die Symbole im mittleren Bereich der Atem- und Kreislaufrhyth-

153

men erkennen lassen, finden sich hier im Zentrum beide genannten funktionellen Eigenschaften. So werden Atem- und Herzfrequenz bekanntlich durch Beanspruchung gleitend in Abhängigkeit vom Belastungsgrad moduliert, kehren aber in Ruhe stets wieder auf individuelle Normwerte zurück, die eingegliedert sind in die harmonisch proportionierte Frequenzordnung der Stoffwechselrhythmen.

Die zentrale Stellung der Kreislaufrhythmen im dreigegliederten Spektrum ist auch am formalen Ablauf der rhythmischen Funktionen ablesbar, indem die frequenteren Rhythmen des Informationssystems Impulsformen nach Maßgabe von Kippschwingungen besitzen, die langsameren Rhythmen des Stoffwechselsystems dagegen zu Wellenformen im Sinne von Pendelschwingungen tendieren (vgl. Abb. 4). Der Übergang zwischen den beiden gegensätzlichen Prinzipien findet offensichtlich im Bereich von Atmung und Herzrhythmus statt – «im Atemholen sind zweierlei Gnaden» –, während der systolisch betonte Puls die rhythmische Herztätigkeit charakterisiert. Die impulsförmige Energieeinspeisung in das Kreislaufsystem verändert nach den von Liebau (1954, 1955) angegebenen Prinzipien die gesamte Hydrodynamik des arteriellen und venösen Flusses.

Speziell im Hinblick auf die Rhythmen des Kreislaufs läßt sich noch ein weiterer Aspekt der polaren Struktur des Gesamtsystems auffinden, indem nämlich die langsameren Kreislaufrhythmen im wesentlichen Durchblutungsrhythmen im Dienste des Stoffwechsels sind, während die schnellen rhythmischen Vorgänge von Herz und Kreislauf dem impulsförmigen Energietransport (Druckwellen) dienen. Dieser Aspekt ergibt sich aber erst aus den weiteren Betrachtungen.

Die zentrale Stellung der Atmungs- und Kreislaufrhythmen wird schließlich auch dadurch unterstrichen, daß deren Frequenzbereich identisch ist mit dem des unmittelbaren rhythmischen Empfindens. In Abbildung 5 sind in der ersten Spalte die Frequenzbereiche dargestellt, in denen Atem- und Herzrhythmus moduliert werden können. In der zweiten Spalte der Abbildung sind die Vorzugsfrequenzen der motorischen Rhythmen dargestellt, wobei dem Bereich der Atmung unbewußte und halbbewußte rhythmische Tätigkeiten entsprechen, dem Bereich des Herzrhythmus aber bewußte rhythmische Aktionen. In der dritten Spalte sind schließlich die musikalischen Rhythmen in ihren Tempi in das Schema eingegliedert. Dabei zeigt sich, daß dem Modulationsbereich des Herzrhythmus die Schlagdauer sämtlicher praktikablen musikalischen Rhythmen entspricht. Bekanntlich wurde bis ins 18. Jahrhundert hinein der musikalische Rhythmus am Herzrhythmus orientiert. Dem Bereich des Atemrhythmus sind jeweils die vierfachen Periodenlängen der Schlagdauer zugeordnet. Dies entspricht der Tatsache, daß in der ursprünglichen Notation nur zwei Notenwerte, die «Brevis» und die «Longa», unterschieden wurden, die im Verhältnis 1:4 standen. Darauf wird noch weiter eingegangen werden müssen.

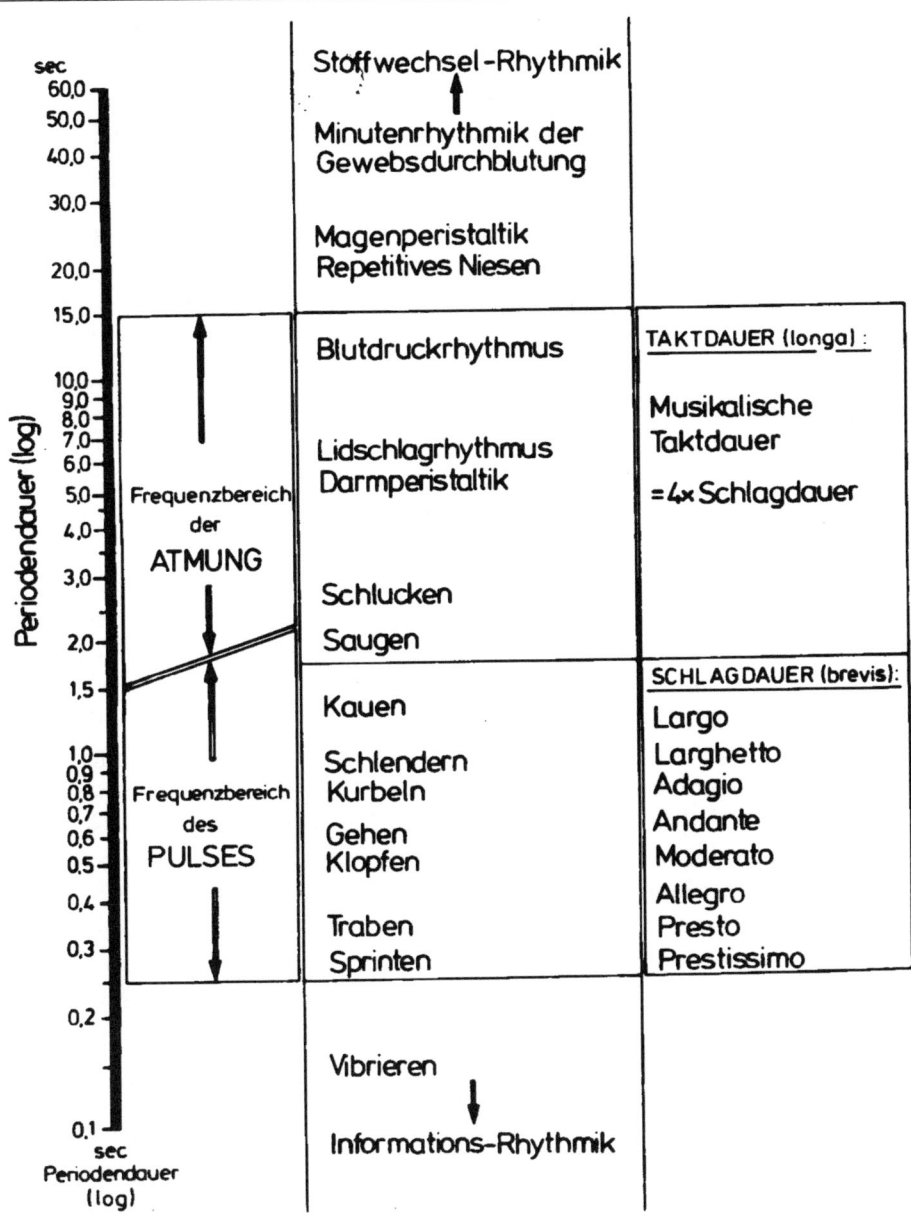

Abb. 5: Die Frequenzbereiche von Atem- und Herzrhythmus in ihrer Beziehung zu anderen rhythmischen Funktionen, vor allem den motorischen Aktionsrhythmen, sowie zu den musikalischen Rhythmen (nach Hildebrandt 1990).

Insgesamt haben die bisherigen Betrachtungen gezeigt, daß die Rhythmen von Herz und Kreislauf eine zentrale Stellung in einem polar dreigegliederten System der endogen-autonomen Rhythmen einnehmen, die auch rhythmisches Empfinden und rhythmische Tätigkeiten betrifft. Weiterhin haben sich bereits Anhaltspunkte dafür ergeben, daß die rhythmischen Funktionen einerseits bestimmten *Frequenz*ordnungen unterliegen, andererseits aber auch hinsichtlich ihrer *Phasen* geordnet sein können, was angesichts der mit der Periodendauer wachsenden Komplexität der Rhythmen von großer funktioneller Bedeutung sein muß. Beide Gesichtspunkte sollen im folgenden getrennt durch das Spektrum an Beispielen verfolgt werden.

Frequenzordnung der Herz-Kreislauf-Rhythmen

Wenn man von den komplexen tagesrhythmischen Umstellungen des Herz-Kreislauf-Systems absieht (vgl. Abb. 2), ist der Seitigkeitsrhythmus der Nasenschleimhautdurchblutung der längstwellige Kreislaufrhythmus. Er ist an dem spontanen Seitigkeitswechsel der Nasenatmung, bei dem etwa 80 % des Gesamtatemstromes jeweils eine Seite bevorzugen, leicht darstellbar. Seine bevorzugte Periodendauer beträgt 6 Stunden, es besteht also ein ganzzahlig-harmonisches Frequenzverhältnis von 4:1 zum 24-Stunden-Rhythmus. Auch 8stündige Perioden sowie weniger klar geordnete Seitenwechsel sind beobachtet worden (Jäger 1970). Es besteht eine strenge Korrelation zwischen dem Strömungswiderstand einer Nasenseite und der Durchblutungsgröße der Nasenmuschel-Schleimhaut (Tafil-Klawe und Hildebrandt 1993). Die möglichen Beziehungen zur funktionellen Seitigkeit der Großhirnhälften sind bisher nicht untersucht worden, es bestehen aber Beziehungen zu den Temperatur- bzw. Durchblutungsdifferenzen beider Körperhälften.

Herz-Kreislauf-Veränderungen sind auch beteiligt am sogenannten basalen Aktivitätszyklus, der im Schlaf an der zyklischen Gliederung der Schlaftiefe hervortritt und eine Periodendauer von 90 – 120 min besitzt, wobei offenbar gleichfalls einfache ganzzahlig-harmonische Frequenzbeziehungen zum Seitigkeits- und zum 24-Stunden-Rhythmus bestehen. Der Basic-Rest-Activity-(BRAC-)Zyklus läßt sich übrigens auch am Tag, zumindest am Vormittag, an verschiedenen Indikatoren in gleicher Frequenz nachweisen, wobei die Pulsfrequenz im selben Rhythmus schwankt (Abb. 6). Bei mehrfacher Wiederholung in mehrtägigen Abständen zeigen die individuellen Verläufe keine Phasenverschiebungen, wodurch die enge Bindung dieses Rhythmus an den synchronisierten 24-Stunden-Rhythmus belegt werden kann (Hildebrandt et al. 1993).

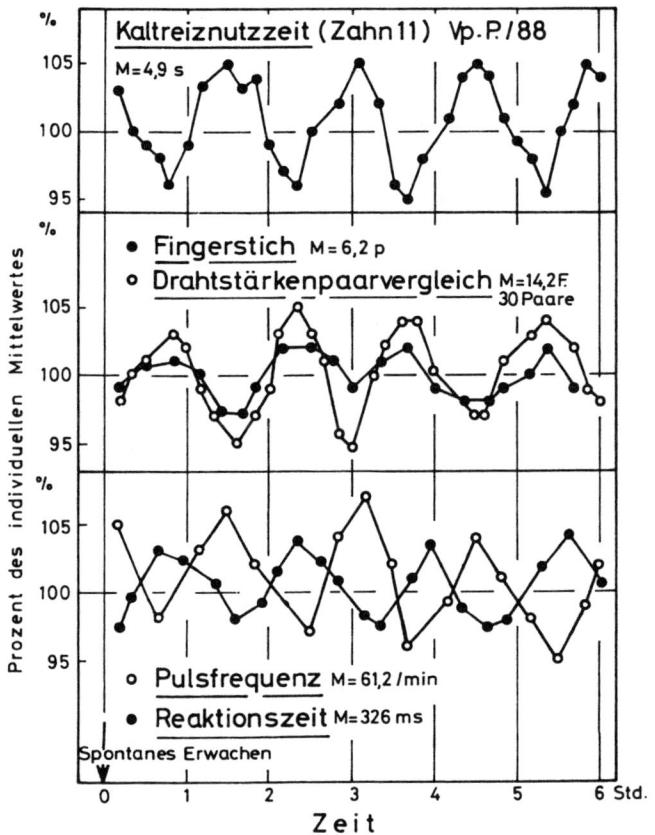

Abb. 6: *Verlauf der individuellen protopathischen Schmerzschwelle (Kaltreiznutzzeit eines Schneidezahns), der epikritischen Stichempfindlichkeit der Fingerhaut und taktilen Empfindlichkeit der Zähne sowie von Pulsfrequenz und Reaktionszeit im Rhythmus des basalen Aktivitätszyklus (BRAC) einer gesunden Versuchsperson nach dem morgendlichen Erwachen (nach Daten von Pöllmann u. Pöllmann 1988; aus Hildebrandt u. Pöllmann 1987).*

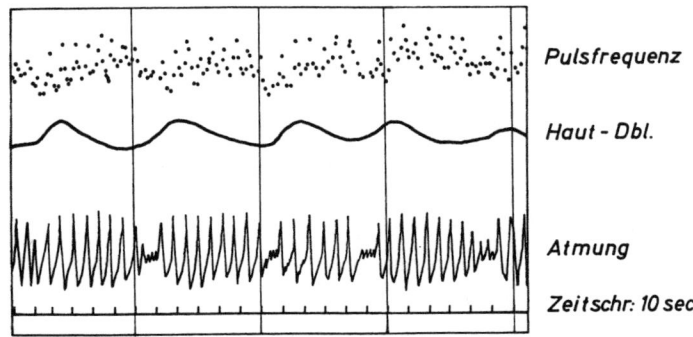

Abb. 7: *Verlauf von Momentanpulsfrequenz, Hautdurchblutung (Wärmeleitmessung) und Spontanatmung einer ruhenden Versuchsperson (nach Hildebrandt 1961).*

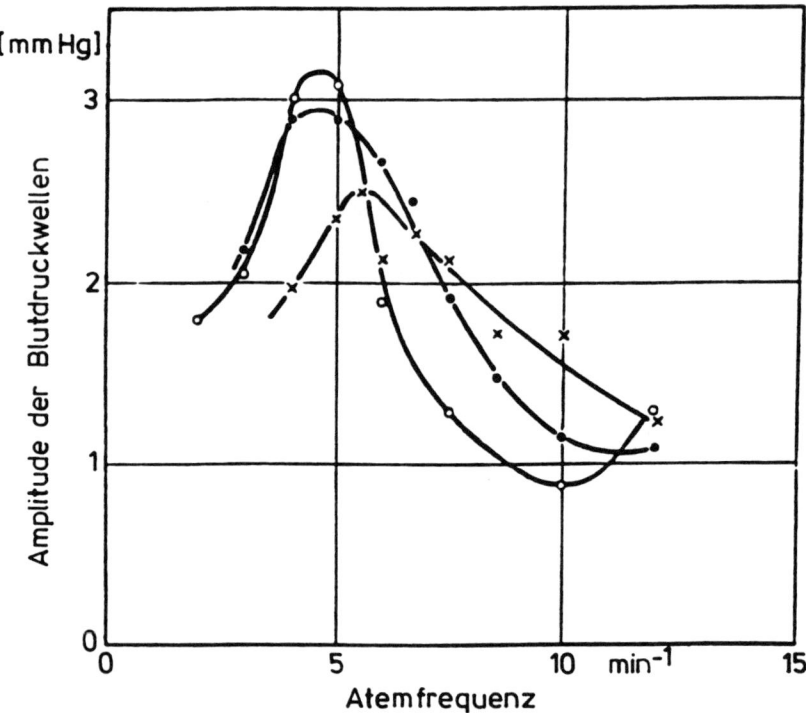

Abb. 8: Die Amplitude der Blutdruckwellen im 10-sec-Rhythmus (Mitteldruck) in Abhängigkeit von der Frequenz der Taktatmung. Ergebnisse aus drei Versuchen (jeweils andere Symbole). Nach Golenhofen u. Hildebrandt 1958.

Der Minutenrhythmus stellt den Systemrhythmus aller glattmuskulären Organe einschließlich der Gefäßwandmuskulatur dar (Golenhofen 1987). Abbildung 7 zeigt als Beispiel die minutenrhythmischen Schwankungen von Pulsfrequenz und Hautdurchblutung, an denen auch die Atmung mit einer minutenrhythmischen Gruppierung beteiligt ist. Die minutenrhythmischen Schwankungen der Durchblutung verlaufen in verschiedenen Körpergeweben und -regionen parallel, was auf eine zentrale Koordination im Vasomotorenzentrum hinweist. Unterbrechung der Gefäßinnervation bringt die Rhythmik zum Verschwinden. Auch an der Nasenschleimhaut sind entsprechende rhythmische Schwankungen dargestellt worden. In Haut und Muskulatur verlaufen die minutenrhythmischen Schwankungen entgegengesetzt, was zeigt, daß im Sinne eines Pendelrhythmus die Durchblutung verschiedener Gefäßgebiete schwerpunktmäßig gewechselt wird.

Der sogenannte 10-sec-Rhythmus des Blutdruckes tritt bei fortlaufender Blutdruckregistrierung besonders deutlich hervor, wenn die Atmung angehalten wird. Läßt man Versuchspersonen getaktet atmen und nähert die vorgegebene

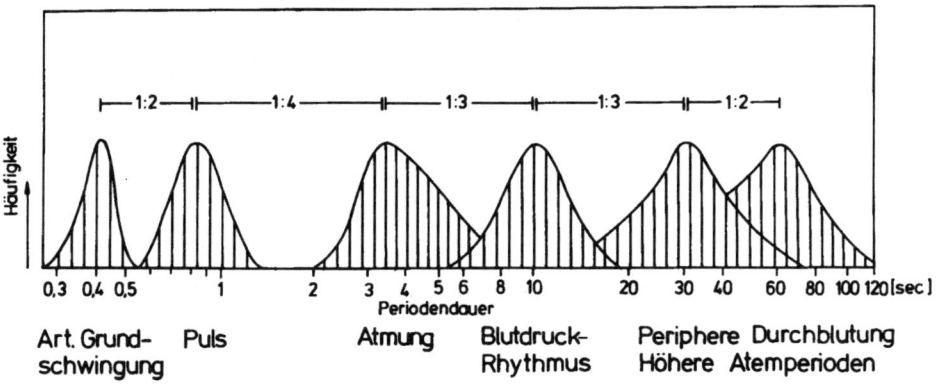

Abb. 9: Häufigkeitsverteilungen der Periodendauern verschiedener Kreislauf- und At-mungsrhythmen bei größeren Personengruppen. Die angegebenen Frequenzproportionen gelten für die Häufigkeitsgipfel der verschiedenen rhythmischen Funktionen (nach Hilde-brandt 1967, ergänzt).

Atemfrequenz der Spontanfrequenz des Blutdruckrhythmus an, so erzielt man eine Resonanzverstärkung des Blutdruckrhythmus. Abbildung 8 zeigt aus mehreren solcher Versuche die Amplitude des Blutdruckrhythmus in Abhängigkeit vom Atemtakt, wobei das Resonanzmaximum im Bereich von 5/min deutlich hervortritt. Fordert man Versuchspersonen auf, langsam zu atmen, so stellt sich die Atmung unbewußt auf die Frequenz des Blutdruckrhythmus ein (Golenhofen u. Hildebrandt 1958). Diese ist offenbar sehr stabil, unterliegt aber nachweislich tagesrhythmischen Schwankungen mit Verlangsamung in der Nacht (Goldmann 1980).

Durch die Anwendung der Doppler-Flowmetrie konnte als weiterer Kreislaufrhythmus der Vasomotionsrhythmus der Hautdurchblutung zur Darstellung gebracht werden. Seine mittlere Periodendauer liegt im Bereich von 7,5 sec, er besitzt aber die Neigung, sich mit dem Blutdruckrhythmus oder dem Atemrhythmus zu synchronisieren (Gutenbrunner u. Mitarbeiter 1989). Im Gegensatz zum Minutenrhythmus ist die Frequenz der Vasomotionsrhythmik nicht mehr temperaturkompensiert, sie nimmt mit steigender Temperatur zu. Es wird angenommen, daß die Vasomotionsrhythmik für den transvasalen Stoffaustausch von besonderer Bedeutung ist.

Die bisher geschilderten Rhythmen betrafen im wesentlichen die periphere Durchblutung, während im folgenden das *Zentrum des rhythmischen Systems* untersucht werden soll.

Abbildung 9 gibt zunächst einen Überblick über die Frequenzordnung dieses engeren Bereiches und der benachbarten Abschnitte des Spektrums. Die dargestellten Häufigkeitsverteilungen der Periodenlängen wurden an größeren Gruppen von Versuchspersonen am Tage unter Ruhebedingungen gewonnen. Es

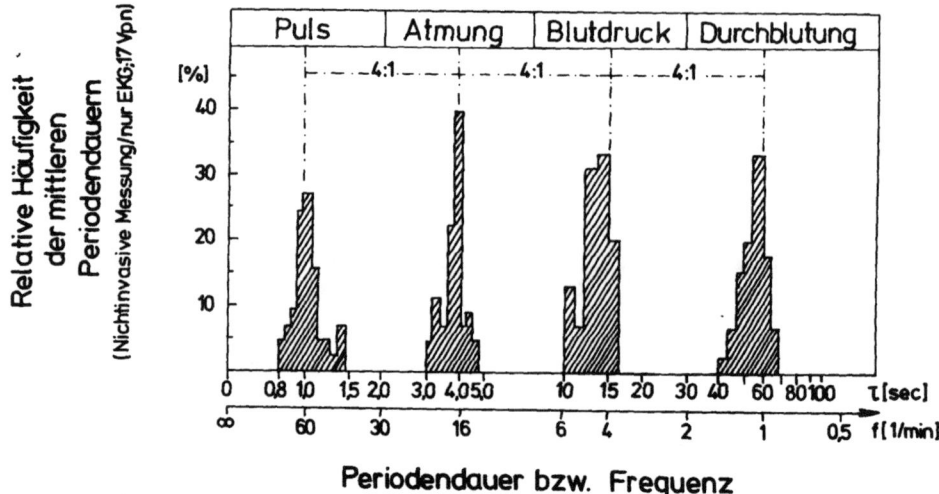

Abb. 10: Häufigkeitsverteilung der spektralanalytisch im Schlafverlauf der Momentanherzfrequenz von 17 Probanden in 47 Nachtschlafuntersuchungen aufgedeckten Vorzugsfrequenzen von Herzrhythmus, Atemrhythmus, Blutdruckrhythmus und Minutenrhythmus der peripheren Durchblutung. Die Vorzugsfrequenzen stehen untereinander jeweils im ganzzahligen Verhältnis 4 : 1 (nach Raschke u. Mitarb. 1977).

zeigt sich, daß die Gipfel der Verteilungen, d.h. die bevorzugten bzw. normalen Periodenlängen, sämtlich in einfachen ganzzahlig-harmonischen Beziehungen zueinander stehen. Auch in diesem zentralen Bereich der endogen-autonomen Rhythmen herrscht also eine musikalische Ordnung. Diese ist allerdings zunächst nur in bezug auf die statistischen Verhältnisse sichtbar. Untersucht man aber im Schlaf, so zeigt sich, daß diese harmonisch-musikalische Ordnung beim Fortfall äußerer Störeinflüsse präzisiert wird. Wie Abbildung 10 zeigt, bestehen im Nachtschlaf zwischen Minutenrhythmus, Blutdruckrhythmus, Atemrhythmus und Herzrhythmus recht exakt doppeloktavige Frequenzbeziehungen im Verhältnis 4:1.

Dies betrifft vor allem die Frequenzbeziehung zwischen Herzschlag und Atmung, auf deren Bedeutung Rudolf Steiner ja wiederholt hingewiesen hat, weil sie die Beziehung zwischen dem oberen und dem unteren Menschen widerspiegelt. In Abbildung 11 ist das Puls-Atem-Frequenzverhältnis (Q P/A) bei gesunden liegenden Personen über mehr als 24 Stunden kontrolliert worden, und zwar in Teilgruppen, die nach dem individuellen 24-Stunden-Mittelwert des Q P/A gebildet wurden. Während am Tage beträchtliche Abweichungen nach beiden Seiten hin vorkommen, konvergieren alle Mittelwertkurven nach einigen Schlafstunden zwischen 3 und 6 Uhr sehr exakt auf den als normal angenomme-

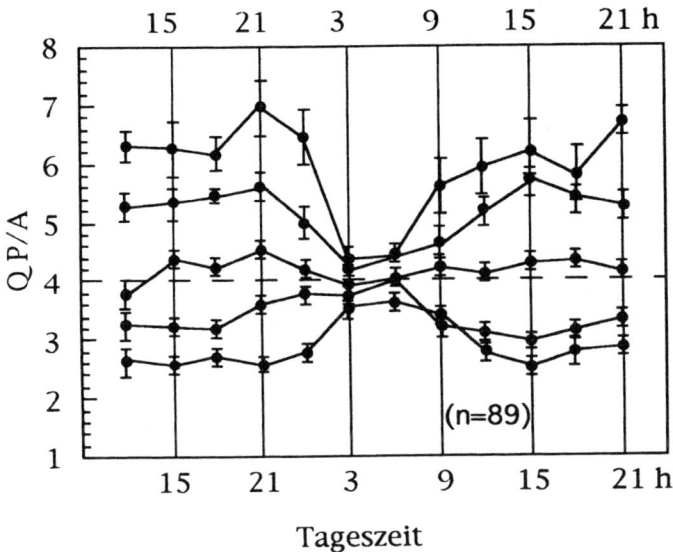

Abb. 11: Mittlere Tagesgänge des Puls-Atem-Frequenzquotienten (Q P/A) von insgesamt 89 gesunden Probanden, die nach dem 24-Stunden-Mittelwert des Quotienten in fünf Gruppen aufgeteilt wurden. Die Klammern entsprechen dem Bereich des mittleren Fehlers der Gruppenmittelwerte. Man beachte die nächtliche Normalisierung zwischen 3 und 6 Uhr, die unabhängig von der Richtung der am Tage bestehenden Abweichung eintritt (nach Daten von Pöllmann, verändert, aus Hildebrandt 1993).

nen Wert 4,0. Diese nächtliche Normalisierung belegt die Berechtigung, den Quotientwert 4:1 als Norm des Puls-Atem-Quotienten zu betrachten.

In Abbildung 12 sind einige Einzelverläufe aus Tagesgangsuntersuchungen zusammengestellt, auch hier konvergieren alle Kurven im Sinne der nächtlichen Normalisierung auf den Normwert 4,0. Wichtig ist dabei, daß die Probanden recht unterschiedliche Pulsfrequenzniveaus aufwiesen, was aus den 24-Stunden-Mittelwerten im rechten Abbildungsteil abgelesen werden kann. Dem Organismus ist es offensichtlich wichtiger, nicht eine einzelne Funktion im Schlaf zu ordnen, sondern den Ordnungszusammenhang zwischen verschiedenen Funktionen als Voraussetzung für die nächtliche Schlaferholung wieder herzustellen.

Bei Grippeerkrankungen wurde der Verlauf des Puls-Atem-Quotienten täglich bis zur Gesundung verfolgt (Abb. 13). Auch hier zeigte sich eine Tendenz zur Normalisierung auf den Wert 4,0. Allerdings erfolgte die Annäherung bei den anfangs erhöhten Ausgangswerten wesentlich schneller und steiler, während bei den anfangs erniedrigten Quotientwerten bei längerem Krankheitsverlauf die Normalisierungstendenz schwächer ausgeprägt war oder sogar ganz ausblieb (Müller 1971). Hier zeigt sich bereits ein reaktionsprognostischer Wert des Puls-Atem-Frequenzverhältnisses, wobei erniedrigte Werte offenbar eine Neigung zur Chronifizierung anzeigen.

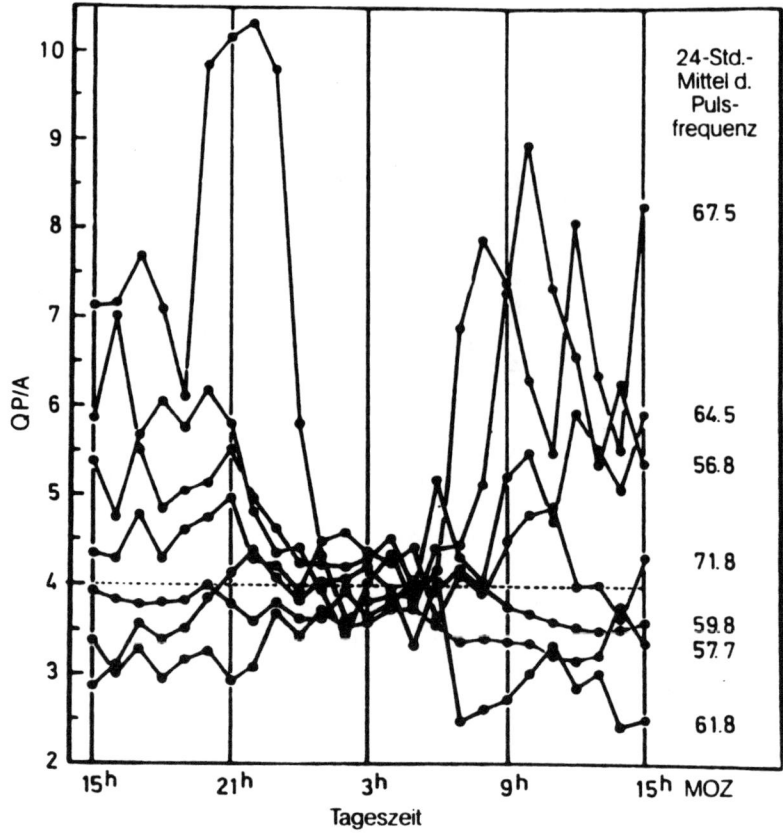

Abb. 12: Tagesgänge des Puls-Atem-Quotienten bei verschiedenen Pulsfrequenzlagen (24-Std.-Mittel) mit nächtlicher Normalisierung. Gesunde Versuchspersonen bei Bettruhe und gleichmäßig verteilter Nahrungsaufnahme. Stündliche Messungen (nach Hildebrandt 1961).

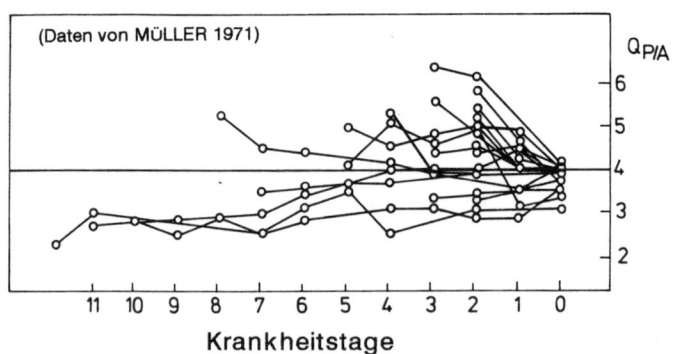

Abb. 13: Individuelle Verläufe des täglich gemessenen Puls-Atem-Quotienten bei Grippepatienten, die bis zum Abschluß der Behandlung kontrolliert wurden. Die Werte sind über dem letzten Untersuchungstag synchronisiert (nach Müller 1971).

162

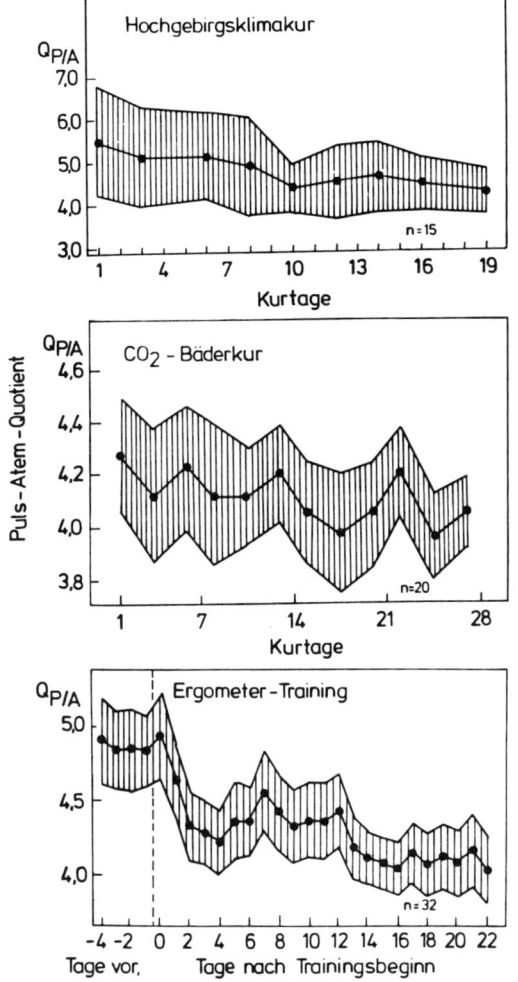

Abb. 14: Mittlerer Verlauf des Puls-Atem-Quotienten und seines Streuungsbereiches bei Probanden- bzw. Patientengruppen während Hochgebirgsklimakuren (oben), Kohlensäure-Bäderkuren (Mitte) und Ausdauerleistungstraining auf dem Fahrrad-Ergometer (unten) (nach Hildebrandt 1986).

Die Normalisierung des Puls-Atem-Quotienten kann auch therapeutisch angeregt werden, und zwar durch Reizbelastungen verschiedener Art. Abbildung 14 zeigt einige Beispiele für den mittleren Verlauf des Quotienten und seines Streuungsbereiches während Hochgebirgsklimakuren, CO_2-Bäderkuren und während eines dreiwöchigen Ergometertrainings von völlig untrainierten Personen.

Von großer praktischer Bedeutung ist die Tatsache, daß das sich im Puls-

163

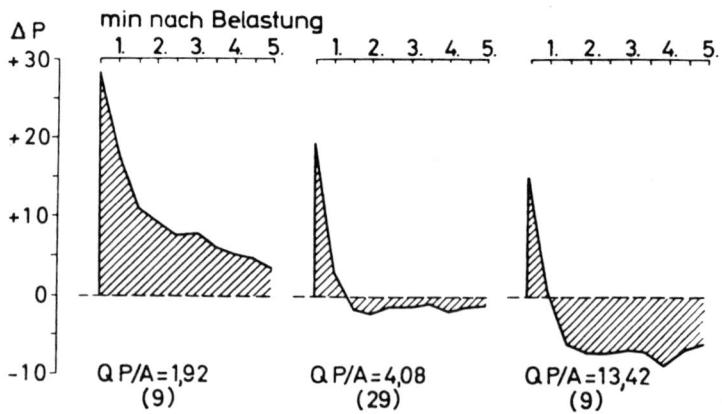

Abb. 15: Mittlerer Verlauf der Herzfrequenz während der ersten fünf Minuten nach gleich-dosierter Arbeitsbelastung durch Stufensteigen in drei Personengruppen mit unterschiedlichen Ruhewerten des Puls-Atem-Quotienten (Q P/A). Die Ordinate gibt die Abweichungen der Herzfrequenz vom Ruhewert an, die eingeklammerten Zahlen geben die Gruppenhäufigkeit an (nach Hildebrandt 1962).

Atem-Quotienten anzeigende Gleichgewicht zwischen der oberen und der unteren Organisation die Regulationsvorgänge im Organismus maßgeblich beeinflußt. So konnte nachgewiesen werden, daß die Regelgüte der Herzfrequenzregulation beim normalen Quotienten von 4 ein Optimum besitzt (Hildebrandt 1967), allerdings wurden Nebenoptima auch bei anderen ganzzahligen Quotientwerten gefunden, was belegt, daß ganzzahlige Frequenzverhältnisse zwischen verschiedenen rhythmischen Funktionen eine besondere funktionelle Bedeutung haben. Bei Ausgangswerten des Quotienten unter 4,0 finden sich stabile bzw. überkritisch gedämpfte Regelcharakteristiken, bei erhöhten Ausgangswerten dagegen labile Verhaltensweisen (Abb. 15). Untersuchungen der orthostatischen Regulation nach Aufstehen bestätigten diese Beziehungen zwischen Puls-Atem-Quotient und Regulationsdynamik.

Eine entsprechende regulationsprognostische Bedeutung des Puls-Atem-Quotienten ist vor allem bei Langzeitbehandlungen im Sinne von Reaktions-, Regulations- und Adaptationstherapien nachgewiesen worden. Eine Gesamtübersicht der bisher vorliegenden Befunde findet sich bei Hildebrandt (1985; Hildebrandt u. Gutenbrunner 1998).

Phasenordnung der Herz-Kreislauf-Rhythmen

Infolge der individuell unterschiedlichen Variabilität der Periodendauer der verschiedenen Rhythmen ist die Beziehung zwischen ganzzahligen Frequenzverhältnissen und Phasenkoppelung in der Regel nur statistisch mehr oder weniger streng verwirklicht, vor allem bei sehr weit auseinanderliegenden Frequenzen. Nur bei Frequenzrelationen von 2:1 kann man davon ausgehen, daß die ganzzahlige Frequenzabstimmung gleichbedeutend mit einer strengen oder gar absoluten Phasenkoppelung der beteiligten Rhythmen einhergeht. Bei einem Frequenzverhältnis von 1:1 führt die Phasenkoppelung zur Synchronisation. Dies gilt natürlich vor allem für die längerwelligen komplexen Rhythmen, bei denen die Koaktion verschiedener Funktionen von besonderer Bedeutung ist. Aber auch im zentralen Bereich der Herz-Kreislauf-Rhythmen läßt sich die ökonomische Bedeutung einer Phasenabstimmung deutlich nachweisen. Dies gilt vor allem auch im Bereich der Koordination der motorischen Rhythmen.

Die rhythmische Herztätigkeit erfährt durch Phasenabstimmungen mit verschiedenen im Spektrum benachbarten rhythmischen Funktionen eine wichtige Förderung. Dies betrifft zum Beipiel die Phasenabstimmung des Herzrhythmus mit der arteriellen Resonanzschwingung (sog. arterieller Grundschwingung). Der Blutauswurf aus dem Herzen erzeugt eine Druckwelle, die über das elastische Arteriensystem in die Peripherie läuft und dort positiv reflektiert wird. Die zurücklaufende Welle wird vor dem Herzen, dessen Aortenklappe inzwischen geschlossen sein muß, wieder positiv reflektiert und läuft als sogenannte dikrote Welle erneut durch das elastische Arteriensystem. Bei sehr langsamer Herzfrequenz kann noch ein dritter Durchlauf der Druckwelle erfolgen. Normalerweise aber besteht ein Verhältnis zwischen Herzperiodendauer und arterieller Grundschwingungsdauer von 2:1, was bedeutet, daß im Sinne einer Phasenabstimmung der erneute Blutauswurf aus dem Herzen in einer optimalen Phase der arteriellen Druckschwankungen erfolgt. Bei sehr langsamer Herzfrequenz kann auch das ganzzahlige Verhältnis von 3:1 eingestellt werden (Lit.-Übers. s. Hildebrandt 1970).

Abbildung 16 zeigt empirisch gewonnene Häufigkeitsverteilungen des Quotienten aus Herzperiodendauer und arterieller Grundschwingungsdauer bei gesunden Erwachsenen, Leistungssportlern und Patienten mit funktionellen Herz-Kreislauf-Störungen ohne sonstigen objektiven Befund. Bei den Gesunden finden sich deutliche Häufungen bei den ganzzahligen Quotienten von 2,0, bei Personen mit sehr langsamer Herzfrequenz ein Nebenoptimum bei 3,0. Trainierte Leistungssportler haben eine noch strengere ganzzahlige Abstimmung mit Bevorzugung von 3,0. Patienten mit funktionellen Herz-Kreislauf-Störungen lassen die ganzzahlige Frequenzabstimmung, die einer Phasenkoordination gleichkommt, völlig vermissen. Verlust der Phasenabstimmung der

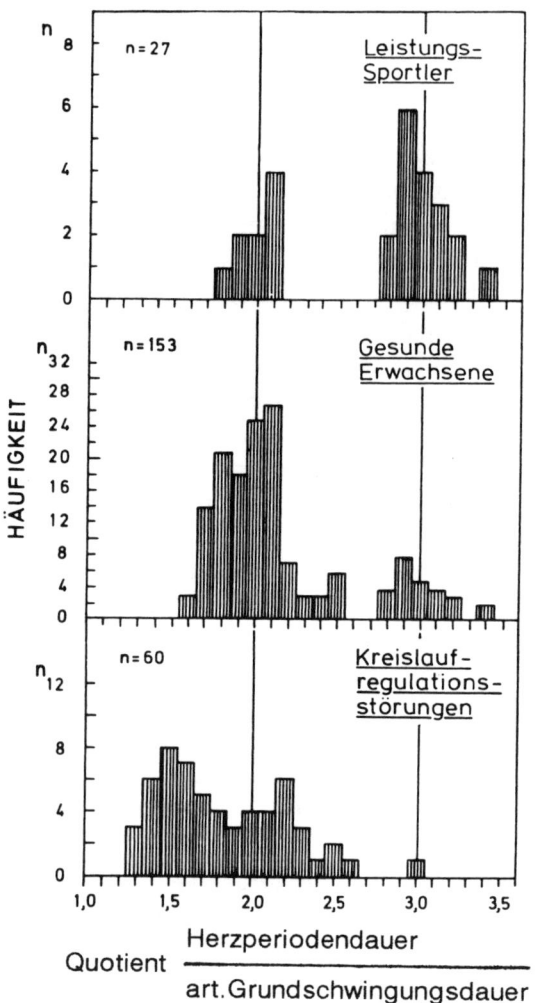

Abb. 16: Häufigkeitsverteilung der Quotienten aus Herzperiodendauer und arterieller Grundschwingungsdauer (Wellenlänge der Puls-Dikrotie) unter Ruhebedingungen bei Leistungssportlern (oben), gesunden Erwachsenen (Mitte) und ambulanten Patienten mit funktionellen Herz-Kreislauf-Störungen (unten). Nach Gadermann u. Mitarb. 1961.

rhythmischen Funktionen ist offenbar ein sehr empfindlicher Indikator für funktionelle Störungen. Nach Modellversuchen von Eckermann (1969) werden durch die normale Phasenabstimmung etwa 30 % des myokardialen Energieaufwandes eingespart. Diese ökonomische Abstimmung ist die Voraussetzung dafür, daß wir normalerweise die Tätigkeit des Herzens nicht spüren, da es dann sozusagen im Rhythmus des Arteriensystems «tanzt». Tagesgangsuntersuchungen haben gezeigt, daß diese optimale Abstimmung während des Tages vielfältig

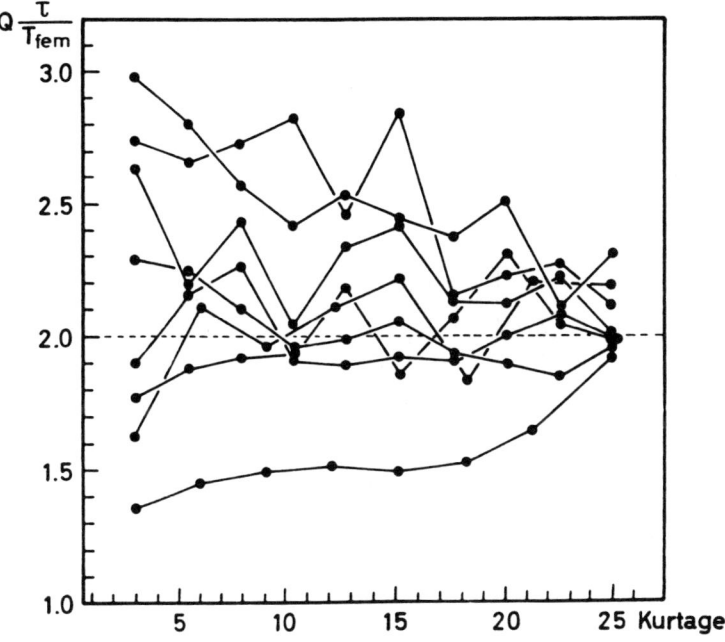

Abb. 17: Beispiele für den Verlauf des Quotienten aus Herzperiodendauer (τ) und arterieller Grundschwingungsdauer (T fem) während CO_2-Bädern und Hochgebirgsklimakuren (nach Hildebrandt u. Mitarb. 1959).

gestört ist, daß aber zu Beginn des Nachtschlafes – vermutlich während der ersten Tiefschlafperiode – eine Phase strenger ganzzahliger Abstimmung der beiden Rhythmen durchlaufen wird (Hildebrandt 1967).

Interessant ist, daß diese Koordination therapeutisch beeinflußbar ist. Zum einen konnte während Bäder- und Klimakuren eine Normalisierung des Quotienten aus Herzperiodendauer und arterieller Grundschwingungsdauer nachgewiesen werden (Abb. 17), zum anderen hat sich für Digitalis- und Crataegusgaben zeigen lassen, daß sich trotz der initialen bradykardiebedingten Auslenkung des Quotienten im späteren Verlauf der Behandlung eine Normalisierung des bevorzugten ganzzahligen Verhältnisses mit kleiner Streuung einstellt (Abb. 18). Statt der diesen Stoffen zugewiesenen Wirkung auf den Myocard-Stoffwechsel tritt hier die ökonomisierende Wirkung rhythmischer Koordination als nutzbares therapeutisches Prinzip auf (Hildebrandt 1970; Siuts 1976; Kümmell u. Mitarb. 1982).

Ein weiteres Beispiel für die funktionell-ökonomische Bedeutung der Phasenabstimmung ist die nachgewiesene Phasenkoppelung zwischen dem Herzrhythmus der Schwangeren und dem des Föten. Schon die auffällige doppelte Herzfrequenz des Kindes gegenüber der Mutter kann auf eine solche Phasenabstim-

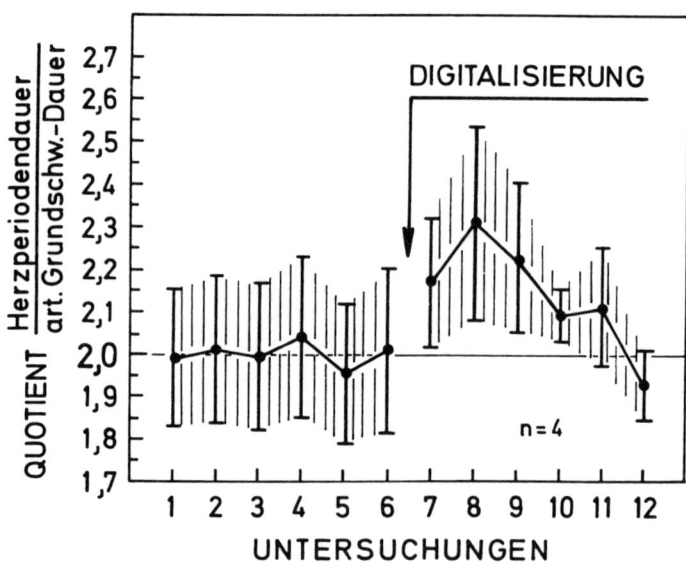

Abb. 18: Mittlerer Verlauf und Standardfehlerbereich des Quotienten aus Herzperioden-dauer und arterieller Grundschwingungsdauer von vier Patienten mit funktionellen Herz-Kreislauf-Störungen vor und nach Digitalisierung (nach Daten von Bühring, unveröff.).

mung hinweisen. Wie Abbildung 19 an einem Beispiel zeigt, finden sich in der Herzperiode der Mutter zwei dezidierte Häufungen der kindlichen Systole (R-Zacke im EKG), in der Herzperiode des Kindes eine deutliche Häufung der mütterlichen Systolen. Diese Phasenbevorzugungen im Sinne einer Phasenkoordination finden sich auch bei wiederholten Untersuchungen in gleicher Phasenlage. Es ist zu vermuten, daß durch diese zeitliche Abstimmung verhindert wird, daß die Pulswellen beider Organismen zu gleicher Zeit in der Plazenta eintreffen, was energetisch ungünstig wäre. Genauere Untersuchungen darüber stehen aber noch aus.

Bei der engen funktionellen Verknüpfung zwischen dem Atemrhythmus und dem venösen Rückfluß zur Herzfüllung muß auch der Phasenabstimmung zwischen Herzrhythmus und Inspirationsbeginn eine besondere ökonomische Bedeutung zukommen. Tatsächlich sind – zunächst in Tierversuchen – aber auch beim Menschen solche Phasenkoppelungen nachgewiesen, die sich wiederum im Schlaf sehr verstärken (Lit.-Übers. s. Raschke 1981). Abbildung 20 zeigt bei einer gesunden Versuchsperson die Verteilung von je 100 Inspirationsbeginnen über die Herzperiode, die von R-Zacke zu R-Zacke im EKG ausgemessen und in 20 Klassen von je 5 % der Herzperiodendauer unterteilt wurde, vor, während und nach dem Nachtschlaf. Die χ^2-Werte geben den Grad der Abweichung der Verteilungen von einer zufälligen Gleichverteilung an. In Abbildung 21 sind

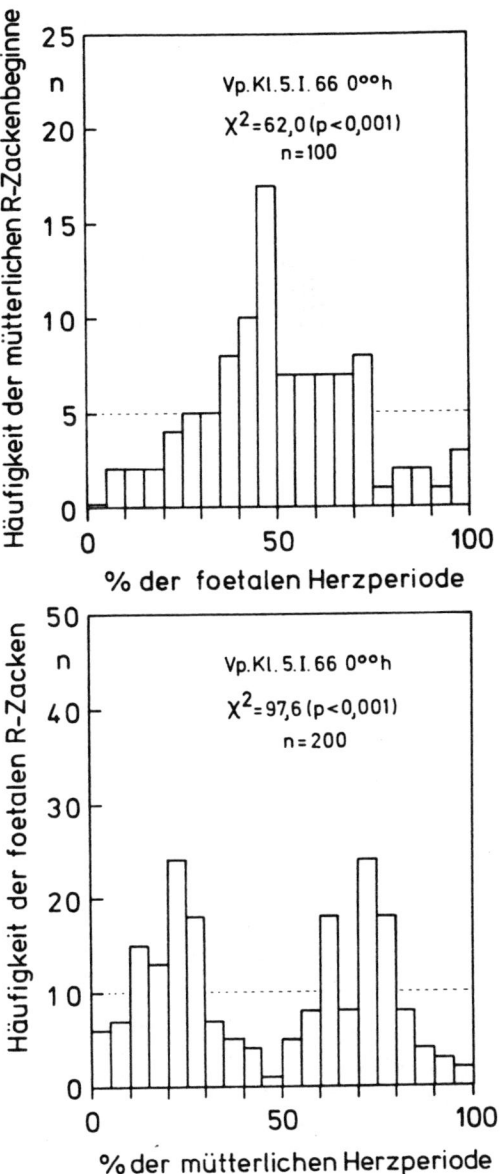

Abb. 19: Oben: Häufigkeitsverteilung von 100 R-Zackenbeginnen im EKG einer Schwangeren über die fötale Herzperiode, die im EKG von R-Zacke zu R-Zacke ausgemessen und in 20 Klassen von je 5 % der Herzperiodendauer eingeteilt wurde.
Unten: Häufigkeitsverteilung der fötalen R-Zackenbeginne über die mütterliche Herzperiode während derselben Untersuchung. Die Messungen wurden während des Nachtschlafes der Schwangeren durchgeführt. Die χ^2-Werte beziehen sich auf die Abweichung der Klassenhäufigkeiten vom mittleren Erwartungswert (gestrichelte Horizontale). Nach Hildebrandt u. Klein 1979.

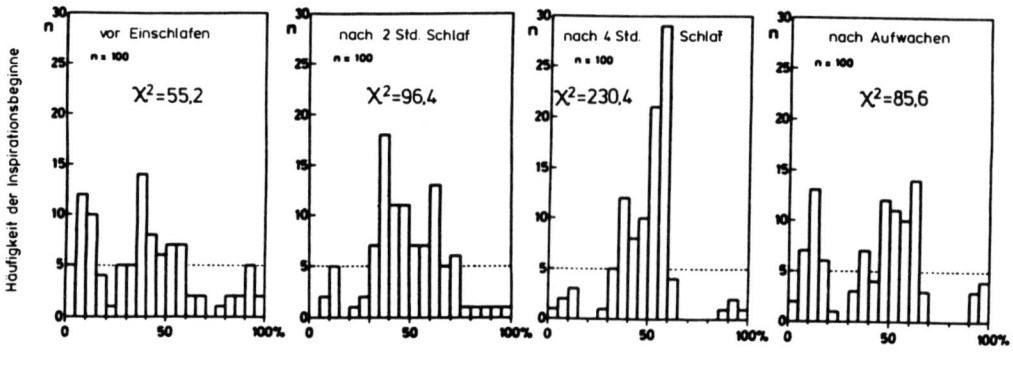

% der Pulsperiodendauer, vom Beginn der R-Zacke

Abb. 20: Häufigkeitsverteilung von je 100 Inspirationsbeginnen über die Herzperiode, die von R-Zacke zu R-Zacke im EKG ausgemessen und in 20 Klassen von je 5 % der Perioden-dauer eingeteilt wurde, bei einer gesunden Versuchsperson vor, während und nach dem Nachtschlaf (nach Storch 1967).

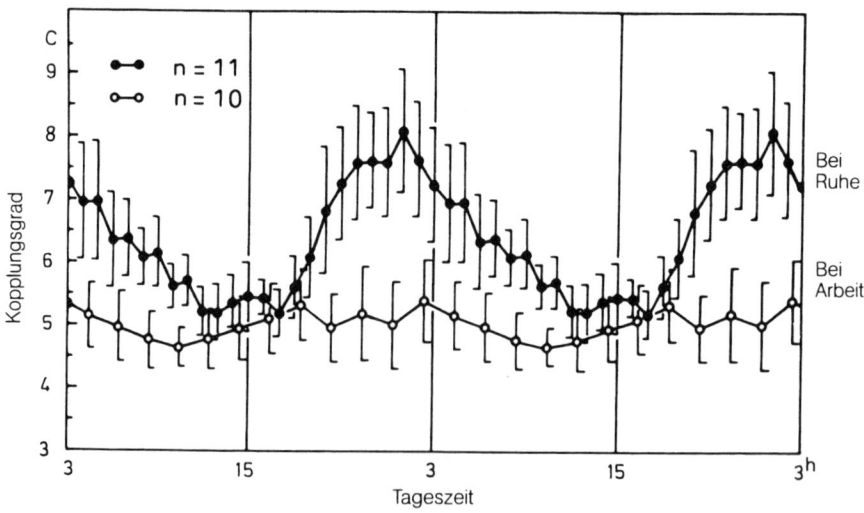

Abb. 21: Mittlerer Tagesgang des Koppelungsgrades zwischen Herzrhythmus (R-Zacke im EKG) und Atemrhythmus (Inspirationsbeginn) von gesunden Versuchspersonen bei perma-nenter Bettruhe und bei zweistündlich interpolierter Belastung mit dosierter Ergometer-arbeit, wodurch die nächtliche Intensivierung der Phasenkoppelung verhindert wird (nach Engel u. Mitarb. 1969).

170

systematische Tages-Längsschnittuntersuchungen des Koppelungsgrades χ^2 bei einer Gruppe gesunder Probanden dargestellt, wobei sich die starke nächtliche Zunahme der Phasenkoppelung zeigt (ausgefüllte Punkte). Diese nächtliche Intensivierung setzt aber eine hinreichende Erholungszeit voraus, denn bei Probanden, die alle 2 Stunden eine kurze Ergometerarbeit verrichten mußten, blieb der nächtliche Anstieg der Phasenkoppelung vollständig aus. Erst bei 4stündigen Intervallen konnte dieser nachgewiesen werden.

Zu den Phasenkoppelungen zwischen Rhythmen unterschiedlicher Frequenz zählt auch die bei Mensch und Tier nachgewiesene Phasenabstimmung zwischen Atemrhythmus und Blutdruckrhythmus, die sich bei fortlaufender Registrierung des arteriellen Blutdrucks beobachten läßt (Golenhofen u. Hildebrandt 1958). Wird einer Versuchsperson eine Taktatmung vorgegeben, deren Frequenz mit 8/min für den langsameren Blutdruckrhythmus ungünstig für eine konstante Phasenbeziehung ist, läßt sich beobachten, wie der Blutdruckrhythmus dieses Mißverhältnis dadurch auszugleichen versucht, daß er wechselnd sich einmal einem und einmal zwei Atemzügen in der angestrebten Phasenbeziehung angleicht. Das Ergebnis der Phasenkoordination zwischen diesen beiden Rhythmen ist allerdings nur im Sinne einer relativen Koordination (v. Holst 1939) eine statistische Bevorzugung der angestrebten Koaktionslage. Typischerweise nimmt die Strenge der Koordination im Liegen gegenüber dem Stehen zu, was der allgemein festzustellenden Zunahme der rhythmischen Ordnungen unter trophotropen Bedingungen entspricht.

Im längerwelligen Bereich des Gesamtspektrums werden die Phasenkoppelungen zur Synchronisation aller Teilfunktionen von gleicher Frequenz gesteigert. Schon die Minutenrhythmik der peripheren Gefäße erweist sich als zentral-koordiniert. Nur bei Ausschaltung aller externen Zeitgeber sowie bei krankhaften Zuständen treten sogenannte interne Desynchronisationen auf. Im Zentrum des rhythmischen Systems macht der Organismus von dem ökonomisch wirksamen Prinzip der Phasen-Koordination zwischen rhythmischen Funktionen unterschiedlicher Frequenz vielfältig Gebrauch. Abbildung 22 gibt eine schematische Übersicht über die bisher aufgefundenen Phasenkoppelungen von Atemrhythmus und Herzrhythmus, wobei besonders auch die Zusammenordnung dieser beiden Rhythmen mit der motorischen Rhythmik hervortritt.

Die ökonomische Bedeutung der Phasenabstimmung zwischen Herzrhythmus und Schrittrhythmus ließ sich daran nachweisen, daß eine künstliche Störung der spontanen Phasenbeziehung beider Rhythmen durch stufenweise verzögerte EKG-abhängige Auftret-Befehle zu einer Steigerung der Herzfrequenz führte (Abb. 23).

Der hierarchischen Gliederung des Zeitorganismus entsprechend werden sowohl alle Frequenzordnungen als auch die Phasenordnungen von den übergeordneten langwelligen Rhythmen moduliert. Dies ist vor allem für den Tagesrhythmus nachgewiesen. So zeigt Abbildung 24 die gemeinsamen tagesrhythmi-

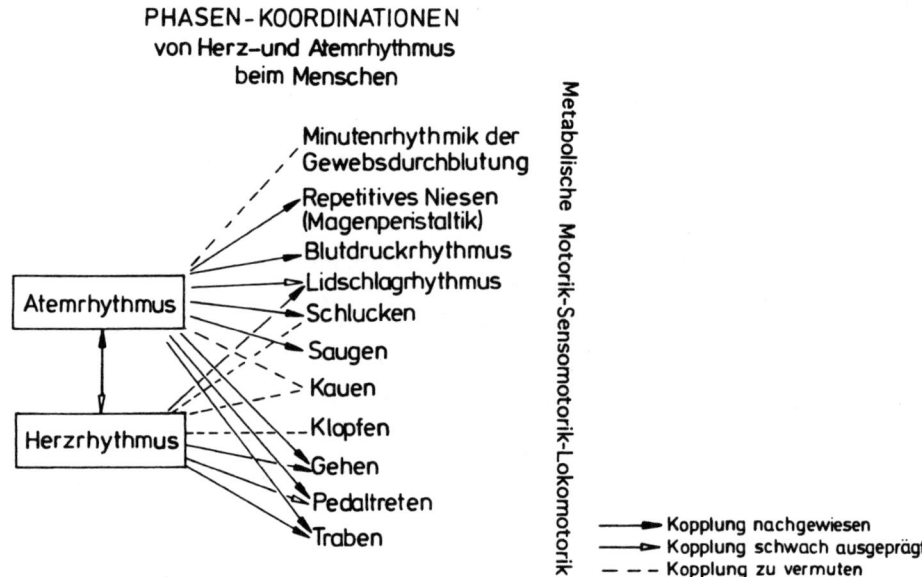

Abb. 22: Phasenkoppelung von Herz- und Atemrhythmus mit verschiedenen motorischen Rhythmen beim Menschen (nach Hildebrandt 1988).

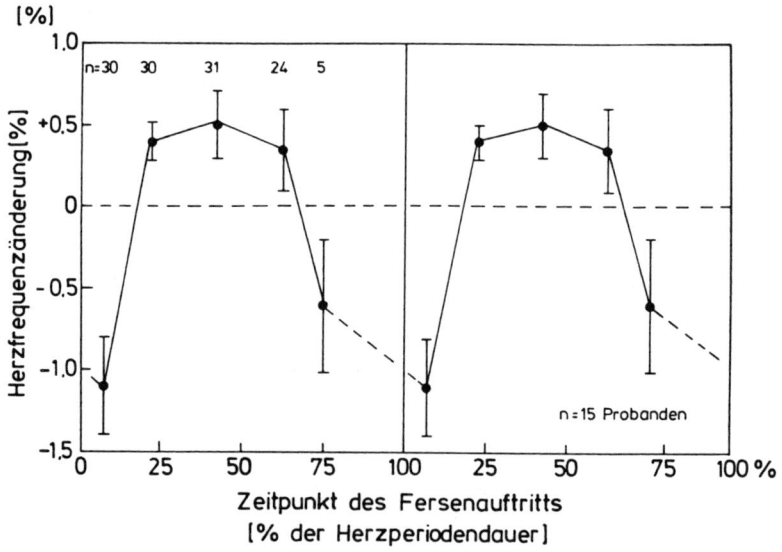

Abb. 23: Der Einfluß der Phasenbeziehung zwischen Gangrhythmus und Herzrhythmus (Zeitpunkt des Fersenauftritts innerhalb der Herzperiode, gemessen von der R-Zacke des Elektrokardiogramms) auf die Herzfrequenz beim Gehen (Abweichung von der durch-schnittlichen Frequenz) im Mittel von 15 Probanden, bei denen der Herzschlag mit systema-tischer Verzögerung hörbar gemacht wurde. Die Herzfrequenzsenkung ist am größten, wenn der Fersenauftritt im Bereich der R-Zacke erfolgt. Die Ergebnisse sind zur besseren Übersicht zweimal hintereinander aufgetragen (nach Daten von Dietrich 1982).

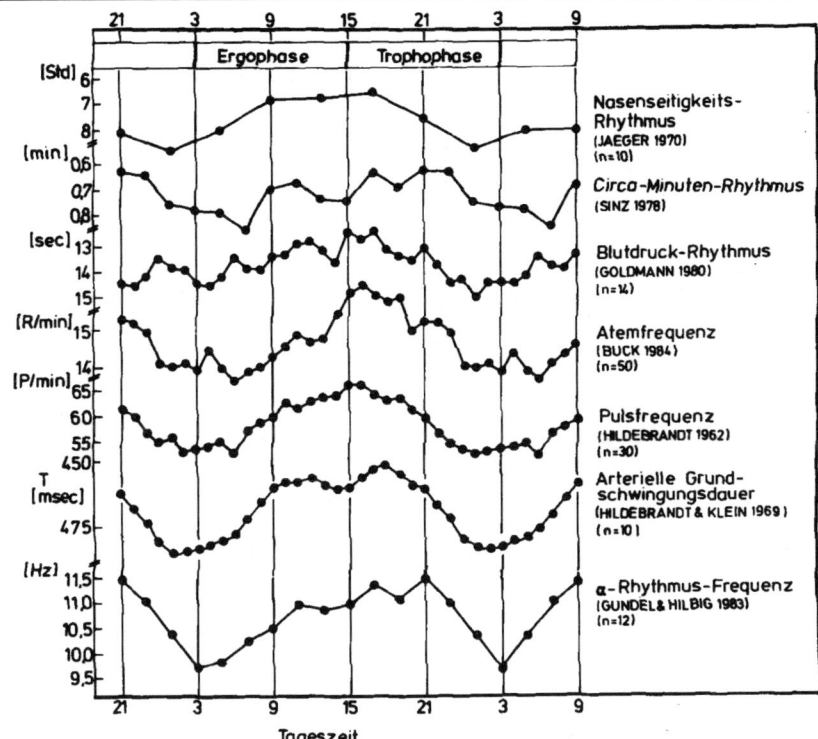

Abb. 24: Tagesgänge der mittleren Frequenz verschiedener ultradianer Rhythmen beim Menschen (Zusammenstellung nach Daten der Literatur, nach Hildebrandt 1987).

schen Schwankungen verschiedener endogen-autonomer rhythmischer Funktionen, die sämtlich mit einer Tagesamplitude von etwa 10 – 12 % tagesrhythmisch schwanken. In Abbildung 25 sind Tagesgänge des Phasenkoppelungsgrades zwischen verschiedenen rhythmischen Funktionen dargestellt, die alle gleichsinnig mit einer charakteristischen Zunahme der Phasenordnung in der Nacht verlaufen.

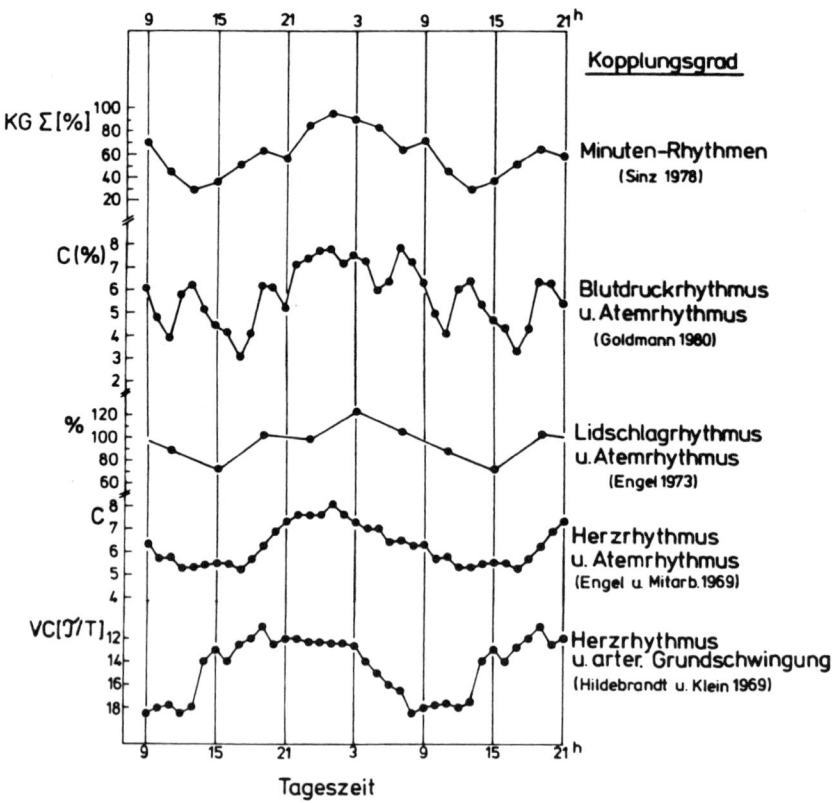

Abb. 25: Tagesgänge des Phasen-Koppelungsgrades zwischen verschiedenen ultradianen Rhythmen beim Menschen (Zusammenstellung nach Daten der Literatur, nach Hildebrandt 1987).

Zusammenfassung

Abschließend seien die gezeigten Befunde noch einmal in einen größeren Zusammenhang gestellt. In Abbildung 26 ist wiederum das Ineinanderwirken der umweltbezogenen langwelligen Rhythmen mit ihrer Zuordnung zu den vier Wesensgliedern des Menschen im Spektrum der Periodenlängen dargestellt. Eingegliedert in den ultradianen (unterhalb des Tagesrhythmus liegenden) Frequenzbereich ist nunmehr die Dreigliederung der endogen-autonomen Rhythmen, in deren Zentrum die Funktionen des Transport- und Verteilungssystems, Herz- und Atemrhythmus, stehen. Dieses Zentrum bildet den Ausgleich einer polaren Spannung zwischen einer harmonischen Frequenzordnung, die durch Phasenkoppelungen präzisiert wird, und dem Bereich frequenzmodulierender Störeinflüsse, wie sie für das Informationssystem charakteristisch sind.

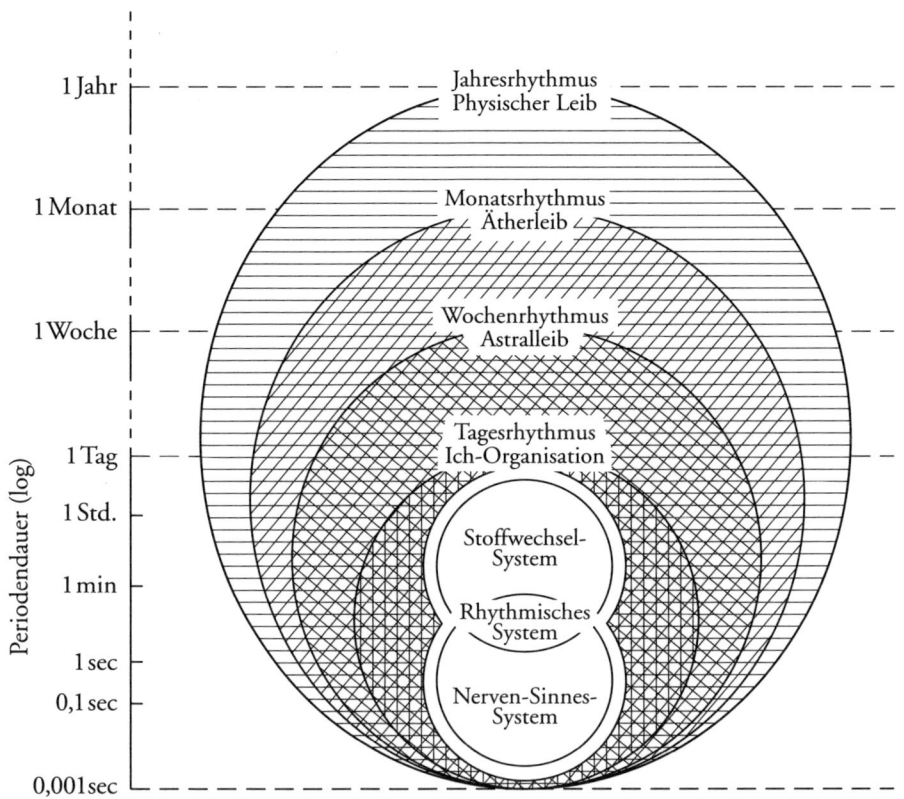

Abb. 26: Schematische Darstellung des hierarchischen Ineinanderwirkens der langwelligen Rhythmen des Menschen bei der rhythmischen Modifikation des dreigegliederten Systems der endogen-autonomen Rhythmen. Die Ordinate der Periodendauer ist unterhalb des Tagesrhythmus logarithmisch geteilt, oberhalb aus Platzgründen willkürlich gestreckt (nach Hildebrandt 1986, verändert).

Vom Standpunkt der Herz-Kreislauf-Funktionen aus gesehen sind deren länger-welligen rhythmische Schwankungen überwiegend Durchblutungsschwan-kungen und daher stoffwechselorientierte Rhythmen, während der kürzerwelli-ge Bereich rhythmische Funktionen aufweist, die impulshafte Vorgänge der Energieverteilung und des Energietransportes darstellen. Insgesamt stellt die differenzierte Anordnung der Zeitstrukturen im Organismus und ihrer funktio-nellen Eigenschaften einen gegliederten Zeitorganismus (Zeitgestalt, Zeitleib) dar, dessen Kenntnis eine wichtige Voraussetzung für die praktische Medizin werden muß.

175

Anhang:
Einige Befunde zur Bedeutung des Puls-Atem-Quotienten

Im Hinblick auf die besondere Bedeutung, die Rudolf Steiner dem Frequenzverhältnis von Herzschlag und Atmung als Indikator des Wesensglieder-Gleichgewichtes zugemessen hat, sollen hier noch einige Befunde angeführt werden, die von unmittelbarer Bedeutung für die Praxis sein können.

Zunächst muß festgestellt werden, daß die nachgewiesene Normalisierung des Puls-Atem-Quotienten im Nachtschlaf nur für den Erwachsenen gilt, während sie im Entwicklungsalter noch nicht nachweisbar ist. Abbildung 27 zeigt Tagesgänge der Puls-Atem-Quotienten bei Schülern verschiedener Altersstufen im Vergleich zu einem mittleren Tagesverlauf bei Erwachsenen. Es ist deutlich, daß bis in den Bereich der Pubertät der Puls-Atem-Quotient im Nachtschlaf stark erhöht ist und sich bestenfalls am Tage im Bereich der späteren Norm 4,0 bewegt. Im Pubertätsalter verläuft die Mittelwertkurve sogar über den ganzen Tag im Bereich von etwa 5,0, ein Wert, der beim Erwachsenen im Stehen als Norm angenommen werden kann (vgl. Weckenmann 1982; Weckenmann u. Schreiber 1982).

Man könnte diskutieren, ob nicht die Erlangung der vollen Erdenreife mit einer völligen Umkehr des Tagesgangs des Quotienten verbunden ist. Dies hätte eine interessante Parallele in dem Befund, daß auch der Jahresgang des Quotienten sich im Bereich der Pubertät mit 180 Grad Phasenverschiebung praktisch umkehrt (Matthiolius u. Mitarb. 1995).

Wie Abbildung 28 zeigt, trifft die nächtliche Normalisierung des Puls-Atem-Quotienten für hochtrainierte Leistungssportler nicht zu. Hier findet sich vielmehr eine nächtliche Konzentration der Werte auf das ganzzahlige Verhältnis 3,0:1. Dieser Unterschied zwischen Untrainierten und Leistungssportlern ist auch im Tiefschlaf ausgeprägt.

Befunde über pathologische Veränderungen des Puls-Atem-Quotienten und dessen nächtliche Normalisierung sind besonders bei Patienten mit Herzinfarkt erhoben worden (Heckmann 1994). Wie Abbildung 29 zeigt, kehren die Quotientwerte im Laufe der Rekonvaleszenz langsam zur Norm zurück, während das Ausbleiben dieser Normalisierung mit einer schlechten Prognose verbunden ist.

Bei längerdauernder Nachtarbeit ging die Normalisierungsrate des Puls-Atem-Quotienten in den beiden letzten Tag-Schlafstunden beträchtlich zurück, die Mittelwerte lagen schließlich im Bereich von 3,0, und die Restitution nach Rückkehr zu normaler Lebensweise nahm mehrere Tage in Anspruch (Abb. 30). Dieser Befund zeigt, daß Störungen im zirkadianen System sich auch im Zentrum des rhythmischen Systems äußern, der Zeitorganismus also ein zusammenhängendes System darstellt.

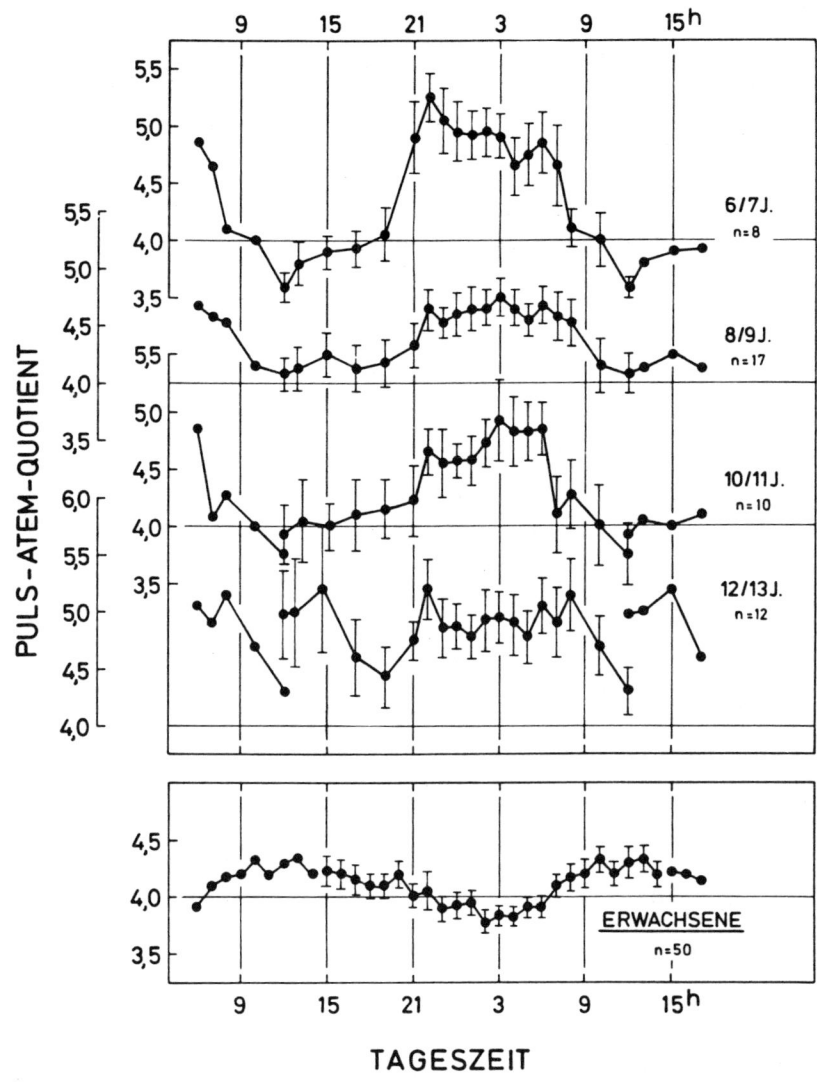

Abb. 27: Mittlere Tagesgänge des Puls-Atem-Quotienten bei Schülern verschiedener Alters-klassen im Vergleich zu Erwachsenen (nach Breithaupt u. Mitarb. 1980).

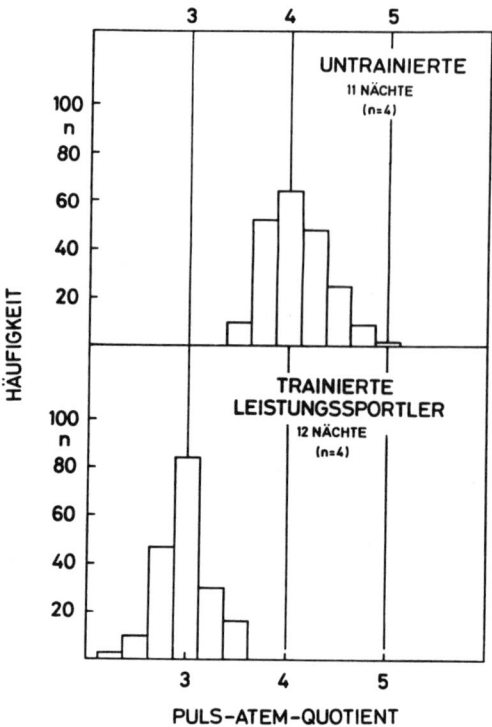

Abb. 28: Häufigkeitsverteilung der im Nachtschlaf bei Untrainierten und trainierten Leistungssportlern gemessenen Puls-Atem-Quotienten (nach Daten von Breithaupt u. Mitarb., unveröff.).

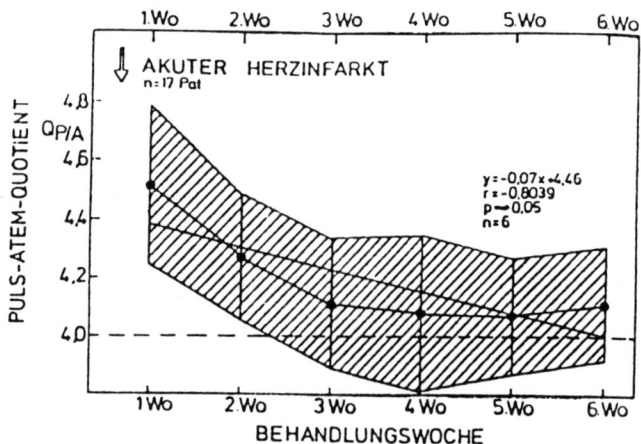

Abb. 29: Mittlerer Verlauf des nächtlichen Puls-Atem-Quotienten bei 17 Patienten nach akutem Herzinfarkt. Der Bereich des mittleren Fehlers der Mittelwerte ist schraffiert dargestellt, die Regressionsgerade nach Maßgabe der linearen Regression verdeutlicht den linearen Trend im sechswöchigen Behandlungszeitraum (gestrichelte Linie: Normalwert Q P/A 4). Nach Heckmann 1994.

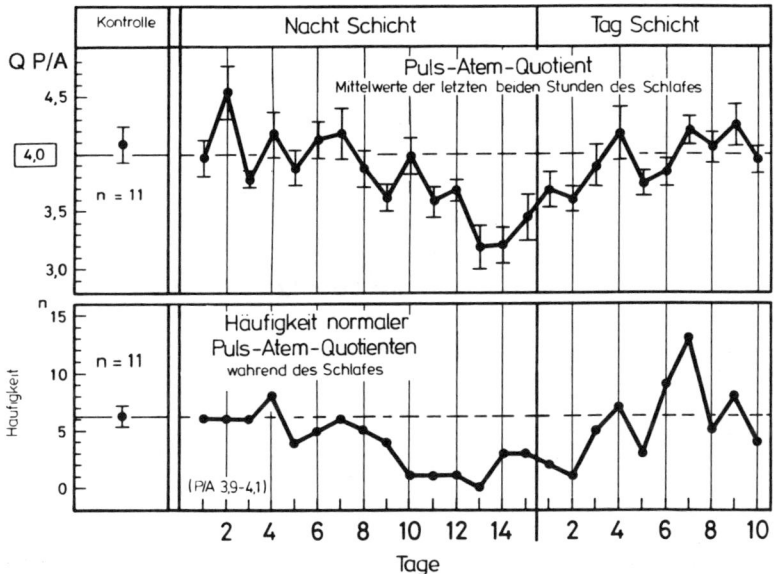

Abb. 30: Oben: Mittlerer Verlauf des Puls-Atem-Quotienten (15-min-Mittelwerte der letzten zwei Schlafstunden während einer 15tägigen Nachtarbeitsperiode und nach Rückkehr zu normaler Lebensweise. Unten: Häufigkeitsverlauf der normalen Puls-Atem-Quotienten (Q P/A = 3,9 – 4,1) während des Hauptschlafes im selben Zeitraum (nach Pöllmann 1975).

Die reaktionsprognostische Bedeutung des Puls-Atem-Quotienten verdient besonders hervorgehoben zu werden, da sie Ausdruck für den konstitutionellen Charakter des Gleichgewichtes der Wesensglieder ist. Dies kann ja schon daran abgelesen werden, daß beim Erwachsenen die Abweichungen des Quotientwertes vom nächtlichen Normalwert 4,0 am Tage praktisch nur nach einer Richtung hin vorkommen und die Qualität der vegetativen Regulationen in charakteristischer Weise beeinflussen. Abbildung 31 zeigt dies noch einmal am Beispiel der Beziehungen zwischen dem Puls-Atem-Quotienten in Ruhe und dem orthostatischen Quotienten (n. Weckenmann 1975). Über 4 erhöhte Q P/A-Werte gehen mit orthostatischer Labilität, unter 4 erniedrigte mit orthostatischer Stabilität einher. Nach neuesten Untersuchungen nimmt die Größe des die Herzfrequenz senkenden Baroreflexes bei Unterdruckapplikation auf den Carotissinus mit höherem Puls-Atem-Quotienten signifikant zu (Uebelacker 1997).

Die enge Beziehung zwischen dem Puls-Atem-Quotienten und der individuellen Reaktionsweise konnte weiterhin an der Verlaufsdynamik der Herzfrequenz im Tageslauf nachgewiesen werden, wobei sich auch ein Einfluß der individuellen Reaktionsqualität auf die Phasenlage der synchronisierten Zirkadianrhythmik im Sinne von Morgen- und Abendtyp anzeigte. Abbildung 32 zeigt bei je vier Gruppen von Erwachsenen und Schülern mit unterschiedlichen Tagesmittelwerten des Puls-Atem-Quotienten mittlere Tagesgänge der Ruhe-

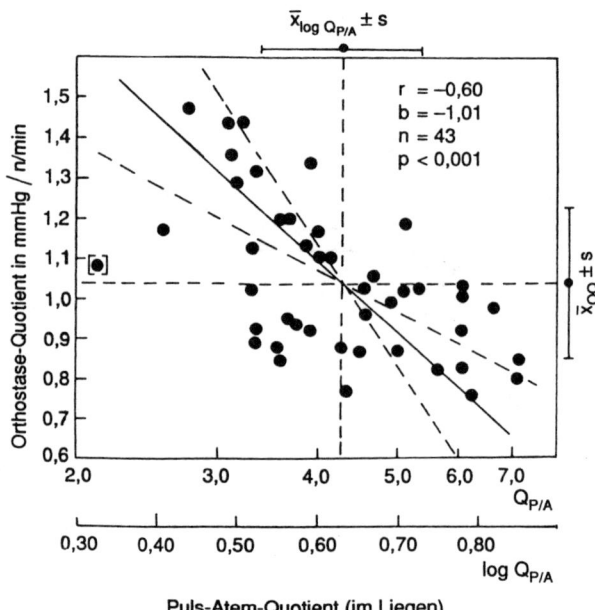

Abb. 31: Beziehungen zwischen dem Puls-Atem-Quotienten im Liegen und dem Orthosta-se-Quotienten (nach Weckenmann 1982) bei orthostatisch stabilen und labilen Probanden. Werte des Orthostase-Quotienten unter 1,0 zeigen Labilität an (nach Daten von Guten-brunner, aus Hildebrandt 1990).

herzfrequenz. Es ist abzulesen, wie in beiden Kollektiven mit zunehmendem Q P/A der morgendliche Anstieg der Herzfrequenz steiler wird, so daß im weiteren periodisch gegliederten Verlauf das Tagesmaximum bereits am Vormittag durchlaufen wird (frühreaktiver Verlaufstyp), während bei niedrigen Q P/A-Werten die morgendliche Aktivierungsreaktion immer schwächer wird, so daß das Tagesmaximum der Herzfrequenz bei längerer Periodendauer der überlagerten Schwankungen erst am Nachmittag erreicht wird (spätreaktive Verlaufsform). Zugleich verschiebt sich die zeitliche Lage des nächtlichen Minimums der Herzfrequenz im Sinne einer abendtypischen Phasenverspätung.

Da die morgendliche Aktivierungsreaktion von stärkster Zeitgeberwirkung ist, ist es verständlich, daß durch den Einfluß der individuellen Reagibilität enge Beziehungen zwischen dem Puls-Atem-Quotienten und der zirkadianen Phasenlage im Sinne von Morgen- und Abendtypen bestehen. Abbildung 33 zeigt die Korrelationen zwischen der zeitlichen Lage des Maximums und des Minimums der Zirkadianrhythmik der Körpertemperatur und dem individuellen 24-Stunden-Mittel des Puls-Atem-Quotienten bei ruhenden Erwachsenen. Diese Beziehung ist besonders streng bei Morgentypen ausgeprägt, während bei abendtypisch verspäteter Phasenlage der Zirkadianrhythmik offenbar genetisch festgelegte Unterschiede der zirkadianen Eigenfrequenz maßgebender werden.

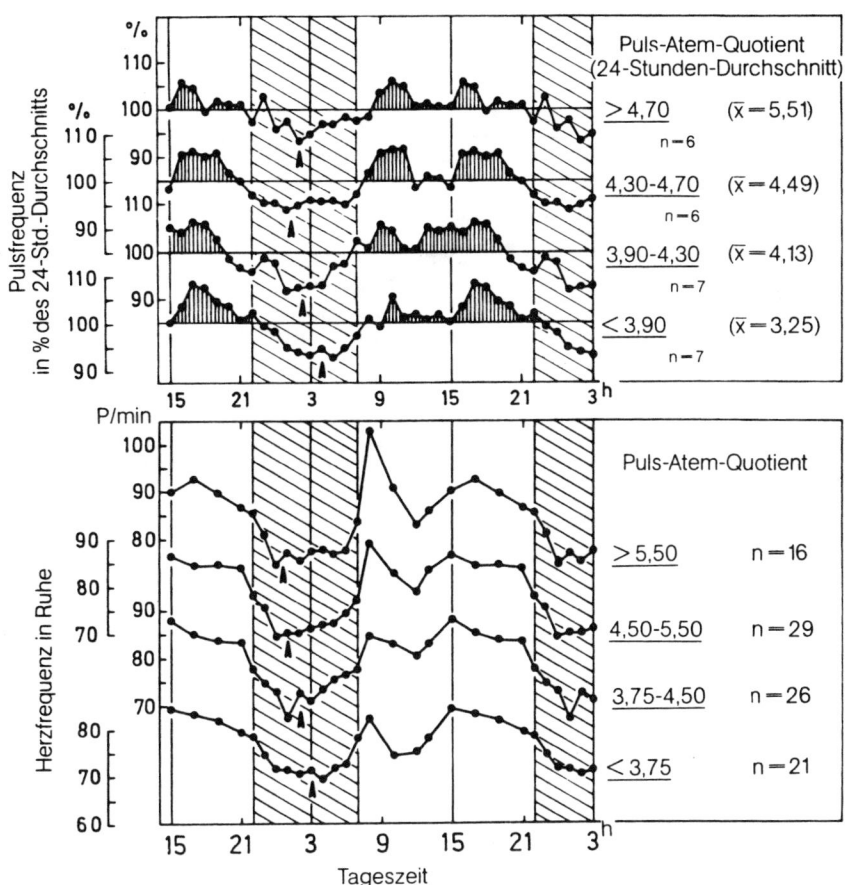

Abb. 32: Oben: Mittlerer Tagesgang der Ruhepulsfrequenz in vier Gruppen gesunder erwachsener Versuchspersonen mit unterschiedlicher Höhe des Puls-Atem-Quotienten (24-Stunden-Mittelwerte). Nach Hildebrandt 1976.
Unten: Mittlerer Tagesgang der Pulsfrequenz in vier Gruppen von Schülern mit unterschiedlicher Höhe des Puls-Atem-Quotienten bei normaler Lebensweise in einem Internat (nach Daten von Zerm und Bestehorn, aus Hildebrandt 1976).

Auch unter den Bedingungen einer frei laufenden Zirkadianrhythmik (Schlaf-Wach-Zyklus) bei Zeitgeberausschluß ließ sich eine signifikante Beziehung zwischen der von Aufwachen zu Aufwachen sowie von frei gewähltem Mittagessen zu Mittagessen gemessenen zirkadianen Periodendauer einerseits und dem Tagesmittel des Puls-Atem-Quotienten andererseits nachweisen. Wie Abbildung 34 dabei erkennen läßt, verläuft die Achse dieser Korrelation genau durch den Kreuzungspunkt von Q P/A 4,0 und der frei laufenden Periodendauer von 24 Stunden. Dies erscheint bemerkenswert im Hinblick auf eine Beziehung zwischen Puls-Atem-Verhältnis und Erdumdrehung (Untersuchungen mit K. E. Schäfer).

Was die reaktionsprognostische Bedeutung des Puls-Atem-Quotienten bei

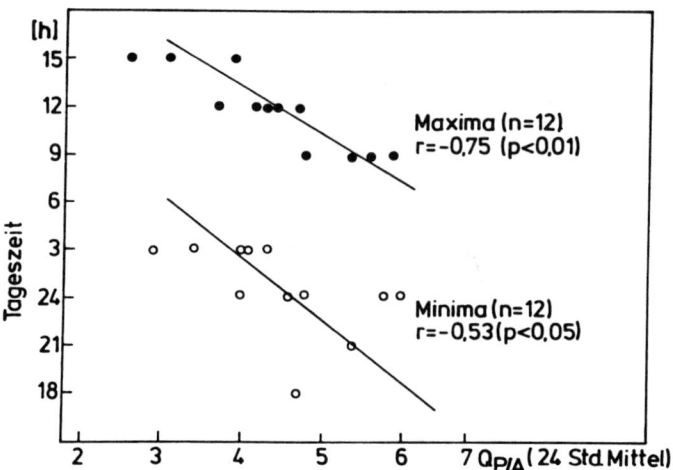

Abb. 33: Die zeitliche Lage der individuellen Maxima und Minima der Rektaltemperatur bei gesunden Erwachsenen unter gleichmäßigen Ruhebedingungen in Abhängigkeit vom Puls-Atem-Quotienten (24-Stunden-Mittelwert). Nach Hildebrandt u. Pöllmann 1995.

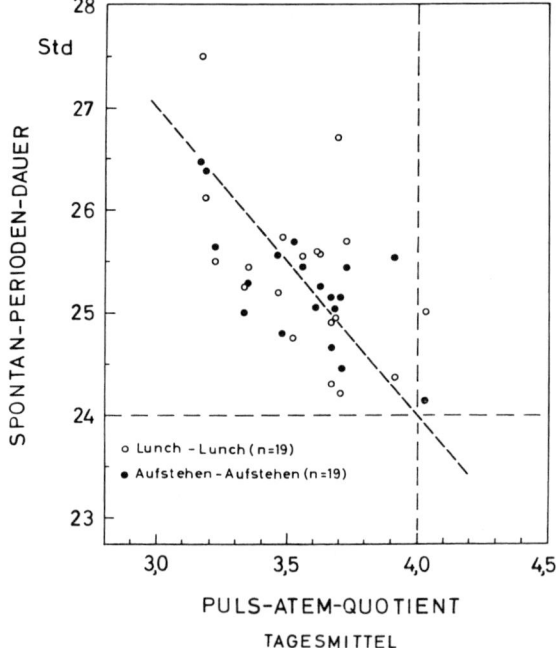

Abb. 34: Die Beziehung zwischen der Periodendauer des frei laufenden zirkadianen Aktivitätsrhythmus und dem mittleren Puls-Atem-Quotienten in der jeweiligen Periode bei einer gesunden Versuchsperson. Die Periodendauer wurde sowohl an den Abständen der frei gewählten Mittagsmahlzeiten als auch an denen der Aufstehzeitpunkte nach dem Hauptschlaf bestimmt (nach Hildebrandt 1967).

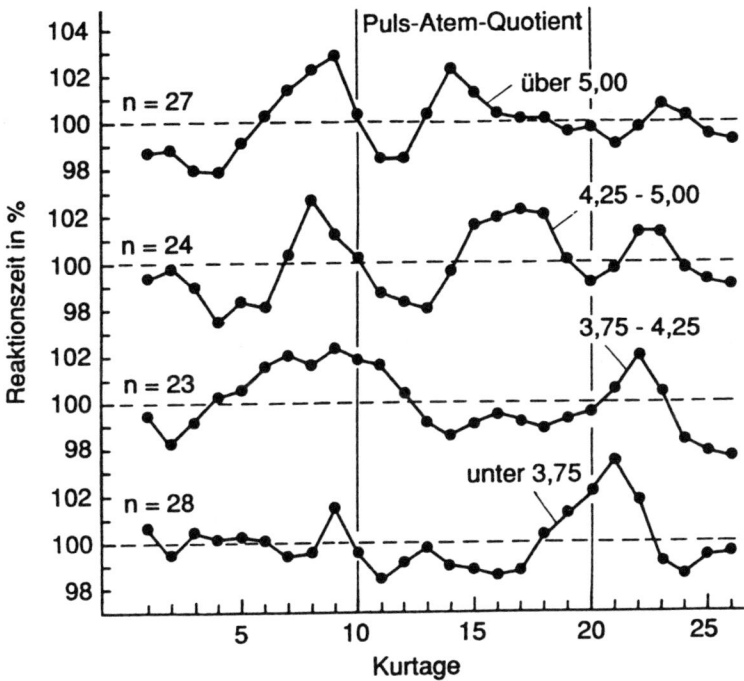

Abb. 35: Mittlerer Kurverlauf der Reaktionszeit auf ein optisches Signal in vier Gruppen von Kurpatienten mit unterschiedlicher Ausgangslage des Puls-Atem-Quotienten zu Kurbeginn (Mittelwert der beiden ersten Untersuchungstermine) während vierwöchiger komplexer Bäderkurbehandlung (nach Engel u. Mitarb. 1963).

längerfristigen adaptiven Reaktionen des Organismus betrifft, so liegen die meisten Erfahrungen im Bereich der Kurmedizin vor, wo Patienten über längere Zeit unter relativ gleichmäßigen Bedingungen beobachtet werden können (Lit.-Übers. s. Hildebrandt u. Gutenbrunner 1998). Hier bestätigten sich die schon angeführten Erfahrungen von Müller (1971) im Verlauf von Grippeerkrankungen (vgl. Abb. 13). Abbildung 35 zeigt mittlere Verläufe der täglich gemessenen Reaktionszeiten bei Patienten während 4wöchiger Kurbehandlungen in vier Teilgruppen, die nach der Höhe des Puls-Atem-Quotienten zu Kurbeginn eingeteilt wurden. Während die Gruppen mit erhöhten Quotientwerten eine sogenannte frühreaktive Verlaufsstruktur mit etwa 7tägiger Periodik und maximaler Auslenkung im Bereich des 7. Kurtages mit anschließender Amplitudendämpfung zeigen (sog. frühreaktiver Verlaufstyp), findet sich bei erniedrigten Ausgangslagen des Quotienten eine längerwellige (etwa 10tägige) Periodik mit aufschwingender Amplitude und Maximum im Bereich des 20. Kurtages (sog. spätreaktiver Verlaufstyp). Man erkennt auch den Übergang zwischen beiden Reaktionsformen. Die Reaktionszeit stellt einen empfindlichen Indikator der vegetativen Reaktionslage dar, entsprechende Befunde konnten auch bei zahlrei-

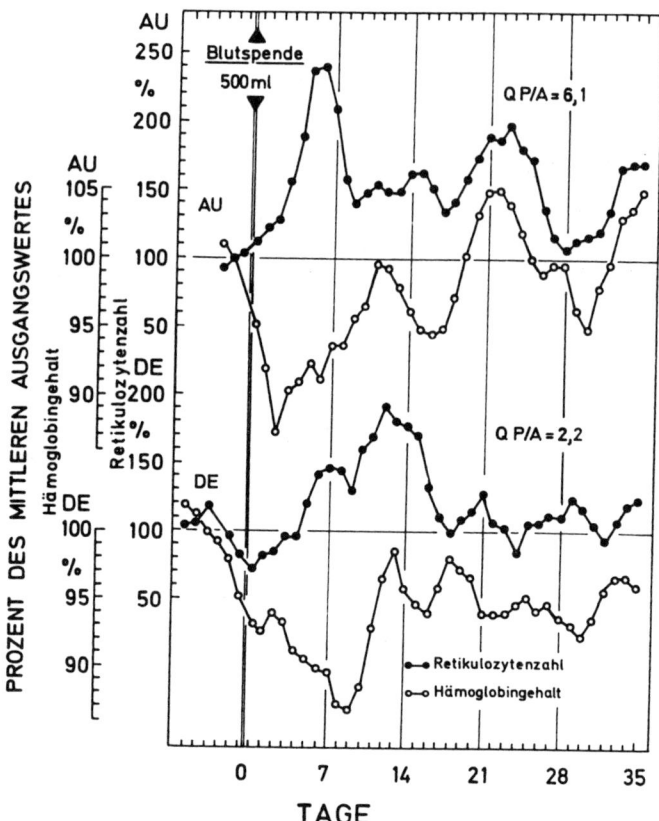

Abb. 36: Individuelle Verläufe von Retikulozytenzahl und Hämoglobingehalt im strömenden Blut nach einem Aderlaß von 500 ml bei zwei gesunden Versuchspersonen mit unterschiedlichem Wert des Puls-Atem-Quotienten im Liegen (nach Hildebrandt u. Nunhöfer 1977).

chen anderen Funktionsparametern und auch bei subjektiven Befindensschätzungen mit Kurtagebüchern erhoben werden. Der Puls-Atem-Quotient hat sich bei Kurbehandlungen und anderen seriellen Langzeitbehandlungen mit funktionell-adaptiven Reaktionsfolgen als der beste reaktionsprognostische Indikator erwiesen.

Als letztes Beispiel soll in Abbildung 36 noch der Einfluß des Puls-Atem-Frequenzverhältnisses auf die Reaktion des erythropoetischen Systems nach einem Aderlaß von 500 ml dargestellt werden. Der obere Abbildungsteil zeigt als Beispiel für eine Person mit hohem Q P/A den Verlauf des Hämoglobingehaltes im Blut, der bereits nach 3 Tage lang abfallenden Werten wieder ansteigt und in großamplitudigen Schwankungen bald den Ausgangswert sogar überschreitet, wobei die Retikulozytenkrise schon nach 4 – 5 Tagen ihr Maximum durchläuft. Im Falle des unteren Abbildungsteiles von einer Versuchsperson mit

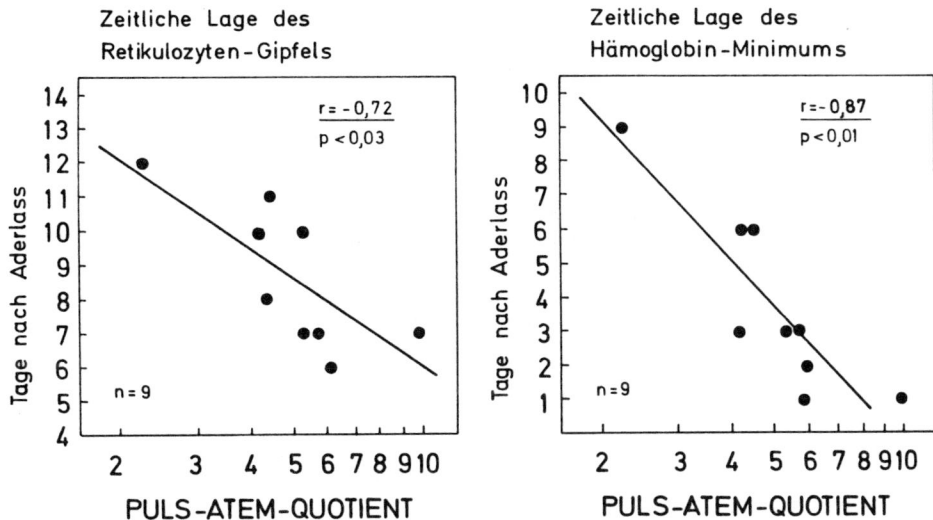

Abb. 37: Die zeitliche Lage des ersten Hauptgipfels der Retikulozytenzahl (links) sowie des Minimums des Hämoglobingehaltes nach Aderlaß von 500 ml in Abhängigkeit vom individuellen Wert des Puls-Atem-Quotienten (r = Korrelationskoeffizient) (nach Hildebrandt u. Nunhöfer 1977).

erniedrigtem Q P/A vor dem Aderlaß wird der Abfall des Hämoglobingehaltes im Blut dagegen bis zum 9. Tag toleriert und nur bis zu einer Restabweichung wieder ausgeglichen, wobei die Retikulozytenkrise erst am 12. Tag ihren Gipfel erreicht. Hier zeigt sich deutlich der Unterschied zwischen einem frühreaktiven und einem spätreaktiven Verlaufsmuster, das auch als leistungsadaptiver und toleranzadaptiver Reaktionstyp charakterisiert werden kann (vgl. Hildebrandt 1985). In Abbildung 37 sind die Ergebnisse einer Gruppe von Versuchspersonen mit unterschiedlichen Ausgangswerten des Puls-Atem-Quotienten zusammengestellt. Es ist deutlich, daß mit einer signifikanten Korrelation die Tiefpunkte des Hämoglobinabfalls und die Höhepunkte der Retikulozytenkrise um so früher liegen, je höher der individuelle Ausgangswert des Q P/A ist.

Das Puls-Atem-Frequenzverhältnis muß daher nach allen vorliegenden Befunden als ein praktisch wichtiger Indikator des individuellen Gleichgewichtszustandes zwischen den oberen und den unteren Wesensgliedern des Menschen angesehen werden, der die Reaktionsweise nicht nur bei akuten Reaktionen, sondern auch bei langfristigen Reaktionen von adaptivem Charakter maßgeblich bestimmt.

Literatur

Breithaupt, H. / Zerm, F. J. / Bestehorn, H. P. / Hildebrandt, G. (1980): Über die Frequenz-beziehung von Puls und Atmung im Kindesalter, in: *Mschr. Kinderheilk. 128* (1980), 405-411.

Dietrich, J. (1982): *Über die Koordination von Gangrhythmik und Herzschlag des Menschen beim Gehen und beim Trab und ihre Beziehung zum Trainingszustand.* Med. Inaugural-Dissertation Marburg/Lahn 1982.

Eckermann, P. (1969): *Untersuchungen an einem Kreislaufmodell mittels Analogrechner.* Inaugural-Dissertation Rostock 1969.

Engel, P. / Hildebrandt, G. / Berger, H. (1963): Zur Objektivierung psychophysischer Umstellungen im Kurverlauf, in: *Arch. Phys. Ther. 15* (1963) (Leipzig), 335-342.

Engel, P. / Hildebrandt, G. / Voigt, E.-D. (1969): Der Tagesgang der Phasenkoppelung zwischen Herzschlag und Atmung und seine Beeinflussung durch dosierte Arbeitsbe-lastung, in: *Int. Z. angew. Physiol. 27* (1969), 339-355.

Gadermann, E. / Hildebrandt, G. / Jungmann, H. (1961): Über harmonische Beziehungen zwischen Pulsrhythmus und arterieller Grundschwingung, in: *Z. f. Kreislaufforsch. 50* (1961), 805-814.

Goldmann, B. (1980): *Spektralanalytische Untersuchungen zum Tagesgang der Schwankun-gen des Herzschlages im Atem-, Blutdruck- und Minutenrhythmus beim Menschen.* Med. Inaugural-Dissertation Marburg/Lahn 1980.

Golenhofen, K. / Hildebrandt, G. (1958): Die Beziehungen des Blutdruckrhythmus zu Atmung und peripherer Durchblutung, in: *Pflügers Arch. ges. Physiol. 267* (1958), 27-45.

Golenhofen, K. (1987): Endogenous Rhythms in Mammalian Smooth Muscle, in: Hilde-brandt, G. / Moog, R. / Raschke, F. (eds.): *Chronobiology & Chronomedicine, Basic Research and Applications.* Frankfurt am Main etc.: Peter Lang 1987, 26-38.

Gutenbrunner, Chr. / Agishi, Y. / Knorr, H. / Asanuma, Y. et al. (1989): Untersuchungen über Einflüsse von Atmung und lokaler Erwärmung auf die Vasomotions-Frequenz der Hautgefäße, in: *Z. Phys. Med. 18* (1989), 289.

Heckmann, Chr. (1994): *Chronobiologische Bausteine zur pathologischen und therapeuti-schen Physiologie.* Habil. Schrift Witten-Herdecke 1994.

Hildebrandt, G. / Jungmann, H. / Steinke, L.(1959): Über die Beeinflussung koordinativer Leistungen durch Bäder- und Klimakuren. Herzrhythmus und arterielle Grund-schwingung, in: *Z. angew. Bäder- und Klimaheilk. 6* (1959), 126-133.

Hildebrandt, G. (1961): Rhythmus und Regulation, in: *Med. Welt 2* (1961), 73-81.

Hildebrandt, G. (1962): Biologische Rhythmen und ihre Bedeutung für die Bäder- und Klimaheilkunde, in: Amelung, W. / Evers, A. (Hrsg.): *Handbuch der Bäder- und Klimaheilkunde.* Stuttgart: Schattauer 1962, 730-785.

Hildebrandt, G. (1967) : Die Koordination rhythmischer Funktionen beim Menschen, in: *Verh. Dtsch. Ges. Inn. Med. 73* (1967), 922-941.

Hildebrandt, G. (1970): Arterielle Pulsation und rhythmische Koordination, in: Pestel, E. / Liebau, G. (Hrsg.): *Phänomen der pulsierenden Strömung im Blutkreislauf aus techno-logischer, physiologischer und klinischer Sicht.* Bibliographisches Institut AG, Mann-heim 1970, 34-52.

Hildebrandt, G. (1976): Outline of Chronohygiene, in: *Chronobiologia 3* (1976), 113-127.

Hildebrandt, G. (1976): Chronobiologische Grundlagen der Leistungsfähigkeit und Chronohygiene, in: Hildebrandt, G. (Hrsg.): *Biologische Rhythmen und Arbeit.* Wien – New York: Springer Verlag 1976, 1-19.

Hildebrandt, G. / Nunhöfer, Chr. (1977): Zur Frage der reaktiven Periodik des erythropoetischen Systems. Untersuchungen in 1.200 m Höhe und nach Aderlaß, in: *Z. Phys. Med.*, Ergänzungsband 1977, 186-196.

Hildebrandt, G. / Klein, H. R. (1979): Über die Phasenkoordination von mütterlichem und fötalem Herzrhythmus während der Schwangerschaft, in: *Klin. Wschr. 57* (1979), 87-91.

Hildebrandt, G. (1985): Therapeutische Physiologie. Grundlagen der Kurbehandlung, in: Amelung, W. / Hildebrandt, G. (Hrsg.): *Balneologie und medizinische Klimatologie.* Berlin etc.: Springer 1985, 1-271.

Hildebrandt, G. (1986): Zur Physiologie des rhythmischen Systems, in: *Beiträge zu einer Erweiterung der Heilkunst 39* (1986), 8-30.

Hildebrandt, G. (1986): Chronobiologische Grundlagen der Ordnungstherapie, in: Brüggemann, W. (Hrsg.): *Kneipptherapie.* Berlin – Heidelberg – New York – Tokio: Springer 1986, 170-221.

Hildebrandt, G. (1987): The Autonomous Time Structure and its Reactive Modifications in the Human Organism, in: Rensing, L. / an der Heide, U. / Mackey, M. (eds.): *Temporal Disorder in Human Oscillatory Systems.* Berlin etc.: Springer 1987, 160-175.

Hildebrandt, G. / Pöllmann, L. (1987): Chronobiologie des Schmerzes, in: *Heilkunst 100* (1987), 340-358.

Hildebrandt, G. (1988): Temporal order of ultradian rhythms in man, in: Hekkens, W. T. J. / Kerkhof, G. A. / Rietfeld, W. J. (eds.): *Trends in Chronobiology.* Oxford: Pergamon Press 1988, 107-122.

Hildebrandt, G. (1990): Allgemeine Grundlagen. Wirkprinzipien der Physikalischen Therapie, in: Drexel, H. u. Mitarb. (Hrsg.): *Physikalische Medizin.* Stuttgart: Hippokrates 1990, 13-80.

Hildebrandt, G. (1990): Das Zentrum des rhythmischen Systems, in: Rohmert, W. (Hrsg.): *Kolloquium praktische Musikphysiologie.* Köln: Verlag Dr. Otto Schmidt 1990, S. 41-55.

Hildebrandt, G. (1993): Zeiterleben und Zeitorganismus des Menschen, in: Kniebe, G. (Hrsg.): *Was ist Zeit?* Stuttgart: Verlag Freies Geistesleben 1993, 163-197.

Hildebrandt, G. / Pöllmann, L. / Strempel, H. (1993): Chronobiologische Aspekte des Schmerzes, in: Stacher, A. (Hrsg.): *Ganzheitsmedizin und Schmerz.* Wien: Facultas-Universitätsverlag 1993, 40-61.

Hildebrandt, G. (1994): Die Zeitgestalt des Menschen, in: *Tycho de Brahe Jahrbuch für Goetheanismus.* Niefern-Öschelbronn: Tycho Brahe Verlag 1994, 23-57.

Hildebrandt, G. / Pöllmann, L. (1995): Chronobiologische Befunde zum Placebo-Problem, in: Stacher, A. (Hrsg.): *Placebo und Placebophänomen.* Wien: Facultas 1995, 49-70.

Hildebrandt, G. / Gutenbrunner, Chr. (1998): Die Kur – Kurverlauf, Kureffekt und Kurerfolg, in: Gutenbrunner, Chr. / Hildebrandt, G. (Hrsg.): *Handbuch der Balneologie und medizinischen Klimatologie.* Berlin etc.: Springer 1998, 85-186.

Holst, E. von (1939): Die relative Koordination als Phänomen und als Methode zentralnervöser Funktionsanalyse, in: *Erg. Physiol. 42* (1939), 228-306.

Jäger, R.-I. (1970): *Untersuchungen über den Seitigkeitsrhythmus der Nasenatmung.* Med. Inaugural-Dissertation Marburg/Lahn 1970.

Kümmell, H. C. / Schreiber, K. / Koenen, J. (1982): Untersuchungen zur Therapie mit Crataegus, in: *Herzmedizin 5* (1982), 157-165.

Liebau, G. (1954): Über ein ventilloses Pumpprinzip, in: *Naturwiss. 41* (1954), 327.

Liebau, G. (1955): Prinzipien kombinierter ventilloser Pumpen, abgeleitet vom menschlichen Blutkreislauf, in: *Naturwiss. 42* (1955), 339.

Liebau, G. (1955): Herzpulsation und Blutbewegung, in: *Zschr. exper. Med. 125* (1955), 494.

Müller, H. (1971): Der Puls-Atem-Quotient – Beobachtungen über die Verwendbarkeit in der Praxis, in: *Beitr. z. Erweiterung d. Heilkunst 24* (1971), 1-10.

Pöllmann, L. (1975): Continuous measurement of heart and respiratory rate during a long-term experiment with inverted activity, in: Colquhoun, P. / Folkard, S. / Rutenfranz, J. (eds.): *Experimental studies of shiftwork. Forschungsbericht des Landes Nordrhein-Westfalen Nr. 2513.* Opladen: Westdeutscher Verlag 1975, 94-102.

Pöllmann, L. / Pöllmann, B. (1988): Ultradian rhythm about 1,5 hours in pain threshold, in: *Pflüger Arch. (Europ. J. Physiol.) 412* (1988), Suppl. 1, R. 94.

Raschke, F. (1981): *Die Kopplung zwischen Herzschlag und Atmung beim Menschen.* Humanbiol. Inaugural-Dissertation Marburg/Lahn 1981.

Raschke, F. / Bockelbrink, W. / Hildebrandt, G. (1976): Spectral analysis of momentary heart rate for examination of recovery during night sleep, in: Koella, P. / Levin, P. (eds.): *Sleep 1976. Proc. 3rd Europ. Congr. Sleep Res.* Basel etc.: Karger 1977, 298-301.

Siuts, S. (1976): *Die Beeinflussung der Koordination von Herzrhythmus und arterieller Grundschwingung durch Beta-Acetyl-Digoxin während einer vierwöchigen aktivierenden Kneippkur.* Med. Inaugural-Dissertation Marburg/Lahn 1976.

Steiner, R. (1948): *Über den Rhythmus der menschlichen Leiber.* Schriftenreihe der Medizinischen Sektion am Goetheanum. Dornach Heft 7 (1948).

Storch, J. (1967): *Methodische Grundlagen zur Bestimmung der Puls-Atem-Koppelung beim Menschen und ihr Verhalten im Nachtschlaf.* Med. Inaugural-Dissertation Marburg/Lahn 1967.

Tafil-Klawe, M. / Hildebrandt, G. (1993): Do changes of microvascular blood flow of nasal mucosa play a role in occurence of the laterality rhythm of nasal breathing?, in: Gutenbrunner, Chr. / Hildebrandt, G. / Moog, R. (eds.): *Chronobiology & Chronomedicine. Basic Research and Applications.* Frankfurt am Main etc.: Peter Lang Verlag 1993, 320-324.

Uebelacker, I. (1996): *Die Beeinflussung des Barorezeptoren-Herzreflexes durch Änderung der Körperlage.* Med. Inaugural-Dissertation Marburg/Lahn 1996.

Weckenmann, M. (1975): Der Puls-Atem-Quotient der orthostatisch Stabilen und Labilen im Stehen, in: *Basic. Res. Cardiol. 70* (1975), 339-349.

Weckenmann, M. (1982): Die rhythmische Ordnung von Puls und Atmung im Stehen bei orthostatisch Stabilen und Labilen, in: *Basic. Res. Cardiol. 77* (1982), 100-116.

Weckenmann, M. / Schreiber, K. (1982): Die Beziehungen des Puls-Atem-Quotienten zu Alter, Geschlecht und Konstitution bei internistischen Patienten, in: *Krankenhausarzt 55* (1982), 515-522.

ANDREAS FRIED

Die rechte Herzkammer – eine zusammenfassende Betrachtung unter morphologischen, phylogenetischen und hämodynamisch-physiologischen Aspekten

Durch die Forderung Rudolf Steiners, das Herz nicht als primäres Pumporgan zu verstehen, sondern als sekundär bewegtes durch die Blutzirkulation,[1] steht die anthroposophisch erweiterte Medizin in einem deutlichen Widerspruch zu den herkömmlichen Ansichtsweisen der rein naturwissenschaftlich orientierten Mediziner. Obwohl viele Phänomene der Herztätigkeit gerade diese Pumptätigkeit einerseits klar unterstreichen und zu beweisen scheinen, verhindert andererseits dieses Paradigma der reinen Pumpfunktion auch weitergehende Erkenntnisse in der Herz-Kreislauf-Forschung. Die fokussierte, rein mechanische Betrachtung insbesondere der linken Herzkammer versperrt den Blick, daß das Herz in seiner differenzierten Anatomie und Physiologie durchaus primär als ein «Stauorgan» und «Wahrnehmungsorgan» nicht nur im feinstofflichen Bereich wahrnehmbar ist.

Der folgende Beitrag bezieht sich zunächst einmal auf die Funktion des rechten Herzens, wohl wissend, daß noch weitere Beiträge der vertieften Erkenntnisse auch der linken Herzkammer folgen müssen – eine Herausforderung für die anthroposophischen Ärzte und Forscher auf diesem Gebiet 75 Jahre nach Rudolf Steiners medizinischen Kursen.

Das zu hohen Leistungen befähigte menschliche Herz hat im Laufe einer umfassenden Entwicklungsgeschichte eine grundsätzliche Veränderung seiner Gestalt, der Anordnung seiner Innenräume und der Art, wie es sich selbst ernährt, erfahren, die zum Nachdenken anregt: Der einst langgestreckte Muskelschlauch wurde zu einem kompakten Körper gestaucht, der auf kleinem Raum durch Spiralisierung des Blutstroms eine aufregende Konstruktion verwirklichen konnte. Einerseits gestaltete sich die arterielle Versorgung bestimmter, dem Herzen *nach*geschalteter Organe immer günstiger, insbesondere die des Gehirns. Andererseits bedeutete das für das Herz selbst ein Problem; seine eigene Blutversorgung wurde störanfällig. Insbesondere dieser letzte Aspekt beschäftigt den heute tätigen Kardiologen.

Die Frage «Brauchen wir Menschen eine rechte Herzkammer?» mag im ersten

Augenblick vielleicht etwas überraschend klingen; sie regt zugleich aber dazu an, einen Blick auf die Bedeutung der Vorhof- und Kammerentwicklung unseres Herzens zu werfen. Dieses besitzt vier elementare Konstruktionsmerkmale:

1. Es ist in Blutstromrichtung gekammert (rechter Vorhof, rechte Kammer sowie linker Vorhof, linke Kammer); gleichzeitig liegen – durch Scheidewände getrennt – die einander entsprechenden Höhlen gegenüber (die beiden Vorhöfe, die beiden Kammern).
2. Es bedient zwei Kreisläufe in *einem* Arbeitsgang.
3. Diese *zwei* Kreisläufe (der kleine Lungen- und der große Körperkreislauf) sind *parallel* und *hintereinander geschaltet*.
4. Das Herz arbeitet rhythmisch, sich abwechselnd beschleunigend und verlangsamend.

Die Ärzte sind jedoch in seltenen Fällen mit angeborenen Herzfehlern konfrontiert, die sich von dem gewöhnlichen, gut ausgebildeten Zwei-Kammer-System unterscheiden, indem nämlich *eine* Herzkammer in der Embryonalzeit sich so wenig entwickelt hat, daß sie praktisch fehlt.

Betrifft dies das linke Herz, so ist für jeden sofort einsichtig, daß ein Leben dadurch nicht möglich ist; ist dagegen die rechte Herzkammer zu klein, so gibt es durchaus Menschen, die damit leben können.

Vergegenwärtigen wir uns noch einmal die normale Situation: Das sauerstoffarme Blut aus der unteren und der oberen Körperhälfte gelangt in den rechten Vorhof. Von dort fließt es in die rechte Herzkammer und wird mit niedrigem Druck in den kleinen Lungenkreislauf transportiert. Nach Passage der Lunge erreicht das jetzt sauerstoffreiche Blut den linken Vorhof und die linke Herzkammer. Diese beschleunigt das Blut dann mit hohem Druck in den großen Körperkreislauf (s. Abb. 1).

Bei manchen Kindern mit nur einer brauchbaren Herzkammer kann dagegen das Blut immer nur aus einer Kammer gleichzeitig in beide Kreisläufe (den kleinen Lungen- und den großen Körperkreislauf) gelangen. Bei diesen Kindern kann eine komplette Trikuspidalklappenatresie (d.h. Nichtanlage der Trikuspidalklappe) mit entsprechendem Ventrikel- und Vorhofseptumdefekt vorliegen.

Der Amerikaner *Fontan* hat um 1970/71 derart betroffene Kinder erstmals so operiert, daß das gesamte venöse Blut aus den beiden Hohlvenen direkt in die Pulmonalarterien geleitet wird (s. Abb. 2).

Für viele dieser Patienten eröffnet sich damit eine neue Lebenserwartung und auch eine neue Lebensqualität – für manche inzwischen seit knapp dreißig Jahren. Beide Kreisläufe sind wieder hintereinander geschaltet, da die Pulmonalarterie an ihrem Stamm abgetrennt ist, aber um den Preis, daß die *rechte Herzkammer fehlt*.

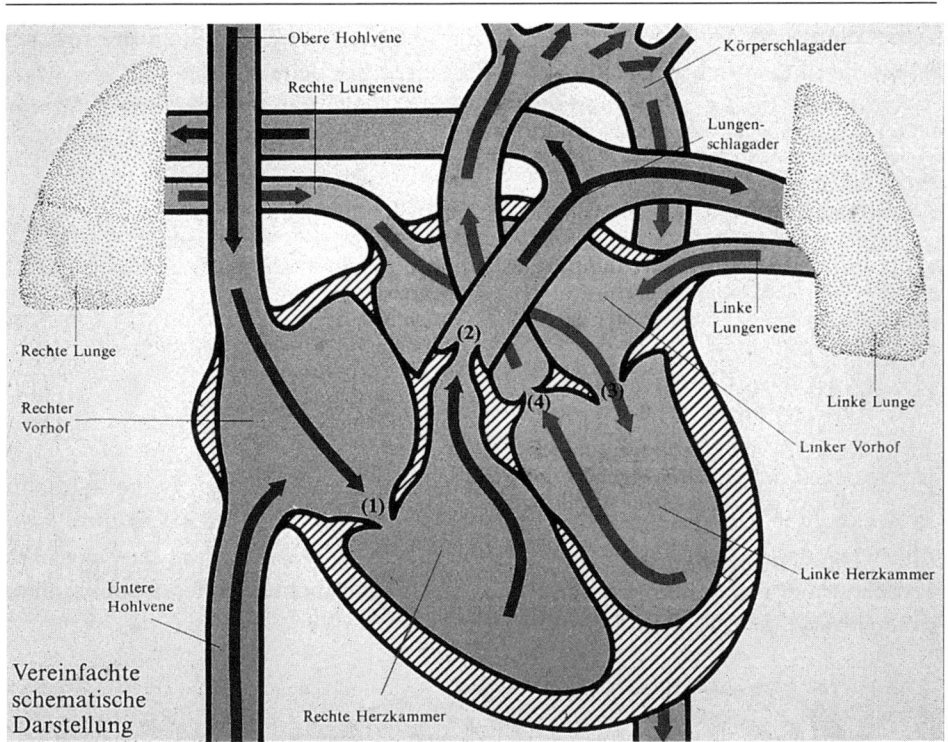

Labels in Abb. 1:
- Obere Hohlvene
- Rechte Lungenvene
- Körperschlagader
- Lungenschlagader
- Rechte Lunge
- Rechter Vorhof
- Linke Lungenvene
- Linke Lunge
- Linker Vorhof
- Linke Herzkammer
- Untere Hohlvene
- Vereinfachte schematische Darstellung
- Rechte Herzkammer

Abb. 1: Schematische Darstellung des Herzens.

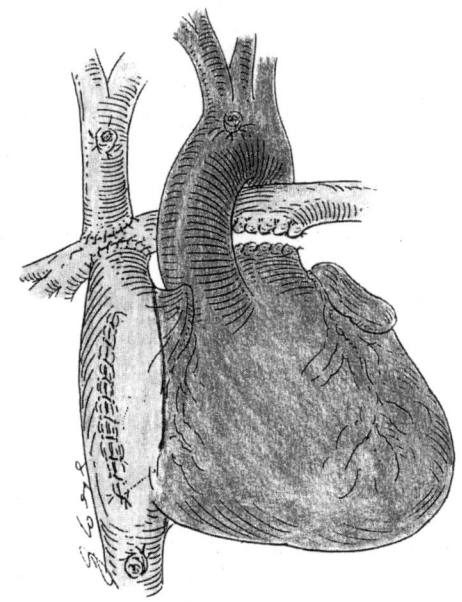

Abb. 2: Operation nach Fontan (siehe Text).

Ausgehend von der Frage, welche Bedeutung die rechte Herzkammer für den Menschen hat, möchte ich diese von drei Seiten her beleuchten:

1. Unterschiede im anatomischen Aufbau der rechten und der linken Herz-kammer
2. phylogenetische Gesichtspunkte
3. hämodynamisch-physiologische Aspekte.

Anatomische Charakteristika

Zu den anatomischen Charakteristika der Herzkammern ist zu bemerken, daß in der rechten Herzkammer die dünnen, *diagonal verlaufenden Spiralmuskeln* überwiegen; sie dienen der Verschiebung der Ventilebene. Damit ist die rechte Herzkammer mehr zur *Volumenverschiebung* als zum kraftvollen Druckaufbau prädestiniert (s. Abb. 3 und 4).

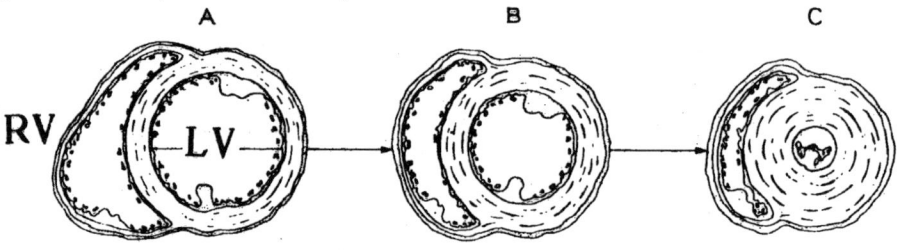

Abb. 3: Querschnitt durch das menschliche Herz zwischen Herzspitze und Herzbasis. RV: rechter Ventrikel, LV: linker Ventrikel, A: Klappenebene, B: mittlere Kammerebene, C: Herzspitzenebene.

Dagegen besitzt die linke, zylindrisch geformte Herzkammer dickwandige, *horizontal verlaufende Konstriktorfasern*, die ihrerseits nun bestens geeignet sind, einen *hohen Druck aufzubauen* (s. Abb. 5).

Auch die Form unterstreicht die Funktion von einem Niederdruck- und einem Hochdruckventrikel. Die rechte Herzkammer hat eine mehr *dreieckige* und die linke Herzkammer mehr eine *elliptische* Form.

Analog findet man in der Tierwelt bei den Amphibien, deren Körper waage-recht gebaut sind und die beim Schwimmen den Auftrieb des Wassers erfahren und deshalb nur relativ wenig Blutdruck von etwa 40 bis 50 mm Hg benötigen,

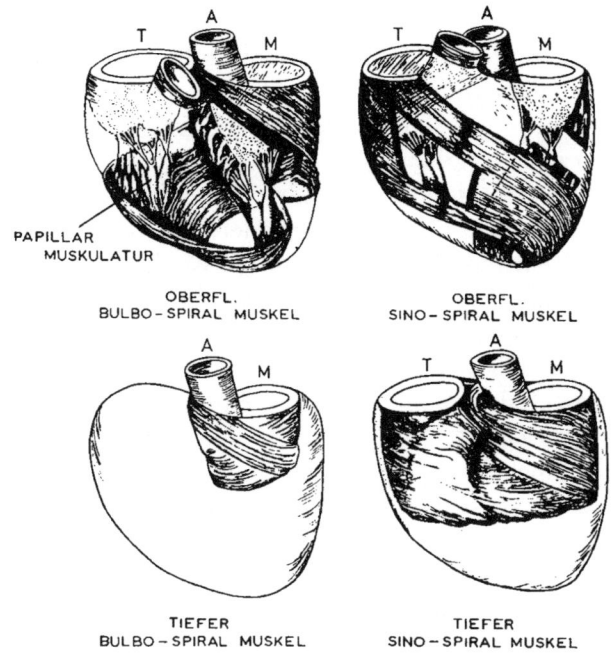

Abb. 4: Schematische Darstellung der diagonal verlaufenden Spiralmuskeln am Herzen. T: Trikuspidalklappe, A: Aortenklappe, M: Mitralklappe.

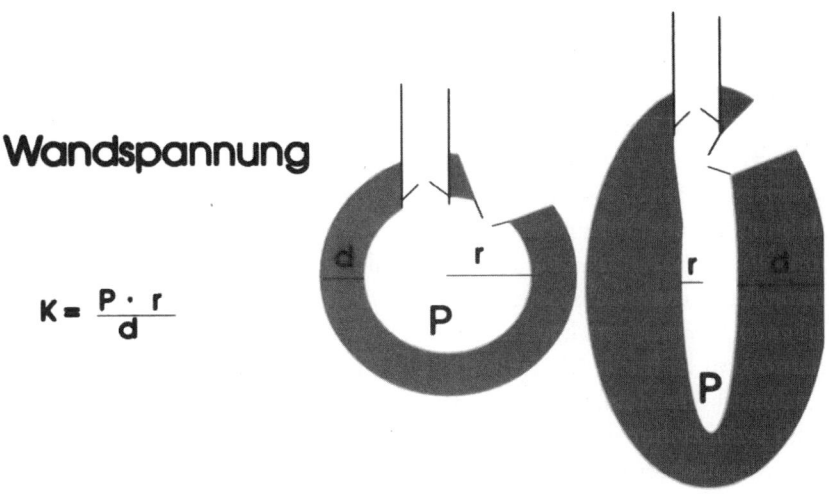

Abb. 5: Schematische Darstellung des Laplaceschen Gesetzes: K = Wandspannung, P = transmuraler Druck, r = Radius der Herzkammer, d = Dicke der Herzwandmuskulatur.

Herzen, die aus wandspannungsökonomischen Gründen eine eher dreieckige bis kugelige Form vorweisen, sie sind dünnwandig und haben einen großen Radius, sind also ähnlich unserem rechten Herzen.

Hier zeigt sich bereits eine Signatur des Herzens entsprechend seiner Eingliederung in die Tierwelt. Amphibien sind Lebewesen, die noch nicht «komplett die Erde» erreicht haben, deren Astralleib sich noch nicht zum vollständigen Erwachen wie bei anderen höhergestellten Tieren gewendet hat und dies sich damit noch nicht in einem höheren Blutdruck ausspricht.

Ein entgegengesetztes Extrem bezüglich des sogenannten Druckaufbaus des linken Herzens zeigt sich im «Hypertoniker» unter den Säugetieren, der Giraffe. Da das Gehirn der Giraffe ca. zwei Meter über dem Herzniveau liegt, ist aus rein physikalischen Gesichtspunkten heraus ein Blutdruck von ca. 360 mm Hg notwendig, um ausreichende Mengen an Blutzirkulationen zu gewährleisten. Die linke Herzkammer dieses Tieres ist wie eine lange, dickwandige Zigarre geformt und weist einen kleinen Radius auf, ähnlich der linken menschlichen Herzkammer.

Es lassen sich jedoch noch weitere anatomische Unterschiede zwischen der linken und der rechten Herzkammer darstellen.

Beide Kammern kann man in vier Komponenten aufgliedern:
1. den Einlaßteil an den Atrio-Ventrikular-Klappen (AV-Klappen)
2. den Pumpteil oder Sinusportion, der im rechten Ventrikel deutlich kleiner ist als im linken
3. dann geht es funktionell in der rechten Herzkammer schon rasch in ein Muskelgebirge des Trabeculum-Septum-Marginale über, welches anatomisch schon zum Auslaßteil zählt
4. den Conus, d.h. den Muskelring des partialen Bandes unterhalb der Pulmonalklappe; insbesondere die Teile 3 und 4 sind in der linken Herzkammer nicht mehr sicher zu differenzieren (s. Abb. 6).

Ein Sonderfall, bei dem die Funktion des Ausflußtraktes besonders anschaubar dargestellt werden kann, ist die sogenannte infundibuläre Pulmonalstenose, d.h. eine durch eine Muskelhypertrophie bedingte subvalvuläre Pulmonalstenose, die sich mittels Angiographie in ihrer Funktion, d.h. bei den Regularien der Entleerung der rechten Herzkammer, hervorragend betrachten läßt. Dabei sieht man, daß bei jeder Kontraktion dieses Teiles der Kammer durch die Ausflußtraktmuskulatur hier eine Abschnürung von der übrigen Kammer erfolgt. Dementsprechend könnte auch danach die rechte Herzkammer weniger zu einer synergistischen Entleerung als mehr zu einer Verhinderung des Blutrückstroms aus der Pulmonalarterie geeignet sein, wie dies auch schon von anderen Wissenschaftlern vermutet wird.[2]

Unter phylogenetischen Gesichtspunkten wird dies etwas später auch verständlicher.

Histologische und elektronenmikroskopische Untersuchungen haben erge-

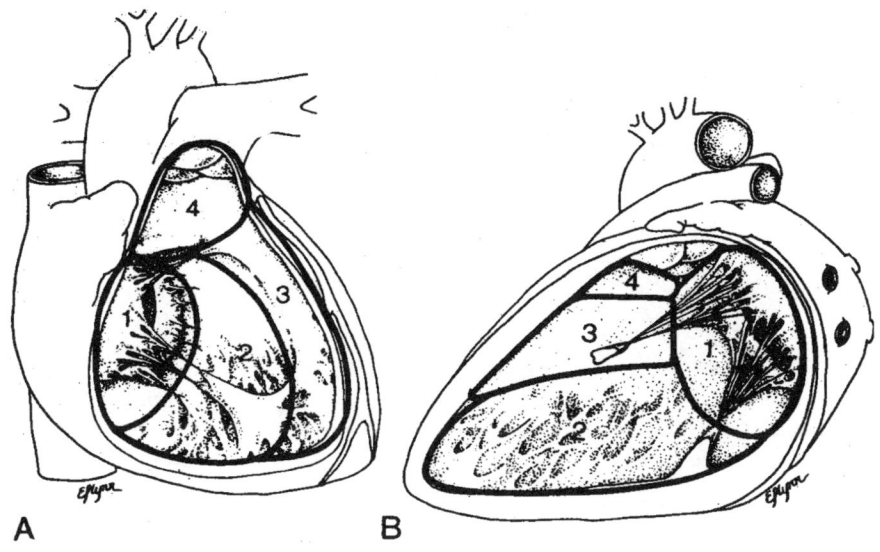

Abb. 6: Anatomische Einteilung der linken und der rechten Herzkammer.

ben, daß das Herz eines menschlichen Embryos am 33. Schwangerschaftstag schon deutliche Unterschiede bezüglich der Anatomie beider Herzkammern zeigt (Abb. 7).

Das Stratum compactum, aus dem später die Arbeitsmuskulatur wird, ist jetzt schon in der linken Herzkammer deutlich dicker als in der rechten, während im rechten Ventrikel das Stratum spongiosum imponiert, das spätere Trabekel (s. Abb. 8).

Auch die Atrio-Ventrikular-Klappen unterscheiden sich deutlich. In Abbildung 9 ist der Blick aus der Spitze der linken Herzkammer von unten auf die Mitralklappe gerichtet. Beide Papillarmuskeln gehen von der freien Wand und nicht von dem gegenüberliegenden Septum aus. Das Mitralostium ist kreisförmig, das große septale (anteriore) Segel verschließt das Ostium wie eine Tür.

Sehr unterschiedlich ist die Situation im Vergleich zum rechten Ventrikel. Auf Abbildung 10 ist noch einmal sichtbar, daß die Grundform dieser Kammer dreieckig ist. Hier inserieren zahlreiche Papillarmuskeln sowohl an der freien Wand als auch am gegenüberliegenden Septum. Sie fixieren die drei sich mittig öffnenden Trikuspidalklappensegel. Müßte jetzt diese Kammer einen hohen Druck aufbauen, wie dies immer bei angeborener Vertauschung der großen Arterien der Fall ist, da die Körperschlagader aus der rechten Herzkammer versorgt werden muß, so versucht diese Kammer aus arbeitsökonomischen Gründen immer mehr eine elliptische Form anzunehmen. Der Hohlraum wird dabei größer, und die Papillarmuskeln driften auseinander. In der Folge kann

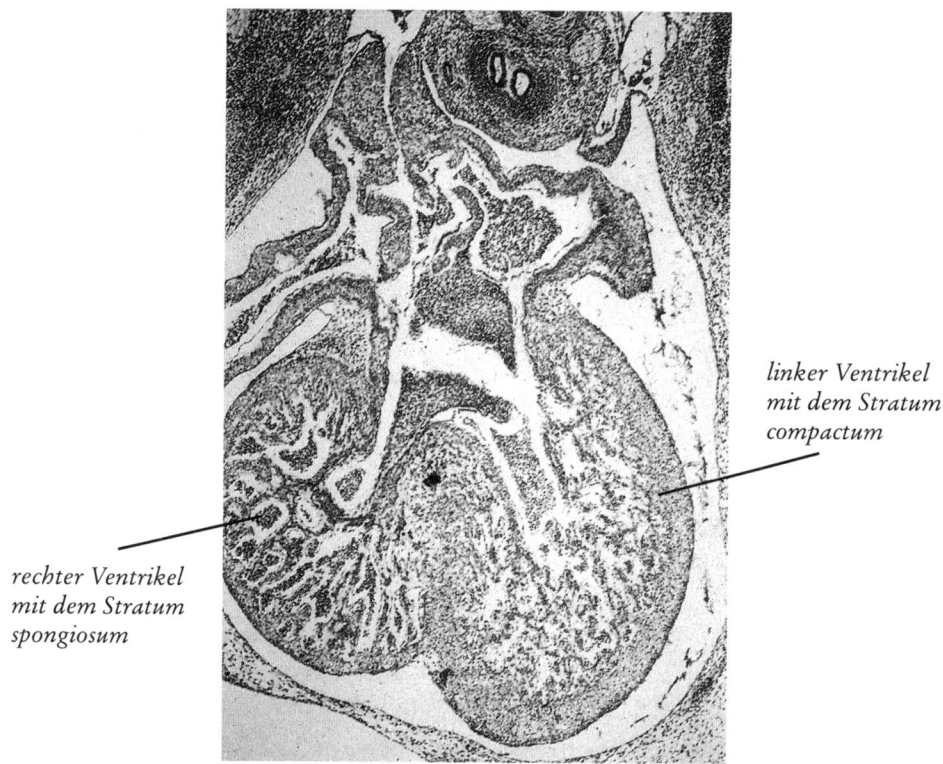

*linker Ventrikel
mit dem Stratum
compactum*

*rechter Ventrikel
mit dem Stratum
spongiosum*

Abb. 7: Histologischer Längsschnitt durch eine embryonale Herzanlage.

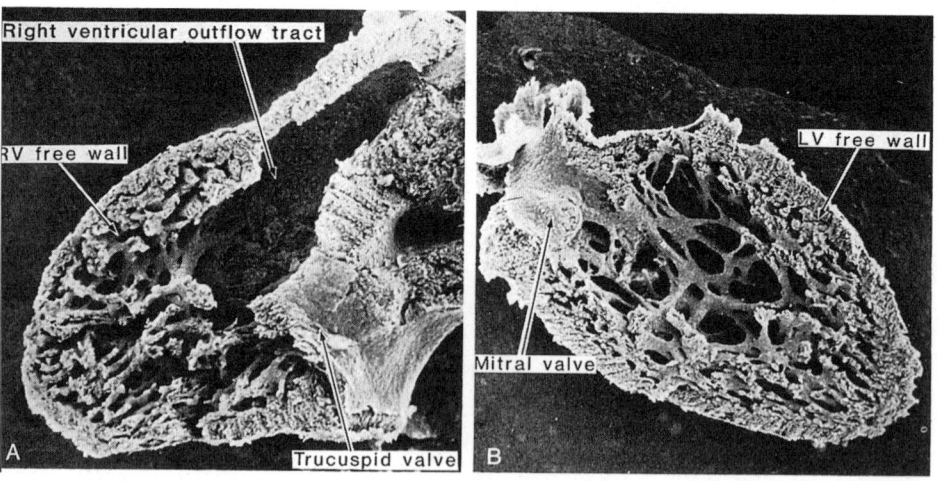

*Abb. 8: Fixiertes anatomisches Präparat als Längsschnitt durch eine linke und eine rechte
Herzkammer.*

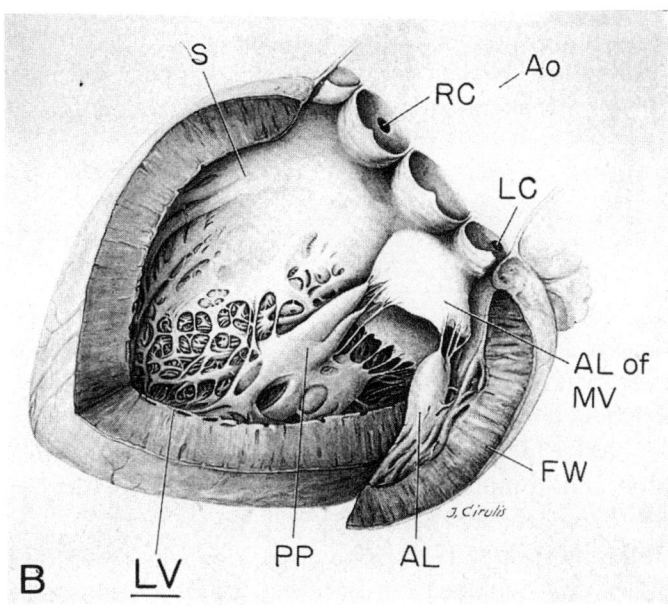

Abb. 9: Schematische Darstellung eines Längsschnittes durch eine linke Herzkammer (LV = linke Herzkammer, PP = posteromedialer Papillarmuskel, AL = anterolateraler Papillarmuskel, FW = sog. freie Wand der linken Herzkammer, AL auf MV = anteriores Mitralklappensegel, LC = linke Koronararterie, RC = rechte Koronararterie, AO = Aorta, S = Septum).

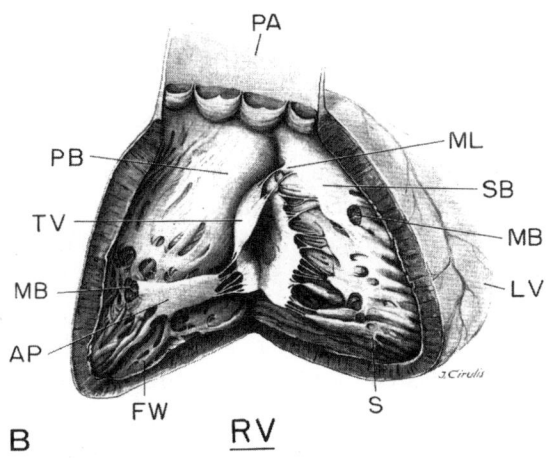

Abb. 10: Schematische Darstellung eines Längsschnittes durch eine rechte Herzkammer (RV = rechte Herzkammer [Ventrikel], S = Septum, LV = linker Ventrikel (Herzkammer), PA = Pulmonalarterie, TV = Trikuspidalklappe, FW = freie Wand des rechten Ventrikels, PB = parietales Band, Christa supraventricularis, SB = septales Band, MB = Moderator-Band, AP = anteriorer Papillarmuskel.

dann die Trikuspidalklappe undicht (insuffizient) werden, was bei ca. einem Sechstel der Patienten auch beobachtet wird und sich unter Umständen zu lebensbedrohlichen Situationen entwickeln kann.

Diese anatomischen Zeichen der rechten Herzkammer legen also die Annahme nahe, daß der Druckaufbau nicht ihr primärer Zweck ist.

Phylogenetische Aspekte

Das komplizierte zweikammerige Herz ist in der Tierwelt eine relativ seltene Ausnahme und tritt entwicklungsgeschichtlich erst ziemlich spät auf. Die allermeisten Tiere besitzen nur eine einzige Herzkammer, eine «funktionell-linke». Das zweikammerige Herz mit zwei Kreisläufen, die parallel und hintereinander geschaltet sind, mit kompletter Trennung von arteriellem und venösem Kreislauf, finden wir erst bei den Vögeln und Säugetieren.

Die Vorläufer der rechten Herzkammer tauchen vor etwa 350 bis 400 Millionen Jahren (Lemuris-Zeitalter) auf. Es klingt, als sei das ein weit zurückliegender Zeitpunkt, entspricht aber nach naturwissenschaftlicher Kenntnis nur etwa einem Zehntel unserer Erdgeschichte. Man vermutet, daß zu diesem Zeitpunkt die im Wasser lebenden Wirbeltiere, die Fische, sich anschickten, das Festland zu erobern und – das ist das Entscheidende – von der Wasseratmung zur Luftatmung wechseln mußten. Ein besonders berühmt gewordenes entwicklungsgeschichtliches Fossil ist das des Quastenflossers, der heute noch auf unserer Erde vorkommt. Er wird als einer der Vorläufer des ersten landlebenden Amphibiums betrachtet. Die Flossen des Quastenflossers sind anatomisch schon den Extremitäten ähnlich. Welche Veränderungen haben bei den Wirbeltieren am Herz-, Kreislauf- und Gasaustauschorgan stattgefunden?

Das Herz der Fische besteht aus einem einzigen Vorhof und einer einzigen Kammer (die morphologisch unserer linken Kammer entspricht) und einer einzigen Arterie, die dieser Kammer entspringt (s. Abb. 11).

Das gesamte Herz und diese Arterie werden komplett mit sauerstoffarmem (venösem) Blut durchströmt, und die ersten Äste von der Aorta führen zu dem Gasaustauschorgan, den Kiemen. Die Kiemen werden also im Gegensatz zu unserer Lunge mit dem höchsten Blutdruck des ganzen Körpers, nämlich mit 30 bis 50 mm Hg, perfundiert. Hinter den Kiemen beträgt der Blutdruck dann nur noch ca. die Hälfte. Mit dem Wechsel von der Wasser- zur Luftatmung muß ein neues und effektiveres Gasaustauschorgan eingeführt werden, nämlich die Lungen, da Kiemen an der Luft erstens verkleben und zweitens an Land ein höherer Metabolismus benötigt wird. Diese faszinierende Umstellung ist auch heute noch bei jedem Frosch zu sehen; die Jungtiere leben bekanntlich im Wasser, die

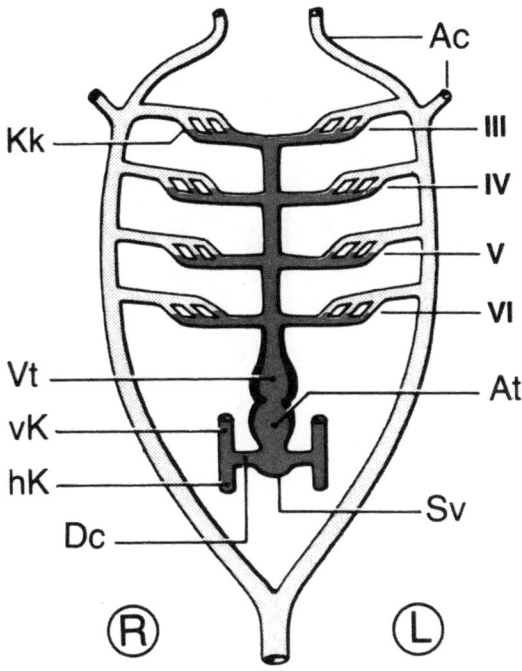

Abb. 11: Schematische Darstellung des Herz-Kreislauf-Systems eines Fisches. Sv: Sinus venosum, At: Atrium, Vt: Ventrikel, Kk: Kiemenkapillare, Ac: Aorta, Dc: Ductus Cuvieri. Sv: Sinus venosum, At: Atrium, Vt: Ventrikel, Kk: Kiemenkapillare, Ac: Aorta, Dc: Ductus Cuvieri.

ausgewachsenen dagegen an Land. Die Kaulquappen haben noch – wie Fische – Kiemenbogenarterien, aber bei den reifen Tieren entwickelt sich aus dem vorderen Darm eine einfache Lunge, und die Arterie des sechsten Kiemenbogens bildet sich um, findet Anschluß an die Lunge und wird zu den Vorläufern unserer rechten und linken Pulmonalarterie. *Dies ist der Anfang eines zweiten Kreislaufsystems.* Als Luftatmer haben die Amphibien in dieser Entwicklungsphase sogar einen zweiten Vorhof ausgebildet, der das sauerstoffreiche Lungenvenenblut aufnimmt. Sie besitzen aber weiterhin nur eine einzige Herzkammer und eine einzige Arterie. Beide Kreisläufe sind damit *parallel* und dann *nicht* – wie später bei dem Menschen – *hintereinander* geschaltet (s. Abb. 12). Diese Situation entspricht jenen Kindern, die mit nur einer brauchbaren Herzkammer oder mit einem großen Kammerscheidewanddefekt, bei dem die Lungen auch einem hohen Blutdruck ausgesetzt sind, geboren werden.

Durch die Ausbildung einer Spiralfalte in der einzigen Arterie, die das Herz verläßt, und durch Variationen des Lungen-Gefäßwiderstandes kann der Frosch aber interessanterweise eine gute funktionelle Trennung von sauerstoffreichem

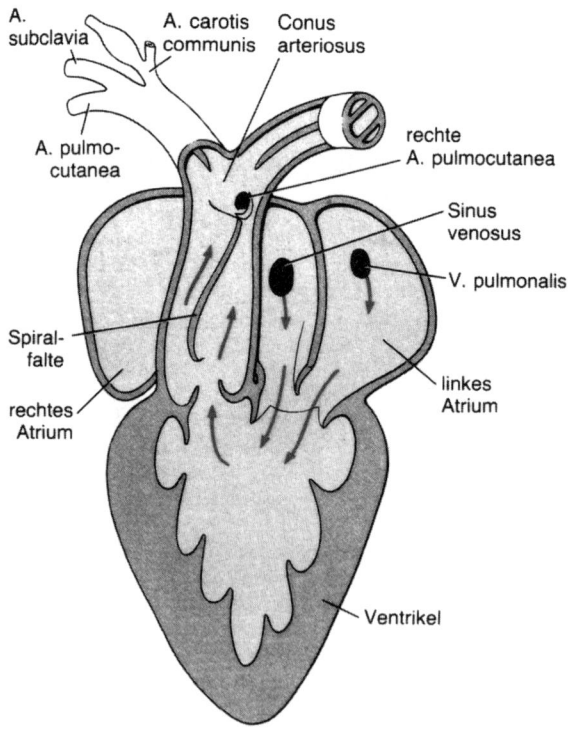

Abb. 12: Ventrale Ansicht der inneren Strukturen des Froschherzens (nach Goodrich 1958).

(arteriellem) und sauerstoffarmem (venösem) Blut vornehmen. Er erreicht eine Sauerstoffsättigung von 85 %. In Abbildung 13 sind sowohl der Blutfluß als auch der Blutdruck in der sogenannten Pulmonalarterie und der Aorta als der Hauptschlagader des Frosches registriert. In der oberen Zeile des Bildes ist zusätzlich die Einatmung mit Balken markiert, woran man erkennen kann, daß während der Inspiration (Einatmung) der Fluß in der Pulmonalarterie «kräftig ansteigt» und in der Ausatmungsphase fast auf Null absinkt. Die Aorta erhält dagegen kontinuierlich während der ganzen Zeit Blut. Durch diese raffinierte Technik ist das Herz des Frosches volumenmäßig entlastet, da es nicht die ganze Zeit Systemkreislauf und Lungenkreislauf gleichzeitig versorgen muß, und die Lunge wird mit den ungünstigen Bedingungen des Bluthochdrucks nur phasenweise benutzt.

Die Robustheit einer entwicklungsgeschichtlich gesehen frühen «Lunge» beim Frosch wird aber durch die geringe Gasaustauschfläche erkauft. In 1 cm³ Froschlunge findet sich eine Gasaustauschfläche von nur ca. 20 cm², während die etwa gleich große Maus, ein hochaktives, warmblütiges Tier mit zwei Herzkammern, eine Austauschfläche von ca. 800 cm² besitzt.

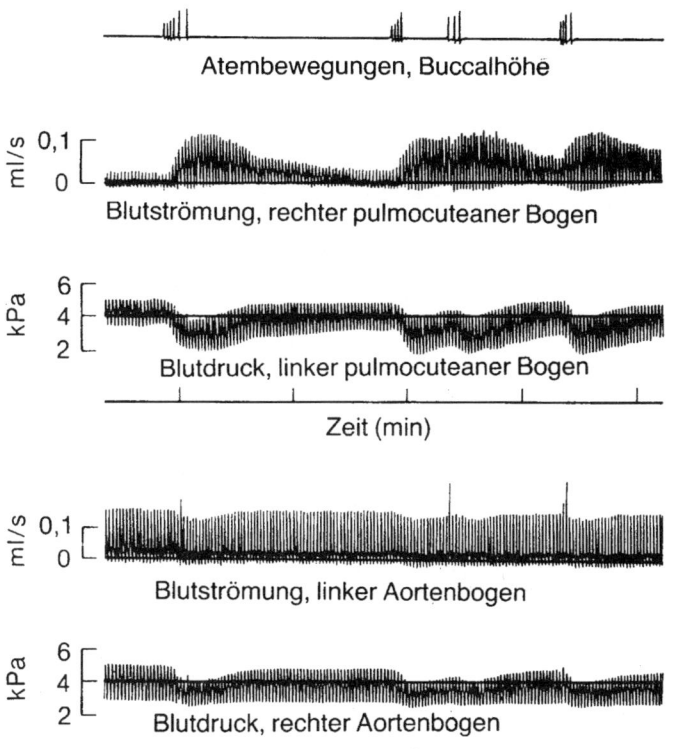

Abb. 13: Druck- und Strömungsverhältnisse in den Arterienbögen eines Xenopus. Die Druckveränderungen in der Buccalhöhle, die durch die Bewegungen des Mundbodens hervorgerufen werden, sind auf dem oberen Strahl dargestellt. Jede einzelne registrierte Bewegungssalve gehört zum Lungenventilationstyp. Die Wirkung der Atembewegung auf die einzelnen Strömungs- und Druckimpulse ist deutlich zu erkennen (nach Shelton).

Fische und Amphibien haben also einen hohen Blutdruck in den Gasaustauschorganen, und bei gleichzeitig niedrigem kolloidosmotischem Druck (KOD) von nur 5 bis 8 mm Hg werden große Mengen Lymphflüssigkeit abfiltriert. Der kolloidosmotische Druck ist die Gegenkraft zum Blutdruck, die die Flüssigkeit im Gefäßbett zurückhalten würde. Diese Flüssigkeit wird über zahlreiche Lymphkanälchen innerhalb der Lungenwände abtransportiert. Dabei ist allerdings die Diffusionsstrecke für Sauerstoff in der Amphibienlunge sehr lang. Die Bedeutung der Lymphkanälchen ist daran zu ermessen, daß sie extra von Spiralmuskeln umgeben sind; man weiß, daß sie sich ca. 12- bis 15mal/min. rhythmisch kontrahieren. Dabei können Drücke bis 10 mm Hg erreicht werden, beim Menschen angeblich sogar Maximaldrücke von 50 mm Hg. Darüber hinaus haben Fische und Amphibien als «pulmonale Hypertoniker» sogar eigene *Lymphherzen* als zusätzliche Beschleunigungshilfen, um die Lymphmengen bewältigen zu können – mit richtigem Vorhof, AV-Klappe und eigenem Ventrikel (s. Abb. 14).

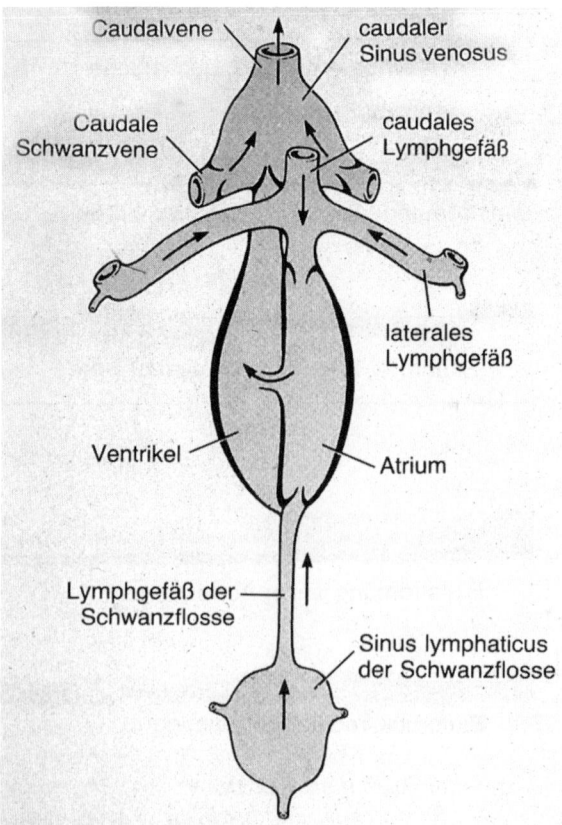

Abb. 14: Schema eines im Schwanz des Aals lokalisierten Lymphherzens. Die Wände des Lymphherzens enthalten quergestreifte Muskulatur und kontrahieren sich rhythmisch. Die Lymphe wird in die kaudale Vene gepumpt (nach Kampmeier 1969).

Es ist interessant und aufschlußreich, daß diese Lymphherzen in dem Augenblick aus der Tierwelt verschwinden, wo sich ein komplettes zweikammeriges Herz-Kreislauf-System etabliert. Im anthroposophischen Kontext gesprochen, zeigt sich in dieser Entwicklungsstufe durch das Lymphherz und seine Lymphflüssigkeit – beides ist dem Stoffwechsel-Gliedmaßen-System primär zuzuordnen – noch eine «bewußtseinsferne» Bewegungsfunktion des Astralleibes. Dies wird um so deutlicher bei der Weiterentwicklung des Kreislaufs mit einem arteriellen Hochdruckschenkel, in dem der Astralleib in voller Gänze als Träger des Bewußtseins erwacht und der notwendige hohe Druck Ausdruck dieses Geschehens ist.

Ein anderer Aspekt beleuchtet die Frage, wie nun die Effektivität der primitiven Lunge gesteigert werden konnte. Zum einen wurde die Gasaustauschfläche vergrößert. Darüber hinaus aber wurde auch die Diffusionsstrecke verkürzt.

Dazu mußten die Lymphgefäße in der Lunge auf ein Minimum reduziert werden. Gleichzeitig durfte jetzt aber auch nicht mehr soviel Lymphflüssigkeit produziert werden. Hierzu kommen zwei Mechanismen als entscheidende Marksteine zur Geltung:

1. Die Umwandlung konnte nur über eine drastische Senkung des Blutdrucks in der Lungenstrombahn erfolgen; dies war mit einem sogenannten Ein-Kammer-Herz, das den Druck in beide Kreisläufe abgibt, natürlich nicht realisierbar. Nur eine vollständige Trennung beider Kreisläufe mit einer zweiten Kammer bietet eine entsprechende physiologische Lösung.
2. Wie leicht zu messen ist, beträgt der Blutdruck im Lungenkreislauf des Menschen ca. nur ¼ des Systemdrucks, und in die gleiche Richtung, nämlich Senkung der Lymphdrainage, weist auch die Beobachtung, daß bei allen Tieren mit einem sogenannten Zwei-Kammer-Herz und niedrigem Blutdruck in der Lunge der kolloidosmotische Druck zwei- bis dreimal höher liegt als bei den Ein-Kammer-Tieren (s. Abb. 15).

Kolloidosmotischer Druck (KOD) verschiedener Vertebraten		
Tier	KOD	Herz
Fische	8	1 Kammer
Amphibien (Frosch)	8	1 Kammer
Säugetiere (Katze, Hund, Mensch)	21 – 24	2 Kammern

Abb. 15: Darstellung des kolloidosmotischen Drucks in mm Hg in bezug zum anatomischen Aufbau bei verschiedenen Tiergattungen.

Es soll aber noch ein weiterer Aspekt der Phylogenese des Herzens in der Unterschiedlichkeit der linken und der rechten Herzkammer dargestellt werden.

Nach den Gesetzen der Evolution entwickelt sich ein neues Organ immer nur aus einem alten weiter; das bedeutet, daß aus der Region der alten Fisch-Herzkammer, die direkt unter der Aorta lag, dem *Bulbus cordis*, das Material für die *neue rechte* Herzkammer stammt (s. Abb. 16, hier ist der Bulbus schwarz gezeichnet).

Dieser Bulbus cordis mit seinen bis zu neun Ringen von Taschenklappen bei den

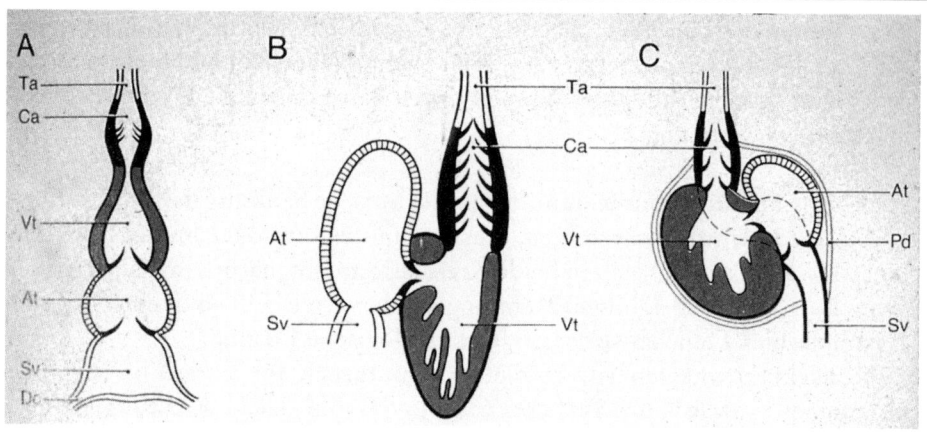

Abb. 16: A. Schema einer hypothetischen Ausgangsform. B. Salachii (Haifisch). C. Teleostei.
In C ist die erste Anlage des Herzschlauchs durch gestrichelte Linien angegeben.
At = Atrium, Ca = Conus arteriosus, Dc = Ductus Cuvieri, Pd = Pericard, Sv = Sinus venosus,
Ta = Truncus arteriosus, Vt = Ventrikel (nach Wiedersheim; Starck, Portmann).

Haifischen hat primär eine Art *Dichtfunktion* gegen zurückströmendes Blut, und wie bereits anfangs festgestellt, unterstreicht dies noch einmal die Funktion des rechten Ventrikels als Abdichtung gegenüber der Pulmonalarterie als Druckaufbauer, wie dies bereits bei der infundibulären Pulmonalstenose angemerkt wurde. Und dieses «Erbe» scheint sich bei unserer heutigen rechten Herzkammer in ihrem funktional-anatomischen Aufbau weiterhin so darzustellen.

Zu den hämodynamisch-physiologischen Aspekten

Ausgehend von der eingangs erwähnten Tatsache, daß es nach der Fontanschen Operation Menschen gibt, die mit einer ausgeschalteten rechten Herzkammer durchaus seit zwanzig und mehr Jahren leben, sollen noch einige hämodynamische Beobachtungen und Untersuchungen dargestellt werden.

Wie bereits beschrieben, hat diese Operationstechnik bei angeborenen Herzfehlern, bei denen durch eine Entwicklungshemmung während der Embryonalzeit nur eine brauchbare Herzkammer vorliegt, das Ziel, beide Kreisläufe (den kleinen Lungenkreislauf und den Körperkreislauf) wieder *hintereinander* zu schalten. Das Prinzip der Fontanschen Operation mit ihren inzwischen erfolgten Modifikationen ist, daß das gesamte venöse Blut aus den beiden Hohlvenen direkt unter Umgehung des rechten Vorhofs und der rechten Herzkammer in die Pulmonalarterien geleitet wird (s. Abb. 2).

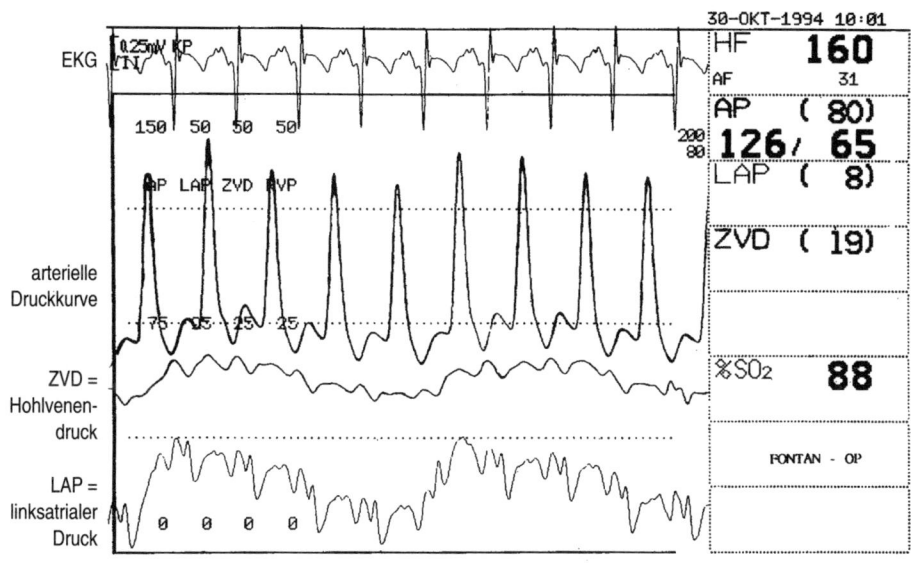

Abb. 17: Darstellung von Druckkurven (arterielle Druckkurve, Hohlvenendruckkurve und linksatriale Druckkurve in bezug zum EKG bei einem nach Fontan operierten Patienten.

Der hydrostatische Druck als potentielle Energie der Blutsäule in der Lunge ist jetzt die einzig treibende Kraft, die das Blut durch die Lungen bewegt, da keine funktionierende, das Blut beschleunigende rechte Herzkammer vorgeschaltet ist. Die Druck-Volumenarbeit der rechten Herzkammer und die Beschleunigungsarbeit der rechten Kammer als kinetische Energie mit der Pulswelle fallen jetzt weg! Aus diesem Grund steigt sofort nach der Operation der Druck in den Hohlvenen auf etwa 20 mm Hg an (siehe ZVD-Kurve in Abb. 17, in diesem Beispiel auf 19 mm Hg). Der linke Vorhofdruck als Druck hinter der Lunge liegt bei 8 mm Hg (siehe LAP-Kurve in Abb. 17).

Als Folge des erhöhten Venendrucks werden in dieser frühen postoperativen Zeit enorme Lymphflüssigkeitsmengen in Form von Pleuraergüssen (sogenannter Chylothorax) und Aszites abfiltriert, in wenigen Fällen bis zum Vierfachen des Blutvolumens pro Tag. Das ist eine Phase, in der die Patienten ein Lymphherz wieder gut gebrauchen könnten. Bei manchen Patienten findet der Organismus auch tatsächlich keinen Anpassungsmodus, und diese jungen Menschen versterben in dieser frühen postoperativen Phase an einer Eiweißverlustenteropathie. Bei allen anderen jedoch sinkt der Hohlvenendruck bzw. der Pulmonalarteriendruck im Laufe der nächsten Tage auf etwa 13 mm Hg im Durchschnitt ab, und die Drainagen aus dem Wundbereich können gezogen werden. Entscheidend ist aber die immer wiederkehrende zweite Beobachtung bei diesen

Kindern, nämlich die einer *hohen, steilen, aber schmalen arteriellen Blutdruckkurve* als Hinweis auf eine zwar gute linksventrikuläre Funktion, aber mit *kleinem Schlagvolumen* (s. Abb. 17, arterielle Druckkurve). Diese Beobachtungen sind weitere Mosaiksteine auf der Suche nach dem Sinn einer rechten Herzkammer, die ja nicht nur vor der Lungenstrombahn, sondern auch am Ende des gesamten venösen Systems liegt.

In der Natur finden wir prinzipiell drei verschiedene Typen, um Blut vorwärtszubewegen:

1. Der erste Typ ist eine sogenannte peristaltische Pumpe; diese spielt beim Menschen praktisch keine Rolle.

2. Bei einem anderen Typ wird über rhythmische Kontraktionen Druck aufgebaut; dies entspricht der Funktion der linken und der rechten Herzkammer.

3. Ein dritter Typ ist die sogenannte *externe Muskelpumpe*; sie finden wir sehr ausgeprägt in unseren Beinen.

In diesem Sinne ist der Mensch sogar mit «drei Herzen» versorgt, wobei dieser externe Druckaufbau durch die Beinmuskulatur auch zum Teil die Aufgaben des bei Fontan-operierten Patienten «verlorengegangenen» rechten Herzens mit übernommen hat (s. Abb. 18).

Diese Abbildung verdeutlicht kurz die beeindruckende Arbeit dieses sogenannten dritten Herzens. So darf man sich vorstellen, daß bei aufrechter/vertikaler Körperhaltung in den Füßen ein arterieller Blutdruck von ca. 200 mm Hg und in den Venen ein Blutdruck von 120 mm Hg meßbar ist. Mit jedem Schritt aus dieser aufrechten Körperhaltung heraus werden die Venen durch die Beinmuskeln entleert, und es entsteht dadurch kurzfristig ein Venendruck von 0 mm Hg, das Blut wird entgegen der Schwerkraft zum Herzen transportiert! Diese sogenannte Muskelpumpe bleibt den nach Fontan operierten Patienten glücklicherweise erhalten. Eine solche Konstruktion scheint durchaus für Ruhe und Alltagsbedingungen ohne schwere körperliche Belastungen ausreichend zu sein, denn die meisten Patienten gehen (!) in der Regel wieder zufrieden nach Hause. Interessanterweise aber lassen sich deutliche Veränderungen unter Belastungen feststellen. So gibt es einige Fontan-operierte Patienten, die fahrradergometrisch belastet worden sind, die Ergebnisse werden in der folgenden Grafik (s. Abb. 19) zusammengefaßt. Gesunde (nicht nach Fontan operierte Patienten) Menschen haben in Ruhe einen rechten Vorhofdruck oder Hohlvenendruck von ca. 4 mm Hg und einen mittleren Pulmonalarteriendruck von 15 mm Hg. Unter Belastung sinkt der rechte atriale Druck etwas ab, der Pulmonalarteriendruck steigt auf etwa 22 mm Hg an.

Der Fontan-operierte Patient weist in Ruhe sowohl in den Hohlvenen als auch in den Pulmonalarterien einen Druck von 13 mm Hg auf, bedingt durch die besondere Operationstechnik. Während der Belastung steigt der Druck im Lungenstrombett (der Pulmonalarteriendruck) zwar auf ähnliche oder sogar

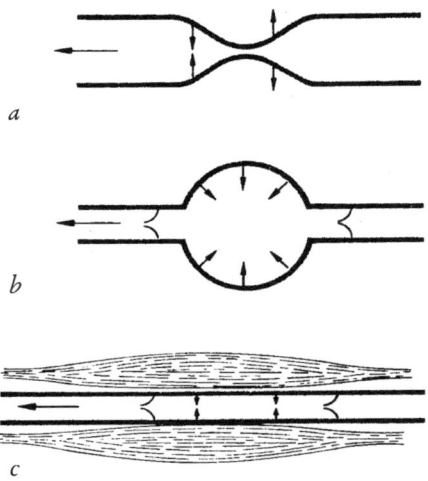

Abb. 18: Drei Pumpentypen, um Blut zu bewegen. a: peristaltische Pumpe; b: Druckaufbau durch rhythmische Kontraktionen; c: externe Muskelpumpe.

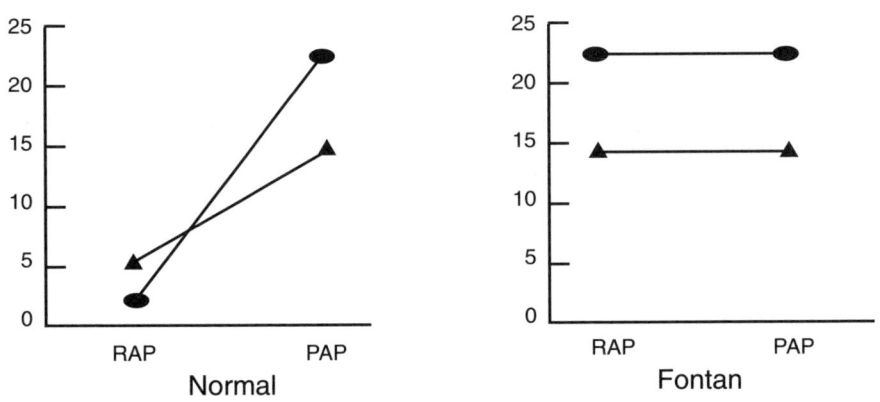

Abb. 19: Druckkurve in Ruhe und unter Belastung bei einem Normalpatienten und einem nach Fontan operierten Person (RAP = ZVD = rechtsatrialer Druck, entsprechend dem zentralvenösen Druck, PAP = Pulmonalarteriendruck als Mittelwert). Die Verbindungslinien zeigen die Relation zwischen den beiden Druckkurven in Ruhe ▲ und unter Belastung ● an.

höhere Werte als beim Gesunden an, aber – und das ist einer der entscheidenden Punkte – auch der Hohlvenendruck liegt dann über 20 mm Hg. Das Herzfrequenzverhalten unterscheidet sich in den beiden Gruppen nicht voneinander, aber das Herzminutenvolumen liegt bei den Fontan-Patienten schon in Ruhe deutlich niedriger und kann auch nicht adäquat durch eine Belastung gesteigert werden. Das heißt: Trotz eines ausreichend hohen hydrostatischen Druckes in der Pulmonalarterie haben die Fontan-operierten Menschen ein zu geringes Schlagvolumen. Dies wurde sichtbar an der schmalen arteriellen Druckkurve; das linke Herz wird nicht normal gefüllt, der Anteil an kinetischer Energie im Lungenkreislauf fehlt.

Als kleine Besonderheit in der Entwicklungsgeschichte des Herzens sei hier die interessante Kreislaufsituation der *Tintenschnecken* angeführt. Diese Tintenschnecken (*Nautilus*) sind Wasseratmer, deren Kiemen nicht als erstes Organ durchblutet werden, sondern im Gegensatz zu den Fischen als *letztes Organ*, also wie bei uns Menschen. Dem hier zurückkommenden venösen Blut wird interessanterweise vor Kiemenpassage und Eintritt in den sogenannten Systemventrikel (entsprechend unserem linken Ventrikel) noch einmal kinetische Energie durch extra entstandene *Kiemenherzen*, die vor den Kiemen liegen, zugeführt. Sie entsprechen quasi unserer rechten Herzkammer und füllen offenbar die sogenannte Systempumpkammer (entsprechend unserem linken Herzen) erst richtig auf (gill heart = Kiemenherz, Abb. 20).

Ausgehend von den Untersuchungsdaten der Fontan-operierten Patienten stellt sich nun die Frage, wo das fehlende venöse Blut, welches unter Belastungsbedingungen nicht entsprechend bereitgestellt wird, verbleibt. Aufgrund der uns bekannten physiologischen Bedingungen verbleibt es zum größten Teil im Bauchraum. Unter Streß oder körperlicher Belastung kommt es bei den Menschen zu einer arteriolären Konstriktion im Splanchnicus-Gebiet mit einem sogenannten venösen Pooling durch Weitstellung von Venolen und anderen Kapazitätsgefäßen im venösen postkapillären Bereich. Nimmt der Widerstand, d.h. die atrioläre Konstriktion, zu, nimmt entsprechend der *Distensionsdruck* im nachgeschalteten Gefäßbett ab, und das hier gespeichert gewesene Blut wird normalerweise jetzt zum rechten Vorhof hin verschoben und steht über die rechte Herzkammer der linken Herzkammer und dem übrigen Organismus zur Verfügung. Hier liegt auch die Erklärung für die fehlende ausreichende venöse Auffüllung der linken Herzkammer bei Fontan-operierten Patienten unter Belastung. Durch den enorm hohen Hohlvenendruck von über 20 mm Hg bei diesen Fontan-operierten Patienten, besonders unter Belastungsbedingungen, kann der gesamte Splanchnicusspeicher nicht entleert werden. Es fehlt die ausreichende Vorlast, um entsprechende physiologische Anpassungsvorgänge des linken Herzens bei Belastungen durch den sogenannten Frank-Starling-Mechanismus zu ermöglichen.

Faßt man die vorgebrachten Aspekte und die Besonderheiten der rechten Herzkammer zusammen, so möchte ich folgende Thesen aufstellen:

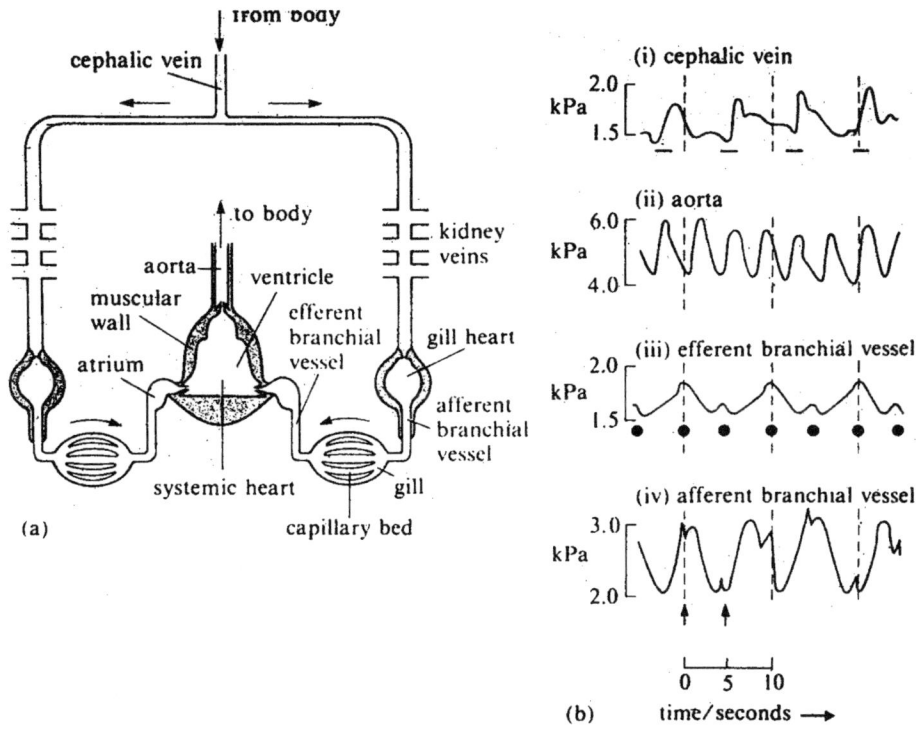

Abb. 20: Schematische Darstellung des Herz-Kreislauf-Systems bei einer Tintenschnecke (Nautilus).

Die Ausbildung einer zweiten Herzkammer ist die Voraussetzung für die erfolgreiche Ausbreitung der Wirbeltiere auf dem Festland. Die *hohe Diffusionskapazität* der Lunge wird nur durch einen *niedrigen Perfusionsdruck* des Lungenkreislaufes erreicht. Deshalb muß der Lungenkreislauf vom Systemkreislauf abgetrennt werden. Das Zweikammersystem mit den entsprechenden Funktionsmerkmalen eines *parallelen* Arbeitsganges, die jedoch *hintereinander* geschaltet sind, macht es überhaupt erst möglich, beide Kreisläufe mit unterschiedlichem Druckniveau zu betreiben und gleichzeitig die linke Herzkammer durch die Lunge hindurch doch noch mit ausreichend Blut auch unter Belastungsbedingungen aufzufüllen. Aus der Sicht der Hohlvenen fungiert der rechte Ventrikel wie ein «Schiffshebewerk». Der erforderliche Durchblutungsdruck für die Lunge von etwa 13 mm Hg in Ruhe wird erreicht, während der Druck in den großen Venen dabei niedrig bleibt. Dies ist – wie ich es bereits darstellte – besonders wichtig für die Ausbalancierung des *Filtrationsgleichgewichts* und für die unter Belastung benötigte rasche *Umverteilung* von Blutvolumina aus dem Bauchraum. All die geschilderten Vorteile einer rechten Herzkammer, besonders in Belastungssituationen, können nach einer Fontan-Operation nicht erreicht werden. Man sollte aber bedenken, daß ohne diese Operation, bei der diese beiden parallel geschalteten Kreisläufe wieder hintereinander gesetzt werden, das Leben für viele dieser Menschen mit nur einer Herzkammer sehr schwer und kurz ist und daß sie durch die Operation, trotz aller Einschränkung, sehr deutlich an Lebensqualität und Lebensperspektive gewonnen haben.

Diese Betrachtungen mögen ein kleiner Hinweis darauf sein, daß insbesondere das rechte Herz aus seiner Entwicklungsgeschichte heraus eher wie ein Stauorgan im Sinne eines «Schiffshebewerks» funktioniert. An den Fontan-operierten Patienten wird jedoch auch deutlich, daß bei fehlenden kinetischen Impulsen durch das rechte Herz gleichzeitig eine Einschränkung der Belastbarkeit in Kauf genommen werden muß. Die Forderung Rudolf Steiners, das Herz nicht als Pumpe zu betrachten, bleibt in seiner Gänze unter diesen Aspekten noch nicht komplett erfüllt; der Aufsatz möge als kleiner Schritt in diese Richtung verstanden werden.

Am Ende möchte ich mich ganz herzlich bei PD Dr. R. Thies bedanken, ohne dessen entscheidende Beiträge (u.a. zur Kinderkardiologie) diese Arbeit nicht hätte entstehen können.

Literatur

1 Steiner, R.: *Geisteswissenschaft und Medizin*, GA 312, Dornach [6]1985, Vortrag vom 3.9.1923.
2 Van Praagh, R., et al.: The Arterial Switch Operation in Transposition of the Great Arteries: Anatomic Indications and Contraindications Thorac. cardiovasc., in: *Surgeon 39* (1991) (Supplement), 138-150.

III.
Embryologie

HENDRIK VÖGLER

Zur Embryologie des Herzens

Es gibt viele Phänomene, die der Vorstellung vom Herzen als einer Saugdruck-pumpe, wie sie innerhalb der gängigen naturwissenschaftlichen Medizin vertre-ten wird, entgegenstehen. Einige sind unter anderem in diesem Band dargestellt. Allerdings erscheint die Frage nach der «wahren» Herzfunktion nicht schon dadurch beantwortet, daß man eine ausschließliche Pumpfunktion widerlegt. Welche Funktion hat das Herz im Organismus?

Diese Frage wird noch interessanter, wenn man ernst nehmen möchte, daß der Volksmund – wie bei fast keinem anderen Organ – unzählige Attribute mit dem Herzen in Verbindung bringt und damit verschiedene Qualitäten der Herztätig-keit benennt, die sich zu zwei großen Gruppen ordnen lassen: Mut («beherzt») und Milde bzw. Verständnis («Mensch mit Herz»). Daran wird deutlich, wie beim Menschen gerade beim Herzen eine innige Verbindung zwischen Organ-funktion und seelischem Erleben besteht.

Wie bei keinem anderen Organ wird die Funktion des Herzens mit dem Leben des Gesamtorganismus identifiziert, da sich sein Tätigsein unmittelbar erfassen läßt. Wenn das Herz in der Embryonalentwicklung zu schlagen be-ginnt, so beginnt damit eigentlich das (Bewegungs-)Leben im tierischen Orga-nismus, und mit dem letzten Herzschlag hört es auf – wenn man von den möglichen intensivmedizinischen Therapieverfahren beim Menschen und den neuen Gehirntodkonzepten absieht. Das Charakteristische für das Herz ist eben, daß es zeitlebens pulsiert und nie einen «mittleren» Funktionszustand einnimmt. Die starren Darstellungen in den Anatomiebüchern lassen verges-sen, daß es sich in Wirklichkeit um pulsierende Herzorgane handelt. Gerade diesem Aspekt wird in der vorliegenden Arbeit besondere Aufmerksamkeit gewidmet, wenn es um den Beginn der Herzaktion und die gleichzeitige Bil-dung des Herzorgans geht.

So ist gerade eine Embryologie des Herzens geeignet zu zeigen, wie sich ein Organ aus seiner Funktion und im Hinblick auf seine spätere Funktion im Gesamtorganismus entwickelt und damit Grundlage für menschliches Leben werden kann. Dazu kann man in einem ersten Schritt versuchen, die Herzent-wicklung in ihren grundlegenden räumlichen Gestaltungsvorgängen und zeit-lichen Entwicklungsphasen zu erfassen. Dabei soll auch auf Vorstellungen von der Herzentwicklung hingewiesen werden, die in anthroposophisch orientierten Darstellungen wiederholt vertreten werden, aber einer Gegenüberstellung mit neueren naturwissenschaftlichen Befunden nicht mehr standhalten können. In einem zweiten Schritt soll, von den Gestaltungsprozessen ausgehend, nach den darin zum Ausdruck kommenden Bildeprinzipien gefragt werden.

Die ersten drei Wochen

Der Beginn der menschlichen Embryonalentwicklung und der der Säugetiere zeichnet sich durch die Bildung eines vierkammerigen Hüllen- und Höhlensystems aus, das dem Embryo als Entwicklungsumgebung dient, die organische Grundlage für die Beziehung zur Mutter herstellt und von dem er sich bei der Geburt trennt (Zusammenfassung bei Vögler 1990; umfangreichere Darstellung bei Vögler 1987). Diese Entwicklung führt in der dritten Woche zur Ausbildung einer dreischichtigen Keimscheibe aus Ektoderm, Mesoderm und Entoderm, die über dem Ektoderm von der Amnionhöhle und über dem Entoderm vom Dottersack eingehüllt wird. Dieses Gebilde ist über einen mesodermalen Haftstiel in seinem kaudalen Bereich mit der Chorionhöhle verbunden. In den Haftstiel wächst ein beim Menschen nur rudimentär ausgebildeter Fortsatz hinein, die Allantois (Abb. 1).

Gegen Ende der dritten Woche bilden sich im Ektoderm das Neuralrohr und daran anschließend im Mesoderm erste segmentale Gliederungen in Form der Somiten. Im weiteren Verlauf faltet sich die Keimscheibe sowohl seitlich als auch zu ihrem Kopf- und Schwanzende gegen den Dottersack ab, und es entsteht so erstmals ein räumlicher Körper – und somit Innenraum – mit dem dann ventral gelegenen Haftstiel, der sich zur Nabelschnur umbildet und die Brücke zur mütterlichen Plazenta darstellt (Abb. 2).

Diese große Abfaltungsbewegung, bei der sich die flächige Keimscheibe in einen räumlichen Körper umbildet, wird zur Übergangsphase zwischen zwei großen Etappen der menschlichen Embryonalentwicklung, der Hüllenbildung (Blastogenese) der ersten drei Wochen und der Embryogenese der folgenden Monate, in deren Vordergrund dann zunächst die Organogenese stehen wird. Der Vorgang der Blastogenese führt somit zu einem zweifachen, polar gerichteten Entwicklungsprozeß: einerseits zu einer schrittweisen, zum Teil streng rhythmischen «Ausgliederung» der extraembryonalen Höhlen und Hüllen und andererseits zu einer «Eingliederung» und Verdichtung der vorwiegend im Bereich des Ektoderms durchgestalteten axialen Keimscheibe, der Anlage des eigentlichen Embryos.

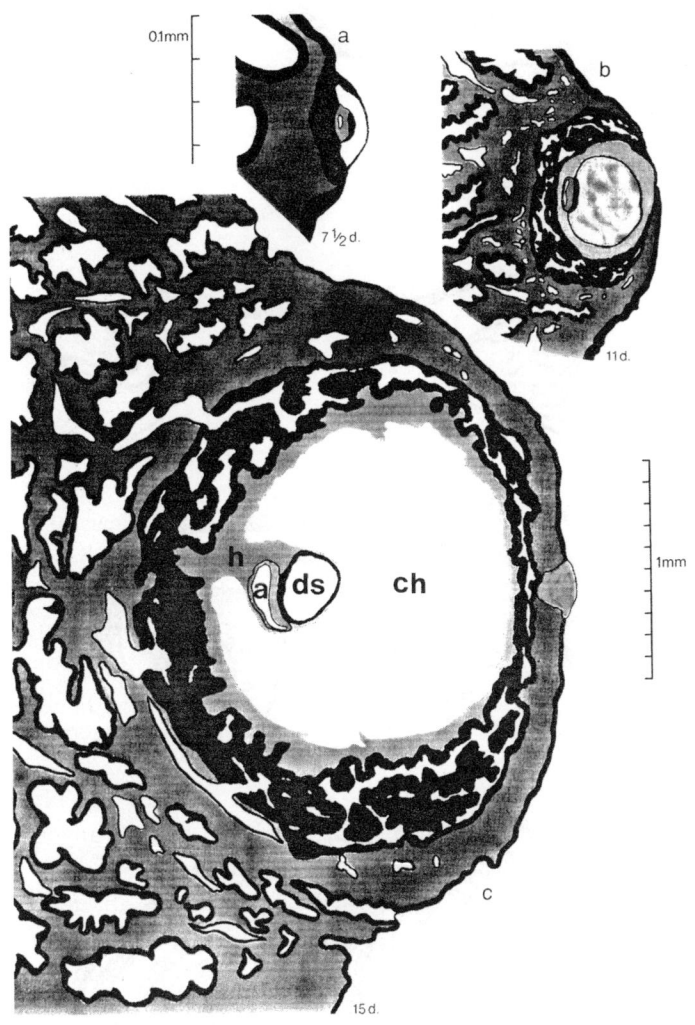

Abb. 1: Die Entstehung des embryonalen Hüllensystems beim Menschen. a: Frühes Implan-tationsstadium mit «Implantationskollaps» der Blastozystenhöhle und Anlage der Amnionhöhle. b: Maximale Ausbildung des Primären Dottersackes zur Bauchseite und der Amnionhöhle zur Rückenseite der Keimscheibe. c: Kleiner Sekundärer Dottersack (ds) und Amnion (a) innerhalb der Chorionhöhle (ch). Die Allantois im Haftstiel (h) des Embryos ist rudimentär und nicht dargestellt. Man beachte den Wechsel des Maßstabes von a) nach b) und c). (Aus: Hinrichsen 1990.)

215

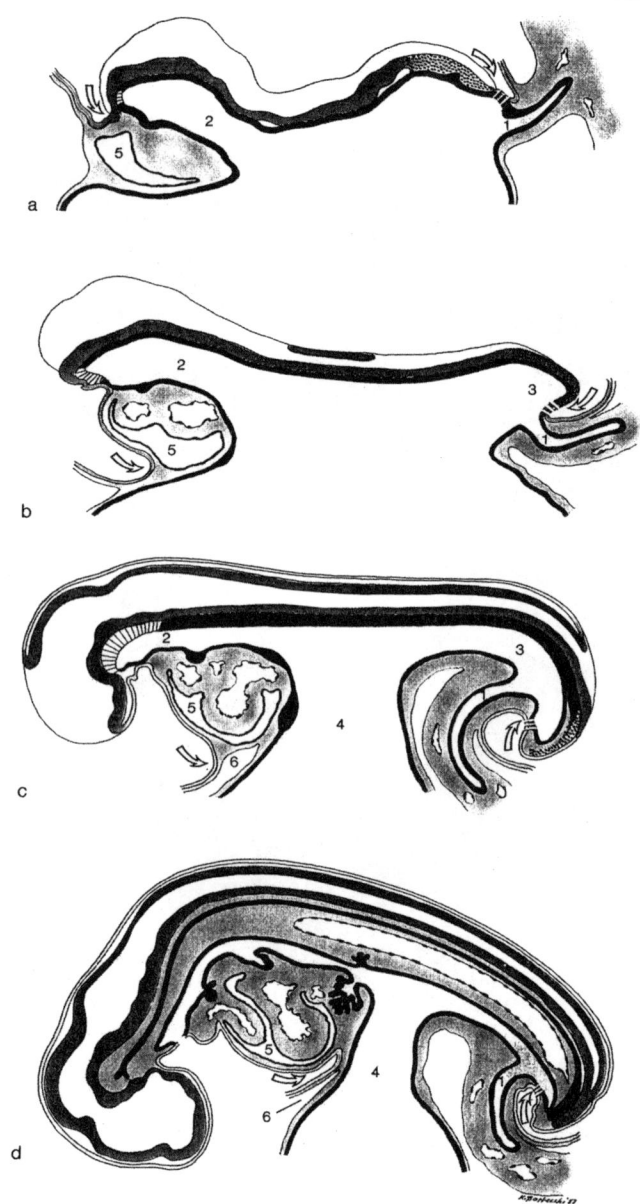

Abb. 2 : Abfaltung des Embryos von der Keimscheibe im Medianschnitt (schwarz: Ento-derm/Dottersack; grau: Ektoderm/Amnion; Begrenzungsfurchen des Amnion durch Pfeile markiert (Abfaltungsrichtung); 1 = Allantois; 2 = vordere Darmbucht; 3 = hintere Darm-bucht; 4 = Dottersack; 5 = Pericardhöhle (ventral der Herzanlage); 6 = Chorionhöhle. a: ca. 20 Tage; b: ca. 23 Tage; c: ca. 25 Tage; d: ca. 27 Tage. (Aus: Hinrichsen 1990.)

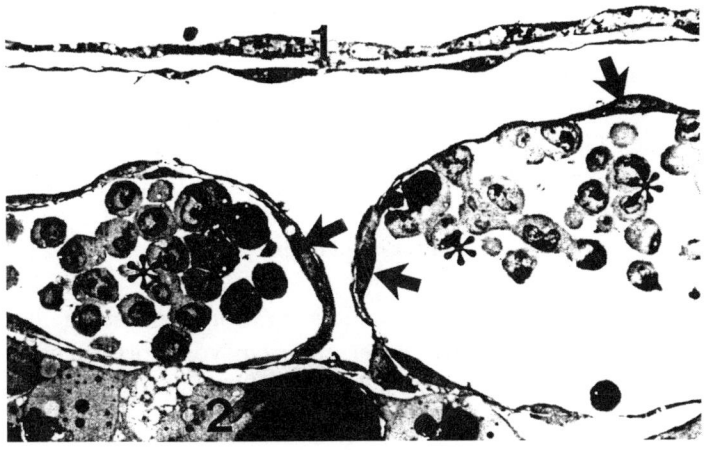

*Abb. 3: Semidünnschnitt vom Dottersack eines Hühnerembryo während des 2. Bebrütungstages. 1 = Ektoderm; 2 = Entoderm; * = Hämocytoblasten in den Blutinseln; Pfeile = Angioblasten im Endothel, ca. 660:1. (Aus: Hinrichsen 1990.)*

Dieser Übergang von der Blastogenese zur Embryogenese wird eingeleitet durch die Entwicklung des Zirkulationssystems, das damit als erstes Organsystem überhaupt entsteht.

Blut- und Gefäßsystem

Blut, Blutgefäße und Herzorgan entstehen aus gleichen Anlagen als erstes differenziertes Organsystem. Am 17. und 18. Tag entwickeln sich im Bereich des ventralen Dottersacks mesodermale Zellklumpen, die sich im weiteren in ihrem Zentrum zu den Vorläufern der Blutzellen (Hämocytoblasten) und in ihrem peripheren Anteil zu den Vorläufern der Gefäßepithelzellen (Angioblasten) entwickeln (Abb. 3). Dabei runden sich die zentral gelegenen Blutzellen ab, wohingegen die peripheren Endothelzellen abflachen und sich zusammen lagern. Es bilden sich zunächst kleine, nebeneinanderliegende Vesikel, die sich dann sekundär verbinden und zu schwammartigen Plexus auswachsen. Daraus entwickeln sich im weiteren Verlauf Verzweigungen und Gefäßstämme.

Diese diffuse Differenzierung von Anlagen des Zirkulationssystems in der Peripherie des Dottersackes findet zur gleichen Zeit wie die axiale Bildung der Primitivgrube und des Chordakanals im Zentrum des Embryos statt.

217

Im Anschluß an ihre Bildung im Dottersack entstehen derartige Blutinseln auch im Haftstiel und im Chorion. Danach, am 18. Tag, also noch vor dem Beginn der Somitenbildung am 19. Tag, bilden sie sich auch intraembryonal innerhalb der Keimscheibe. Es gibt keinen Hinweis dafür, daß die Vorläufer der intraembryonalen Gefäß- und Blutzellen nur aus eingewanderten Hämangioblasten des Dottersacks entstehen (Christ 1990). Allerdings ist deutlich, daß die Differenzierungsbewegung von peripher nach zentral verläuft. Im späteren Stadium, nach der Entwicklung des Herzschlauches, kann allerdings Endothel nur noch aus Endothel aussprossen.

Die Ausbreitung des Gefäßsystems, die Migration der Gefäßzellen, ist stark vom Extrazellularraum abhängig, unter anderem von dort nachzuweisenden Substanzen wie Fibronectin. Es gibt neben solchen migrationsfördernden auch migrationshemmende Substanzen. Beide Arten spielen z.B. auch eine große Rolle bei der Kapillarisierung und Geweborganisation von Tumoren. Wie sich röhrenförmige Gefäße aus Endothelzellen bilden, ist ungeklärt. Sicher ist, daß die primär entstehenden Vesikel keine intrazellulären Gebilde sind, die aus intrazellulären Vakuolen hervorgingen. Die Epithelzellen bilden durch Zellkontakte eine geschlossene «Oberfläche», so daß der Gefäßinnenraum sicher extrazellulär liegt.

Da sich die Vesikel erst sekundär zu einem Plexus zusammengliedern und somit noch keinerlei «Strömung» zwischen den Vesikelinhalten bestehen kann, wird deutlich, daß Hämodynamik als Entwicklungsfaktor wohl nicht bei der Anlage des Blutgefäßsystems, sondern erst bei seiner Ausprägung eine Rolle spielen kann. Strömen – vor allen Dingen gerichtetes Strömen – kann erst zustande kommen, wenn die Vesikel sich zu den Plexus und die Plexus zu Gefäßstämmen verbunden haben. Davor sind nur Sickerbewegungen zu finden.

Damit besteht die erste Phase der Entwicklung des Blutgefäß-Herz-Systems in der Bildung von zahllosen Gefäßinseln im Hüllenorganismus des Embryos, die sich netzwerkartig verbinden.

Herzanlage – «Schlauchherz»

Die Anlage des Herzens entsteht räumlich der Peripherie gegenüber (Abb. 4). Am kranialen Ende der Keimscheibe kommt es im Mesenchym am 19. Tag zwischen Entoderm und Ektoderm zunächst zur Bildung von mehreren Flüssigkeitsbläschen mit abgeflachten Begrenzungszellen, die im weiteren Verlauf (21. Tag) zu einer einheitlichen Höhle zusammenfließen, der Anlage der Perikardhöhle. Sie bildet in ihrem kaudalen Bereich paarige Fortsätze zur späteren Pleurahöhle aus.

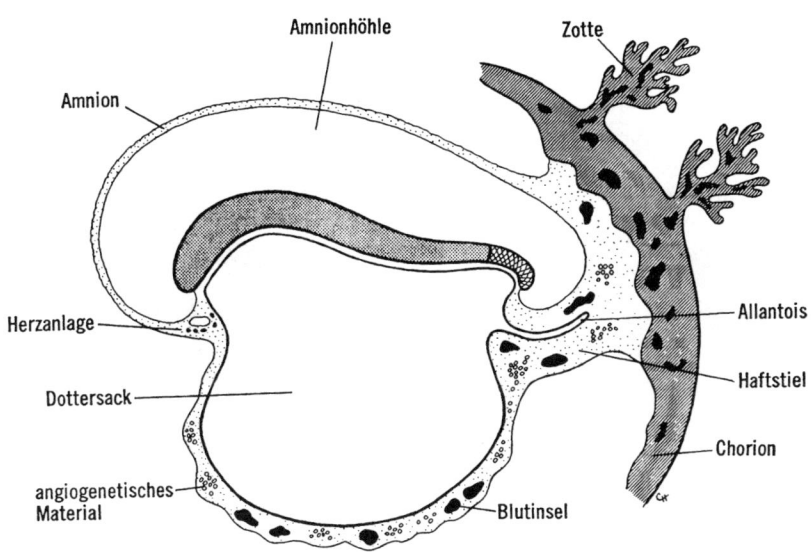

Abb. 4: Die Entwicklung der Herzanlage und extraembryonaler Blutgefäße im Dottersack, Chorion und Haftstiel am 19. Tag, schematisch. (Aus: Langman, J., 1985.)

Mit dem kräftigen Wachstum des Ektoderms faltet sich das Kopfende auf und stülpt sich um. Es kommt dabei zum sogenannten Descensus des Herzens, wodurch der Boden der Perikardhöhle, der ursprünglich dem ventralen Entoderm zugewandt war, nach kaudal verlagert wird. Diese dann dorsal gelegene Perikardwand ist kompakter und zellreicher als ihr ventraler Anteil und bildet das Material, aus dem die Herzanlage selbst entsteht (Abb. 5).

So wiederholt sich hier ein Entwicklungsprinzip, das aus der ersten Woche der Blastozystenentwicklung bekannt ist: Zunächst bildet sich im Zentrum der Morula ein «Zwischenraum», die Blastozystenhöhle, in der die weitere Gestaltung, die Bildung des Embryonalknotens, stattfinden kann. So auch hier: Erst bildet sich der Zwischenraum der Perikardhöhle, darinnen dann das Herz selbst.

Auch das Herzlumen entsteht zunächst wie ein Gefäß durch Vesikel, die miteinander in Kontakt treten und am 19. Tag zu einem winzigen Plexus konfluieren. Die Herzanlage ist kranial schmaler als kaudal, wo sie in die paarigen Nabel- und Dottervenen übergeht. Ihre Mesodermzellen wölben sich zunehmend in die Perikardhöhle vor und bilden eine gerade, schlauchförmige Herzanlage, die mit dem fortlaufenden Descensus länger wird.

Entgegen vielen Darstellungen erscheint es mittlerweile sicher, daß das Herzlumen beim Menschen nicht paarig entsteht, sondern zumindest im kranialen Bereich als einheitliches schwammartiges Gefäß (Abb. 6). Eine – wie wir sehen

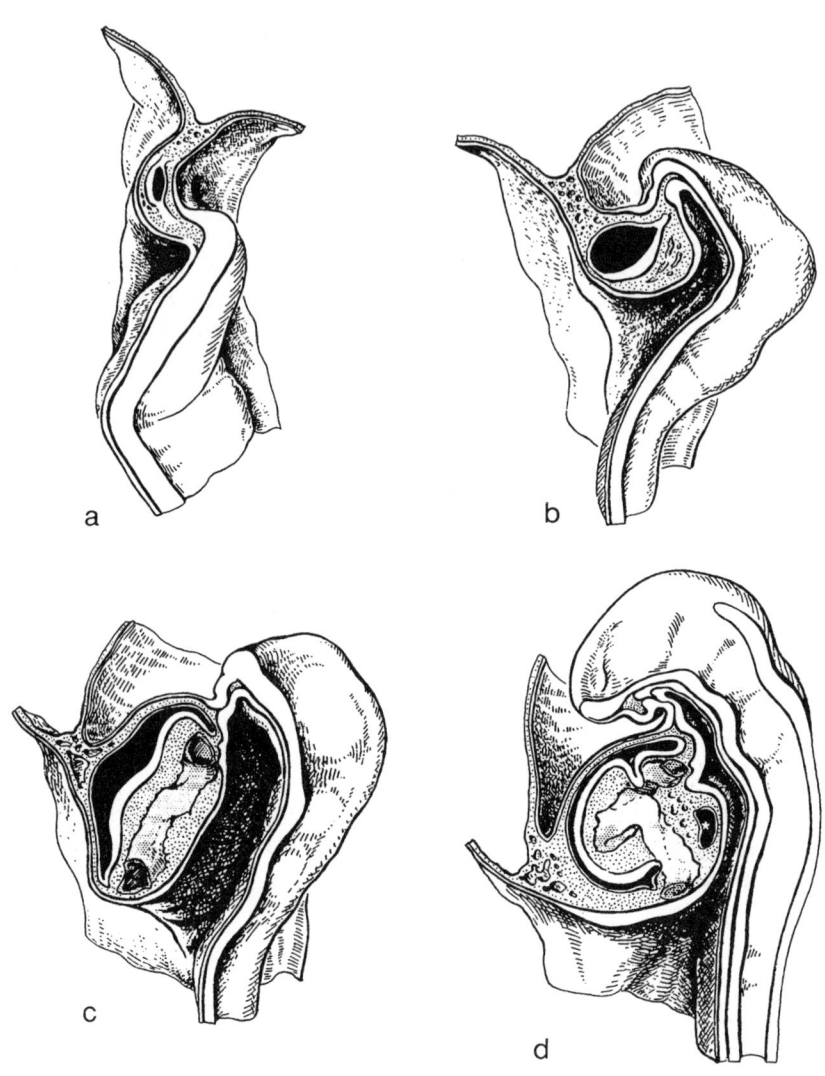

Abb. 5: Die frühe Lageentwicklung des Herzens. Medianschnitte; Kopfteil der vertikal gestellten Keimscheibe mit Übergang in Dottersack (nach links oben) und Amnion (nach rechts oben); Perikardhöhle schwarz. a: Entstehung der Perikardhöhle im Mesoderm zwischen Ektoderm und Entoderm; Beginn der Abfaltung (ca. 19. Tag). b: Kopfwachstum im Ektoderm und Verlagerung der Herza nlage brustwärts («Descensus»); Verdickung in der hinteren Perikardwand als Anlage des muskulären Herzens mit beginnender plexiformer Herzlumenbildung (ca. 21. Tag). c: «Schlauchherz»; fortschreitende Abfaltung und Amnionüberzug der Herzregion (ca. 23. Tag). d: «Schleifenherz» (ca. 26. Tag). Aus: Hinrichsen 1990.

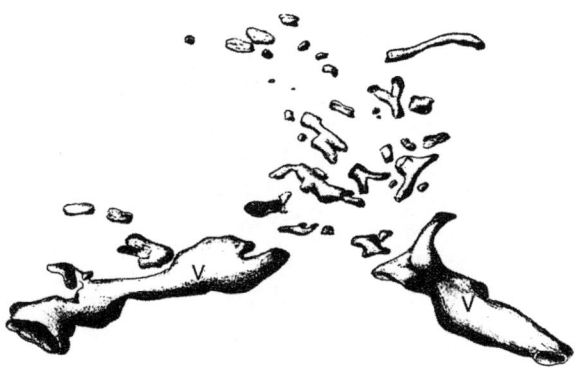

Abb. 6: Graphische Rekonstruktion des Herzlumens eines Hühnerembryos (33 Stunden Bebrütung) nach Semidünnschnitt-Serie. Einzelne, voneinander getrennte Endokardbläschen entstehen in der unpaarigen Anlageregion des Herzens. (Aus: Hinrichsen 1990.)

werden – noch weiterreichende Erkenntnis für eine moderne Herzembryologie ist die Tatsache, daß erste spontane Herzkontraktionen nachzuweisen sind, bevor ein durchgängiges Herzlumen im Zusammenhang mit den Dotter- und Nabelvenen nach kaudal und den Pharyngealbogenarterien nach kranial entstanden ist (Steding / Seidl 1990).

Um die mesodermale schlauchförmige Herzanlage herum zwischen den Zelllagen des späteren Endo- und Myokards befindet sich die «cardiac jelly», eine zellfreie extrazelluläre Matrix mit hoher Elastizität, die bei Deformation sich jeweils in die Ausgangsposition zurückstellt und damit eine Rolle beim Kontraktionsvorgang spielt. Am 21. Tag besteht die Herzanlage aus einem 1mm langen geraden Herzschlauch mit schon unterschiedlichen Kontraktionszuständen.

«Schleifenherz»

Ab dem 21. Tag kommt es durch das zunehmende Längenwachstum des Herzschlauches zu einer Schleifenbildung («cardiac loop», Abb. 7). Eine derartige Elongation und Umwendung tritt später in anderer Form auch im ektodermalen Neuralrohr mit der Auffaltung des Großhirns und im noch viel ausgeprägteren Längenwachstum und der Drehung des entodermalen Darmrohres auf. Es kommt dadurch zur Verlagerung der Einflußbahn zum Herzen nach hinten

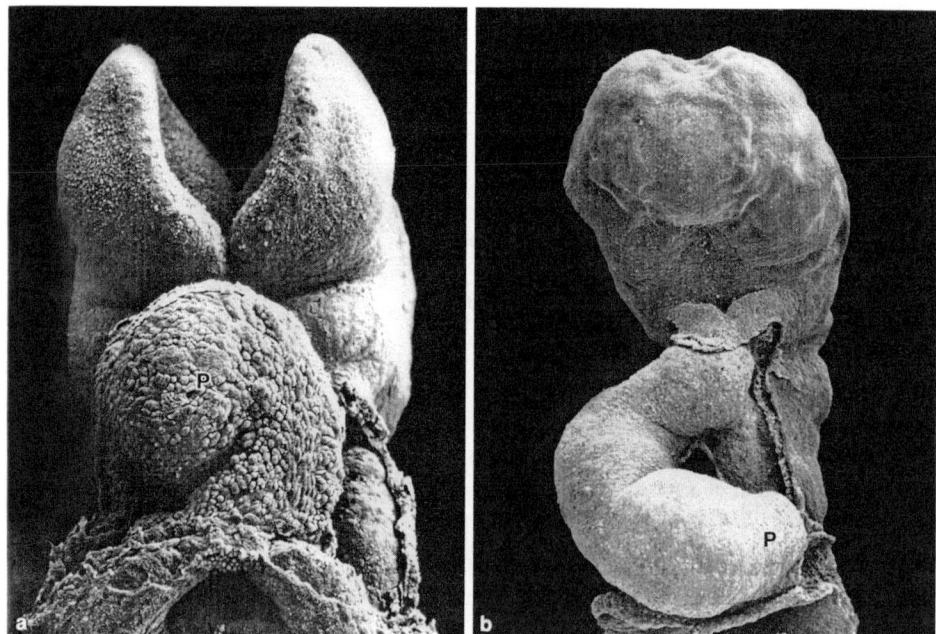

Abb. 7: «Schleifenherz». Perikardhöhle eröffnet; Ansicht von ventral; Rasterelektronen-mikroskop. a: Mausembryo, 8,5 Tage; b: Hühnerembryo, Stadium 12. (Aus: Hinrichsen 1990.)

links oben, zur Rechtsschleife in der Mitte nach rechts unten und zur Verlagerung der Ausflußbahn nach rechts hinten oben. Diese Schleifenbildung ist am 23. Tag abgeschlossen und schafft die erste Asymmetrie bzw. Seitigkeit im Embryo.

Angesichts vielfältiger Erklärungsversuche, bei denen immer wieder das strömende Blut als entscheidender Gestaltungsfaktor für die Schleifenbildung angesehen worden ist, sind folgende Experimente von Bedeutung, die zwar alle aus der Tierembryologie stammen, aber in bezug auf diese Frage übertragbar sind (Steding / Seidl 1990).

– Es kommt auch zur regulären Schleifenbildung, wenn die Perikardhöhle experimentell entfernt wird und somit als Struktur, die das Längenwachstum begrenzt, nicht wirksam werden kann.

– Allein aus dem Längenwachstum kann nicht erklärt werden, warum mehr als 99 % der Hühnerembryonen eine Rechtsschleife ausbilden.

– Noch wichtiger aber ist der Befund, daß auch der experimentell an der Kontraktion gehinderte Herzschlauch, der somit auch nicht durchströmt wird, sich in der regelrechten Art krümmt (Manesec / Monroe 1972).

– Möglicherweise bestehen Zusammenhänge zwischen der Schleifenbildung und dem Descensus des Herzens.

Innerhalb kurzer Zeit (vier Tage) hat die Entwicklung der Herzanlage damit schon drei Phasen durchgemacht, in denen unterschiedliche Funktionen angelegt werden: Bildung von Perikardhöhle und Descensus – Schlauchherz – Schleifenherz.

Während man in der Bildung des Schlauchherzens die organische Voraussetzung für das Strömen entdecken kann, deutet sich in der Schleifenbildung die spätere Funktion des Stauens im Herzen an, die allerdings erst in der dann auftretenden Septierung des Herzens ihre volle Ausprägung findet.

Herzaktion

Funktionell gibt es allerdings schon früher «Stauphänomene», denn man kann jede Kontraktion als einen Vorgang des Stauens ansehen. Erste Aktionspotentiale sind in einzelnen Zellen schon im Stadium des geraden Herzschlauches unkoordiniert und unrhythmisch an verschiedenen Stellen nachzuweisen (Steding / Seidl 1990). Diese Phase geht dann über in koordinierte Aktionspotentiale, die in Form einer peristaltischen Welle von kaudal nach kranial, von der Einflußbahn zur Ausflußbahn verlaufen, allerdings immer noch, ohne daß sich ein vollständiges Lumen gebildet hat. Unter diesen peristaltischen Kontraktionen entsteht dann im weiteren ein von kaudal nach kranial gerichteter Blutstrom.

Man muß also feststellen, daß vor der Bildung eines regelrechten Lumens und – vor allen Dingen – vor der Ausbildung eigentlicher Myokardzellen diese ersten Herzaktionen auftreten. Myokardgewebe in der charakteristischen quergestreiften vernetzten Struktur entsteht aus Serosaepithel und ist noch bei der Geburt nicht vollständig ausdifferenziert.

Das Potential zur «Selbsterregung» haben zunächst alle Herzanteile. Damit entspricht das Herz am Beginn seiner Entwicklung dem Typus eines Sinnesorgans. Im Laufe der weiteren zellulären Differenzierung der Herzgewebeanteile bleibt das Reizleitungssystem in seiner Entwicklung zurück und erscheint histologisch wie embryonales Myokard. Die Eigenfrequenz der Zellen nimmt je nach Lage von der Einflußbahn zur Ausflußbahn ab, und von der vierten Woche an ist eine Herzfrequenz zwischen 160 bis 140/min nachweisbar. Die Herzaktion differenziert sich, indem zunächst im Bereich der Einflußbahn, der Vorhofregion, erste konzentrische Kontraktionen entstehen, während sich das Herz im Bereich der Ausflußbahn, der späteren Kammer, zunächst noch peristaltisch, im weiteren dann aber auch konzentrisch kontrahiert.

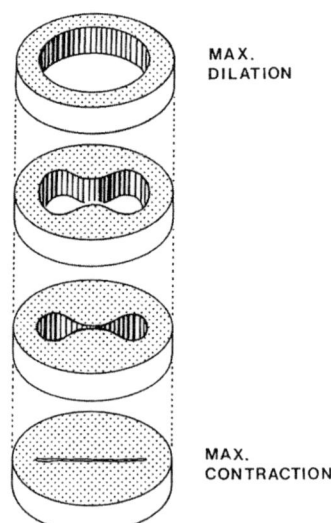

Abb. 8: Formveränderungen des Herzlumens: zunächst nicht konzentrische, sondern spalt-förmige Verengung bei der Kontraktion. (Aus: Hinrichsen 1990.)

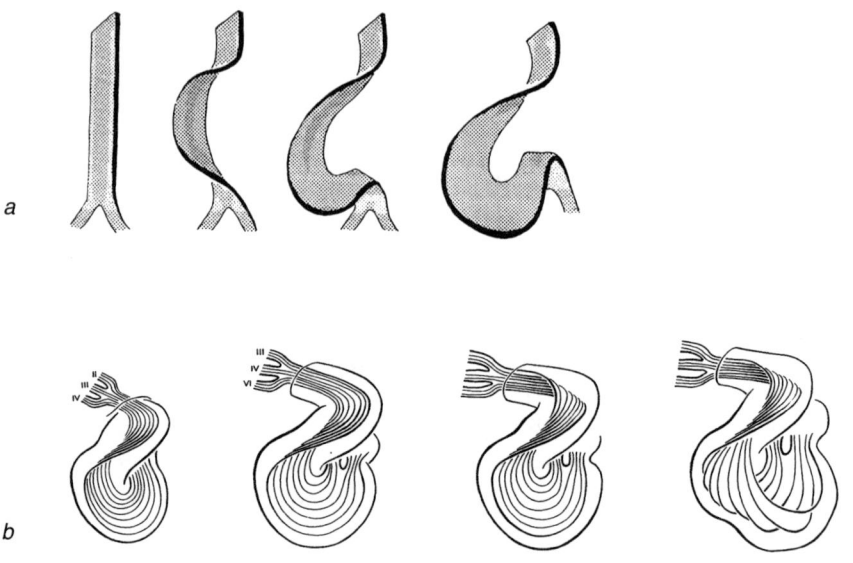

Abb. 9: a: Formveränderungen am kontrahierten Herzlumen des Hühnerembryos während der Schleifenbildung. b: Umordnung der Blutströme: mit Beginn der konzentrischen Kontraktion Verlagerung der Blutstroms aus der kleinen Kurvatur vom hinteren in den vorderen Abschnitt des Conus. (Aus: Hinrichsen 1990.)

Die Kontraktionen am geraden Herzschlauch und auch an der Herzschleife führen vom zunächst runden Lumen zum hantelförmigen und dann spaltförmigen Lumen (Abb. 8) mit einer laminaren, nicht turbulenten Strömung im Sinne von Stromfäden, die sich umeinanderwinden, aber nicht durchmischen (Abb. 9). Dieser Zustand ändert sich erst, wenn durch die Ausbildung von Septen und Klappen eine isovolumetrische Kontraktionsphase möglich wird. Damit wird auch deutlich, daß das strömende Blut an der Herzentwicklung mitwirkt, entsprechend den Gesetzmäßigkeiten von Scherkräften einer viskösen Strömung, allerdings nicht durch Septenbildung an der Stelle von «seitendruckfreien Zonen» (Goerttler 1955), sondern durch die vorgegebenen Randbedingungen der umgebenden Wände, indem sie den Blutstrom vom Zentrum zur Peripherie des Gefäßes abbremsen.

An dieser Stelle kann die Frage nach dem Verhältnis von Bau und Funktion wiederum neu gestellt werden. Die Herzanlage entwickelt sich anfänglich wie ein Gefäß, allerdings an topographisch exponierter Stelle. Mit bzw. unter der Ausbildung einer koordinierten Herzkontraktion bilden sich die Herzschleife und die Septierung.

Es gilt also festzuhalten, daß es bei der Herzentwicklung zu Kontraktionen kommt, bevor eine Blutströmung stattfinden kann, und daß die Ausbildung der Schlauchherz- und Schleifenherzphase noch vor bzw. ohne Strömung stattfindet. Die jetzt folgende Phase der Septierung findet allerdings mit bzw. unter Herzkontraktionen und Blutströmung statt.

«Kammerherz»

Die Bildung von Herzkammern ist Grundlage für einen nach der Geburt getrennten Atmungs- und Körperkreislauf und damit für die Trennung des arteriellen und des venösen Systems. Die Voraussetzungen dafür werden geschaffen, wenn die drei Zirkulationssysteme im frühen Embryo (Dottersackkreislauf, Plazentakreislauf und Körperkreislauf) umgewandelt werden durch die Anlage eines zukünftigen Lungenkreislaufes (Abb. 10).

Beim erwachsenen Herzen findet man – vereinfacht – eine kreuzweise Septierung, die einerseits zur Trennung des rechten und des linken Herzens und andererseits zur Trennung von Vorhöfen und Kammern führt. Horizontale und vertikale Septen entstehen aus ganz unterschiedlichen Entwicklungsvorgängen.

An der Herzschleife lassen sich schon am 26. Tag äußere Furchungen erkennen, die mit der späteren Herzinnenarchitektur korrespondieren (Abb. 11). So zeigt sich zwischen Einflußbahn und späterem Kammerteil der Sulcus atrioven-

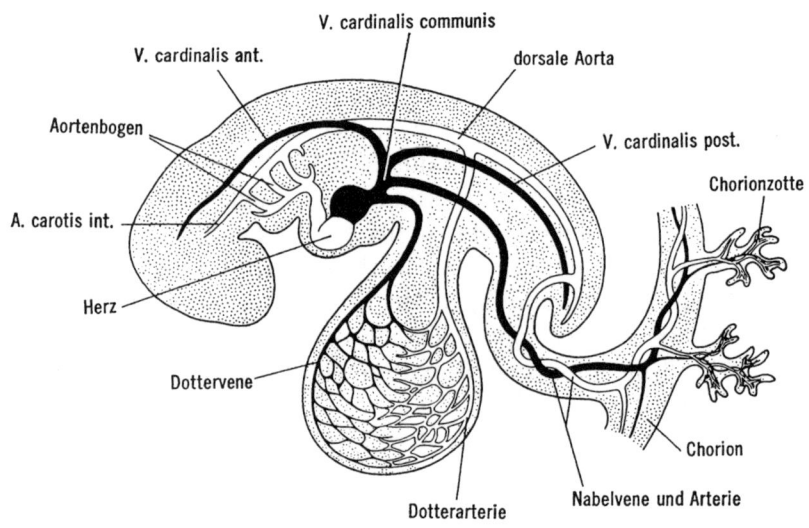

Abb. 10: Schematische Darstellung der Blutkreisläufe des Embryos: Plazentakreislauf, Dottersackkreislauf, Körperkreislauf (Ende der 4. Woche). Aus: Langman 1985.

Abb. 11 (Seite 227): Ansichten des Herzens menschlicher Embryonen von rechts, ventral, links. Zeichnungen nach Totalrekonstruktionen der Humanembryologischen Dokumentationssammlung Blechschmidt, Göttingen. a: Embryo 3,5 mm Länge. Kammerteil (K) gegenüber Vorhofregion (V) gesenkt. Proximale Ausflußbahn Conus (C) gegenüber distaler Ausflußbahn Truncus (T) abgeknickt. Pfeil: Sulcus atrioventricularis. b: Embryo 4,2 mm Länge. Beginn der Abgrenzung vom kleinen rechten und linken Ventrikel (Pfeil: Sulcus interventricularis). c: Embryo 6,3 mm Länge. d: Embryo 7,5 mm Länge. e: Embryo 10 mm Länge. Zunehmende Begradigung der Ausflußbahn und Abgrenzung des aortalen (a) und pulmonalen (P) Anteils. f: Embryo 17,5 mm Länge. Weitere Begradigung der Ausflußbahn, Vorlagerung der rechten vor die linke Kammer, Bildung der Herzspitze aus der großen Kurvatur. (Aus: Hinrichsen 1990.)

tricularis rechts hinten oben. Er weist auf die Lage des horizontalen bindegewebigen AV-Septums, die sogenannte spätere Ventilebene. Dieses Septum kommt zustande, indem durch die Knickung des Herzschlauches zunächst ein ovales Lumen entsteht. Dessen Längsseiten geraten in ihrer Mitte in der Systole in Kontakt und wachsen zusammen. Die verbleibenden Restöffnungen bilden sich zu den Durchgängen der Mitral- und Trikuspidalklappe um. Demgegenüber entwickeln sich die vertikalen muskulären Septen, die das rechte vom linken Herzen trennen, durch unpaare Auffaltungen vom Myokard parallel zur Stromrichtung, von verschiedenen Proliferationszentren ausgehend.

Während die erste Phase der Herzentwicklung mit der Bildung von Perikardhöhle, Schlauchherz und Schleifenherz nur vier Tage dauert, braucht die vollständige Septierung nahezu vier Wochen. Diese Vorgänge sind im einzelnen sehr

226

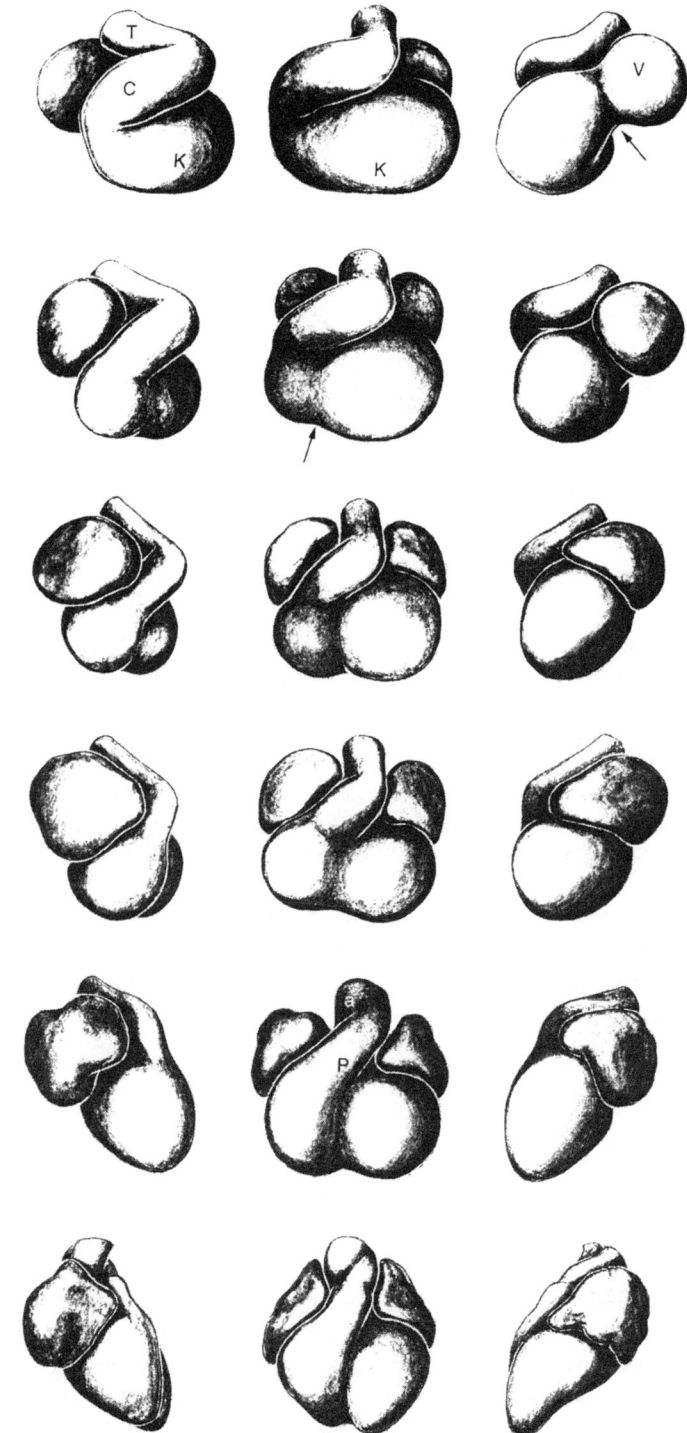

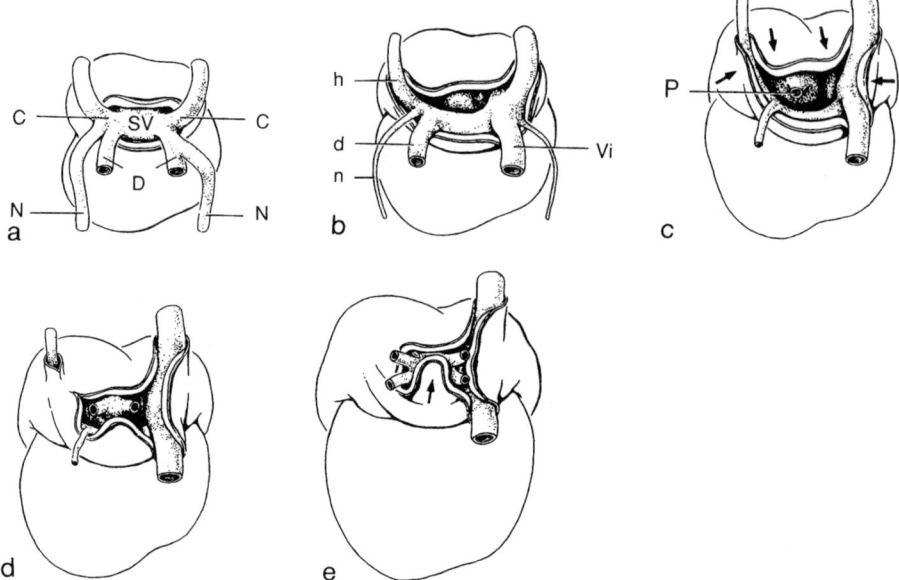

Abb. 12: Entwicklung der Einmündung der großen Venen (schematisch); Ansicht von dorsal; Alter der Embryonen entsprechend Abb. 13 b bis h; Perikardumschlag teilweise entfernt. a: Sinus venosus (SV); Kardinalvenen (Körperkreislauf) (C); Nabelvenen (N). b: Das linke Sinushorn bleibt im Wachstum zurück (h), ebenso Dottersack- (d) und Nabelvene (n); Vena cava inf. (Vi). c: Die Vena pulmonalis impar (P) entsproßt dem rechten Vorhof; Abgliederung vom Mediastinum durch Recessusbildung (Pfeile). d und e: zunächst dichotomische Teilung der Vena p. impar in zwei Schritten; dann vollständige Einbeziehung der Vene in den Vorhof, so daß schließlich vier gesonderte Lungenvenen einmünden. (Aus: Hinrichsen 1990.)

kompliziert und werden darüber hinaus noch heute kontrovers betrachtet (Drews 1995, Steding / Seidl 1990). Da die Einzelheiten dieser Kontroversen diesen Rahmen sprengen, wird im folgenden nur auf die Grundzüge der Kammerbildung eingegangen.

Einflußbahn

Die Ausbildung der Herzschleife als Rechtsschleife ist das erste Asymmetrieelement in der gesamten Embryonalentwicklung. Die weitere Ausbildung der Herzkammern wird noch deutlicher asymmetrisch geprägt. So wird im Bereich der Einflußbahn der zunächst symmetrische Anschluß aus Nabelvenen, Kardinalvenen aus dem Körperkreislauf und Dottersackvenen zum Sinus venosus

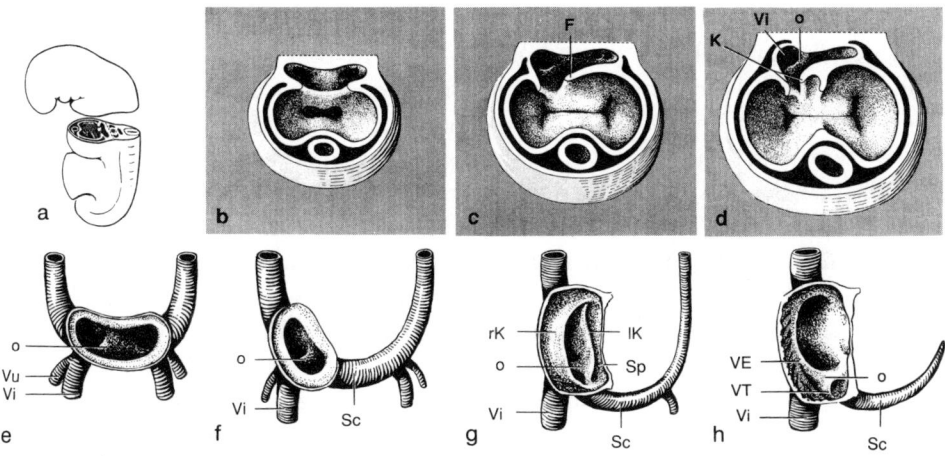

Abb. 13: Entwicklung der AV-Klappen und der Einmündung der großen Venen (schematisch). a: Lage der Schnittebenen in b bis d; dabei Dach der Vorhöfe entfernt. Bei e bis h Vorhöfe entfernt, Ansicht von ventral. b und e Embryo 3 mm Länge; sym. Mündung des Sinus venosus in den Vorhof. c und f Embryo 4 mm Länge; durch sinuartriale Falte (F) Verlagerung der Einmündung des Sinus venosus nach rechts. d und g Embryo 6 mm Länge; Einbeziehung des Sinus venosus in den rechten Vorhof; Sc: Sinus coronarius. h: älterer Fetus; Rückbildung des Sinus coronarius und vollständige Einbeziehung des Sinus venosus in den rechten Vorhof. (Aus: Hinrichsen 1990.)

umgebildet: Das linke Sinushorn bleibt in der Entwicklung zurück und bildet sich zum Sinus coronarius um, der ausschließlich das Herz selber drainiert (Abb. 12). Damit wird die Einflußbahn des Herzens auf die rechte Seite verlagert und das gesamte Blut von dort nur in den rechten Vorhof geleitet. Aus dem Bereich des linken Vorhofes sproßt dagegen neu die Vena impar aus, die sich durch dichotome Teilung schließlich zu vier Lungenvenen umbildet und deren Ansätze in den linken Vorhof mit einbezogen werden (Abb. 13).

Mit der Bildung des Septum primum und dessen Perforation sowie mit der Bildung des Septum secundum mit dem verbleibenden Foramen secundum bleibt die Vorhofregion aber noch bis zur Geburt durchgängig, so daß der plazentare Blutstrom über die untere Hohlvene in den rechten Vorhof, von dort durch das offene Septum in den linken Vorhof und dann weiter in den Körperkreislauf gelangen kann. Mit dem ersten Atemzug bei der Geburt legen sich beide Vorhofsepten durch die akute Blutfülle im linken Vorhof aneinander und verwachsen dauerhaft.

Kammerregion

Aus der Kammerschleife des tubulären Herzens bildet sich vorwiegend der linke Ventrikel. Durch das Wachstum an verschiedenen Proliferationszentren im Bereich von Kammer und Conus, dem distalen Abschnitt der Herzschleife, in der von außen sichtbaren Region des Sulcus interventricularis bildet sich zunächst ein Septensystem, das die Blutströme aus den getrennten Vorhofregionen in verschiedene Richtungen weiterlenkt. So strömt das Blut aus dem rechten Vorhof entlang der großen Kurvatur in den vorderen linken Conusteil, das Blut aus dem linken Vorhof entlang der sogenannten kleinen Kurvatur in den hinteren rechten Conusteil. Parallel zur Stromrichtung wachsen die Septumanlagen aufeinander zu und verschließen sich schließlich vollständig. Dabei wird der Conus bis zu den Semilunarklappen in die Kammerregion mit einbezogen.

Darüber hinaus findet danach ein Umbildungsprozeß im Herzmuskel selbst statt, der zur Trabekulierung führt. Durch Dehiszens im Myokard – in mehreren Schritten von innen nach außen fortschreitend – findet eine Auflockerung des Herzmuskelgewebes im Innenschichtbereich statt, während außen der Herzmuskel durch Apposition weiterwächst. Dadurch entsteht die vor allem für den linken Ventrikel typische «poröse», nicht glattwandige Innenschichtstruktur. Nach diesem Modus der Dehiszenz bildet sich der gesamte AV-Klappenapparat mit Segelklappen, Papillarmuskeln und Cordae tendinae (Steding / Seidl 1990).

Ausflußbahn

Im Bereich der Ausflußbahn kommt es in der Region des Truncus zu einem Längenzuwachs bis zur Anlage der Semilunarklappen. Auch hier wachsen dreiteilige Septenanlagen in der Anordnung einer Verdrillung aufeinander zu, ohne daß die Außenform tatsächlich in eine solche Verdrillung gebracht würde. Die Taschenklappen bilden sich aus überschüssigen Septumwülsten, die fusionieren.

Damit ist die organische Voraussetzung für die spätere Trennung des Körper- und des Lungenkreislaufs entstanden. Funktionell kann sich diese Trennung allerdings erst mit der Geburt durch den schon erwähnten Verschluß des Foramen ovale und die dann folgenden Obliterationen von Ductus Botalli, Ductus venosus und Nabelvenen und -arterien vollständig vollziehen. Das Kammerherz hat somit erst mit der Geburt, mit dem Beginn der Lungenatmung seine Entwicklung abgeschlossen.

Zusammenhänge

Damit haben sich fünf Etappen in der Bildung des Zirkulationssystems nachweisen lassen:
– Blut- und Gefäßinseln
– Perikardhöhle
– gerader Herzschlauch
– Herzschleife
– Herzkammern.

Ein erster wegweisender Gesichtspunkt für ein Verständnis des Herzorgans aus der Embryologie ergibt sich aus dem gemeinsamen mesodermalen Ursprung von Blut, Gefäßen und Herzanlage. Die Mesoderminseln differenzieren sich einerseits in ihrem Zentrum im Sinne eines gesteigerten Bewegungsprinzips zu freien, strömungsfähigen Blutzellen, andererseits an ihren äußeren Grenzen im Sinne eines gesteigerten Formprinzips zu zusammenhängenden, abgeflachten Epithelzellen (Abb. 3). Die Herzanlage selbst ist, wie aus der Darstellung deutlich werden konnte, ein noch weiter unter dem Formprinzip ausdifferenziertes, ein «gesteigertes» Gefäß.

Damit ergeben sich für das Verhältnis dieser Elemente des Zirkulationssystems im Organismus folgende Zusammenhänge, auf die verschiedentlich schon hingewiesen wurde (Woernle 1983, Brettschneider 1983).

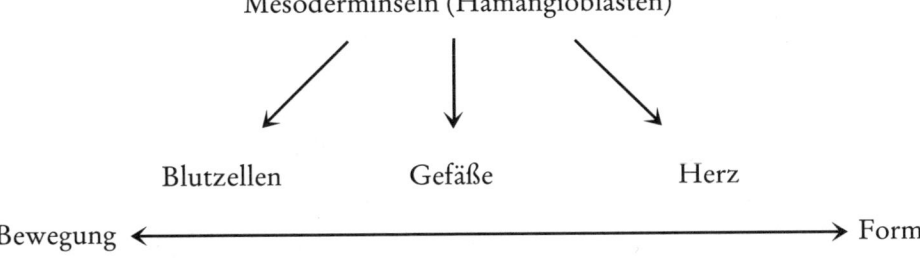

Betrachtet man die an vielen Stellen zur gleichen Zeit beginnende Vesikelbildung im Hinblick auf die zugrundeliegende Entwicklungsgebärde, so stellt sie sich dar als die Wiederholung eines Gestaltungsvorganges aus der ersten Entwicklungswoche, der Bildung der Blastocyste. Dort gliederte sich aus der gleichförmigen Morula die äußere Epithelschicht des hochdifferenzierten Trophoblast von dem zentral gelegenen, mehr keimhaften Embryoblastknoten ab und ließ einen flüssigkeitsgefüllten Zwischenraum entstehen. Es wiederholt sich damit ein embryologisches Grundmuster auf einer neuen Stufe, unzählige Male vervielfältigt und nach innen verlagert.

Diese Betrachtung kann auch dazu führen, daß man den gesamten Gefäßraum, der mit der peripheren Vesikelbildung entsteht und sich dann zu einem zusammenhängenden System auswächst, als einheitlichen Funktionsraum auffassen kann, als ein «Höhlensystem», das sich nach dem Grundmuster der embryonalen Höhlenbildung entwickelt. (Ist der Gefäßraum eine verinnerlichte «embryonale Höhle», eine fünfte Höhle?)

Das Herz selbst stellt damit – wie aus der obigen Graphik ersichtlich wird – innerhalb des Zirkulationssystems eine Vereinseitigung, eine Differenzierung vorwiegend im Sinne des «Formprinzips» dar.

In diesem Zusammenhang ist es nun wichtig, daß aufgrund der zitierten Ergebnisse der neueren Herzembryologie anzunehmen ist, daß wesentliche Etappen der Herzentwicklung ohne Blutzirkulation in Gang kommen. Damit wird vielen Darstellungen widersprochen, die davon ausgehen, daß sich Herzschlauch, Herzschleife und Kontraktionen am strömenden Blut bilden und das strömende Blut die Herzentwicklung «hervorbringt». In dieser Sichtweise wird dann darin weitergehend ein Hauptargument gegen die Pumpfunktion des Herzens gesehen, da eine Zirkulation unabhängig vom Herzen in Gang komme.

Aus den vorliegenden Untersuchungen kann über Strömungsvorgänge im Interzellularbereich des Dottersackes und der anderen Hüllen nichts Abschließendes gesagt werden. Auch die Frage, inwieweit die Gefäßanlagevesikel wirklich «dicht» sind und ihre Verbindung untereinander durch Epithelzellaussprossungen oder unter Flüssigkeitsströmungen des Vesikelinhaltes zustande kommen, erscheint noch offen. Sicher ist aber, daß durch die Gefäßbildung eine Beschleunigung von Strömungsvorgängen gegenüber dem interzellulären «Sickern» ermöglicht wird.

Statt einer Strömung sind demgegenüber Aktionspotentiale – wenn auch unkoordiniert und diffus wie ein Erregungs«teppich» – in der Herzregion nachweisbar gewesen. Erregung ist der grundlegende physiologische Prozeß für Wahrnehmung und Bewegung und in der Terminologie der Menschenkunde der Anthroposophie eine Wirkung des Astralleibes. Man kann in diesem Entwicklungsschritt ein «Erwachen des Empfindungsorganismus» des Embryos erkennen (s. auch den Beitrag von H. C. Kümmell, «Das menschliche Herz im Spiegel der Viergliederung», in diesem Band).

Damit kann vom Beginn der Herzaktion folgendes Bild entstehen. Im «Brennpunkt» des sphärischen Hüllenorganismus des Embryos gegen Ende der dritten Entwicklungswoche – vor der Abfaltung – beginnt als Reaktion auf eine «Wahrnehmung» des «Sinnesorgans Herzanlage» der Vorgang der «Selbsterregung», der zu koordinierten Herzkontraktionen führt. Wie eine Antwort darauf kommen gerichtete Strömung und Herzkammernbildung in Gang.

Das Herzorgan bildet im Hinblick auf den Gesamtorganismus räumlich eine

Art Wendepunkt. Seine Entwicklung fällt zeitlich in eine Übergangsphase der gesamten Embryonalentwicklung. Sie leitet diese vermutlich sogar ein.

Betrachtet man zunächst den räumlichen Aspekt, so kann man feststellen, daß Blut- und Gefäßbildung ihren Anfang deutlich in der Peripherie, im Bereich des zur Mutter gewendeten Umkreises des Embryos finden. Die Herzanlage selbst liegt am «Gegenpol», an der Spitze der Keimscheibe in der zukünftigen Kopfregion, am «Bug».

Dort findet im weiteren die reale Umwendung des Blutstromes von der Peripherie der Hüllenkreisläufe (Einflußbahn) ins Zentrum und von hier in die Ausflußbahn und zurück in die Peripherie statt. Damit wird hier das Bild des Herzens als Spiegel real. In dem alten persischen Epos *Mantic Uttair* von Farid Uddin Attar wird das Herz als «der Spiegel Gottes» bezeichnet. So vermittelt das Herz – Organ der Korrespondenz – zunächst in der frühen Embryonalentwicklung zwischen dem Körperkreislauf im Embryonalkörper und den «Hüllenkreisläufen» von Dottersack und Plazenta. Diese umkreiszugewandte Seite wird nach der Geburt vom Lungenkreislauf übernommen, der dann über die Atmung Gestaltungselemente aufnimmt (s. den Beitrag von H. C. Kümmell, «Die spirituelle Herzfunktion», in diesem Band).

Wenn man noch einmal die Phase der Schleifenbildung ins Auge faßt, so kann man erleben, daß hier rein äußerlich eine Verlängerung des Strömungsweges entsteht. Von der Qualität des Gestaltungsprozesses erscheint damit allerdings eine erste «Retardierung», etwas Festhaltendes, «Eigenes» – insbesondere, wenn man hinzunimmt, daß mit der Schleifenbildung die erste Asymmetrie entsteht. Dieses Element findet seine Steigerung in den schon gleichzeitig stattfindenden ständigen Herzkontraktionen und den Vorgängen der Kammerbildung, die schließlich dazu führen, daß der Blutstrom im Herzen kurzfristig vollständig angehalten werden kann.

Betrachtet man eine Schleifenbildung unter geometrischen Gesichtspunkten, fällt auf, daß schon hier ein erster Wendepunkt auftritt, der Wendepunkt in der Änderung der Krümmungsrichtung (s. auch den Beitrag von H. C. Kümmell, «Das menschliche Herz im Spiegel der Viergliederung», in diesem Band).

Um den zeitlichen Aspekt des «Überganges» deutlicher erfassen zu können, ist es hilfreich, noch andere Elemente aus der Embryonalentwicklung dieser Zeit hinzunehmen. Um den 18. Tag, zum Zeitpunkt von Blut- und Gefäßbildung, welche grundlegend für das Bewegungsleben im Organismus werden, entsteht – wiederum als polare Entwicklung – die segmentale Achsengestaltung mit der Somitenbildung, aus der sich die Wirbelsäule entwickelt, die die Haltung des Menschen ermöglicht. Rhythmische Raumstruktur – in Form der segmentalen Gliederung der Wirbelsäule – und rhythmische Zeitstruktur – in Form der beginnenden Herzpulsation – treten in der gleichen Entwicklungsphase auf.

Diese Übergänge und die oben erwähnte große Abfaltungsbewegung der Keimscheibe machen deutlich, daß gegen Ende der dritten Embryonalwoche «der Embryo ein anderer Mensch wird». Es bereitet sich die Konfiguration vor, die nach der Geburt den Erfordernissen außerhalb des Uterus mit eigener Atmung und eigenem Stoffwechsel, der «Erde» angepaßt ist. Wir können den Embryo in seinen Hüllen noch bis zur Abfaltung als einen «alten Menschen» betrachten, der durch strömende Diffusionsvorgänge – im Sinne der «Dauer» – ernährt wird. Der «neue Mensch» kündigt sich an durch Pulsation und Zirkulation, die eine gewaltige Stoffwechselbeschleunigung und damit Bewegung ermöglichen.

Rudolf Steiner beschreibt diese Phase vom geisteswissenschaftlichen Gesichtspunkt aus als den «Einzug» der geistigen Individualität (des Ich) und ihrer bis dahin veranlagten psychischen Organisation (des Astralleibs) in den Embryokörper, wie unter anderem auch an dem Auftreten der Aktionspotentiale oben schon angesprochen. Demgegenüber hat bis zu diesem Zeitpunkt ein mehr überindividueller «Geistkeim» die embryonale Gestaltung impulsiert, das «Ich» hat in den umgebenden Embryonalhüllen gelebt.

Der «Sphärenembryo» mit seinen embryonalen Hüllen wird damit zum Bild für den geistigen Ursprung des Menschen, für seine geistige Vergangenheit. Durch die Abfaltung der Keimscheibe gegen den Dottersack kommt es zur Bildung des Körperembryos, der sich bei seiner Geburt von seinen Hüllen trennt. Die Trennung von den Embryonalhüllen – Blasensprung und Durchtrennung der Nabelschnur – wird damit eine Imagination für das Vergessen des Menschen in bezug auf seinen geistigen Ursprung und seine geistige Seite.

Allerdings werden kleine Anteile dieser Hüllen in den Embryonalkörper «hinübergerettet» (siehe im einzelnen Vögler 1990). Daraus ergibt sich die Frage, ob darin ein Hinweis auf das weitere Schicksal des Geistigen im Menschen gegeben ist.

Betrachtet man die körperliche Entwicklung des Menschen im weiteren Verlauf in einem großen Überblick, der die Embryonalentwicklung mit einbezieht, so fällt auf, daß an seinem Anfang eine deutliche Dominanz des Kopfes zu finden ist, während im Erwachsenenalter die Gliedmaßen die Gesamtgestalt bestimmen (Abb. 14). So wie sich in der Embryologie aus dem «Sphärenembryo» der «Körperembryo» entwickelt und das Geistige verinnerlicht, um einen «Erdenweg» betreten zu können, so kann der «Kopfmensch» über die Betätigung seiner Gliedmaßen in der Welt – über seine Arbeit, sein Spiel, sein Werk – seine geistige Natur in der Welt selbst neu verwirklichen, indem er sich entsprechend «äußert» – wenn er es will!

Das Herz ist somit mit seinem Blut- und Gefäßsystem embryonal Vermittlungsorgan zwischen Umkreis und Körper (außen und innen) und nach der Geburt zwischen «Kopfmensch» und «Gliedmaßenmensch» (oben und unten). Die eingangs gestellte Frage nach der Herzfunktion läßt sich also, wenn wir den Blick auf die Embryologie ernst nehmen, mit Umwendung und Vermittlung beschreiben. Darf man darin «Mut» und «Milde» wiedererkennen, die eingangs

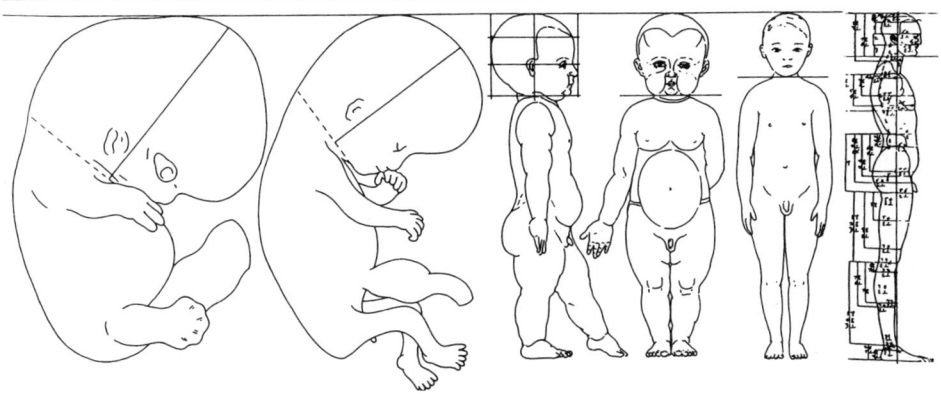

Abb. 14: Änderung der Körperproportionen bei Darstellung in gleicher Gesamtgröße, insbesondere die Verwandlung von der Kopfdominanz beim Embryo zur Gliedmaßendominanz beim Erwachsenen. Links: Embryo ca. 45 Tage, daneben Fetus ca. 6 Wochen. (Aus: Hinrichsen 1990.)

genannten beiden Aspekte der seelischen Herzqualität? Jedes Verhalten, das selbst verantwortet sein will, darf sich nicht zwangsläufig aus einem Reagieren ergeben. Mut erweist sich, wenn man in den ablaufenden Strom von Reaktionsketten eingreift und ihn umwendet. Milde ergibt sich aus dem Blick auf das Ganze, indem man ein Beziehungsgefüge als vermittelndes Element entdeckt.

Der Gesichtspunkt von Umkreisoffenheit der Embryonalhüllen und Eigenraumbildung im Embryonalkörper läßt sich erweitern in bezug auf das menschliche Leben während des Tages und der Nacht. In der Nacht ist der Mensch, wie Rudolf Steiner es formuliert, «an den Kosmos hingegeben». Er verarbeitet dann seine Tageserlebnisse in bezug auf sein gesamtes Leben, er gliedert seine Erfahrungen seinem Schicksal ein im Sinne von «Ordnung schaffen». Am Tage wendet er sich mit seinem persönlichen Willen – seiner Eigensinnigkeit! – der Erde zu und schafft (neues) Karma. In diesem Rhythmus von Umkreiszuwendung und Erdenorientierung entfaltet sich die Biographie.

Wenn das Herz entsteht – gegen Ende der dritten Entwicklungswoche –, ist diese zweiseitige Orientierung des Menschen morphologisch und funktionell noch deutlich sichtbar (Abb. 1).

Damit hat das Herz letztendlich Anteil an der Vermittlung zwischen dem höheren, kosmischen Menschen und dem irdischen, diesseitigen Menschen, die beide – wenn es ein «menschliches» Leben werden soll – individuell immer wieder neu aufeinander bezogen werden wollen. Pathogenese und Therapie der Herzerkrankungen hängen mit diesem zuletzt genannten Gesichtspunkt vermutlich wesentlich zusammen.

Literatur

Brettschneider, H. (1983): Der periphere Blutkreislauf als Strömungsorgan, in: *Ideen zum Herz-Kreislauf-System*, Stuttgart 1983.

Christ, B. (1990): Grundlagen der embryonalen Gefäßbildung, in: Hinrichsen, K. V. (Hrsg): *Humanembryologie* (s. dort).

Goerttler, K. (1955): zit. bei Steding / Seidl 1990.

Hinrichsen, K. V. (1990): *Humanembryologie*. Berlin u.a.: Springer Verlag.

Manesec, F. J. / Monroe, R. G. (1972): zit. bei Steding / Seidl 1990.

Steding, G. / Seidl, W. (1990): Cardio-vaskuläres System, in: Hinrichsen, K. V. (Hrsg.): *Humanembryologie* (s. dort).

Vögler, H. (1987): Human Blastogenesis, in: *Bibliotheca Anatomica 30*.

Vögler, H. (1990): Die frühe menschliche Embryonalentwicklung – Phänomenologie und gegenwärtige Forschung, in: *Tycho de Brahe Jahrbuch für Goetheanismus 1990*.

Woernle, M. (1983): Die Ontogenese des Herz-Kreislauf-Systems, in: *Ideen zum Herz-Kreislauf-System*, Stuttgart 1983.

IV.
Zur Therapie des menschlichen Herzens

HANS CHRISTOPH KÜMMELL

Grundlegende therapeutische Aspekte

Aus den vorangehenden Kapiteln geht hervor, daß die Herzfunktion auf verschiedenen Ebenen betrachtet werden kann. So wird verständlich, daß Störungen auf vielfältige Weise zustande kommen. Die heute übliche Diagnostik wird mit gezielter Fragestellung genutzt. Außer in Notfallsituationen steht am Anfang das ausführliche anamnestische Gespräch. Wenn das theoretisch auch allen Ärzten klar ist und es in der Ausbildung immer betont wird, zeigt sich in der Praxis, daß es für eine differenzierte Diagnosestellung oft zu kurz kommt. Dies erfolgt in der Meinung, daß die technischen Untersuchungen sowieso «genauer» seien. Dabei ist das ausführliche anamnestische Gespräch die beste Möglichkeit, die verschiedenen Schichten der menschlichen Organisation aufzuspüren. Wir erfahren nicht nur, daß der Patient Atemnot oder linksseitige Brustschmerzen hat, sondern auch, ob er dabei Angst hat, unsicher ist, wenig schläft, kurz: wie sein Gesamtgefüge ist, wo Schwächen oder Verschiebungen in seiner vitalen, seelischen und physischen Konstitution zu finden sind und wie sich seine Persönlichkeitsstruktur darstellt. Die physische Untersuchung einschließlich aller technischen Hilfsmittel bestätigt bzw. verifiziert die Patientenangaben sowie die eigenen Vermutungen und lokalisiert die faßbaren pathologischen Veränderungen. Gesamtkonstitution und Habitus, die der Arzt ohne technische Hilfsmittel spontan beobachtet, tragen zum Erarbeiten einer differenzierten Diagnostik bei. Man muß für eine solche Anamnese etwas mehr Zeit aufwenden, erfährt aber mehr über den Patienten und spart häufig am Ende wieder Zeit, da man von vornherein übersichtlicher vorgehen kann.

Diese diagnostische Arbeit ist die Voraussetzung für eine differenzierte Therapie. Das Anliegen der anthroposophischen Therapie ist, daß die Konzepte aus den menschlichen Funktionen abgeleitet und in den einzelnen therapeutischen Maßnahmen berücksichtigt werden. Die geschwächten oder verlagerten Organfunktionen sollen gestärkt oder geordnet und der Organismus soll zur Heilung angeregt werden. Es soll nicht nur festgestellt werden, daß der Patient durch die Therapie z.B. vermehrt Wasser ausscheidet und infolgedessen besser Luft bekommt, sondern es soll gleichzeitig erfaßt werden, wie eine Reorganisation seiner Wesensstruktur stattfindet. Wenn sie nicht stattfindet, ist die Therapie zu erweitern. Für die Anregung der verschiedenen Existenzebenen – in anthropo-

239

sophischer Nomenklatur Wesensglieder (s. vorhergehende Kapitel) – in unterschiedlicher Richtung stehen verschiedene Substanzen zur Verfügung. Für die grundsätzliche Orientierung hierüber muß auf Grundschriften verwiesen werden.[1] Für die kardiale Therapie werden einige Beispiele aufgeführt.

Erweitertes Verständnis von Standardtherapien durch anthroposophische Begriffe. Beispiel: Digitalis und ACE-Hemmer

Zuerst sollen die üblicherweise eingesetzten Maßnahmen und Medikamente in ihrer Wirkung auf den ganzen Menschen erforscht und verstanden werden. Zwei Standardmedikamente, die sich in einer ganz besonderen Weise ergänzen, sollen beispielhaft besprochen werden: Digitalis und ACE-Hemmer.

Digitalis wurde 1785 von Withering als wirksam zur Behandlung der Wassersucht beschrieben, auch die Herzwirksamkeit wurde von ihm schon erkannt.[2] Die ACE-Hemmer werden zweihundert Jahre später, also seit Mitte der achtziger Jahre des 20. Jahrhunderts, zur Behandlung der Herzinsuffizienz eingesetzt.[3]

Digitalis ist das Medikament, das am längsten im therapeutischen Gebrauch steht, am längsten und wohl am ausführlichsten wissenschaftlich und klinisch untersucht worden ist (eine gute Zusammenfassung findet sich bei Greeff 1981 und Erdmann et al. 1986[4, 5]) und das heute immer noch zu klinischen Untersuchungen Anlaß gibt. Gerade kürzlich wurde seine Wirksamkeit unter sehr kritischen Bedingungen erhärtet.[6-9] Es hat jedoch seine Vormachtstellung bei der Behandlung der Herzinsuffizienz wegen neu aufgekommener Therapieprinzipien, z.B. Diuretika und ACE-Hemmer, aufgeben müssen. Für zwei Eigenschaften, die Digitalis hat, hat sich bislang noch keine andere Substanz gefunden: die Kombination der Steigerung der Herzschlagkraft (positive Inotropie) mit der Verlangsamung der Herzschlagfolge (negative Chronotropie und negative Dromotropie). Für diese Wirkungen nimmt man die geringe therapeutische Breite des Digitalis in Kauf: Im oberen Grenzbereich der therapeutischen Dosis ist die Nebenwirkungsquote relativ hoch. Unter modernen Dosierungsempfehlungen läßt sie sich (vor allem, wenn sie körpergewichtsbezogen und individuell angewandt werden) niedrig halten. Der Unterschied zwischen Digitoxin und Digoxin liegt in den unterschiedlichen Eliminationshalbwertzeiten und in den unterschiedlichen Eliminationswegen. Während Digitoxin variabel ausgeschieden wird (über Niere und/oder Galle-Darm bei Nierenfunktionsstörung), aber eine längere Eliminationshalbwertzeit (5 – 8 Tage) hat, wird Digoxin nur über die Nieren ausgeschieden, die Eliminationshalbwertzeit liegt bei 1½ Tagen. Wenn eine Intoxikation besteht, ist man beim Absetzen von Digoxin schneller aus dem toxischen Bereich heraus, sofern die Nierenfunktion nicht hochgradig eingeschränkt ist. Bei der Anwendung von Digitoxin muß man die Nierenfunktion nicht beachten (es sei denn, daß gleichzeitig eine gravierende Leberfunktionsstörung wie bei Leberzirrhose vorliegt), man muß aber die niedrigen Dosisempfehlungen berücksichtigen. Schon geringe Überdosierungen können für viele Mißbefindlichkeiten verantwortlich sein. Eine ausführliche Intoxikationssymptomatik wurde von Lely und van Enter zusammengestellt.[10] Der Serumspiegel der Digitalisglykoside gibt wegen der breiten Streuung nur einen groben Anhalt für die Güte der Dosierung. Digitalisbedingte Befindlichkeitsstörungen oder Intoxikationen lassen sich faktisch nur durch Absetzen und eventuelles Wiedereinsetzen des Medikamentes beseitigen. Daraus ergibt sich die Notwendigkeit einer individuell angepaßten Dosierung,[11-13] ermittelt durch regelmäßige Patientenbefragung und Untersuchung sowie durch klinische Erfahrung.

Verfolgt man die Wirkung von Digitalis auf den Gesamtmenschen zusätzlich unter anthroposophischen Aspekten, kann man in zweierlei Weise vorgehen:

1. Man setzt sich in die Lage, an der Pflanze durch erweiterte Beobachtung neben den physischen Tatsachen auch die vitalen und seelischen Gebärden zu erfassen. Die Giftpflanzen nehmen eine Sonderstellung ein. Bei diesen zeigt sich, daß im Gegensatz zu den Nicht-Giftpflanzen seelische Qualitäten (in anthroposophischer Nomenklatur: astralische Qualitäten) in die Gestaltung (durch teilweise Durchdringung) der Pflanzenorgane eintreten, ohne daß dadurch die Pflanze zu einer seelischen Organbildung, z.B. dem Auge, befähigt wird. Diese Besonderheit führt zur Giftbildung. Bei der Nicht-Giftpflanze haben astralische Qualitäten nur einen von außen die Gestalt modulierenden Charakter. Die erweiterte Beobachtung kann dieselbe Dynamik beim Einsatz von Digitalis auch am Menschen verfolgen.

2. Es kann an den Intoxikationssymptomen sehr gut beobachtet werden, wie die seelischen Qualitäten des Intoxikierten eine Veränderung erfahren.[14] Die astralische Kraftstruktur des Menschen wird durch Digitalis im Falle der Herzinsuffizienz verstärkt und in die Gesamtorganisation hereingeführt, im speziellen aber in den Herzorganismus und die arteriellen Gefäße bis hin zu den Arteriolen (s. den Beitrag «Das menschliche Herz im Spiegel der Viergliederung»). Im Falle der Intoxikation zeigt sich ein zu tiefes Eingreifen des astralischen Organismus in das Leibesgefüge.

Die Folgen im *Herz-Kreislauf-System* sind: Steigerung der Inotropie, Rhythmusstörungen aller Art, insbesondere die Verlangsamung der Herzschlagfolge, Steigerung des peripheren Widerstandes; im *Gastro-Intestinal-Trakt* Vergiftungserscheinungen mit Appetitlosigkeit, Übelkeit und Erbrechen, Durchfällen; im *Zentralnervensystem* Farbsehstörungen und Verwirrtheiten. Es sind Auswirkungen der zu intensiven astralischen Digitaliswirkung auf die geschilderten Organregionen.

Der therapeutische Nutzen des Digitalis liegt darin, daß die bei der Herzinsuffizienz zu lockere Verbindung zwischen den Lebensvorgängen (Wasserorganismus / Ätherleib) und den seelisch-astralischen Funktionen auf das richtige Verhältnis zurückgeführt wird. Dies kann man durch subtiles Eingehen auf das Befinden des Patienten erfassen: ob er sich zur Kraftentfaltung stark genug fühlt (natürlich gemessen an der Schwere der Herzinsuffizienz) und ob er sich seelisch frei genug fühlt hinsichtlich Nahrungsaufnahme, Sinneswahrnehmungen und Vorstellungsverarbeitung bzw. Denkfähigkeit. Daß die therapeutische Breite in einigen Fällen so gering werden kann, daß man sich vom Digitalis als Medikament verabschieden muß, weiß jeder Behandelnde aus Erfahrung. Daher sind wir froh, daß es heute weitere Möglichkeiten der Herzinsuffizienzbehandlung gibt.

Das unmittelbare Erleben einer – heute eher seltenen – Digitalisintoxikation bringt einem das Dargestellte lebhaft zur Anschauung. Es gibt auch in der Literatur gute Beispiele, die dieses zu tiefe astralische Eingreifen in den menschlichen Organismus bzw. in bestimmte Organe desselben darstellen, indem sie beschreiben, wie Patienten in gewissen seelischen Funktionen eingeschränkt werden. Besonders eindrücklich war mir die Beschreibung eines Physikers oder Mathematikers, der bei koronarer Herzkrankheit routinemäßig Digoxin verordnet bekam und bemerkte, daß er in den Vorlesungen seine Formeln nicht mehr ohne schriftliches Konzept entwickeln konnte. Es war ihm vor der Herzkrankheit selbstverständlich gewesen, die Vorlesung frei zu halten. Da er exakt war, nahm er die Tabletten immer regelmäßig ein, und dennoch geschah es, daß er irgendwann durch einen Zufall keinen Nachschub mehr hatte. Kurze Zeit später fiel ihm auf, daß er seine Formeln wieder frei, wie früher, entwickeln konnte. Daraufhin nahm er kein Digitalis mehr ein. Hier handelte es sich um eine seelische Blockade durch zu starke organbezogene astralische Bindung bei Digitalisbehandlung, die zudem nicht indiziert war (leider ist mir die Literaturstelle nicht mehr zugänglich). Dies Beispiel soll das vorher Gesagte an einer sehr subtilen seelischen Einschränkung zeigen. Für den Betroffenen war das sehr wichtig, aber wer von uns Ärzten fragt schon regelmäßig nach Störungen dieser Art? Hilfreich sind hierfür Lebensqualitätserfassungen (mittels Fragebögen), mit denen man systematisch und gezielt abfragen kann.[15]

Man kann sich fragen, warum eine erweiterte Interpretation überhaupt notwendig ist; die Medizin, so wird oft argumentiert, entwickele sich auch ohne sie erfolgreich, man könne mehr Krankheiten gezielt und wirksam behandeln als früher. An diesem Punkt der Darstellung geht es jedoch um folgendes: Die anthroposophischen Begriffe formulieren Prinzipien, die sowohl im Menschen als auch in der ihn umgebenden Welt wirksam sind, Prinzipien im Sinne der aktiven Strukturierung der Erscheinungswelt. Nehmen wir als Beispiel die astralische Kraftstruktur. Sie durchsetzt und ordnet die Substanzen im Menschen in dem Sinne, daß seelisches Erleben möglich wird. Sie ermöglicht aber gleichzeitig – und das muß hervorgehoben werden –, daß äußere Beweglichkeit in jeder Beziehung auftritt, z.B. Laufen, Tanzen, Sprechen. Durch die Beweglichkeit wird der Mensch in die Lage versetzt, seine eigenen Innenerlebnisse nach außen zu setzen, sie zu äußern. Wie anders sollte sich Seelisches äußern, wenn nicht dadurch, daß sich die seelische Kraftstruktur im Körperlichen metamorphosiert als Bewegungsmöglichkeit und Bewegungsform zeigt? Die Digitalisintoxikation macht das Pathologische dieser Tatsache sehr anschaulich. Sie zeigt, wie das Seelische zu tief in den Körper hineingezogen wird, der Mensch nur noch ein körperbezogenes Erleben hat und nicht mehr frei ist zum Erleben der Umwelt. Das wird besonders anschaulich, wenn jemand aus der Intoxikation wieder zum normalen Erleben übergeht: wie er sich löst aus dem pathologischen körperlichen Verhaftetsein in Form von Verkrampfungen, Übelkeit, Erbrechen, gesteigertem Muskeltonus, Sehen von Farben, die nicht wirklich da sind, und wie er allmählich die Umwelt wieder frei (und dankbar) erleben kann. In Abstufungen kann man im normalen Leben ständig beobachten, wie sich das Astralische mal mehr körperbezogen und mal mehr umweltbezogen (mehr körperfrei) verhält, meist fluktuierend, und sich im Krankheitsfalle dann mehr oder weniger fixiert. Die revolutionierende Ansicht vom Doppelaspekt des Seelischen (bei der Ich-Organisation ist das noch deutlicher) gibt einem ein Verständnis für die oben beschriebenen Erscheinungen. Wir erklären die Elektrolytverschiebungen normalerweise auf der zellulären Ebene durch Membraninstabilität, die seelischen Phänomene werden meist als Epiphänomene gedeutet. Eine Elektrolytverschiebung als solche erklärt aber das seelische Phänomen nicht und das seelische Phänomen nicht die Elektrolytverschiebung. Erst die Erkenntnis vom Doppelaspekt des Astralischen zeigt, daß beide Phänomene bzw. Veränderungen durch ein und dasselbe Wirkprinzip hervorgerufen werden. Dieser Doppelaspekt macht verständlich, was mit dem Menschen als ganzem vor sich geht. Darin liegt die Antwort auf die oben gestellte Frage, inwiefern die anthroposophische Interpretation tatsächlich zu den sonstigen Gesichtspunkten noch etwas beizutragen hat. Das ist (beispielhaft) mit «Erweiterung der Medizin» gemeint.

Genau das Gegenteil wie bei Digitalis geschieht durch die ACE-Hemmer, die auch zur Therapie der Herzinsuffizienz eingesetzt werden. Durch ein natürliches Tierexperiment beobachteten Forscher in den sechziger Jahren des 20. Jahrhunderts, daß die Opfer der brasilianischen Viper, Botrops Jararaca, durch einen völlig zusammengebrochenen Kreislauf flucht- und kampfunfähig wurden. Das daraufhin untersuchte Schlangengift führte zu dem später als Captopril eingesetzten Medikament gegen Bluthochdruck.[16] Die Substanz erfuhr ein ähnliches Schicksal wie Digitalis: Sie geriet in Verruf wegen zu hoher Dosierung (in der Geschichte des Digitalis ein Grund zu seiner häufigen Ablehnung). Dies wurde bei Captopril schnell erkannt, so daß es Mitte der achtziger Jahre schon routinemäßig in der Therapie des hohen Blutdrucks und der Herzinsuffizienz eingesetzt werden konnte. Schnell wurden weitere Präparate mit längerer Halbwertzeit entwickelt und erfolgreich eingesetzt.[3, 17] Auf die Unterschiede der inzwischen entwickelten verschiedenen Präparate soll nicht weiter eingegangen werden, da hier die generelle Wirkungsweise betrachtet wird.

Die im Schlangenorganismus entdeckte Substanz greift im Organismus der höheren Tiere und des Menschen in einen bestimmten Enzymkreislauf ein. Sie blockiert ein Enzym, das die Umwandlung von einer Vorstufe in eine kreislaufaktive Substanz bewirkt. Das Schlangengift verhindert also diese Umwandlung. Das Enzym, das umwandelt, heißt Angiotensin-Converting-Enzyme (ACE). Es lag nahe, die neue Substanz ACE-Hemmer zu nennen. (Digitalis hat seinen botanischen Namen behalten, obwohl man seine hemmende Wirkung auf die Na/K-ATPase schon seit längerer Zeit kennt.) Die kreislaufaktive Substanz heißt Angiotensin II, sie wird durch besagtes Enzym aus dem Angiotensin I gebildet. Angiotensin II ist die stärkste vasokonstriktorisch wirksame Substanz im Organismus, und zwar an den Arteriolen. Dies ist eine sichtbare astralische Kräftewirkung, die – bei einseitiger Wirkrichtung – zu erhöhtem Blutdruck führen kann. Für ein Denken in Ursache und Wirkung könnte man sagen, daß die Substanz des Angiotensin II aus der Kraftstruktur des Astralischen aufgebaut und von ihm im System der flexiblen Bereitstellung zur Verfügung gestellt wird. Natürlich vollzieht sich das im Zusammenspiel mit der ätherisch-physischen und der Ich-Organisation, aber unter dem Vorrang der astralischen Organisation. Durch den ACE-Hemmer wird der Zugriff dieser Organisation zu der speziellen Kreislaufregion verhindert, die Arteriolen werden dosisabhängig weitgestellt, und der Blutdruck wird gesenkt. Zu starke Senkung des Blutdrucks durch Überdosierung bewirkt ein Schwinden des Bewußtseins bis zur Ohnmacht. Die physische Organisation bietet dann der seelischen durch die zu weiten Arteriolen nicht genügend Widerstand.

Auf eine zweite wichtige Wirkung der ACE-Hemmer soll noch kurz eingegangen werden. Das Angiotensin steht als Zwischenstufe in einem größeren System, das als Renin-Angiotensin-Aldosteron-System (RAAS) bekannt ist. Dieses System ist sehr gut untersucht, und für das genauere Studium wird auf die Fachliteratur verwiesen.[18-20] Durch das Angiotensin II wird vermehrt Aldosteron aus der Nebennierenrinde freigesetzt. Die Wirkungsweise des Aldosterons besteht darin, daß Natrium in den Tubuli vermehrt ins Blut rückresorbiert, während umgekehrt Kalium vermehrt über die Nieren ausgeschieden wird. Mit Natrium wird vermehrt Wasser in den Kreislauf zurückgenommen. Immer wenn die Nieren vermindert durchblutet werden (z.B. bei der chronischen Herzinsuffizienz), wird das RAAS aktiviert. Der Kreislauf behält dadurch genügend Volumen, und der periphere Widerstand wird durch Angiotensin I und II erhöht, was zunächst den Blutdruck stabilisiert. Diese sinnvolle Sofortreaktion des Organismus kann bei längerer Dauer zu Schädigungen führen, insbesondere bei chronischer Herzinsuffizienz am Herzen selber durch den permanent erhöhten peripheren Widerstand. Durch den Einsatz der ACE-Hemmer in meist sehr niedriger Dosierung kann solchen Schädigungen entgegengearbeitet werden.

Diese komplexen Verhältnisse lassen sich durch eine anthroposophische Interpretation weitergehend verstehen.

Vom linken Herzen bis in das Gebiet der Arteriolen greift die astrale Organisation tief in den Gesamtorganismus strukturgebend ein, rhythmisierend und druckerzeugend. Gegenüber den vitalen Prozessen, den Wirkungen des Ätherleibes, ist sie hier vorherrschend. Im Kapillar- und im venösen Gebiet tritt der Astralleib gegenüber den vitalen Vorgängen zurück. Hier wird kein Druck mehr erzeugt. Auch die rhythmischen Prozesse, die im arteriellen System eine Steigerung erfahren, sind im venösen weitgehend zurückgenommen (s. vorhergehende Kapitel). Das vital-vegetative Geschehen in Nahrungsresorption, Nahrungsumwandlung und -verarbeitung ist jetzt vorherrschend.[21] In der Steuerung des variablen Natrium- und Kaliumaustauschs in den Nierentubuli mit der unmittelbaren Wirkung auf den Kreislauf ist der Übergang für den Wechsel der Wirkung der astralischen Organisation gekennzeichnet, der Übergang von ihrer rhythmischen, druckerzeugenden, arteriellen Wirksamkeit zum Tätigwerden im Stoffwechselsystem, in dem sie den Stoffaustausch anregt. Dessen Flüssigkeiten fließen eher gleichmäßig dahin.

Interessanterweise gibt Steiner Beschreibungen, in denen er die Organisation der Tiere (s. auch den Beitrag «Die spirituelle Herzfunktion») mit der Organisation des Menschen vergleicht. Er sieht in der Tierreihe Vereinseitigungen einzelner menschlicher Organismusfunktionen, z.B. «sind Amphibien und Reptilien, also Kröten, Frösche, Schlangen, Eidechsen und so weiter, zugeteilt nur dem menschlichen Unterleib, dem menschlichen Verdauungsapparat. Da sind reine Verdauungsapparate als Tiere entstehend».[22] In der Evolution entstehen diese Tiere während der Zeit, in der im Menschen die Verdauungsorgane gebildet werden. Im speziellen wird von Steiner gesagt, daß die Fortpflanzungsorgane des Menschen durch die Fische repräsentiert werden. Und von den Schlangen wird gesagt: «Die Schlange ist im wesentlichen der Vermittler zwischen Fortpflanzungsorgan und Verdauungsorgan. Richtig hineingesehen in die menschliche Natur, was stellt die Schlange dar? Die Schlange stellt nämlich den sogenannten Nierenkanal dar; sie ist in derselben Zeit der Weltenevolution entstanden, in der sich beim Menschen der Nierenkanal ausgebildet hat.»[22]

Was immer man unter dem Nierenkanal verstehen will, ob die Nierenkanälchen im Sinne der Nierentubuli oder die Gesamtheit der abführenden Harnwege, man kann feststellen, daß unter einem umfassenderen Aspekt, dem der Beziehung des Menschen zu seiner tierischen Umwelt, die Schlange mit der Nierenfunktion in Zusammenhang gebracht werden kann. In unserem Beispiel, dem der brasilianischen Viper Botrops Jararaca, ist man geneigt, die Beziehung zu den Nierenkanälchen mit ihren Rückresorptionsphänomenen von Natrium und Wasser, die dieses Schlangengift hemmen, herzustellen (ganz abgesehen von dem gewundenen Verlauf dieser mikroskopisch kleinen anatomischen Einheiten). Vom phänomenologischen Aspekt müßte mehr über diesen Schlangentyp erforscht werden, um diese Beziehung genauer aufzudecken.

Der Einsatz der aus einem Schlangengift entwickelten ACE-Hemmer ist sinnvoll bei arterieller Hypertonie in höherer Dosierung und bei Herzinsuffizienz in mitunter sehr niedriger Dosierung. Seit einiger Zeit werden ACE-Hemmer auch bei frischem Herzinfarkt eingesetzt, um Deformierungen des Myokards und Vergrößerungen des linken Ventrikels während und nach der Narbenbildung durch verstärkte Aktivität von Angiotensin II zu verhindern (remodeling). Insgesamt ist der Einsatz dieser Arzneigruppe weit verbreitet, ähnlich wie in einer früheren Zeit der des Digitalis. Die Indikation für Digitalis ist seit der Entdeckung der ACE-Hemmer zurückgegangen. Es ist jedoch nicht entbehrlich geworden.

Die gegenseitige Ergänzung der beiden Medikamente ist verblüffend. Digitalis als pflanzliches Gift steigert die Schlagkraft des Herzens, verlangsamt die Herzfrequenz und steigert den peripheren Widerstand. Auf der molekularen Ebene greift es in den Natrium-Kalium-Austausch an der Herzmuskelzelle ein, was letztlich eine Steigerung des intrazellulären Kalziums bewirkt. Es tritt dabei eine Neigung zu einer Hypokaliämie auf, da das Kalium nach der Erregung verhindert wird, in die Zelle zurückzugelangen, und über die Nieren via Blut ausgeschieden wird. Der ACE-Hemmer gleicht diese Neigung durch Förderung der Kaliumrückresorption in den Nieren mit entsprechendem Anstieg des Kaliums im Serum wieder aus. Er senkt den peripheren Widerstand und führt zur Entlastung des Herzens.

Von der Gesamtorganisation des Menschen aus betrachtet, wird die seelische Strukturkraft, die astralische Organisation durch Digitalis vermehrt in kraft- und drucksteigernder Weise an Herz und arterielles System herangeführt. Damit wird die ätherische Organisation besser strukturiert, das insuffiziente Herz gestützt. Durch die ACE-Hemmer wird der verstärkte Zugriff des astralischen Systems im Arteriolenbereich verhindert, gleichzeitig aber seine ausscheidungsfördernde Kraft auf die Nieren gesteigert, was das insuffiziente Herz entlastet und sekundär zur Strukturverbesserung der ätherischen Organisation beiträgt.

Der ACE-Hemmer konkurriert nicht mit Digitalis, er ergänzt es in passender Weise. Wie Schlüssel und Schloß arbeiten beide Substanzen an dem Problem der Herzinsuffizienz. Erstaunlich, daß ihre Einführungen in die Medizin zweihundert Jahre auseinander liegen.

Daß damit die Probleme der Herzinsuffizienz nicht restlos beseitigt sind, muß deutlich gesagt werden, denn die diuretische Kraft der ACE-Hemmer ist gering im Vergleich zu den klassischen Diuretica, die weiterhin verwandt werden müssen. Auch die Beta-Blocker spielen eine zunehmende Rolle. Über diese und andere Substanzen (z.B. Nitrate) müßte ähnlich berichtet werden wie beispielhaft über Digitalis und ACE-Hemmer.

Bevor weitere Therapien besprochen werden, sollen die beiden Betrachtungsarten, die anthroposophische und die naturwissenschaftliche, gegenübergestellt werden. Die sogenannte Schulmedizin bedient sich zu ihrer Theorienbildung und zur Entwicklung ihrer Behandlungsstrategien der naturwissenschaftlichen Methode. Diese ist detailorientiert und reduktionistisch. Darin liegt ihre Stärke und ihr Erfolg. Sie grenzt alle zu einem Gesamtzusammenhang gehörenden Gesichtspunkte aus, selektiert auf die Einzelheit. Je mehr ein substantieller Zusammenhang auch mikroskopisch, mikrobiell, molekular-chemisch und genlokalisatorisch beschreibbar ist, um so überzeugender bestätigt er eine Hypothese. Auf einer je neuen Ebene im mikroskopischen Bereich werden neue Tatsachen entdeckt, die die Forscherneugier zu Recht weiter anregen. Der Bezug zum Gesamtzusammenhang geht aber zunehmend verloren. Dieser ist schwer herzustellen, da er aus den neu entdeckten Tatsachen nicht selbstredend hervorgeht, er muß aktiv erarbeitet werden. Da das naturwissenschaftliche Bild vom Menschen reduktionistisch ist, werden die Tatbestände auf den Ebenen unterhalb des Gesamtmenschlichen verknüpft. Das heißt, in den wissenschaftlichen Theorien der heutigen Medizin ist der Mensch als ganzes Wesen nicht enthalten. Was nicht heißt, daß heutige Ärzte als Persönlichkeiten nicht gut und menschlich behandeln können. Die Fähigkeit, menschlich zu behandeln, stammt aber aus anderen denn naturwissenschaftlichen Quellen des einzelnen Arztes. Wir tun uns in der Medizin schwer, eine menschenbezogene Therapie zu betreiben, weil eine umfassende Sicht vom Menschen fehlt.

Die Humanmedizin muß aus sich selber heraus zu einer humanen Haltung kommen. Es mag mehrere Wege geben, um aus dem Dilemma herauszukommen. Einer kann sein, den Menschen in seiner Gesamtheit – in seiner leiblichen, seelischen und geistigen Existenz – in die medizinischen Konzepte, und insbesondere in die therapeutischen, zu integrieren. An Beispielen wurde ein Ansatz dargelegt. Er wurde auch deshalb gegeben, um zu demonstrieren, daß die naturwissenschaftliche Detailforschung zu diesem Ziele nicht aufgegeben werden muß. Zur klaren Erfassung und Beschreibung von Tatbeständen ist Detailforschung unbedingt notwendig.

Die Forderung, die Therapie zunehmend aus dem Gesamtmenschen zu entwikkeln, wird eine immer individuellere Therapie zur Folge haben. Andernfalls werden nur Medikamente oder Maßnahmen verteilt. Auch wenn die Behandlungsregimes festgelegt sind, sie müssen immer präzise für den einzelnen Menschen angepaßt, überprüft und modifiziert werden. Megastudien mit Zehntausenden von Patienten können natürlich keine individuellen Aspekte bieten, sie sind ein grobes Raster für die Erkenntnis. Es wird suggeriert, daß im Therapeutischen alle Menschen gleich seien, eine Maßnahme in gleicher Weise überall angewendet werden könne. Eine solche Sicht führt schrittweise in die Inhumanität.

Einen radikal individuellen Therapieansatz verfolgt die anthroposophische Ausrichtung in der Medizin. Sie versteht sich als Erweiterung der heutigen

Medizin ganz allgemein, im wesentlichen aber der naturwissenschaftlich orientierten Medizin, als Erweiterung um den Aspekt des Gesamthaften des Menschen im Zusammenhang mit seiner Umwelt. Dem Menschen in seiner Autonomie werden dabei viel mehr Möglichkeiten zugesprochen und auch abverlangt, als es die naturwissenschaftlich orientierte Medizin tut, die die Heteronomie des menschlichen Organismus stärker betont und den Kranken wo möglich substituiert.[23] Mit der Autonomie sind aktive Eigenregulationsvorgänge verbunden, die zwischen Gesundsein und Krankwerden ständig ausgleichen. Eigentlich sind fast alle echten Heilungen Selbstheilungen des Organismus. Mit den üblichen therapeutischen Maßnahmen räumen wir zumeist Hindernisse weg, z.B. bei chirurgischen Eingriffen. Zur Hindernisbeseitigung gehören auch medikamentöse Therapien, z.B. mit Antibiotika, Zytostatika, Diuretika und anderen.

Das Anregen der Selbstheilung ist das hervorstechendste Merkmal des anthroposophisch-therapeutischen Ansatzes. Viel häufiger als allgemein vertreten, hilft die Anregung zur Selbstheilung entschieden weiter – bei verschiedenen Erkrankungen in unterschiedlichem Ausmaß. Wenngleich die degenerativen Herzkrankheiten der Selbstheilung unmittelbar nicht so zugänglich sind wie andere Erkrankungen (z.B. die entzündlichen), wird in diesem Zusammenhang von ihnen berichtet werden. Die Darstellungen erheben nicht den Anspruch auf Vollständigkeit, sie sind beispielhaft gemeint. Im übrigen sei auf die Literatur verwiesen.[1, 24]

Anthroposophischer Therapieansatz

Für die Behandlung müssen wir die Verschiebungen zwischen den Wesensgliedern diagnostizieren, die sich bei den einzelnen Patienten und den verschiedenen Krankheiten einstellen. Diese sind oft schon vor der Manifestation der klinischen Erscheinungen als Störungen im Befinden faßbar. Der Patient sucht ihretwegen den Arzt auf. Es ist nicht immer klar, welches klinische Krankheitsbild eintreten wird. Häufig entwickelt sich eine physische Krankheit unterhalb der Bewußtseinsschwelle. Die Beschwerden gesellen sich später hinzu, manchmal sehr akut, wie z.B. bei manchen Herzinfarkten. Bei diesen Patienten bemerkt die Umgebung meist eher Verhaltensänderungen als die Patienten selber.

Wenn das Ich sich zurückzieht, sei es gegenüber den Anforderungen der Umwelt, des eigenen Leibes oder der eigenen Seele (z.B. durch Wünsche, Zwänge usw.), dann übernimmt der Astralleib die ordnenden Funktionen des Ich, die es nicht mehr versorgt. Der Astralleib hat immer die Neigung zur Einseitigkeit, er ist nicht so frei wie das initiative Ich, das zwischen den Belangen der Seele, des

Körpers und der Umwelt ständig das Gleichgewicht herstellt. Wenn der Astralleib mehr oder weniger vom Ich alleingelassen ist (z.B. bedingt durch Anforderungen der Umwelt, denen sich das Ich entzieht), dann arbeitet er intensiver in den physischen Leib hinein, um die Anforderungen äußerlich zu bewältigen. Das Ich gerät in das Schlepptau des Astralleibes, d.h. auch in die Einseitigkeit. Damit ist eine Krankheitsdisposition gegeben, der Astralleib vollzieht einen zu starken Abbau. Wenn der Ätherleib kräftig genug ist, kann der verstärkte Abbau immer wieder ausgeglichen werden. Je nach den Bedingungen kann sich diese Kompensation erschöpfen, und es kommt zu Krankheitserscheinungen. Welches Organ oder welche Funktion betroffen ist, hängt von vielen zusätzlichen Faktoren ab: Veranlagung (z.B. bei Hypertonie, Herzkrankheiten wie koronare Herzkrankheit, Diabetes, Alkoholkrankheit etc.), Umweltbelastungen, chronische Infekte. In dem vorangehenden Kapitel wurde gezeigt, daß das Kind und der jugendliche Mensch ihre eigenen Organstrukturen ausbilden. Dieser Prozeß kann z.B. im Verlaufe der Erziehung auch gestört werden, so daß eine Krankheitsdisposition für das spätere Leben entsteht.

Chronische Ichschwäche in der Zuwendung zum Leib, einseitig tätiger, abbauender Astralleib und nicht ausreichende Regeneration durch den Ätherleib bilden eine Krankheitskonstellation für sklerotische Krankheiten, speziell für Hypertonie, koronare Herzkrankheit und zerebrale Ischämien.

In der Therapie ergeben sich verschiedene Möglichkeiten, auf die einzelnen Kräfteorganisationen einzuwirken, um einen geordneten Abbau und Aufbau am Leib wieder in Gang zu setzen:

Bewußte Gestaltung des Lebensstils und des inneren Lebens bzw. der Lebensziele, je nach den Möglichkeiten des einzelnen, aktiviert das Ich, künstlerische Therapien werden der klinischen Symptomatik entsprechend spezifisch eingesetzt. Sie regen die vitale, seelische und Ich-Ebene gezielt an. Diese vom Bewußtsein ausgehenden Therapien aktivieren den Patienten direkt zur Mithilfe und Mitgestaltung.

Die Wirksamkeit von Medikamenten geschieht auf einer unbewußten, vitalen Ebene. Sie bedarf der Initiative des Patienten, d.h. seines Entschlusses, zur Gesundung beizutragen und das Medikament einzunehmen.

Zunächst werden Medikamente als Anregung für das jeweilige Wesensglied eingesetzt, das eine Veränderung, z.B. eine Einseitigkeit, aufweist oder an einem falschen Ort wirkt. Das therapeutische Ziel ist eine Normalisierung der Funktion des Wesensgliedes. Die für die Anregung eingesetzten Medikamente sind auf verschiedene Stufen potenziert (d.h. verdünnt und geschüttelt) oder als Kompositionen zusammengestellt. Medikamente wie Digitalis und ACE-Hemmer wirken nicht anregend, sondern dirigierend, eine bestimmte physiologische Funktion verstärkend oder hemmend. Die Wesensglieder passen sich mehr oder weniger der neuen Situation an. Bei Intoxikationen sind sie funktionell gefesselt.

Sofern der Krankheitsprozeß im Physischen noch beweglich genug ist, kann häufig durch die Anregung der Wesensglieder therapiert, gebessert oder geheilt werden. Ist der Prozeß schon fixiert oder verhärtet, kommen häufiger die dirigierenden Medikamente zur Anwendung, deren generelle Wirkung weiter oben mit Beseitigen von Hindernissen verglichen wurde.

Medikamentöse Beeinflussung der Wesensglieder

Zur medikamentösen Therapie werden Substanzen aus den drei Naturreichen verwendet. Es gibt allgemeine und spezielle Beeinflussungen.

Allgemeine Beziehungen:
Minerale/Metalle – Ich
Pflanzen – Astralleib
Tierische Organe – Ätherleib

Spezielle Beziehungen:
Minerale, Metalle und Pflanzen haben darüber hinaus eigene systematische Beziehungen zum Organismus, die hier nicht weiter besprochen werden sollen. Tierische Gifte, speziell Bienengift, fordern das Ich heraus, im Ätherleib tätig zu werden. Die tierischen Organe (verwendet als Organpräparate) entsprechen den Menschenorganen, deren vitale Organisation sie anregen.

Zur Anregung des Ich bei Herzkrankheiten:
Phosphor: in mittlerer Potenz (D_{10} – D_{20}) als Injektion zur unmittelbaren Wirkung auf das rhythmische System; bei Rhythmusstörungen und chronischen Entzündungskrankheiten
Blei: antisklerotisch (hochpotenziert)
Quarz: funktionelle und organische Strukturierung
Aurum: ein Bild für das Wirken des Geistigen im Physischen. Das gleiche ermöglicht das Herz dem Ich. Als geistige Entelechie verwirklicht dieses sich über das Herz im Physischen.
Magnesium: dämpft den Einfluß des Astralleibes und gibt dem Ich die Möglichkeit, in der Revitalisierung zu strukturieren.

Zur Anregung des Astralleibes bei Herzkrankheiten:
Cardiodoron: besondere Zubereitung aus Primula-Blüte, Hyoscyamus-Kraut und Onopordon-Blüte. Bei Regulationsstörungen des Herzens.[25, 26]

Crataegus: Hypertonie, Hypotonie, Herzinsuffizienz, Rhythmusstörungen. Gilt für leichtgradige Formen dieser Krankheiten.[27, 28] Wirkt regulierend zwischen linkem Herzen und arteriellem Gefäßsystem und speziell anregend auf den Ätherleib.

Digitaloide: Adonis, Convallaria, Scilla, Strophantus. Sie waren Vorstufen zur Digitalisbehandlung, als dieses noch Hauptvertreter der Herzinsuffizienzbehandlung war. Wirken im Sinne von Digitalis, nur flüchtiger und milder.

Tabacum: reguliert gegen Einseitigkeiten des Astralleibes.

Prunus spinosa: wirkt anregend auf den Ätherleib, indem es zu starke Astralwirkung ersetzt.

Durch diese Pflanzen wird der Astralleib angeregt, den Ätherleib vermehrt zu strukturieren, der bei der degenerativen (ischämischen) Herzkrankheit geschwächt oder gelähmt ist.

Zur Anregung des Ätherleibes bei Herzkrankheiten:
Tierische Organpräparate der verschiedenen Herzgewebe stehen zur vitalen Anregung bei allen Formen der ischämischen Herzkrankheit zur Verfügung. Es gibt hier nur persönliche Erfahrungen einzelner Ärzte. Im übrigen ist eine erfolgreiche Anregung und Kräftigung des Ätherleibes zu erreichen durch Entlastung einer zu intensiv abbauenden Astralleib-Wirkung, bedingt durch Streß, chronisch psychische Belastung, chronisch physische Belastung, chronische Entzündungen, chronische Intoxikationen.

Ernährung:
Die Überernährung beginnt für den einzelnen Menschen, wenn die Nahrungssubstanzen nicht mehr genügend individualisiert werden können, abgelagert werden und dadurch Krankheitsdispositionen entstehen. Der Diabetes mellitus Typ II ist das beste Beispiel hierfür. Auch die Arteriosklerose kann durch Überernährung ausgelöst werden. Die Wesensglieder Ich und Astralleib können die Nahrung dann nicht ausreichend durchstrukturieren, so daß sie auf verschiedenen Bildungsstufen unstrukturiert abgelagert wird.[*] Daß die Einschränkung der Nahrungszufuhr eine geeignete Therapie darstellt, ist eine Grunderfahrung in vielen Zivilisationen, besonders dort, wo Bewegungsmangel eine Rolle spielt. Eine beeindruckende moderne Erfahrung hat Dean Ornish gemacht, der durch das einfache Rezept der fettfreien Ernährung (bei normaler Kalorienzufuhr), unterstützt durch psychisches Training, selbst Koronarstenosen vereinzelt zur Rückbildung brachte.[29]

Die Überernährung ist zwar nicht die Ursache, aber eine hinreichende Bedin-

---

[*] Daß Ich und Astralleib auch bei Adipositas die Nahrung genügend durchstrukturieren können, so daß keine pathologischen Ablagerungen entstehen, beweisen viele Adipöse, die aktiv im Leben stehen.

gung zur Manifestation der verschiedenen Erkrankungen, an der ärztlich-pädagogisch gearbeitet werden muß. Dabei muß die Kraft des eigenen Wollens geweckt werden.

Alle Therapien durchsetzend und umgreifend, müssen immer wieder situationsklärende und therapeutische Gespräche geführt werden. So kann der Patient mit Hilfe einzelner oder mehrerer Therapien wieder zum Gestalter der eigenen Biographie werden.

Im vorangehenden sind verschiedene Therapieformen betrachtet worden, wie sie sich unter dem Aspekt einer differenzierten menschlichen Gesamtorganisation ergeben. Zwei Hauptpunkte wurden hervorgehoben:

– Es wurde gezeigt, wie zur Beurteilung von Therapien in der Humanmedizin der menschliche Organismus mit seinen verschiedenen Ebenen (leiblich, seelisch, geistig) in das therapeutische Konzept integriert sein muß. Wege, wie ein solches Konzept begrifflich entwickelt werden kann, sind in den verschiedenen Beiträgen dieser Schrift gegeben. Ein einseitig naturwissenschaftliches therapeutisches Konzept beinhaltet einen solchen synthetischen Ansatz wegen des starken Reduktionismus der Naturwissenschaften nicht, insbesondere nicht in seiner technischen Anwendung in der Medizin. Dadurch hat die derzeitige Medizin keinen eigenständigen wissenschaftlichen Standort. Diesen gewinnt sie erst, wenn der Mensch in seiner differenzierten Ganzheit in den therapeutischen Konzepten auftaucht. Ein Ansatz hierfür wurde dargestellt. Es wurde gezeigt, daß die naturwissenschaftlichen Disziplinen durchaus ihren Anteil bei der Verwirklichung eines solchen eigenmedizinischen wissenschaftlichen Standortes haben. Die zunehmende Eroberung der Medizin durch die Technik macht diese Standortbestimmung dringend notwendig. Technik wird nicht abgelehnt, aber sie muß dem Menschen in seiner Gesamtheit «human» dienen.

– Außerdem wurde gezeigt, wie bestimmte medizinische Richtungen – hier die anthroposophische Medizin – alles in Bewegung setzen, um den erkrankten Organismus durch Eigenaktivität auf den Weg zur Besserung oder Gesundung zu bringen, durch Anregungen, die auf den verschiedenen Ebenen der menschlichen Existenz gegeben werden. Das ständige Bemühen von Patient und Therapeut, aus eigenen Kräften den Weg durch eine Krankheit auf allen Ebenen (physisch, vital, seelisch, ich-haft und sozial) selbst zu gestalten oder zumindest mitzugestalten, ist ein wichtiges Ziel für die moderne Medizin, insbesondere in Zeiten eines unbegrenzten therapeutischen Optimismus.

Anmerkungen

1 Steiner, R. / Wegman, I.: *Grundlegendes für eine Erweiterung der Heilkunst nach geisteswissenschaftlichen Erkenntnissen.* GA 27, Dornach [7]1991.

2 Withering, W.: *An Account of the Foxglove, And Some of Its Medical Uses: With Practical Remarks on Dropsy and Other Diseases.* Nachdruck des englischen Originals, erschienen in London 1785. Druck: Mannheimer Morgen Großdruckerei u. Verlag GmbH.

3 The CONSENSUS Trial Study. Effects of enalapril on mortality in severe heart failure, in: *New Engl. J. Med. 316* (1987), 1429–1435.

4 Greeff, K.: *Cardiac Glycosides. Handbook of Experimental Pharmacology.* Vol 56/I und Vol 56 /II, Springer-Verlag 1981.

5 Erdmann, E. / Greeff, K. / Skou, C.: *Cardiac Glycosides 1785–1985,* Steinkopff Verlag 1986.

6 Captopril-Digoxin Multicenter Research Group: Comparative Effects of Therapy With Captopril and Digoxin in Patients With Mild to Moderate Heart Failure, in: *JAMA 259* (1988), 539–544.

7 Packer, M. et al.: Withdrawal of Digoxin From Patients With Chronic Heart Failure Treated With Angiotensin-Converting-Enzyme Inhibitors, in: *New Engl. J. Med. 329* (1993), 1–7.

8 Morisco, C. et al.: Influence of Digitalis on Left Ventricular Function Response to Exercise in Congestive Heart Failure, in: *Am. J. Cardiol. 77* (1996), 480–485.

9 Jahrmärker, H.: Digitalisglykoside und Lebenserwartung. Ergebnisse der lang erwarteten DIG-Mortalitätsstudie, in: *Arzneimitteltherapie 14* (1996), 200–201.

10 Lely, A. H. / van Enter, C. H. J.: Large-scale Digitoxin Intoxication, in: *Br. Med. J. 3* (1970), 737–740.

11 Kümmell, H. C.: Welche Digitalis-Behandlung ist gegenwärtig noch vertretbar?, in: *Münch. med. Wschr. 122* (1980), 787–791.

12 Kümmell, H. C. / Schreiber, K. / Kienle, G.: Untersuchungen zur Ermittlung einer individuellen Digitoxindosis, in: *Münch. med. Wschr. 124* (1982), 545–549.

13 Bersdorf, R. / Kümmell, H. C. / Scholz, G.: Optimierte Digitalistherapie, in: *Therapiewoche 37* (1987), 401–412.

14 Kümmell, H. C.: Die Digitalisintoxikation, ein Aspekt zur Krankheitserkenntnis, in: *Beiträge zu einer Erweiterung der Heilkunst 33* (jetzt: *Der Merkurstab*) (1980), 203–207.

15 Kümmell, H. C. / Schulte, M.: Entwicklung eines Fragebogens zur Lebensqualität auf der Grundlage des Anthroposophischen Menschenbildes, in: *Der Merkurstab 49* (1996), 109–124.

16 Ferreira, S. H.: A bradykinin-potentiating factor (BPF) present in the venom of Bothrops Jararaca, in: *Br. J. Pharmacol. 24* (1965), 163–169.

17 SOLVD Investigators. Effect of enalapril on survival in patients with reduced left ventricular ejection fraction and congestive heart failure, in: *New Engl. J. Med. 325* (1991), 293–302.

18 Schölkens, B. A. / Szendey, G. L.: Spotlight on the Cardiovascular Actions of Converting Enzyme Inhibitors, in: *Cardiovascular Research 28* (1994), 146–283.

19 Gerlach, E. / Krämer, H. J. / Kübler, W.: ACE-Hemmung bei Gefäß- und Herzerkrankungen, in: *Z. Kardiol. 83* (1994), Supplement 4, 1–87.

20 Nicholls, M. G. / Ikram, H.: The Renin-Angiotensin System and the Heart, in: *Heart 76* (1996), Supplement 3, 1–103.

21 Steiner, R.: *Geisteswissenschaftliche Gesichtspunkte zur Therapie.* GA 313, Dornach ⁴1984, Vortrag vom 11.4.1921.

22 Steiner, R.: *Der Mensch als Zusammenklang des schaffenden, bildenden und gestaltenden Weltenwortes.* GA 230, Dornach ⁷1993, Vortrag vom 28.10.1923.

23 Matthiessen, P.: Heteronomie- und autonomieorientierte Konzepte in der Medizin. Der Einfluß von Theorien in der Medizin auf die ärztliche Praxis, in: *Biologische Medizin Heft 3* (1994), 162–163.

24 Husemann, F. / Wolff, O.: *Das Bild des Menschen als Grundlage der Heilkunst.* 3 Bde., Stuttgart 1991–1993.

25 Kümmell, H. C. / Bettermann, H.: Ergebnisse rhythmologischer Untersuchungen von Cardiodoron an Gesunden, in: *Der Merkurstab 49* (1996), 361–371.

26 Weckenmann, M.: Über die regulative Wirkung eines Pflanzenextraktes auf die Orthostase, in: *Ärztliche Praxis 30* (1973), 1453–1456.

27 Tauchert, M. / Siegel, G. / Schulz, V.: Weißdorn als pflanzliches Cardiacum, in: *Münch. med. Wschr. 136* (1994), 3–73.

28 Kümmell, H. C. / Schreiber, K. / Koenen, J. v.: Untersuchungen zur Therapie mit Crataegus, in: *Herzmedizin 5* (1982), 157–165.

29 Ornish, D.: *Revolution in der Herztherapie,* Stuttgart 1992.

GISELA BRÄUNER-GÜLOW

Dokumentation zur Herzinfarktbehandlung in der Filderklinik. Heileurythmie und rhythmische Bewegung

Einleitung

In den letzten Jahren ist an der Filderklinik bei Stuttgart eine systematische Beobachtung aller Herzinfarktpatienten durchgeführt worden, um herauszufinden, wie die Bewegungstypen, die Bewegungsmuster dieser Patienten bei heileurythmischen Übungen sind.

Es wurden alle Herzinfarktpatienten mit Heileurythmie behandelt; schon auf der Intensivstation, nach Normalisierung der Herzenzyme oder aber sofort nach Verlegung auf die Normalstation wurden die Übungen begonnen, je nach Schweregrad der Erkrankung und Mobilisierungsmöglichkeiten der Patienten. Das Ziel lag zunächst darin, ein besseres Verständnis der Erkrankung zu gewinnen; der folgende Bericht ist eine Zusammenfassung der Erfahrungen.

Die mit den Patienten gemachten Übungen verstehen sich im Sinne des Heileurythmie-Kurses.[1] Sie werden in dieser Arbeit nicht im Einzelnen erklärt.

Heileurythmie gehört zu den ersten Bewegungstherapien unseres Jahrhunderts. Sie ist 1921 aus der Kunsteurythmie hervorgegangen[2] und wird bis heute erfolgreich u.a. in der Herzinfarktbehandlung eingesetzt. Über sie kann der Patient in der Therapie der heileurythmischen Bewegung zu seinem eigenen Puls-Atem-Rhythmus zurückfinden. Wie aus dem Namen ersichtlich,[*] wird das für den Herzinfarktpatienten entscheidende Rhythmusgeschehen zu einem wesentlichen Gegenstand der Heileurythmietherapie. Hintergrund für Bewegungsrhythmus und Bewegungsdynamik sind die Lautbewegungen der Sprache: Diese finden ihren sichtbaren Ausdruck in der bewegten menschlichen Gestalt.[3]

Das Erzeugen von Konsonanten und Vokalen ist nur möglich durch die Bewegungen der Sprechwerkzeuge. In die Eurythmie und Heileurythmie sind eben diese Sprachbewegungen aufgenommen. Durch richtige Anleitung lernt der Patient anhand einzelner ausgewählter Lautbewegungsübungen Bewe-

---

[*] Altgriechisch: «eu» für «schön» oder «gut»; «rhythmos» für Rhythmus; also «schöner, guter Rhythmus»; Wortschöpfung Rudolf Steiners, der diesen neuen Begriff festlegte.

gungsrhythmus und -dynamik zu handhaben. Diese sind wichtig zur Stabilisierung seines Herz-Kreislauf-Systems. Seine Eigenaktivität ist dabei ein wesentlicher Beitrag auf dem Weg zu seiner Genesung. Der betroffene Infarktpatient findet durch Eigenaktivität zu einer Korrektur seines gestörten Rhythmus zurück. Im Nachvollzug einer ihm vom Therapeuten gezeigten heileurythmischen Bewegung findet er das für sein Herz und für seinen Kreislauf notwendige Maß einer gesunden Bewegung.

Der in vier Gruppen gegliederte Herzinfarkttypus

Entsprechend seinem besonderen Typus haben sich nach Jahren der Beobachtungen und Erfahrungen vier Hauptgruppen des Herzinfarktpatienten herauskristallisiert. Dabei stehen überraschenderweise nicht Lebensalter oder Geschlecht im Vordergrund, sondern vor allem Kriterien der Bewegungsdiagnostik. Von den vier im folgenden dargestellten Gruppen erscheinen die drei ersten repräsentativ, die vierte hingegen kommt eher selten vor.

Gruppe I

Bei der ersten Gruppe handelt es sich um einen asthenischen, zähen und extrem nervösen Typus, bei dem häufig reflexartige Bewegungen zu beobachten sind. Schultergürtel und Oberarme wirken hart und gestaut, auch die übrige Gestalt erscheint fest und kompakt. Da sich die reflexartigen Bewegungen mehr und mehr der Kontrolle des Patienten entziehen, also das Bewußtsein für den Bewegungsablauf nur noch wenig vorhanden ist, kann von einer Verselbständigung seiner Körperbewegungen gesprochen werden.

Ebensowenig kann Empfindung für die eigenen Bewegungsnuancen und -rhythmen beobachtet werden, so als folge der Bewegungsverlauf ruckartig und schnell lediglich mechanischen Gesetzen. Nicht möglich sind Bewegungen der Ruhe, der Verlangsamung oder generell die entspannte Pause.

Gruppe II

Diese Gruppe setzt sich vor allem aus recht korpulenten bis adipösen Menschen zusammen. Auch ihr Bewegungsfluß ist im Schulter- und Brustkorbbereich gestaut. Ihre Bewegung trägt einen beschleunigten Charakter. Von der Gruppe I unterscheidet die Gruppe II eine gewisse Bewegungsfülle, die mit der Korpulenz der Gestalt einhergeht. Bewußtsein für Bewegungsqualitäten und Rhythmen ist auch hier wenig ausgebildet. Meist handelt es sich um gefühlsbetonte, gemüthafte Menschen, deren Gliedmaßen verstärkt zur kräftigen körperlichen Arbeit eingesetzt werden und unter Daueranspannung stehen. Empfindungen aber werden an ihnen kaum gemacht; entspannende Pausen fallen auch hier schwer.

Gruppe III

In dieser Gruppe finden sich auffallend großgewachsene Patienten. Sie sind normalgewichtig bis schlank, dabei aber kräftig gebaut. Nicht anhaltend schwere körperliche Arbeit, sondern vielmehr Streß und seelischer Druck scheinen ihre permanente innere Spannung aufzustauen. Sie verfügen über ein sensibles und feines Empfinden, was sich schon bald nach einigem Üben der Bewegung mitzuteilen beginnt.

Sowohl in ihrer Körperbewegung als auch in ihrer Mimik spiegeln sich Anspannung und Sensibilität wider, der Sinn für Bewegungsfeinheiten und Rhythmusgefühl sind erkennbar. Den meisten gelingt es innerhalb eines relativ kurzen stationären Aufenthaltes, ihren Bewegungsstrom freier und geschmeidiger zu gestalten. Nicht zu übersehen ist dennoch hier das Nebeneinander von Feinsinnigkeit, Bewegungsstarre und gar Derbheit. Ein polares Spannungsfeld liegt hiermit vor.

Auch sind entspannte Pausen zwischen den Übungen durchaus nicht selbstverständlich.

Gruppe IV

Wie anfangs schon erwähnt, stellt diese Gruppe eher die Ausnahme dar. So locker und gelöst, wie sich diese Menschen geben, ihre Pausen entspannt und angemessen verbringen, Einsicht in der Rhythmusgestaltung zeigen, Ruhe und Langsamkeit in die Bewegung einfließen lassen, läßt zunächst schon die Frage aufkommen, warum dieser Menschentypus überhaupt einen Herzinfarkt bekommt. Wo liegt hier das Problem?

Extrem weich-fließende, fast ungeformte Bewegungen sind zu beobachten. Eine Stimmung des In-Sich-Hineinversinkens und mangelnder Auftrieb ist erkennbar. Gegenüber den drei vorigen Gruppen ist hier eine Stauung im Schulter-Brustkorb-Bereich erst bei näherem Hinsehen zu entdecken.

Die ätherische Bewegung

Der Begriff «ätherisch» (altgriechisch aither[*]) wird heute in mehrfacher Weise gebraucht, in der Anthroposophie als Bezeichnung für einen Zustand, der anzeigt, daß Materie lebendig ist.[4] Eine Maschine verfügt nicht über den ätherischen Zustand oder ätherischen Leib, wohl aber Pflanzen, Tiere und der Mensch. Jede Bewegung ist mit einem zeitlichen Verlauf verbunden. Was Bewegungen jedoch voneinander unterscheidet, ist ihre Verschiedenartigkeit im Zeitablauf. Die maschinelle Bewegung folgt physischen oder mechanischen Gesetzen, die vom Ablauf wie von der Zeit her festgelegt sind.

Lebendige Bewegungen dagegen können unberechenbar, rhythmisch gegliedert, schneller oder langsamer verlaufen. Die Zeit ist nicht von vornherein festgelegt. In ihr gibt es Verzögerungen, Pausen, rhythmische und spontane Veränderungen. Zeit, Rhythmus und Bewegungsqualität gehören untrennbar zusammen.[5]

Als Beispiel sei hier eine Pflanze genommen: Abhängig von äußeren Gegebenheiten bewegt sie sich wachsend sowohl in die Tiefe als auch in die Höhe. Sie verharrt eine Zeitlang in ihrem Wachstumszustand oder beschleunigt ihn, zieht sich zusammen oder breitet sich aus. Oder sie macht beides gleichzeitig. In ihren Bewegungen findet sich weder Monotonie noch Erstarrung. Erst wenn sie abgestorben ist, treten Einförmigkeit, Erstarrung und Verhärtung ein, oder sie kann in Auflösung übergehen.

Wird hier von der «ätherischen Bewegung» gesprochen, sind somit im rhythmischen Wechsel Ballung, Weitung, Lösung und Verdichtung, Verzögerung und Beschleunigung gemeint. Steiner spricht diesbezüglich auch von einer therapeutischen Kraft, die «schadhafte Formen wiederum aus[ge]bessert».[6]

Menschenkundlich stellt der Ätherleib die entscheidende Ebene dar, in der die Gesundheit ihre Wirksamkeit entfalten kann.[7] Hat bei einem Herzinfarkt bereits ein Todesprozeß eingesetzt, so ist das Gewebe partiell «schadhaft» geworden und nicht mehr ausreichend von Leben durchdrungen. Die Heileurythmie hat ihre Aufgabe darin, über eine spezifische ätherische Bewegung diese Lebensvorgänge im Organismus zu stärken, unter anderem über die Vokale das rhythmische System, in dem Atmung und Herztätigkeit sich begegnen. «Jede Organform steht in einem gewissen Zusammenhang mit einer möglichen Bewegungsform des äußeren Menschen».[8]

Die Aufgabe dieser Dokumentation soll nun in der Darstellung der verschiedenen charakteristischen Bewegungsformen liegen, die durch die vier unterschiedlichen Herzinfarktgruppen repräsentiert werden.

[*] Aus dem Altgriechischen: Äther = Urstoff allen Lebens. Weiterhin heute gebraucht für «überaus zart, erdenentrückt». Für die Anthroposophie ist der Ätherleib «der ätherisch gedachte Träger des Lebens im menschlichen Körper» (Duden 1982).

Die ätherische Bewegung der vier Herzinfarktgruppen

In den Herzinfarktgruppen I–III liegt in der Bewegung Anspannung vor, die bis zu mechanischen Reflexbewegungen führen kann. Die Bewegungsintentionen zielen vorwiegend auf körperliche Aktivitäten oder Anspannungen, die selten genug Lösungsmomente aufweisen. Ist mit der Anspannung zugleich ein Zusammenziehen der Muskulatur verbunden, so beim Lösen ein Weiten, das in Gruppe I–III allerdings kaum vorkommt.

Die ätherische Bewegung beim gesunden Menschen lebt zwischen verdichtender Anspannung und Weitung und offenbart sich besonders durch ihren reichen Bewegungsstrom.

Die Herzinfarktpatienten, besonders die, die der Gruppe I angehören, verfügen über keine reiche Bewegungsfülle, das heißt, die ätherischen Qualitäten sind in ihr auch kaum sichtbar. Wirken die Patienten dieser Gruppe schon in ihrer Physis kompakt und hart, so zeigt sich das auch in ihrer Bewegung: Statt der beschriebenen möglichen Bewegungsfülle und Geschmeidigkeit lebt die Bewegung von Monotonie und Härte bis hin zu mechanischen Reflexen. Die Bewegung ist physisch geprägt.

Dagegen ist bei den Herzinfarktpatienten der Gruppe II zum Teil eine gewisse Bewegungsfülle zu erkennen. Sie ist geprägt durch die Korpulenz und Schwere des massigen Körpers. Doch wirkt die Bewegung unter dem seelischen und körperlichen Druck wie angespannt. Durch einen rhythmischen Wechsel in den Bewegungen wird der Beginn zur Geschmeidigkeit und der angesprochenen Weitung angegangen.

Gruppe III der Herzinfarktpatienten besitzt schon durch die vorhandene Sensibilität die Voraussetzungen, die dem Bewegungsstrom in viel kürzerer Zeit seine Geschmeidigkeit und eine gewisse Fülle verleihen können. Es kann aber auch geschehen, daß diese Patienten wieder in eine körperlich-physische Anspannung zurückfallen. Gelingt ihnen jedoch der beschriebene Bewegungsstrom, wird auch sichtbar, wie sie einen Rhythmus zwischen Aktivität und Ruhepausen zu halten gelernt haben. Hier tritt am ehesten deutlich hervor, wie Heileurythmie in der Herzinfarkttherapie über die Bewegung notwendige Änderungen hervorruft. Dem Patienten wird die Möglichkeit gegeben, seinen Leib nicht nur als einen funktionierenden Mechanismus zu erleben. Gelingt es ihm nämlich, sein Bewußtsein Schritt für Schritt auf die sich in der Zeit entfaltende ätherische Bewegung zu lenken, findet er dadurch aus seinen alten Bewegungsmustern langsam heraus.

Will man die ätherische Bewegung weiter verstehen, muß in eine differenzierte Betrachtung hinsichtlich der verschiedenen Körperteile des Menschen eingetreten werden. Füße und Beine zum Beispiel unterliegen im allgemeinen einer stärkeren Gebundenheit an die Schwere als beispielsweise die Arme, wodurch diese ein freieres Verhältnis zur Schwerkraft ausbilden können. Ob nun Rumpf,

Brustkorb, Nacken, Schultern oder der Kopf – sie alle besitzen in der Bewegung ihr eigenes Verhältnis zur Schwerkraft, sind ihr gegenüber «freier» oder «gebundener».

Ätherische Bewegung kann dann entstehen, wenn die erwähnten unterschiedlichen Gestaltbereiche des Menschen in ihrer Bewegung in einem ausgewogenen Verhältnis zueinander stehen. Dieser Zusammenklang innerhalb der verschiedenen Körperregionen kann als Bewegungskomposition verstanden werden. Ihre Merkmale sind zunächst von der Ausgewogenheit zwischen Spannung und Lösung, Schwere und Leichte, Ruhe und Bewegtheit, Verengung und Weitung geprägt.

Ihr ätherischer Charakter zeigt sich dann dem geschulten Auge in einer noch subtileren Weise, wenn man nämlich die zentrale Gestalt in ihrer Bewegung mit den peripheren Bewegungen der Gliedmaßen vergleicht. Da sind jene Nuancen zu beobachten, die auf ein stärkeres oder schwächeres Verbundensein mit den physisch-verfestigenden Elementen hinweisen oder auf ein Verbundensein mit unstrukturierten, auflösenden Tendenzen. So kann die ätherische Bewegung der zentralen Mittelgestalt z.B. in Verfestigung leben, während die Peripherie sich eher in Auflösung befindet – oder Verfestigung durchzieht sowohl das Zentrum als auch die Gliedmaßen, die Peripherie.

In der heileurythmischen Bewegungsdiagnostik gilt es auf diese Nuancen sorgfältig zu achten. Diese können dem Heileurythmie-Therapeuten Aufschluß darüber geben, in welchem Verhältnis solche polaren Kräfte in der Bewegung zueinander stehen oder ob sie ganz vereinseitigt auftreten. Vereinseitigt treten diese Bewegungsnuancen beim Infarktpatienten auf: Es findet sich in den Gruppen I–III stärker oder schwächer ausgeprägt Verfestigung sowohl in der zentralen wie auch in der peripheren Gestalt. Das ist auch ein Hinweis dafür, daß sich die Betroffenen in ständiger seelischer Anspannung und Ruhelosigkeit befinden, wie ein gespannter Bogen voll pausenloser Aktivität. Ätherische Bewegung kann hier zu einem lösenden Befreien aus der zu festen Verstrickung des Ätherleibes in die Physis führen, der Muskeltonus kann als erstes wieder in Rhythmus gebracht werden.

Die Entfremdung

Auffallend trat in den bisherigen Schilderungen der Herzinfarktpatienten ein Wahrnehmungsmangel gegenüber dem eigenen Körper auf, was sich weiterhin auch als Wahrnehmungsmangel in bezug auf die eigene Bewegung zeigte.

Die allermeisten Herzinfarktpatienten zeigen sich auf der Intensivstation recht spontan und sorglos hinsichtlich ihres Bewegungsvermögens. Hier liegt ein Hinweis darauf vor, daß in Relation zur Schwere des Infarktes die Bewegungsaktivitäten des Patienten nicht angemessen erscheinen. Der physische Körper bzw. das Herz hat Schaden genommen – doch sind die Bewegungsgewohnheiten geblieben. Der Patient lebt in einem Zwiespalt: Einerseits ist er lebensbedrohlich krank, andererseits bewegt er sich abrupt und angespannt. Die Heileurythmie hat auf diese Diskrepanz einzugehen und muß über eine Palette von Bewegungsübungen einen Weg finden, der dem Patienten die Entfremdung zum eigenen Leib überwinden hilft.

Dabei gilt es, den liegenden Patienten auf der Intensivstation oder auch schon den Sitzenden nicht zu überfordern. Die Entfremdung gegenüber dem eigenen Körper läßt größere Anstrengungen nicht zu. Schon kleine Fuß- oder Handübungen zeigen den Grad dieser Entfremdung an: Anstelle einer Fußbewegung zeigt sich häufig ein ruckartiges Anspannen durch den gesamten Körper. Hier ist auch das Unterscheidungsvermögen zwischen einer peripheren kleinen Bewegung und der Anspannung des ganzen Körpers massiv gestört; dem Patienten ist sein Leib fremd geworden.

Die Wahrnehmung (erste Übungsphase)

Gehen wir weiter auf die gestörte Wahrnehmung des Patienten in bezug auf sein Herz als auch auf seine Körperbewegungen ein. Schon bei den ersten Übungen kann die charakteristische Anspannung und Härte sowie die Hast im Bewegungsablauf wahrgenommen werden. Herausgerissen aus seinem aktiven Bewegungsalltag, ist der Patient nach dem Infarkt nicht in der Lage, entspannende Pausen zwischen die Übungsphasen zu legen, scheint er ohnehin nicht mehr zu wissen, was eine Pause eigentlich ist. Es muß also wieder ein Wahrnehmen-Lernen von aktiver und passiver Bewegung in der ersten Übungsphase einsetzen. Anhand einer Übungsauswahl stellt sich diese Fähigkeit im Wechsel zwischen Händen und Füßen in Form von Ballen und Lösen, A – U und M etwa, nach und nach wieder ein.

In der Erweiterung des Übungsprogramms wird es gerade in der Frage der Belastbarkeit des Patienten notwendig, mit dem Arzt, den Krankengymnasten und dem Pflegepersonal eine Koordination anzustreben. Sie alle sollten in der Wahrnehmung des Möglichen dem Infarktpatienten einen schützenden Rahmen geben, in dem dessen Eigenwahrnehmung gegenüber seinen Körperbewegungen sich wieder von neuem bilden kann. Mit Ruhe, Regelmäßigkeit und Pausen zwischen den Aktivitäten kann der Patient auch wieder ein Verhältnis zum Rhythmus gewinnen.

Der Rhythmus – Merkmal für ätherische Bewegung (zweite Übungsphase)

Der Rhythmus weist in seinem Wechsel von Lösen und verdichtendem Anspannen schon einen Weg zum Ausgleich. In ihm selbst wird zwischen diesen Polaritäten vermittelt, ein neues Verhältnis aufgebaut. «Lösen» braucht nicht gleich ein völliges Loslassen zu bedeuten, denn wenn die Arme und Hände lösen, dann können beispielsweise die Füße – bewußt ausgeführt – in anderer Bewegungsart begriffen sein. Der Rhythmus kann also auch in einer ganz bestimmten Körperregion bewußt eingesetzt werden, während in einer anderen Körperregion einfach Ruhe eintritt. Ruhe und Bewegung müssen also vom Patienten elementar neu erlebt werden: in der Ruhe die Entspannung, in der Bewegung der Wechsel von Entspannung und Anspannung. Insgesamt läßt sich sagen, daß der Rhythmus in der Heileurythmie über den Wechsel von langsamen zu raschen Bewegungen alles das umfaßt, was mit dem Begriff der «Lebendigkeit» umschrieben werden kann. Darunter ist auch die geordnete Regelmäßigkeit zu verstehen sowie Wechsel zwischen Verengen und Weiten, zwischen Ballen und Lösen, Wechsel zwischen Hand- und Fußübungen, Auf- und Abwärtsbewegungen der Arme, der Schultern usw. Diese Wechsel können in ein und derselben Übung auftreten. Fehlt indes der lebendige Rhythmus, lassen sich Eintönigkeit, Starre, Mechanik, Nervosität und Reflexe ausmachen, wie wir sie in den beschriebenen Herzinfarktgruppen I–III in unterschiedlicher Ausprägung antreffen konnten. Hinweise für ein unterdrücktes oder entgleistes Rhythmusgeschehen lassen sich dann beobachten.

Betrachten wir die zweite Phase der Behandlung, so umfaßt diese daher alles, was mit der Wahrnehmung des Rhythmischen zu tun hat. Dazu zählen vor allem Übungsschwerpunkte, die deutlich erlebbar machen, wie sich die rhythmische Bewegung in der Zeit entfaltet. Der Bewegungsrhythmus kann aus der Enge (als E) in die Weite (als A) oder aus der Tiefe in die Höhe (M) einen fließenden Verlauf einnehmen. Dazu gehören auch Rhythmusübungen wie A – E – E im Hexameter-Rhythmus, die in locker-fließender Weise mit den Armen oder den Füßen ausgeführt werden.

Die Gestaltung in der ätherischen Bewegung
(dritte Übungsphase)

Sind der erste und der zweite Übungsschritt eingeführt und ist der Patient auf dem Weg, aktive und passive Phasen zu handhaben sowie ein erstes Rhythmusgefühl zu entwickeln, kann ein dritter Übungsschritt hinzugenommen werden.

Die Gestaltung der ätherischen Bewegung erfährt jetzt in ihrer rhythmischen Gliederung stärkere oder schwächere Akzente. Diese können damit einhergehen, daß die Muskulatur zur Formung der beschriebenen Bewegungsübungen wieder mehr eingesetzt werden kann. Dazu ist innere Empfindung für die Bewegung erforderlich. Hat man in Phase 1 und 2 eher auf verstärktes Loslassen von der Muskelintensität geachtet und ein mehr träumendes Bewußtsein gefördert, so darf in der dritten Phase wieder mehr waches Bewußtsein hinzutreten. Dieser Übungsschritt allerdings sollte nur dort eingesetzt werden, wo in Gruppe III und IV jene innere Sensibilität mit rhythmischem Bewegen eine harmonischere Verbindung eingegangen ist. In der Bewegungsgestaltung erfährt die ätherische Lautbewegung damit ihren empfindenden Ausdruck.

In den Gruppen I und II wird man selten oder nie diese dritte Übungsphase erreichen können.

Der individuelle Patient

Was bisher veranschaulicht wurde, sind allgemein verbindliche Richtlinien, die jedes therapeutische Unterfangen begleiten. Wir haben es jedoch mit Individuen zu tun, die jeweils einen ganz eigenen Behandlungsweg brauchen. Als Therapeut hat man sich auf ein seelisch-geistiges Wesen einzustellen, das seine individuelle Zeit für die Gesundung benötigt. So stellen sich die Fragen: Wie ist der Übungsplan für den Patienten aufzubauen? Mache ich mich so verständlich, daß es dem Patienten gelingt, in die beabsichtigte Bewegung hineinzufinden? Wo liegen seine Grenzen, die Übungen zu bewältigen? Wie weit kann ich gehen? Wann ist der Zeitpunkt zum Aufhören der Therapiestunde erreicht? Gelingt es dem Patienten selbst, die für ihn sicherlich ungewohnte ätherische Bewegung überhaupt hervorzubringen und damit ein neues Verhältnis zu seinem Leib zu finden? Liegen etwa hier schon erste Anzeichen vor, daß sich der Patient von sich aus der neuen Bewegungsform bedienen kann? Spürt er schon eine Veränderung im Umgang mit seinem Körper, kann aber noch nicht sagen, wieso? – Damit wäre bereits eine vierte Stufe der heileurythmischen Behandlung eröffnet.

Die Steigerung – Fußübungen, Armübungen.
Vom Liegen zum freien Stehen und Gehen

Ist der Patient erst einmal aus der akuten Gefahr heraus, beginnt für ihn der systematische Aufbau, der ihm wieder zu mehr Bewegungsfreiheit verhelfen soll. Hier findet das Prinzip der Steigerung seine Anwendung, das bereits von Anfang an in allen Übungen den therapeutischen Verlauf bestimmt hat. Im Liegen findet das Ballen-Spreizen erst mit den Füßen statt, darauf auch locker ausgeführt mit den Händen. Das folgt im rhythmischen Wechsel als Kombination von Händen und Füßen. Muß der Patient noch geschont werden, führen wir ihm seine Füße. Daraufhin kann die M-Übung mit den Füßen folgen. Hieran schließt sich das Wahrnehmen der Rhythmusbewegungen durch die A – E – E-Übung mit den Füßen an, was zunächst passiv durch den Therapeuten geführt wird. Danach gemeinsam, indem beide die Übung vollziehen, bis schließlich der Patient die Übung allein durchführen kann. Führen die Füße z.B. die Rhythmen in der A – E – E-Form aus, werden die Arme locker auf das Bett gelegt. Für sie ist jetzt eine Pause, in der bewußt ein Lösungszustand hergestellt wird, während die Füße sich bewegen. Dabei wird auch bei allen Fußübungen darauf geachtet, daß sich der Nacken nicht verspannt, indem der Patient wie gebannt auf seine Füße starrt. Steigerung heißt, alle vorangegangenen Phasen mit einzubeziehen, wie auch die Fähigkeit, entspannen zu können, weiterhin geübt wird. Die Ausführung eines eigenen ätherischen Bewegungsstromes wird zum Ziel, die Belastbarkeit dabei zu steigern versucht.

Selbst das partielle Loslassen aus der permanenten Anspannung kann als eine Steigerung angesehen werden – auf dem Weg zum angesprochenen rhythmisch-ätherischen Bewegungsstrom. Ohne die Fähigkeit des Lösenkönnens ist es nicht möglich, dem gewohnten inneren Druck und der Anspannung zu entkommen.

Nach der Zeit auf der Intensivstation kann dann mit einer weiteren Steigerung gerechnet werden: Der Patient führt seine Übungen nun angelehnt, frei sitzend oder schon vor seinem Stuhl frei stehend aus. Die Bewegungen der Arme werden erweitert von der unteren in die mittlere Zone. Unter Umständen lassen sich auch die Arme zu den Übungen bald über den Kopf heben.

Die Übungen sind: A – U mit den Armen, A – E – E im Hexameter-Rhythmus. Die M-Bewegung wird zur Mitte, dann von unten zur Höhe und wieder zurück geführt; das L in der Tiefe wird über die Mitte gesteigert und nach oben geführt. Der Bewegungsstrom erfährt schließlich durch alle drei Körperebenen hindurch seinen rhythmischen Wechsel. Auch Schulterübungen kommen über die M- und L-Bewegung zum Tragen. Die Beine werden über die U-Schritte und das Rhythmuslaufen weiter stabilisiert.

Schließlich kommt der Tag, an dem Schonhaltungen wie Liegen, angelehntes Sitzen und freies Sitzen aufgegeben werden können und lediglich als «Pausenhaltungen» noch Verwendung finden. Jetzt darf der Patient seine Übungen frei im Stehen und Gehen machen. Die Steigerung kann zeitlich inzwischen einen Zeitraum von bis zu 30 Minuten erreichen.

An jede Übungsstunde schließt sich regelmäßig eine gründliche Ruhepause im Liegen an, wodurch das Prinzip von Aktivität und Passivität auch in der Steigerung konsequent eingehalten wird.

Zusammenfassung

In dieser Dokumentation sollte eine Methode aufgezeigt werden, die für die Akutsituation des Herzinfarktes einen Weg weist. Erprobt wurde sie an ca. 60 Infarkt-Patienten. Begleitend zur ärztlichen Therapie kann der Patient zusammen mit dem Therapeuten durch die Heileurythmieübungen aus seiner lebensbedrohlichen Situation herausfinden. Die erwähnten Übungen sind lediglich als erster Beginn für den akuten stationären Aufenthalt zu verstehen. Weitere Übungen erst würden im heileurythmischen Übungsprozeß dazu beitragen können, daß der Patient sich seinen neuen Bewegungsraum vertiefen und erweitern kann. Nur selten aber sind Infarktpatienten in der Filderklinik «Langzeitpatienten», da sie in der Regel nach dem ersten Genesungsprozeß in die Rehabilitations-Einrichtung verlegt werden. Dort allerdings findet keine heileurythmische Anwendung mehr statt.

Das Stimmungsbild vieler Infarktbetroffener nach der Heileurythmiebehandlung wird meist durch folgende Worte wiedergegeben: Auf die Frage hin, wie es ihnen heute gehe, bekommen wir zu hören, es gehe ihnen schon viel besser – doch, obwohl sie sich das nicht recht erklären könnten, hätten sie den Eindruck, daß das beste Mittel für ihre Behandlung tatsächlich die Heileurythmie gewesen sei, die ihnen sehr gut getan habe. Manche äußerten gar, daß sie sich hinterher wie befreit fühlten.

Anmerkungen

1 Steiner, R.: *Heileurythmie.* GA 315, Dornach [4]1981.
2 Ebd., 1. Vortrag, gehalten am 12.4.1921.
3 Steiner, R.: *Eurythmie als sichtbare Sprache.* GA 279, Dornach [3]1968, S. 9 ff. u. S. 21.
4 Steiner, R.: *Theosophie.* GA 9, Dornach [30]1978, S. 37.
5 Steiner, R.: *Eurythmie als sichtbare Sprache,* a.a.O. (Anm. 3), S. 58.
6 Ebd.
7 Steiner, R.: *Geisteswissenschaftliche Gesichtspunkte zur Therapie.* GA 313, Dornach [3]1963, S. 16. Ferner Kirchner-Bockholdt, M.: *Grundelemente der Heileurythmie,* Dornach [3]1962, S. 46.
8 Steiner, R.: ebd.

PAOLO BAVASTRO

Herztransplantation –
eine kritische Betrachtung

Einleitung

Um einem Kranken das Herz eines anderen Lebewesens (eines Menschen oder eines Tieres) einzupflanzen, mußte zunächst an das Konzept des Organersatzes gedacht werden. So selbstverständlich dieser Gedanke für den sogenannten Hauptstrom der Medizin heute ist – er ist nicht alt: Daß eine komplexe innere Krankheit durch den Ersatz des Organs selbst behandelt werden könnte, wäre vor 1880 undenkbar gewesen.

Es waren hierzu einige praktische und gedankliche Schritte notwendig. Von chirurgischer Seite gelang es dem Berner Chirurgen Emil Theodor Kocher in den 70er und 80er Jahren des 19. Jahrhunderts, die erkrankte Schilddrüse (den Kropf) zu entfernen, ohne daß der operierte Patient starb. Es traten aber andere Symptome auf: Hypothyreose und Kretinismus. Als Therapie dieser Folgen führte Kocher 1883 die erste Schilddrüsentransplantation durch. Die Schilddrüse wurde auf diese Weise zum «Leitorgan» für Endokrinologie und Transplantation; erst nach dem 2. Weltkrieg wurde sie von der Niere abgelöst.[1]

Ein zweiter wichtiger Punkt war der bereits früher erfolgte Schritt zur Organpathologie (G. B. Morgani, 1682–1771) mit deren gedanklichen Folgen. Die alleinige Organfunktion wurde ausschließlicher Punkt im Verständnis von Entstehung und Behandlung von Krankheit. Der gedankliche Schritt, ein erkranktes Organ durch ein gesundes zu ersetzen, war dann naheliegend. Es war gleichsam ein logischer Schritt innerhalb der reduktionistischen Methode der materialistischen Naturwissenschaft (zum gesamten Komplex einer erkenntnistheoretischen Kritik der Naturwissenschaft und deren Verständnis s. Literatur 2–6).

Schließlich war es notwendig, in der Anschauung das Herz von allen seelischen Qualitäten zu «befreien» und seine Aufgaben und Funktionen als die einer reinen Pumpe zu verstehen; dazu waren die umfangreichen physiologischen Forschungen die Voraussetzung, die wir in der Darstellung über die Geschichte der Herz-Kreislauf-Lehre skizziert haben. Erst jetzt, so «bereinigt», war an Herztransplantation zu denken.

Die Geschichte der Organtransplantation beginnt Anfang des 20. Jahrhunderts: 1906 fanden erste heterogene Verpflanzungen statt, 1936 erste homologe, also von Mensch zu Mensch. Sie scheiterten alle nicht an der chirurgischen Technik, sondern an der Organabstoßung. Die Ergebnisse waren zunächst so deprimierend, daß man bis in die 70er Jahre hinein von einem Herztransplantationsmoratorium sprach.

«Es ist jetzt offensichtlich, daß die Herztransplantation nur für sehr wenige Patienten, unter sehr speziellen Bedingungen eine rationale und sozial akzeptable Therapie darstellt»,[7] schrieb W. G. Austen 1978, mit der zusätzlichen Einschränkung, daß sie nur eine vorübergehende und begrenzte Antwort auf das Problem der chronischen Herzkrankheit im Endstadium sei.

Anfang der 60er Jahre, nach Einführung einer wirksamen Immununterdrückung durch Azathriopin und Cortison, fing eine für die Organtransplantation rasche Entwicklung an. Die erste Niere wurde 1954 (bei eineiigen Zwillingen) und 1958 bei nicht eineiigen Zwillingen transplantiert; die erste Leber im März 1963, die erste Lunge im Juni 1963 und das erste Pankreas 1966. Die erste spektakuläre Herztransplantation fand am 3.12.1967 in Kapstadt statt.[8] Nach Einführung neuerer Immunsuppressiva (Cyclosporin) 1976–1978 konnte die gefürchtete Abstoßung besser «behandelt» werden.

In der ersten Phase der Transplantation standen technische Probleme sowie das Problem der akuten Abstoßung im Vordergrund; heute überwiegen die Schwierigkeiten der chronischen Abstoßung, der Erhaltung der Organfunktion sowie die Komplikationen der Immununterdrückung.

Zu Beginn einige Zahlen: Es sind bis heute weltweit über 3 000 Lungen, über 30 000 Lebern, über 5 000 Pankreaten sowie über 300 000 Nieren transplantiert worden. Hinzu kommen etwa 10 000 Knochenmarkstransplantationen im Jahr sowie 100 000 Hornhaut- und Gehörknöchelchentransplantationen. Die Ergebnisse, gemessen an den Überlebensraten, sind so gut, daß man die Organtransplantation nicht als Experimentalmethode bezeichnen kann; sie ist eine etablierte Methode, sie hat ihren berechtigten Platz in der Medizin. Beispielsweise sind die Ergebnisse der Transplantationsmedizin unvergleichlich besser als die der gesamten Onkologie.

Weltweit sind bis heute mehr als 37 000 Herzen transplantiert worden; in der Bundesrepublik wurden 1996 510 Herzen verpflanzt. Die Überlebensraten betragen nach 1, 5 und 10 Jahren etwa 80 %, 65 % und über 40 %; die Letalität beträgt nach dem ersten Jahr 2–5 % jährlich, bei einer peri- und frühpostoperativen Letalität etwa bis zu 15 %. Im Vergleich dazu beträgt die Ein-Jahres-Sterblichkeit von medikamentös behandelten Patienten im Endstadium einer Herzerkrankung (NYHA Stad. IV) 50 % und mehr.

Die Transplantation[9–23]

Indikation

Die Indikation ist heute bei irreversibler Herzerkrankung im Endstadium der Herzinsuffizienz gegeben, also in Stadium IV nach der Klassifikation der New York Heart Association, wenn Patienten trotz medikamentöser Behandlung in Ruhe Beschwerden haben: u.a. Luftnot, Herzklopfen, Rechts- oder Linksherzinsuffizienz. Die linksventrikuläre Ejektionsfraktion ist unter 20 %, der Herzindex ist unter 2 ltr./min./m², der linksventrikuläre enddiastolische Druck ist über 20 mmHg (als Zeichen der Störung der diastolischen Funktion). Die maximale Sauerstoffaufnahme ist gegenüber Gesunden über 50 % reduziert. Das Alter der Transplantationskandidaten schwankt heute zwischen wenigen Lebenstagen und etwa 60 bis 70 Jahren.

Krankheiten, die zu diesem Zustand führen können, sind: Kardiomyopathien in ihren typischen Ausprägungsformen; Virusinfektionen am Herzen mit nachfolgender Funktionsstörung; koronare Herzerkrankung mit ischämiebedingten Schäden (mit oder ohne Herzinfarkt); vorangegangene Bypass- oder Klappenoperationen mit unkorregierbaren Schäden; nicht korrigierbare erworbene oder angeborene Herzfehler; Herztumoren.

Als Kontraindikationen gelten erhöhter Druck und Widerstand im Lungenkreislauf (die Transplantation muß dann als Herz- und Lungentransplantation durchgeführt werden); floride Infektionen, Lungenembolie, schwere Nieren- oder Leberinsuffizienz; Tumorerkrankungen, Systemkrankheiten sowie fortgeschrittene Gefäßsklerose sind ebenfalls Kontraindikationen. Aktive Sucht (Nikotin, Alkohol oder sonstige Drogen) führen zum Ausschluß. Eingeschränkte Compliance (Einhaltung der notwendigen Verhaltensregeln) sowie nicht tragfähiges soziales Umfeld, so diskussionswürdig sie auch sein mögen, zählen ebenfalls zu den Kontraindikationen. Trotz dieser allgemeingültigen Kriterien sind die einzelnen Punkte jeweils kritisch zu prüfen und individuell abzuwägen.

Die Vorbereitung

Zur Verbesserung des Langzeiterfolges muß der Empfänger in spe gut betreut werden, damit die durch die Herzinsuffizienz bedingten reversiblen Organschäden beseitigt oder verbessert werden können. Es müssen eine Vielzahl von einfachen und komplexen Untersuchungen durchgeführt werden, um möglichst genaue Kenntnis vom Zustand des Patienten zu haben. Wenn sich der Patient nach vielen Gesprächen zur Transplantation entschlossen hat, wird er bei Eurotransplant (Leiden, Niederlande) angemeldet. Es handelt sich um eine Koordinationsorganisation, die die Daten aller Empfänger und Spender führt, um das passendste Organ vermitteln zu können.

Die Allokation, also die Verteilung der Organe, ist ein schwieriges Problem: Nach welchen Kriterien soll verteilt werden? Dringlichkeit, Alter, Wartezeit, immunologische Kompatibilität und andere Kriterien spielen eine Rolle. Das System ist nachvollziehbar; ein perfektes, gleichsam objektives System der Verteilung gibt es nicht. Ein kommerzieller Organhandel, wie er in manchen Ländern der Dritten Welt vorkommt, findet in Europa nicht statt. Die Allokation ist sicher nicht das ethisch schwierigste Problem.

Die Wartezeit

Die Wartezeit ist eine sehr belastende Zeit – für den Patienten und für seine Angehörigen. Ständige ambulante Kontrollen (alle ein bis zwei Wochen), das Hoffen auf ein Herz, die Angst, daß es vielleicht doch nicht kommt … Je nach Zustand muß der Empfänger die Wartezeit ganz oder teilweise im Krankenhaus verbringen. Die Flexibilität des Transplantationsteams ist von besonderer Bedeutung, da sich nach sechs Monaten die Lebenserwartung von wartenden Empfängern (also ohne Transplantation) nicht wesentlich von der Prognose nach Herzverpflanzung unterscheidet.[14]

Die Ängste der wartenden Patienten können zu seelischen Störungen führen, beispielsweise zu Verdrängung und Verleugnung. Transplanteure müssen sich auch menschlich um ihre Patienten kümmern, direkt oder über einen Psychologen; hier liegen allgemein große Mängel in der Betreuung. Psychische Probleme der Empfänger sind etwa: die Vorstellung, daß der Empfänger gleichsam auf den Tod eines anderen Menschen angewiesen ist; viele «wünschen» sich den «Tod» eines anderen (z.B. durch Verkehrsunfall), um ein Organ zu bekommen; Zwangsgedanken dieser und anderer Art haben zu Fachausdrücken geführt wie «rainy day syndrome» (Freemann) oder «donor weather» (Kuhn). Hoffnung, Angst und Schuldgefühle, Scham, Ambivalenz treffen oft in dieser Wartezeit zusammen.

Ist die Funktion des Herzens trotz medikamentöser Behandlung nicht zu stabilisieren, so kann die Indikation zur Implantation eines «Kunstherzens» gestellt werden, bis ein Organ zur Verfügung steht. Es handelt sich um künstliche Pumpen, die die Funktion des linken Ventrikels vorübergehend unterstützen; sie werden zum Herzen «dazugeschaltet» (left ventricular assist system = LVAS). Erstmalig wurde ein solches System 1969 von Cooley zur Überbrückung implantiert. Die Implantation eines Kunstherzens ist mit einer schwierigen, meist in kurzer Zeit zu treffenden Entscheidung verbunden, da sie in jedem Falle die Entscheidung zur Transplantation mit beinhaltet. Die speziellen Probleme dieser Unterstützungssysteme, so hilfreich sie auch sind, sowie ihre Komplikationen können hier nicht im einzelnen behandelt werden.

Inwieweit in ein bis zwei Jahrzehnten funktionsfähige komplette Kunstherzen zur Verfügung stehen werden, wird sich noch zeigen müssen; jedenfalls wird daran intensiv gearbeitet.

«Spenderpflege» und Organkonservierung

Bei der Herztransplantation verbietet sich selbstredend die Lebendspende. Die Zahl der sogenannten «Leichenspenden» (zum Problem «Hirntod» s. unten) ist deutlich geringer, als Organe benötigt werden. Man rechnet heute mit einer Zahl von 26 bis 28 sogenannten «Hirntoten» pro Jahr und pro 1 Million Einwohner. Diese Zahl als Organ-«Angebot» kann nie den «Bedarf» decken (diese Sprache stammt von Transplanteuren); die Schere wird immer größer. In den USA ist im Zeitraum von 1988 bis 1991 die Warteliste um 55 % größer geworden (durch erweiterte Indikationsstellung, für alle Transplantationen), während die Zahl der Spenderorgane nur um 16 % zugenommen hat. Daraufhin wird mit massivem Druck für mehr Organe geworben, damit das «Angebot» der «Nachfrage» nachkomme. Dieses Vorgehen stellt eines der vielen ethischen Probleme innerhalb der Transplantationsmedizin dar. Daher sind in den letzten Jahren die Kriterien für die «Herzspende» erweitert worden: Die Altersgrenze ist auf 60 Jahre angehoben worden; eine kurze Wiederbelebung, die Gabe von Katecholaminen (zur Kreislaufstabilisierung), eine Lungenentzündung sind heute keine absoluten Kontraindikationen mehr zur Spende.

Neue Probleme ergeben sich daraus: Es ist notwendig, Vorschädigungen am Herzen auszuschließen, so daß umfangreiche Voruntersuchungen notwendig wären, einschließlich Herzkatheter. Aufgrund der Umstände des Spenders ist es meist nicht möglich, diese Untersuchung durchzuführen; der explantierende Chirurg muß daher das Herz genau inspizieren.

Der sogenannte Spender muß auf der Intensivstation optimal versorgt und stabilisiert werden, da vielfältige Stoffwechselentgleisungen auftreten können, die das Spenderherz zusätzlich schädigen können: Störungen der Elektrolytzusammensetzung im Blut, Flüssigkeitsbilanz, Temperaturstörungen, Sauerstoffmangel, Hormonstörungen, um nur einige zu nennen. Nicht umsonst wird der Spender auch «Superintensivpatient» genannt – dieser Ausdruck gibt das Problem genau wieder: Eine gute Spenderpflege ist vorweggenommene Empfängerpflege!

Der Spender wird im OP einer Narkose oder Teilnarkose unterzogen (eine alleinige Relaxierung ist bereits eine Teilnarkose!), um reflexartige Bewegungen bei der Organentnahme zu verhindern. Nach einer tiefen Kühlung wird das Organ (oder entsprechend mehrere Organe) entnommen und bei 4–8 °C transportiert. Beim Herzen beträgt die Ischämietoleranz etwa drei bis vier Stunden. Um diese Zeitspanne zu verlängern, wurden spezielle Lösungen entwickelt, die folgende Schäden am Organ verhindern sollen: extra- und intrazelluläres Ödem, Azidose, Sauerstoffradikale; es soll der zelluläre Energiehaushalt reduziert werden. Eine optimale Lösung dieses Problems ist bis heute nicht gefunden, da je nach Art der zusammengesetzten Lösung auch Langzeitprobleme verschlimmert werden können, wie z.B. die Transplantat-Vaskulopathie (s. unten). Im allgemeinen gilt: Je kürzer die Ischämiezeit (Zeit zwischen Entnahme beim Spender und Funktionsbeginn beim Empfänger), desto besser bleibt die Funktion erhalten, um so geringer sind die immunologischen Komplikationen.

Die Operation

Die chirurgische Technik der Entnahme und der Herzimplantation sind nach Aussagen vieler Herzchirurgen nicht das Hauptproblem; andere gängige Herzoperationen sind schwieriger. Man versucht heute, die Vorhöfe intakt zu lassen und die Anastomose vor den Vorhöfen anzubringen, um eine bessere Funktion zu gewährleisten und eine geringere Häufigkeit von Rhythmusstörungen zu erreichen.

Steht ein Organ (nach aufwendigen Koordinations- und Transportmaßnahmen) zur Verfügung, ist nun jede Herztransplantation ein Noteingriff per definitionem. Der Empfänger muß eiligst in die Klinik kommen, muß in kürzester Zeit im Operationssaal sein.

Erst nach genauer Inspektion des angenommenen Herzens kann endgültig entschieden werden, ob die Transplantation durchgeführt werden kann. Im Falle der Ablehnung ist es für den Patienten eine große Enttäuschung, da alles von vorne (Wartezeit usw.) beginnt. Hier ist eine besonders gute psychologische Betreuung notwendig.

Wird das Spenderherz für tauglich befunden, dann wird der Empfänger in den Operationssaal gefahren. Nach den üblichen Vorbereitungen und nach Brustkorberöffnung wird die Herz-Lungen-Maschine angeschlossen; der Kreislauf sowie die Anreicherung mit Sauerstoff müssen für die Zeit der Entnahme des kranken Herzens künstlich aufrechterhalten werden, bis das Spenderherz implantiert ist und seine Funktion aufgenommen hat. Der Körper des Empfängers wird auf 28–30 °C abgekühlt, um die Stoffwechselaktivität so weit zu reduzieren, daß möglichst keine Schäden unter der Herz-Lungen-Maschine entstehen.

Die operative Technik selbst kann hier nicht im einzelnen besprochen werden, ebensowenig die Anwendung und die Probleme der Herz-Lungen-Maschine; diese wird bei vielen anderen Operationen auch angewandt, die Probleme unterscheiden sich dabei kaum.

Nach Beendigung der Operation wird der Körper langsam erwärmt, das Herz elektrisch defibrilliert, eine Schrittmachersonde eingebracht. Die Reperfusionsdauer beträgt in der Regel mindestens 45 Minuten oder ein Drittel der gesamten

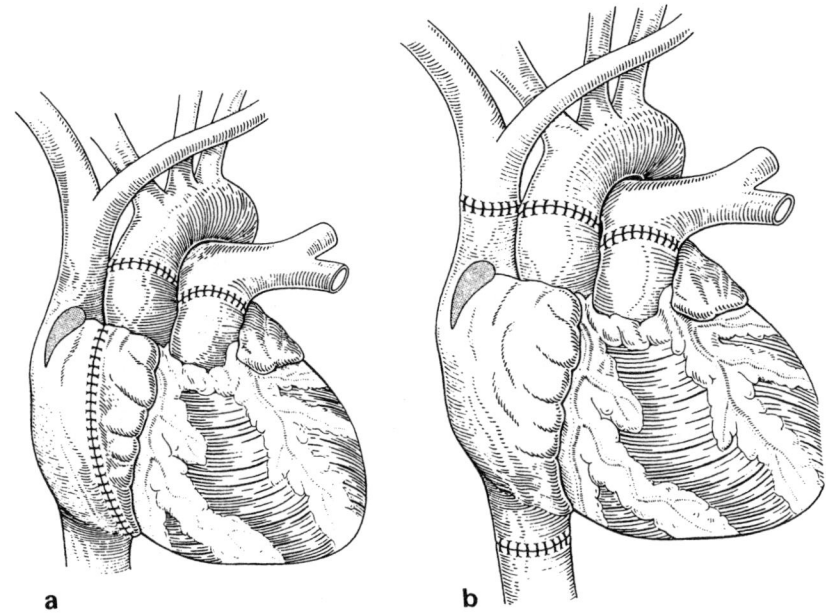

a   b

Abb. 1: Herz-Naht-Technik. a: Orthotope Herztransplantation (klassische Technik nach Shumway): Die Implantation beginnt mit der linksatrialen Nahtreihe kranial am Lateralrand in Höhe des exzidierten Herzohres beim Empfänger. Nach Vervollständigung der Anastomose wird die laterale rechtsatriale Wand von der V. cava inferior aus in Richtung des Herzohres eingeschnitten, um Kongruenz zwischen den beiden rechten Vorhöfen zu erreichen, da bei Verziehungen eine höhergradige Trikuspidalinsuffizienz resultieren kann. Anschließend werden die Pulmonalis- und Aorten-Anastomosen fertiggestellt. Zwei ventrikuläre Schrittmacherdrähte und eine atriale Elektrode werden in der Reperfusionsphase aufgebracht. b: Orthotope Herztransplantation (modifizierte Technik): Alternativ zur klassischen Technik wird zur Verringerung der Trikuspidalinsuffizienz eine modifizierte Technik unter Anastomosierung der V. cava superior und V. cava inferior und Intaktlassung des gesamten Spenderherzens durchgeführt.

Ischämiedauer. Der Abgang von der Herz-Lungen-Maschine und das Einsetzen der Funktion des «neuen» Herzens stellen eine sehr heikle Phase dar, die sorgfältig überwacht und medikamentös unterstützt und begleitet werden muß.

Frühkomplikationen

Unmittelbar postoperativ (in wenigen Stunden oder Tagen) kann es zu einer hyperakuten Abstoßung kommen, klinisch sichtbar am biventrikulären «Pumpversagen». Sie ist bedingt durch präformierte Autoantikörper. Wenn durch Plasmapherese oder hohe Immunsuppression keine schnelle Besserung eintritt, bleibt nur der problematische Weg einer sofortigen Retransplantation, sofern ein weiteres Spenderherz zur Verfügung steht.

Die pulmonale Hypertonie (Hochdruck der Lungengefäßbahn) mit nachfolgendem Rechtsherzversagen ist eine der Haupttodesursachen nach Herztransplantation.

Innerhalb der ersten dreißig Tage kann ein unklares Transplantatversagen auftreten; dies scheint an Vorschädigungen oder verlängerter Ischämiezeit des Spenderherzens zu liegen. Weitere Komplikationen sind: Blutungen, besonders im Perikard oder im Brustkorb, die bis zur Herztamponade führen können; Rhythmusstörungen, niedriger Blutdruck; Atmungskomplikationen; Nierenprobleme, die bis zur Dialyse führen können; verschiedenartige Funktionsstörungen des Gastro-Intestinaltraktes; schließlich neurologische und psychische Störungen. Die peri- und frühpostoperative Sterblichkeit beträgt 8–15 %.

Langzeitkomplikationen

Herztransplantierte Patienten werden in den ersten zwei Monaten wöchentlich, danach etwa alle vier bis acht Wochen kontrolliert, ab dem zweiten Jahr in etwa dreimonatigen Abständen. Um Abstoßungen rechtzeitig zu erkennen, wird bei jeder Kontrolle eine Herzbiopsie mittels Punktion über eine Halsvene durchgeführt. Es werden heute mehrere Methoden überprüft, um nichtinvasiv eine Organabstoßung wirksam erkennen zu können. Die Ergebnisse sind jedoch bis heute nicht ausreichend zuverlässig und zufriedenstellend, so daß die Herzmuskelbiopsie die einzig sichere Methode bleibt.

Die Langzeitprobleme sind vielfältig und hängen unter anderem mit der Immunsuppression (s. unten) zusammen. Bradykarde und tachykarde Rhythmusstörungen treten auf; 10 % der transplantierten Patienten benötigen einen Herzschrittmacher; Klappenprobleme können ebenfalls auftreten. 70 – 90 % der herztransplantierten Patienten entwickeln einen Bluthochdruck; dabei sind die tagestypischen Schwankungen aufgehoben, sie erfahren sogar eine Umkehr. Medikamentenbedingt (Cyclosporin) kommt es bei einigen Patienten, in etwa 1 % der Fälle, zu einer Nierenschädigung, die gravierende Ausmaße erreichen kann (bis zur Dialysepflichtigkeit und nachfolgender Nierentransplantation). Im Verdauungstrakt können Infektionen auftreten, Geschwüre, Pankreasentzündungen; die Häufigkeit von Gallensteinen ist mit 40 % doppelt so hoch wie bei der Normalbevölkerung. Des weiteren können Übergewicht, Diabetes mellitus, Cholesterinerhöhungen, erhöhte Harnsäure auftreten. Eine Osteoporose ist bei über der Hälfte der Patienten anzutreffen, die zu aseptischen Knochennekrosen, Wirbelkörperfrakturen und Hüftgelenkproblemen führen kann (im wesentlichen als Folge der Cortisonbehandlung). Viele Patienten haben außerdem, medikamentös bedingt, Ödeme an den Beinen, die wiederum medikamentös ausgeschwemmt werden müssen. Bis zu 15 % der Herztransplantierten leiden an zerebralen Krampfanfällen.

Im Langzeitverlauf, als Folge der Immunsuppression, kommt es gehäuft zum Auftreten von bösartigen Erkrankungen. Das Risiko beträgt 1 – 2 % pro Jahr, ist insgesamt um das 10- bis 100fache höher als in der vergleichbaren Bevölkerung. Besonders häufig sind Tumore der Haut, das Kaposisarkom sowie Lymphome.

Die durchgeführte Immunsuppression bringt ein erhöhtes Risiko der Infektionen mit sich, auch mit ganz seltenen Erregern. Infektionen stellen die häufigste Todesursache nach Herztransplantation dar. Es können Infektionen an allen Organen auftreten, besonders häufig befallen sind Lunge, Leber, Herz und Gehirn. In den meisten Fällen handelt es sich um Bakterien, gefolgt von Viren, Pilzen und Protozoen – auch opportunistische Infektionen kommen vor. Die Behandlung ist schwierig und langwierig, oft selbst Ursache von Komplikationen; das Management der Infektionsbehandlung spielt nach Herztransplantation eine ganz prominente Rolle.

Die Immunsuppression

Transplantierte Organe werden vom Empfänger als Fremdeiweiß erkannt, sein Organismus bildet lebenslänglich Antikörper gegen das Organ, um das Fremde zu entfernen. Dieser an sich völlig normale Vorgang ist aber bei der Transplantation das Hauptproblem geworden.

Die Häufigkeit der akuten Abstoßung ist nach Nieren-, Herz- und Lebertransplantation etwa gleich, nach Lungen- und Pankreastransplantationen etwa 10 % höher. Andere Arbeiten beschreiben die allgemeine Abstoßungsgefährdung beim Herzen etwas höher als bei Niere oder Leber.

Der Organismus des Empfängers, der das gespendete Organ als fremd erkannt hat, kann sich über verschiedene und sehr differenzierte Wege gegen das Fremde zur Wehr setzen: einmal über im Blut kreisende Antikörper (humorale Abwehr); dann über spezielle Untergruppen der weißen Blutkörperchen (zelluläre Abwehr); schließlich spielen Aktivierungssubstanzen (Zytokine, Interleukine) eine ganz entscheidende Rolle. Dieser komplexe Vorgang schützt vor Entzündungen, Tumoren und auch Fremdem (z.B. Organe) gleichermaßen.

Um das transplantierte Herz funktionsfähig zu erhalten, müssen verschiedene Substanzen gegeben werden, die die Immunantwort des Körpers unterdrücken und die Abstoßung verhindern sollen; gleichzeitig liegt aber in der Medikation selber die Ursache der erhöhten Infektions- und Tumorrate.

Im wesentlichen werden heute drei Substanzgruppen gegeben: Cortison hemmt an verschiedenen Stellen die Antwort des Immunsystems; Azathioprin hemmt die Zellteilung der T-Lymphozyten; Cyclosporin A (und das neuere Tacrolimus) hemmen die Freisetzung des Aktivierungsstoffes Interleukin. Zudem werden zu Beginn (Induktion) oder bei akuter Abstoßung verschiedene Antikörper gegen Lymphozyten oder Empfänger-Antikörper gegeben, um die Abstoßung zu drosseln.

Meist wird bereits auf dem Weg in den Operationssaal mit der Immunsuppression begonnen, so daß bereits postoperativ die ersten Infektionsprobleme auftreten können.

Zur Verringerung der Abstoßungsgefahr wird darauf geachtet (durch verschiedene Tests), daß sich Empfänger und Spender immunologisch so ähnlich wie möglich sind, so z.B. in den Blutgruppen, bei HLA-Antigenen sowie im Cross-match-Test (direkte Prüfung unmittelbar vor der Transplantation, ob ein potentieller Empfänger Antikörper gegen das Spenderherz besitzt). Da jedoch einige Tests drei Stunden und mehr dauern, kann bei der Transplantation eines Herzens nicht auf alles Rücksicht genommen werden, weil die Ischämiezeit des Herzens sonst überschritten würde. Ganz allgemein gilt: Je größer die immunologische Ähnlichkeit, desto geringer scheinen die Abstoßungsvorgänge zu sein. Dennoch: Das transplantierte Organ wird vom Organismus ein Leben lang als fremd empfunden, so daß die Immunsuppression lebenslang stattfinden muß. Die ganz wenigen Ausnahmen werden weiter unten besprochen.

In ganz seltenen Fällen – regelmäßig bei Knochenmarkstransplantationen – tritt ein Phänomen auf, das menschenkundlich hochinteressant ist: Auch der Empfängerorganismus ist – unter dem umgekehrten Gesichtspunkt – für das Spenderorgan natürlich fremd; in den angesprochenen Fällen bilden immunkompetente Zellen im Spenderorgan Antikörper gegen den Empfängerorganismus. Wir sehen an diesem Beispiel, daß die immunologischen Phänomene wesentlich tiefer greifen, als daß man sie nur als ein technisch-medikamentöses Problem beschreiben könnte.

Die drei Arten der Abstoßung

Die hyperakute humorale Abstoßung ist bereits geschildert worden. Sie stellt eine sehr ernste Komplikation dar.

Die zweite Art der Abstoßung: Fast alle transplantierte Herzpatienten erleiden im ersten Jahr eine akute Abstoßung, die in etwa 70 % der Fälle zellulär, in 30 % gemischt vermittelt wird. Risikofaktoren sind: *junger Empfänger* und *weiblicher Empfänger*. Abstoßungsreaktionen sind in den ersten 24 Monaten für 15 – 25 % der Todesfälle verantwortlich. Etwa 40 % der Patienten erleiden eine behandlungsbedürftige Abstoßung im ersten Jahr, 20 % erleiden mehr als eine Episode. Anzeichen dafür sind Leistungsabfall, Abgeschlagenheit, erhöhte Temperatur, Unruhe, Gereiztheit, Gewichtszunahme, Luftnot und Schmerzen.

Nicht selten sind Abstoßungsreaktionen dieses zweiten, zellulär vermittelten Typs schwer abzugrenzen von Infekten. Eine Differenzierung ist aber notwendig, weil die Abstoßung mit Erhöhung der Immunsuppression «therapiert» wird, die Infektion aber gerade nicht. Zur Therapie der Abstoßung kommen dann verschiedene Antikörper zum Tragen, zusätzlich zu den gängigen Mitteln.

Das Herz zeigt bei Abstoßungsreaktionen verschiedene Grade von Zellinfiltrationen, die die Funktion beeinträchtigen können. Bis heute ist die Myokardbiopsie die einzig sichere Methode, um eine solche akute Abstoßung zu erkennen.

Es gibt eine dritte besondere Form der Abstoßung, die chronische Abstoßung: Dies ist die Transplantatvaskulopathie, die nach sieben Jahren etwa 50 % der Herzen befällt. Es handelt sich im wesentlichen um eine diffuse konzentrische Intimaverdickung, um eine massive Intimaproliferation, um eine Vaskulitis oder um arteriosklerotische Plaques. Klinisch beobachtet man stumme Infarkte (stumm, weil das transplantierte Herz denerviert ist und keine Schmerzen vermittelt), Herzvergrößerungen, Rhythmusstörungen, Funktionsbeeinträchtigungen, einen plötzlichen Herztod. Zur Erkennung wird die jährliche Durchführung einer Herzkatheteruntersuchung empfohlen. Als Ursache werden viele Faktoren diskutiert: langsame Immunvorgänge im Sinne einer nicht beeinflußbaren Abstoßung, Gefäßschäden durch die Ischämiephase, Fettablagerungen, chronische Infekte, der hohe Blutdruck sowie die Medikamente selbst.

Ähnliche Schäden sind in vergleichbarer Häufigkeit bei allen anderen transplantierten Organen zu finden. Betroffen sind immer tubuläre Systeme. Es handelt sich nicht um ein alleiniges Herzproblem, auch wenn jedes transplantierte Organ spezielle Besonderheiten zeigt. Es besteht gegenwärtig so gut wie keine Therapiemöglichkeit dieser chronischen Transplantatvaskulopathie; sie stellt heute das gravierendste organbezogene Problem nach Herztransplantation dar. Letztlich besteht nur die Möglichkeit einer Retransplantation – mit allen ihren Problemen.

Folgen der Denervation des Herzens

Das transplantierte Herz ist naturgemäß nicht an das Nervensystem des Empfängers angebunden. Es schlägt autonom, soweit es Blut und Sauerstoff bekommt, weil der Sinusknoten eine spontane Automatie besitzt.

Das denervierte Herz besitzt daher eine höhere Ruhefrequenz (90 – 110 Schläge/Min.); bei körperlicher oder seelischer Belastung fällt die schnelle Anpassung weg, da Nervenimpulse des Empfängerorganismus nicht auf das Spenderherz übertragen werden können. Die Anpassung erfolgt erst später, wenn infolge der Belastung Hormone ausgeschüttet werden und diese über den Blutweg ans Herz gelangen. Die Funktion des Herzens erreicht aber nicht Normalwerte, da die neurale Komponente fehlt. Die Gabe von Medikamenten muß ebenfalls sorgfältig abgewogen werden, da das denervierte Herz überreagiert bzw. anders reagiert.

Angina pectoris-Schmerzen als Folge von Sauerstoffmangel, z.B. beim Herzinfarkt und bei der Transplantatvaskulopathie, werden nicht empfunden, da keine Nervenverbindungen bestehen. So können klinisch stumme Herzinfarkte auftreten.

Vereinzelt ist berichtet worden, daß nach sieben Jahren oder länger eine partielle Reinnervation des implantierten Herzens stattfinden kann.

Psychische Veränderungen

Nach der Herzerkrankung mit den entsprechenden Beschwerden (u.a. Luftnot, Enge in der Brust, Einschränkungen aller Art), nach der in der Regel langen Wartezeit kommt für den Patienten nun endlich die Operation. Das allein sind bereits Faktoren, die Persönlichkeitsveränderungen erzeugen können.

Bereits jede Narkose kann psychische Veränderungen hervorrufen. Bei der Herztransplantation kommt außerdem der Einsatz der Herz-Lungen-Maschine hinzu, das heißt, der Kreislauf wird von einem pulsatilen Fluß auf einen kontinuierlichen Fluß umgestellt; welche psychischen Folgen diese temporäre Umstellung für den Patienten haben kann, ist bis heute nicht ausreichend untersucht.

Dann die Situation nach der Operation: Der Patient ist nun unwiderruflich ein Herztransplantierter. Seine Hoffnungen konzentrieren sich auf das «neue» Herz; er hofft, daß es nicht abgestoßen werden möge und weiter seinen Dienst tue, davon hängt sein Leben ab.

Ein Teil der Patienten genießt das große Interesse und die Aufmerksamkeit, die ihnen entgegengebracht werden. Das steigert ihr Selbstwertgefühl; oft werden dann dramatisch gefärbte Einzelheiten erzählt. Manche Autoren sprechen von einem «syndrome of grandiosity», das manische Züge aufweist. Das andere Extrem sind Patienten, die die Transplantation als Stigma ansehen und am liebsten geheimhalten würden.

Wir dürfen aber nicht vergessen, daß die Medikamente, die zur Immunsuppression notwendig sind (Cortison, Imurek u.a.), ebenfalls Wesensveränderungen erzeugen können. Auch beobachten wir weitere «Störungen»: Körperbildstörungen, starke Beschäftigung mit dem Spender, Partnerprobleme, Selbstwertstörungen, sexuelle Probleme, Ängste, neurotische Verarbeitungen, Verzweiflung, Ablehnung und vieles andere.

Die Störungen sind so individuell verschieden, daß es kaum möglich ist, einen gemeinsamen Nenner zu beschreiben. Vielleicht läßt sich anhand der Literatur die Situation am ehesten mit Verleugnungen, Bagatellisieren sowie Resignieren beschreiben.

Ein ganz anderer Aspekt sind Beschreibungen von herztransplantierten Patienten, die Eigenarten, Neigungen, Geschmack, Lebensgewohnheiten, Charaktereigenschaften annehmen, die sie vor der Transplantation nicht hatten. Nach Recherchen stellte sich dann heraus, daß dies Eigenschaften des Spenders waren.[24–28] Diesem Problem geht die Transplantationsmedizin aber nicht nach; nach dem Menschenbild, das ihr zugrunde liegt, wird ja nur ein Organ transplantiert. Nach Auffassung der Transplantationsmedizin hat das, was den Menschen ausmacht, seinen Sitz im Gehirn – also können nach ihrer Meinung diese beschriebenen psychischen Veränderungen schlicht nicht auftreten. Dieses Erklärungsmuster scheint mir jedoch zu einfach und entspricht nicht einem wissenschaftlich redlichen Vorgehen.

Kritische Würdigung

Nach den vorangegangenen Kapiteln können wir nun einige menschenkundliche Aspekte der Herztransplantation besprechen, unter Berücksichtigung der menschlichen Wesensglieder.

Wir haben den Vorgang der Herzverpflanzung ausführlich betrachtet. Oberflächlich gesehen ist diese Transplantation heute machbar, den Patienten geht es besser als vorher, sie leben weiter. Aufgrund der Probleme nach der Herzverpflanzung wäre es aber verfehlt, davon zu sprechen, daß sie nun gesund sind. Hypertonie, Hypercholesterinämie und andere Erscheinungen treten auf. Die tageszeitliche Starre des Blutdruckes, also die Aufhebung oder gar die Umkehr der zirkadianen Schwankungen, sind Zeichen dafür, wie schwer und tief in die Regulation des Organismus krankmachend eingegriffen worden ist. Das denervierte Herz ist nur über den humoralen Weg in die Gesamtheit des Organismus eingebunden, die schnelle, über Nerven vermittelte astrale Eingliederung ist aufgehoben. Das Herz wird nie ganz in den Organismus eingegliedert. Lebenslänglich muß die Immunsuppression durchgeführt werden, um eine lebensgefährdende Abstoßung zu verhindern. Immunologisch bleibt das Herz fremd. Wir können zwar die akute Abstoßung (teilweise) unterdrücken, die chronische, die auch zur Transplantatvaskulopathie führt, ist aber nicht zu meistern. Auch wenn das transplantierte Herz (z.B. bei Kindern) teilweise mit dem Empfängerorganismus mitwächst, auch wenn nach etwa sieben Jahren eine gewisse Reinnervation beginnt – es bleibt ein fremdes Organ.

In vereinzelten Situationen, z.B. bei Herz- und Lungentransplantation gleichzeitig oder bei Lebertransplantation, kann auf eine Immunsuppression verzichtet werden.[29] Daraus darf aber nicht der Schluß gezogen werden, daß das Organ immunologisch angenommen worden sei. Es scheint vielmehr eine «Erschöpfungssituation» vorzuliegen, die man auch Chimerismus nennt: Das Immunsystem des Empfängers «resigniert», «erschöpft» sich angesichts der großen Masse des Fremdeiweißes; es «toleriert» das Fremdbleibende und verzichtet auf die Bildung von Antikörpern. Das implantierte Organ bleibt also fremd, wird jedoch toleriert.

Können wir dieses Phänomen menschenkundlich verstehen? Immunologische Vorgänge sind eine Aktivität des Ich im Ätherisch-Physischen; es handelt sich um die Individualisierung auf physiologischer Ebene. Das gespendete Herz bleibt fremd, es unterliegt der individuellen Prägung der Spenderindividualität. Beim Empfänger müssen wir aber genau diesen physiologischen Vorgang, der die Individualität aufrechterhält, unterdrücken, um das gespendete Organ erhalten zu können. Die Medikamente selbst haben nicht geringe Nebenwirkungen. Der Effekt ist gravierend: Der Organismus, gleichsam wehrlos, kann überschwemmt werden von fremdem Leben (Bakterien, Protoson, Pilze sowie Viren). Auch hier spricht man von opportunistischen Infektionen; die Tumorrate ist erschreckend hoch – das Bild erinnert an die immunologische «Wehrlosigkeit» von HIV-Erkrankten.

Die Zusammenhänge zwischen Psyche und Immunsystem sind heute vielfach untersucht. Es ist bekannt, daß eine seelisch ausgeglichene und positive Haltung eine bessere Immunlage bedeutet, wichtig z.B. bei Tumorerkrankungen. So könnte es sein, daß eine ausgeglichene und positive Haltung bei transplantierten Patienten eine bessere Immunaktivität zur Folge hat; dies könnte wiederum zu einer erhöhten Abstoßung führen! Dieser sehr wichtige Fragenkomplex ist aber meines Wissens bisher weder formuliert noch untersucht worden.

An diesen Phänomenen können wir erkennen, daß durch eine Transplantation das Wesensgliedergefüge des Empfängers tiefgreifend gestört werden muß. Könnten eventuell auch dadurch Persönlichkeitsveränderungen mitbedingt sein? Was bedeutet dieser Zustand, der notwendige tiefgreifende Eingriff in die Immunität des Empfängers, für das Karma des Transplantierten? Es sind ernste Fragen, die wir im Moment nicht beantworten können; nur der Empfänger selbst kann für sich entscheiden, ob er diesen Weg gehen will.

Wir haben die Situation des Herzerkrankten besprochen, die Wartezeit bis zur Verpflanzung geschildert, die immunologisch veränderte Lage kritisch betrachtet. Bei der Herzverpflanzung kommt außerdem die Herz-Lungen-Maschine zum Einsatz, das heißt, daß für die Zeit der Operation zur Kühlung ein kontinuierlicher Fluß hinzukommt, kein pulsatiler Kreislauf, wie physiologisch gegeben, vorliegt. Bei dieser Kreislaufsituation ist das rhythmische Eingreifen des Astralleibes «aufgehoben». Kann hier auch eine Mitursache für Persönlichkeitsveränderungen vorliegen? Oder liegen diese am Organ selber? Wird dann etwas übertragen? Oder wirkt das Ganze so tiefgreifend in das Wesensgliedergefüge, daß die Persönlichkeitsveränderung daraus resultieren kann? Ändern sich gewohnheitsbetonte Merkmale (dies wären vom Ätherleib vermittelte Eigenschaften)? Ändern sich dagegen Eigenschaften, die mehr von Sympathie und Antipathie geprägt sind, so wären diese vom Astralleib vermittelt. Änderten sich stärker die Charakterzüge, so würde es sich um eine Prägung der Ich-Organisation handeln, die durch das Organ vermittelt wird.

Auch scheint es Unterschiede zu geben, je nachdem, welches Organ transplantiert wurde. Hängen die Veränderungen also doch vom jeweiligen Organ ab? Auch das wäre aus der anthroposophischen Menschenkunde verständlich, denn jedes Organ hat eine andere Beziehung zu den menschlichen Wesensgliedern.

Da dieser Fragenkomplex so gut wie nicht untersucht ist (weil solche psychischen Veränderungen nach dem der Transplantationsmedizin zugrundeliegenden Menschenbild nicht auftreten können), fehlt uns die nötige Phänomenologie, um nach fundierten Antworten suchen zu können. Wir ahnen jedoch, daß wir in einen Bereich hineingreifen und Situationen verändern, die tief reichen, wahrscheinlich bis ins Karmische – wesentlich tiefer jedenfalls, als es vordergründig mit dem Wort «Herztransplantation» beschrieben werden kann.

Bei der Herztransplantation (aber auch bei der Transplantation von anderen vitalen Organen, deren Funktion nicht künstlich ersetzt werden kann, wie es z.B. bei der Niere durch die Dialyse der Fall ist) muß die Immunsuppression relativ hoch dosiert werden, um «sicher» Abstoßungen zu unterdrücken. Aus dieser Tatsache erklären sich die hohen Komplikationen. Wenn wir berücksichtigen, daß Rudolf Steiner das Herz als «Bereiter des warmen Blutes» bezeichnet – über die Wärme verbindet sich das Ich mit dem Leib[30] –, so haben wir es bei der Herztransplantation mit einer ganz besonderen Situation zu tun. Wird die Ich-Verbindung mit dem Leib durch das «neue» Organ gestört? Wird die individualisierte Wärmebereitung so verändert, daß nun eine Abgrenzung zwischen innen und außen nicht mehr in der richtigen Weise stattfinden kann?

Der Spender

Bisher haben wir die Transplantation aus der Sicht des Empfängers betrachtet. Diese Betrachtungsweise ist heute die übliche; wir haben einige Fragen dazu besprochen. Wir dürfen aber nicht vergessen, daß eine Herzverpflanzung ohne Spender gar nicht möglich ist. Die heute geltend gemachte Meinung, das heute übliche Paradigma besagt: Es handelt sich um eine Leichenspende, da der «Hirntod» dem bereits eingetretenen Tod des Menschen gleich-«gesetzt» wird. Diese Festsetzung sei eine naturwissenschaftliche Tatsache.

Auf diese Weise wird aber ein ethisch schwieriges Problem utilitaristisch aus der Welt geschafft. Der Arzt hat einen Heilerwillen, juristisch gesprochen einen Heilauftrag, der sich auf den individuellen, ihm anvertrauten Patienten richtet. Eine Fremdnützigkeit ist nicht im Sinne dieses Auftrages. Die Situation zwischen Arzt und Empfänger entspricht diesen Prinzipien: Der Empfänger kann sich äußern, seine Wünsche artikulieren, er wird zu seinem Wohl behandelt. Ganz anders dagegen die Situation zwischen Arzt und Spender: Der bewußtlose Spender kann sich nicht mehr äußern und wird nach Feststellung des sogenannten Hirntodes zugunsten eines ihm unbekannten Dritten weiterbehandelt; das ist also eine typische fremdnützige Situation. Die Behandlung wird intensivmedizinisch zudem intensiviert, um die Organe optimal «am Leben zu erhalten». Gerade wegen dieser besonderen Situation zwischen Arzt und Spender ist hier unsere besondere Aufmerksamkeit nötig.

Betrachten wir nun die Phänomenologie des Menschen im sogenannten Hirntod näher.[31–35]

Bei Menschen, bei denen der Hirntod eingetreten ist, sind unter anderem durch Unfall, Blutung oder Operation die Funktionen des gesamten Gehirns (Groß-, Klein- und Stammhirn) unwiderbringlich erloschen; im Organ ist keine Durchblutung mehr meßbar; es sind künstlich beatmete Menschen.

Das Wort «Hirntod» ist allenfalls eine brauchbare Näherung an eine schwerwiegende Erkrankung des Gehirns; daß die notwendigen Tests nicht so sicher sind, wie heute behauptet wird, muß der Vollständigkeit halber zumindest erwähnt werden.[36] Reflexe, die an das Gehirn gebunden sind (Lid- und Kornealreflex, Schluckreflex sowie Atmung, um nur einige zu nennen), sind unwiderbringlich erloschen. Reflexe aber, die an das Rückenmark gebunden sind (z.B. Erektion, sog. Lazarusreflex oder Massenbewegungen von Muskelgruppen) sind noch vorhanden. Die willkürliche Trennung zwischen hirngebundenen Reflexen, die zum Leben gehören, und Rückenmarksreflexen, die «nur» Reflexe seien (und daher nicht mehr zum Leben gehören sollen), ist schlicht unzulässig.

Wir nehmen bei Menschen, bei denen der Hirntod eingetreten ist, auch andere Lebensphänomene wahr: Das Herz schlägt, der Blutdruck ist vorhanden, die Körpertemperatur ist zu messen. Diese Menschen schwitzen, scheiden aus, bilden Hormone, Antikörper, Eiweiß etc.; sie werden ernährt, können sogar Durchfall oder Verstopfung haben. Schließlich müssen die zwei Patientinnen in den Kliniken von Filderstadt und Erlangen erwähnt werden, die im sogenannten Hirntod waren (die Kriterien, die die Ärztekammer bei dieser Definition vorsieht, waren erfüllt!) und ein Kind austrugen, die Patientin in Erlangen bis zum Abort, bei der Patientin in Filderstadt wurde das Kind gesund geboren. Das sind biologische «Beweise», daß diese Patientinnen nicht tot waren (trotz erfüllter Tests), da in ihnen Leben war; in einer Leiche kann sich kein Leben entwickeln! Um das Problem zu umgehen (in Wirklichkeit müßten die beschriebenen Tatsachen dazu führen, das Konzept zu revidieren!), werden von einigen Wissenschaftlern makabere Ausdrücke benutzt, die ins Reich des Absurden gehören: Sie bezeichnen die genannten Patienten als «beatmete Kadaver» (H. M. Sass) oder als «beatmeten Uterus» (B. Reichart). Es muß jedoch gesehen werden: Ein Mensch kann beatmet werden, da die innere Atmung funktioniert; eine Leiche kann dagegen «aufgeblasen», nie aber be-atmet werden!

Diese Menschen, bei denen der Hirntod eingetreten ist, werden dann als Organspender in den Operationssaal gefahren. Es werden ihnen unter Narkose (Analgesie, Sedierung oder/und Relaxierung) Organe entnommen. Selbst unter dieser Situation (für tot erklärt und unter Narkose!) zeigen sich vegetative Reaktionen: Der unbewußt erlebte Schmerz des Hautschnittes bewirkt Massenbewegungen der Muskulatur, Pulsanstieg, Blutdruckanstieg sowie Hormonsekretion, wie bei jedem anderen Operierten auch.[37] Können Menschen, die solche Lebenszeichen von sich geben, tot sein? Es wird wieder behauptet, dies seien alles lediglich Reflexe, die nichts mit dem Leben zu tun hätten. Wo gehören aber Reflexe hin, wenn nicht zum Leben?

In diesen Menschen ist Leben, sonst könnten wir keine lebensfähigen, durchbluteten Organe entnehmen. Aber um welches Leben handelt es sich, wenn nicht ausschließlich um menschliches Leben? Menschliches Leben ist immer menschliches Leben.[38]

Biologisch handelt es sich zweifelsohne um Menschen, die schwerstkrank sind, um Sterbende. Der Ätherleib ist aber noch mit dem physischen Leib verbunden, da viele Funktionen der Physiologie noch wahrzunehmen sind; der Astralleib ist ebenfalls noch mit dem physischen Leib verbunden, da Muskelbewegungen, Drüsensekretion und Blutdruck vorhanden sind; es fehlt dagegen die Koordination, die Sinngebung, da das Ich durch die Zerstörung des Gehirns nicht mehr so eingreifen kann wie zu gesunden Zeiten.

Menschenkundlich, biologisch und phänomenologisch betrachtet, handelt es sich bei diesen Menschen um Schwerstkranke, um sterbende Menschen, aber nicht um Tote. Korrekt bezeichnet muß dieses Krankheitsbild heißen: irreversibles, nekrotisierendes Hirnversagen. Jede Diskussion um Organentnahme muß von dieser Tatsache ausgehen.

Daß wir bei solchen Patienten keine Anzeichen von Wahrnehmungen erkennen, daß sie uns von möglichen Wahrnehmungen oder Bewußtseinsinhalten nichts erzählen können, läßt nicht den Schluß zu, sie würden sie tatsächlich nicht haben. Wir müssen vielmehr die Frage stellen: Was erleben diese Menschen in diesem Zustand? Ist es vielleicht eine intensive, längere, gleichsam vorweggenommene Rückschau? Wir können es nur ahnen – wir wissen es nicht. Was bedeutet dieser Zustand für ihr weiteres nachtodliches Leben, für ihr nächstes Erdenleben? Was bedeutet die Organentnahme für den Spender, wenn er sie selbst wollte? Oder gar, wenn andere entschieden haben?

Wir dürfen nicht vergessen, daß durch die Handlung eines Dritten dieses sterbende Leben jetzt und hier beendet wird. Was bedeutet dies für die Akteure (für diejenigen, die etwas tun)? Wenn bei der Organentnahme – jeder Organentnahme – der Spender ein Sterbender ist, welche Schuld lädt der Chirurg auf sich? Analog zum Schwangerschaftsabbruch[39] können wir vielleicht annehmen, daß es für den Spender, wenn er sich bewußt geäußert hat, keine allzugroßen karmischen Folgen hat – aber für den Chirurgen um so mehr.

Im Sinne des ethischen Individualismus[40] ist lediglich eine Lösung denkbar: Nur der Spender kann zu früheren Zeiten eine Verfügung getroffen haben, ob er spenden will oder nicht – ganz im Sinne der engen Zustimmungslösung. Ärzte und Pflegende unterliegen ihrer Gewissensfreiheit – wie bei der Abtreibung auch! Nur so sprechen wir die gleichen Rechte, die jeder Empfänger für sich in Anspruch nimmt (selber entscheiden zu können und zu müssen!), Spendern und «Tätern» gleichermaßen zu.

Im sogenannten Hirntodkonzept wird immer behauptet, der Mensch im Hirnversagen sei ein Toter, weil mit der Feststellung dieses Zustandes ein «point of no return» erreicht sei. Es stimmt, daß die Unumkehrbarkeit – bei korrekter und strenger Diagnosestellung – gegeben ist. Damit ist aber lediglich das sichere Sterben gegeben, mehr ist daraus nicht abzuleiten!

Bei der Todesfeststellung des Menschen im Hirnversagen blickt man lediglich auf das, was fehlt, auf die verlorenen Funktionen – man vergißt aber, darauf zu achten, welche Funktionen noch vorhanden sind. Bewußtsein ist verloren, aber Leben ist noch vorhanden, menschliches Leben! Bewußtsein kann jedoch nicht mit Leben gleichgesetzt werden.

Bemerkenswert ist, daß viele Wissenschaftler, die bisher den Hirntod als Definition für den Tod des Menschen befürworteten, heute ihre Meinung revidieren; es gibt einige wissenschaftliche Arbeiten mit der offenen Forderung, es sei Zeit, den Hirntod als Definition für den Tod des Menschen zu verlassen; wir hätten es hier mit sterbenden Menschen zu tun.[41–45]

Als Angst- oder Erpressungsargument wird gegen die enge Zustimmungslösung angeführt, daß Kinder als Organspender dann nicht mehr zur Verfügung stünden. Rechtlich stimmt dieses Argument nicht: Die Eltern als Sorgeberechtigte können und müssen für Kinder entscheiden. Daß eine solche Entscheidung die Eltern überfordert und moralisch fast unmöglich ist, steht auf einem anderen Blatt.

Wenn der Spender kein Toter, sondern ein Sterbender ist, dann sei doch die Organentnahme eine Tötung – wird entsetzt argumentiert; Ärzte töten aber nicht! Nun gut, was geschieht aber bei der Abtreibung? Um dieses Problem zu umgehen, wird der Hirntod dem Tod des Menschen gleichgesetzt …

Analog der Situation bei der Abtreibung kann die Organentnahme beim Hirnversagen straffrei gestellt werden, wenn der Spender zu früheren Zeiten seine Bereitschaft dazu ausdrücklich erklärt hat. Ärzten, Schwestern und Pflegern muß die freie Gewissensentscheidung garantiert werden.

Es ist wichtig zu betonen: Wir stellen nicht das Hirnversagen fest und entscheiden dann über die Art der Behandlung, sondern wir müssen einem schwerst erkrankten Menschen helfen und können trotz intensivmedizinischer Behandlung das Hirnversagen nicht verhindern.

Diese Betrachtungen allgemeiner Art zum Problem des Hirnversagens und der Organspende sind notwendig, da sich bei der Herztransplantation sehr viele seelische und menschenkundliche Fragen ergeben. Die entnommenen Organe sind zweifelsohne noch lebendig. Heißt das, daß bei der Implantation Ätherisches des Spenderorgans auf den Empfänger übergeht? Rudolf Steiner sagt deutlich, daß der Ätherleib nicht geteilt, zerschnitten werden kann.[46] Wir können uns die Situation daher so vorstellen, daß durch die Organkühlung die Lebensstrukturen eingefroren werden (für eine begrenzte Zeit, daher spielt die sogenannte Ischämiezeit eine so große Rolle, die für jedes Organ eine andere ist), bis das Organ im Organismus des Empfängers unter den Einfluß von dessen Ätherleib gelangt. Es sind Einprägungen, «Reste» des Spender-Ätherleibes, die ein Weiterleben ermöglichen. Da aber bis in die Eiweißstruktur hinein das Organ von den Wesensgliedern des Spenders individualisiert worden ist, bleibt das gespendete Organ für den Empfänger ein fremdes Organ.

Was geschieht auf der Ebene des Astralleibes? Es gibt eine interessante Stelle in Rudolf Steiners Vortragswerk, wo er schildert, daß es eine Zeit geben wird, in der einzelne Individualitäten für andere Individualitäten einen Leib vorgeburtlich vorbereiten. «Wir werden in der Lage sein, in einen Leib einzuziehen, der von einem Menschen hat zubereitet werden müssen, den wir besonders geschädigt haben; und der andere wird in der Lage sein, in unseren zubereiteten Leib einzutreten ... Wir werden gewissermaßen als Menschen in die Lage kommen, unsere physischen Leiber auszutauschen.»[47]

Es handelt sich bei dem geschilderten Vorgang um eine freie Entscheidung eines geistigen Wesens, aus geistiger Überschau, einer konkreten anderen Individualität gegenüber, die man früher geschädigt hat. Die Organverpflanzung ist das physische, krankhafte Zerrbild dieses Vorganges – alle Elemente, die eine solche Entscheidung vorgeburtlich ausmachen, fehlen dabei.

Herz und Gewissen[1, 48–52]

Welche Bedeutung hat das Herz innerhalb der menschlichen Organisation? Nehmen wir zur Beantwortung dieser Frage zunächst die Sprache zu Hilfe; sie drückt eine tiefe Weisheit aus, die ernst zu nehmen ist. Wir sagen: «Unter dem Herzen tragen»; «ich liebe dich von ganzem Herzen»; «man sieht nur mit dem Herzen gut» (aus: *Der kleine Prinz* von A. de Saint-Exupéry); «herzliche Grüße». In diesen wenigen Beispielen drückt sich die Wirklichkeit der sprachlichen Bilder aus.

Wenn das Zentrum des Menschen tatsächlich das Gehirn sein sollte («Ich bin mein Gehirn» sagte mir einmal ein Chirurg!), so müßte man konsequenter Weise auch sagen: «zerebrale Grüße» oder «Ich liebe dich von ganzem Hirn.» Wir merken die Absurdität solcher Redewendungen – oder sollten wir solche Ausdrucksweisen nicht ernst nehmen?

Eine Patientin sagte nach der Herztransplantation, sie könne nicht mehr «herzlich» sagen, weil «das» nicht mehr ihr Herz sei. Ein anderer Patient gab an, er könne nie mehr sagen «Das kommt von Herzen», weil ihm sein Herz genommen worden sei; das Herz sei der Sitz der Seele und des Gewissens.[27]

Betrachten wir einige Vorstellungen über die Bedeutung von Herz und Gewissen in vergangenen Kulturen.

Im *alten Ägypten* wurde das Herz des Verstorbenen gegen die Maat gewogen, gegen die gerechte Ordnung (s. oben, S. 15 ff.). Das Herz war Sitz der Vernunft, des Denkens, des Überlegens, der Gefühle und des Gewissens; Gott sieht als oberster Richter «in das Herz». Das Herz, so die Anschauung der alten Ägypter, trägt den eigentlichen, gültigen und bleibenden Kern der Persönlichkeit ins Jenseits. In der *frühen griechischen Kultur* überkamen den Menschen Stimmungen und Antriebe von außen, in Form von Göttergestalten. Erst später entwickelt sich ein Bewußtsein für eine persönliche Verantwortung, ein Schuldbewußtsein (enthymion: die Schuld, die auf der Brust lastet; enkardion: das, was auf dem Herzen liegt). Im *Alten Testament* ist das Herz der Mittelpunkt des menschlichen Lebens, Sitz der Gefühle; es drückt das Verhältnis des Menschen zu Gott aus. Das Gewissen ist noch keine Stimme des Inneren, sondern die Stimme Gottes zum Inneren. Bei *Paulus* sind die Gesetze Gottes ins Herz geschrieben, das Gewissen gibt Zeugnis davon. Für *Augustinus* ist das Herz das Innerste und Wesentliche eines Menschen; cor ist gleichbedeutend mit conscientia als innere Einstellung und Gewissen. Für *Descartes* ist die Seele zu einem Wesen geworden, das nur über das Gehirn Verbindung zum Körper hat. Die elementare Erfahrung des Gefühlslebens in der Herzgegend erklärt er für eine Illusion, eine Täuschung. Das Herz ist in seiner Anschauung zum bloßen Hohlmuskel geworden, zu einer hydraulischen Maschine. Auch wenn *Blaise Pascal* noch einmal die intuitive Herzerkenntnis betont, verliert sie in der Folgezeit immer mehr an Bedeutung. Für *Erich Fromm, M. Schuler, Victor Frankl, Romano Guardini* und andere kann das Gewissen den Menschen dazu aufrufen, das zu werden, was er seinen Möglichkeiten nach sein kann – eine tiefe humanistische Gesinnung.

Die heutige Kardiologie und Psychosomatik zeigen uns ganz neue Aspekte und Beziehungen zwischen Persönlichkeit und Herz. So schreibt etwa Th. Fuchs: «Denn die Persönlichkeitsstruktur und das Verhaltensmuster des an koronarer Herzkrankheit leidenden Patienten sind nach psychosomatischen Erkenntnissen überdurchschnittlich häufig gekennzeichnet durch ein ständiges Ringen mit der Umwelt: Ehrgeiz, Erfolgsstreben, Konkurrenz- und Rivalitätsdenken, Ungeduld, Gereiztheit, latente Feindseligkeit und Unterdrückung von Gefühlen. Was bedeutet dies im Grunde anderes als den Verlust von mitmenschlicher Beziehungs- und Liebesfähigkeit – also die ‹Verhärtung des Herzens›?»[49]

Was sagen uns heute Herz und Gewissen? Durch beide erleben wir Selbsterfahrung, einen nachvollziehbaren Zusammenhang im eigenen Selbst; sie bilden eine unmittelbare Erfahrung des Selbst im Dialog mit sich selbst. Das Herz wird empfunden als Ort einer ganzheitlichen, intuitiven Erkenntnis, als «inneres Erkenntnisorgan». Das Gehirn dagegen wird als kühl bedenkendes Verstandesorgan, gleichsam als «äußeres Erkenntnisorgan» angesehen.

Daher ist unsere Sprache ganz real ein Spiegel der Wirklichkeit, wenn wir doch zu Recht sagen: «herzliche Grüße» – in «zerebrale Grüße» liegt etwas Partikularistisches, es drückt nicht mehr die Ganzheit, die Wärme unseres Wesens aus.

Nach C. G. Jung ist im Klopfen und bei Blutwallungen erfahrbar, daß das Herz gegen den Menschen zeugen und so mit seinem nicht willkürlich steuerbaren Eigenleben zur Instanz des inneren Dialoges werden kann; gerade in diesem Erleben gründet sich die wirklichkeitsgemäße Beziehung zwischen Herz und Gewissen.

Wir werden mit dieser Wirklichkeit (es ist eine tiefere Schicht als die bloße Betrachtung von physiologischen Herzparametern) nicht zurecht kommen, wenn wir nicht in der Lage sind, uns vom Denken in Verdinglichung, in reduktionistischem Partikularismus zu lösen. Erst dann werden wir andere Subjektivitäten anerkennen können – und wollen! Robert Spaemann formuliert: «Nicht die unpersönlichste, sondern die persönlichste Wahrnehmung offenbart uns am meisten von dem, was die Wirklichkeit an sich selber ist. Es gehört zu den immer noch nicht ausgeräumten Vorurteilen des neuzeitlichen Denkens, etwas sei um so objektiver, je weniger subjektiv es ist.»[50]

Die heutige Wissenschaft in ihrem Reduktionismus läßt nur den Kausalzusammenhang gelten; nur das wird für existent gehalten, was man zählen, wiegen und messen kann – das nennt sich naturwissenschaftlich bewiesen. Aber: Kausalzusammenhänge für die alleinige Wirklichkeit zu erklären ist Barbarei.[51] Der geschichtliche Umbruch der Wissenschaft, hin zum Reduktionismus, läßt sich auch so beschreiben: Während man früher immer nach der Stellung des Menschen in der Welt fragte, ging es jetzt um die Funktionalisierung der Welt für den Menschen – bis schließlich der Mensch selber sich verdinglicht hat. Der Mensch überläßt die Feststellung der Wirklichkeit Apparaten, die nur messen, zählen und wiegen können. Für eine tiefere oder übergeordnete Wirklichkeit ist dann kein Platz mehr! Selbst die Frage «Welche Bedeutung hat das Herz im Menschen außer dem physiologisch Meßbaren?» wird als Schwärmerei, als absurde Träumerei, als nicht wissenschaftlich abgetan. Natur ist die stoffliche Grundlage des Lebens, aber auch das dieses Leben umfassende Ganze.[1] Es ist methodisch naiv und verantwortungslos, das Zählbare gegenüber dem Nichtzählbaren allein zur Geltung kommen zu lassen.[1]

Die Entwicklung der Naturwissenschaft hat es mit sich gebracht, das Herz lediglich als Pumpe zu sehen und alle anderen Wirklichkeiten im Zusammenhang mit dem Herzen herauszunehmen, zu eliminieren; diese kurze Skizze hat das deutlich zu machen versucht. Aber erst als die Entwicklung an diesem Punkt angelangt war, konnte eine Herztransplantation vorgenommen werden. Das Herz ist heute noch «belegt» (so gesteht man es immerhin zu!) mit dem Seelischen, mit dem Persönlichen, mit Gewissen – dies sei aber, so die Aussage in der heutigen Medizin, keine naturwissenschaftlich belegte Tatsache, also letztlich nicht existent.

Im Sinne einer ganzheitlichen, wirklichkeitsgemäßen Betrachtung müssen wir lernen, wieder Fragen zu stellen: Wissen wir, was wir tun, angesichts der Tatsache, daß das Herz mehr ist als nur eine Pumpe? In welche tiefe Schichten greifen wir hinein? Ist das Herz überhaupt transplantierbar? Sicher ist: Nichtwissen ist keine Rechtfertigung zum Handeln!

In dem Beitrag «Die spirituelle Herzfunktion» hat H. C. Kümmell spirituelle Zusammenhänge zwischen Entwicklungen der Bewußtseinszustände und der Organe geschildert. Im Kontext der Herztransplantation möchte ich eine Schilderung Rudolf Steiners in der Originaldiktion bewußt wiederholen; möge sie unseren Blick schärfen. Mit dem geistig bewußten, geschulten Blick können wir die Oberfläche der einzelnen Organe überblicken: «Diese Oberfläche der Organe ist nämlich nichts anderes als ein Spiegelungsapparat für das seelische Leben. Was wir wahrnehmen und auch was wir gedanklich verarbeiten, das spiegelt sich an der Oberfläche unserer sämtlichen inneren Organe, und diese Spiegelung bedeutet unsere Erinnerungen, unser Gedächtnis während des Lebens. Also was sich da, nachdem wir es wahrgenommen und verarbeitet haben, an der Außenfläche unseres Herzens, unserer Lunge, unserer Milz und so weiter spiegelt, was da zurückgeworfen wird, das ist dasjenige, was die Erinnerungen abgibt. Und bei einer gar nicht sehr weitgehenden Trainierung können Sie schon bemerken, wie gewisse Gedanken auf den ganzen Organismus zurückstrahlen in der Erinnerung. Da sind die verschiedensten Organe beteiligt. Wenn es sich zum Beispiel handelt um die Erinnerung, sagen wir sehr abstrakter Gedanken, da ist außerordentlich stark beteiligt daran die Lunge, die Lungenoberfläche. Wenn es sich mehr um gefühlsgefärbte Gedanken handelt, um Gedanken also, die eine Gefühlsnuance haben, da ist sehr stark die Leberoberfläche daran beteiligt. So daß wir wirklich im einzelnen gut beschreiben können, wie die einzelnen Organe des Menschen beteiligt sind an dieser Rückstrahlung, die dann als Gedächtnis, als Erinnerungsvermögen auftritt. Wir dürfen nicht, wenn wir das Seelische ins Auge fassen, sagen: Im Nervensystem allein liegt der Parallelorganismus für das seelische Leben; im ganzen menschlichen Organismus liegt diese Parallelorganisation für das menschliche Seelenleben …

Nun, an dem Herzen wird allerdings etwas reflektiert, was schon nicht mehr bloß eigentlich Gedächtnis- oder Gewohnheitssache ist, sondern es spiritualisiert sich da schon, wenn es an die Außenwand des Herzens kommt, das Leben. Denn was da zurückgeworfen wird vom Herzen, das sind die Gewissensbisse. Das ist einfach, ich möchte sagen, ganz physischerseits zu nehmen: die Gewissensbisse, die in unser Bewußtsein hereinstrahlen, sie sind dasjenige, was von unseren Erlebnissen durch das Herz reflektiert wird. So lehrt es einen die spirituelle Erkenntnis des Herzens. Wenn wir aber in das Innere des Herzens hineinschauen, so sammeln sich da auch Kräfte durch den ganzen Stoffwechsel- und Gliedmaßen-Organismus. Und weil das spiritualisiert ist, was mit dem Herzen, mit den Herzkräften zusammenhängt, spiritualisiert sich da hinein auch dasjenige, was mit unserem äußeren Leben, mit unseren Handlungen zusammenhängt. Und so paradox, so sonderbar es klingt für einen Menschen, der sehr gescheit ist im Sinne der Gegenwart, es ist einmal so: Was da im Herzen an Kräften zubereitet wird, das sind die karmischen Anlagen, das sind die Anlagen des Karma. Es ist geradezu empörend töricht, vom Herzen zu sprechen als einem bloßen Pumpwerk, denn das Herz ist dasjenige Organ, das aus dem Gliedmaßen-Stoffwechselorganismus, durch die Vermittelung des Gliedmaßen-Stoffwechselorganismus hineinträgt in die nächste Inkarnation, was wir gerade als Karma auffassen … Wenn wir sterben, so sind ja solche Kräfte aufgespeichert. Selbstverständlich, der physische Stoff fällt ab, aber diese Kräfte, die gehen nicht verloren, die gehen mit uns durch den Tod und durch das ganze Leben zwischen Tod und neuer Geburt hindurch.»[52]

Der Spender stirbt ohne sein in einem anderen Menschen weiterlebendes Herz – der Empfänger lebt weiter, sein erkranktes, herausoperiertes Herz stirbt, wobei er mit dem von einem anderen Menschen geprägten Herzen weiterlebt. Was bedeutet unter diesem Gesichtspunkt die Entnahme des Herzens beim Spender? Was bedeutet die Übertragung des Organs vom Spender auf den Empfänger? Was bedeutet aber die Entfernung des erkrankten Organs beim Empfänger?

Thesen und Ergebnisse

Zusammenfassend können wir vielleicht folgende Ergebnisse und Thesen formulieren:

1. Die Herzverpflanzung ist heute machbar, die Ergebnisse auf statistischer Ebene sind recht gut.
2. Eine rein äußere Betrachtung des Transplantationsvorganges ist faszinierend; sie darf aber nicht dazu verleiten zu vergessen oder zu übersehen, wie viele Probleme auftreten und ungelöst sind. Ein leichtfertiges Darüberhinwegblicken ist nach den eigenen Maßstäben der Naturwissenschaft nicht seriös.
3. Herztransplantierte leben weiter; ihnen geht es danach besser – gesund können sie nicht genannt werden.
4. Das Herz wird heute bei Menschen im Hirnversagen entnommen, weil diese Erkrankung dem Tod des Menschen *gleichgesetzt* wird, daher die Wortprägung «Hirntod». Wir haben aber gesehen, daß Menschen im irreversiblen nekrotisierenden Hirnversagen Schwerstkranke, Sterbende sind. Diese

Wirklichkeit ergibt sich aus einer naturwissenschaftlichen, biologischen, phänomenologisch-anthropologischen und menschenkundlichen Betrachtung. Die Organentnahme ist daher eine Handlung Dritter, die das Leben des Spenders zu diesem Zeitpunkt beendet. Jede Organentnahme hat von dieser Tatsache auszugehen – mit Ausnahme der Lebendspende, die ihrerseits andere Probleme aufweist.

5. Der Empfänger entscheidet selber, ob er transplantiert werden will oder nicht. Das gleiche Recht muß dem Spender eingeräumt werden – nur so ist gewährleistet, daß jeder gemäß seinem Menschenbild entscheiden kann. Nur jeder einzelne kann selbst entscheiden, ob er in der Phase des Sterbens Organe spenden will. Dies ist politisch nur mit der sogenannten engen Zustimmung zu realisieren – ganz im Sinne des ethischen Individualismus. Das Hirnversagen ist dann lediglich bei früher gegebener Zustimmung Entnahmevoraussetzung. [*]

6. Pflegende und Ärzte unterliegen ebenfalls der Freiheit ihres Gewissens (Art. 4, Grundgesetz).

7. Wir haben einige Fragen berührt: Verändert sich durch die Transplantation die Persönlichkeit des Empfängers? Kann diese Krisensituation (Erkrankung, Transplantation und die Zeit danach) auch eine Entwicklungschance sein? Welche Bedeutung hat die lebenslange Immunsuppression, wenn wir dadurch so tief in das Wesensgliedergefüge eingreifen? Was bedeutet die Organentnahme für den Spender? Werden Eigenschaften (Lebens-, Seelen- oder Persönlichkeitseigenschaften) vom Spender auf den Empfänger übertragen – und wenn ja, welche? Außer Zweifel steht, daß sich zwischen Spender und Empfänger eine karmische Beziehung aufbaut, auch wenn sie anonymisiert sind. Was bedeutet aber der Vorgang, karmisch gesehen, für Empfänger, Spender und «Täter»? Wir haben einige menschenkundliche Aspekte gesehen, die speziell für das Herz von Bedeutung sind (u.a. «Bereiter des warmen Blutes», Wärme und Ich, Herz und Gewissen). Wir müssen zunächst bei dieser fragenden Haltung bleiben; erst dadurch entsteht langsam der Boden, auf dem

---

[*] Die gesetzliche Regelung sieht in der Bundesrepublik im Moment folgendes vor:
1. Organentnahme ist zulässig, wenn der Tod des Spenders festgestellt ist, nach dem Stand der Erkenntnisse der medizinischen Wissenschaften (Art. 3). Zuständig für die Festlegung des Standes der Erkenntnis der medizinischen Wissenschaften ist die Bundesärztekammer (Art. 15).
2. Es gilt zunächst der geäußerte Wille des Spenders (enge Zustimmung) (Art. 3); falls keine Äußerung des Spenders vorliegt, können Angehörige ihre Zustimmung (oder Ablehnung) geben – im Sinne des mutmaßlichen Willens des Spenders (erweiterte Zustimmungslösung) (Art. 4).
Es kann auch eine Zeit vereinbart werden, innerhalb derer widersprochen werden kann; erfolgt kein Widerspruch, so gilt das als Zustimmung der Angehörigen zur Organentnahme (Art. 4) (sog. Informationslösung).

Antworten reifen können. Die Herztransplantation ist mit Sicherheit für alle Beteiligten nicht folgenlos, auch wenn wir die Folgen nicht bis in alle menschenkundliche Einzelheiten formulieren können. Gerade der Tatbestand des Noch-nicht-sicher-Wissens unterstreicht nochmals die Notwendigkeit einer Zurückhaltung und der positiv geäußerten persönlichen Entscheidung – für oder wider Organspende, für oder wider Organtransplantation.

8. Der Transplantierte kann mit seinem neuen Organ weiterleben und an dieser Situation arbeiten – dadurch ist vielleicht mancher Ausgleich möglich. Der Spender hat diese Möglichkeit nicht – gerade deshalb muß ihm unsere besondere Aufmerksamkeit gewidmet werden.

3. Die sog. Chefarztverpflichtung: Krankenhäuser werden verpflichtet, potentielle Spender beim zuständigen Transplantationszentrum zu melden (Art. 10).

Hierbei werden die gravierendsten Probleme sehr schnell deutlich:

1. Der Hirntod wird indirekt – über den Umweg der Bundesärztekammer, doch als Definition für den Tod des Menschen – festgelegt. Diese kann als Interessenvertretung aber nicht kompetent sein, den Stand der Erkenntnis festzulegen. Außerdem ist die Festlegung «Hirntod ist gleich Tod» eine Festlegung auf ein bestimmtes Wertesystem; dies ist auf seine Verfassungskompatibilität zu prüfen.

2. Die Autonomie und das Selbstbestimmungsrecht des einzelnen werden nicht beachtet, da die erweiterte Zustimmung und sogar die Informationslösung vorgesehen sind (Entscheidung Dritter!).

3. Widerspricht die Chefarztverpflichtung Art. 4 GG (Freiheit des Gewissens)?

Literatur

1 *Erlanger Studien zur Ethik in der Medizin, Band 4: Herz-Transplantation und Ethik,* Erlangen 1996.

2 Pietschmann, H.: *Das Ende des naturwissenschaftlichen Zeitalters,* Stuttgart 1995.

3 Dürr, H. P.: Ist Biologie nur Physik?, *Universitas,* 52. Jahrg., Nr. 607, 1997, 1–15.

4 Dürr, H. P.: *Das Netz des Physikers,* München 1988.

5 von Weizsäcker, C. F.: *Wahrnehmung der Neuzeit,* München 1983.

6 von Weizsäcker, C. F.: *Bewußtseinswandel,* München 1988.

7 Austen, W. G.: Heart Transplantations After Ten Years, in: *New England Journal of Medicine 298* (1978), 682–984.

8 Barnard, C.: *Das zweite Leben,* München 1994.

9 Pichlmayr, R.: *Transplantationschirurgie,* Springer-Verlag 1981.

10 Breitner, B.: *Chirurgische Operationslehre. Band XII: Transplantationschirurgie,* München 1996.

11 Wolpers, H. G. et al.: Koronarreserve nach orthotoper Herztransplantation, in: *Z. Kardiol. 84* (1995), 112–120.

12 Scheld, H. H. et al.: Kosten/Nutzen-Relation der Herztransplantation, in: *Z. Kardiol. 83:* Suppl. 6 (1994), 139–149.

13 Largiader, F. / Sturm, A. / Wicki, O.: *Organtransplantation, Checkliste,* Stuttgart 1996.

14 Scheld, H. H. / Deng, M.C. / Hammel, D.: *Leitfaden Herztransplantation,* Darmstadt 1997.

15 Meiser, B. M. et al.: Herztransplantation – State of the Art Today, in: *Herz 22* (1997), 237–252 (5).

16 Tullius, S. G. et al.: Der chronische Transplantationsschaden: Unbefriedigende Langzeitergebnisse der Organtransplantation, in: *DMW 120* (1995), 1791–1796.

17 Klauss, U. et al.: Variabilität der Transplantationsvaskulopathie, in: *Z. Kardiol. 84* (1995), 121–129.

18 Weiss, M. / Hartmann, A.: Transplantatvaskulopathie nach Herztransplantation, in: *DMW 120* (1995), 1327–1333.

19 Wagner, T. O. F. / Borst, H. G.: Lungen- und Herztransplantation, in: *Internist 37* (1996), 272–282.

20 Wahlers, T. et al.: Herztransplantation, in: *Internist 37* (1996), 283–288.

21 Stempfle, H. V.: Osteoporose nach Herztransplantation, in: *DMW 121* (1996), 1103–1107.

22 Wenke, K.: Therapie der Hypercholesterinämie nach Herztransplantation mit dem HMG-COA-Reduktasehemmer Simvastatin im Langzeitverlauf, in: *Z. Kardiol. 84* (1995), 130–136.

23 Wonigeit, K.: Immunsuppression bei Organtransplantation, in: *Internist 37* (1996), 229–239.

24 Müller-Nienstedt, H. R.: *Geliehenes Leben,* Zürich 1996.

25 Herrmann, U. (Hrsg.): *Die Seele verpflanzen?,* Gütersloh 1996.

26 Wellendorf, E.: *Mit dem Herzen eines anderen leben?,* Zürich 1993.

27 Strenge, H. / Strauss, B. / Stauch, C. (Hrsg.): *Ein neues Herz,* Göttingen 1994.

28 Il Trapianto dell'anima, in: *La Repubblica,* Roma, 27.6.1997.

29 Tscheliessnigg, K. H., Graz: Persönliche Mitteilung.

30 Steiner, R.: *Aus der Akasha-Chronik.* GA 11, Dornach ⁶1986.

31 Bavastro, P.: *Anthroposophische Medizin auf der Intensivstation,* Dornach 1994.

32 Bavastro, P.: Eine besondere Krankengeschichte, in: Hoff, J. / in der Schmitten, J. (Hrsg.): *Wann ist der Mensch tot?*, Hamburg 1995.

33 Bavastro, P. (Hrsg.): *Organspende – der umkämpfte Tod*, Stuttgart 1995.

34 Bavastro, P. / Wernicke, J.: Eine besondere Krankengeschichte, in: *Zeitschrift für medizinische Ethik 43* (1997), 59–68.

35 Bavastro, P.: Wie erscheint uns ein Patient im Hirnversagen?, in: Bavastro, P. (Hrsg.): *Individualität und Ethik*, Stuttgart 1997.

36 Klein, M.: «Hirntod»: Vollständiger Verlust aller Hirnfunktionen?, in: Hoff, J. / in der Schmitten, J.: *Wann ist der Mensch tot?*, Hamburg 1995.

37 Gramm, H. J. et al.: Haemodynamic responses to noxious stimuli in brain-dead organ danors, in: *Intensiv Can. Med. 18* (1992), 493–495.

38 Steiner, R.: *Menschengeschichte im Lichte der Geistesforschung*. GA 61, Dornach ²1983, Vortrag vom 29.2.1912.

39 Steiner, R.: *Meditative Betrachtungen und Anleitungen zur Vertiefung der Heilkunst*. GA 316, Dornach ³1987, S. 228.

40 Steiner, R.: *Die Philosophie der Freiheit*. GA 4, Dornach ¹⁶1995.

41 Truog, R. D. et al.: Rethinking brain death, in: *Critical care Medicine*, Vol. 20, Nr. 12 (1992), 1705–1713.

42 Arnold, R. M. / Younguer, S. J.: The Dead Donor Rule, Should we Stretch it, Bend it, or Abandon it?, in: *Kennedy Institute of Ethics Journal*, Vol. 3, Nr. 2 (1993), 263–278.

43 Truog, R. D.: Is it Time to Abandon Brain Death?, in: *Hastings-Center in Report 27*, Nr. 1 (1997), 29–37.

44 Byrne, P. A. et al.: Brain Death – An Opposing Viewpoint, in: *JAMA Nr. 2*, Vol. 242 (1979), Nr. 18.

45 Evers, J. C. et al.: Brain Death – still a controversy, in: *The Pharos of Alpha Omega, Alpha Foll 1990*, Vol. 53, Nr. 4, 10–12.

46 Steiner, R.: *Okkulte Untersuchungen über das Leben zwischen Tod und neuer Geburt*. GA 140, Dornach ⁴1990.

47 Steiner, R.: *Geistige Zusammenhänge in der Gestaltung des menschlichen Organismus*. GA 218, Dornach ³1992.

48 Hahn, S. (Hrsg.): *Herz: Das menschliche Herz – Der herzliche Mensch*, Basel 1995.

49 Fuchs, T.: Gewogen und zu leicht befunden: Herz und Gewissen, in: S. Hahn (Hrsg.), a.a.O. (Anm. 48).

50 Spaemann, R.: *Personen*, Stuttgart 1996.

51 Otto, W. F.: *Die Wirklichkeit der Götter*, Reinbek 1963.

52 Steiner, R.: *Menschenwesen, Weltenseele und Weltengeist. Teil I*. GA 205, Dornach ²1987, 6. Vortrag.

V.
Anhang

MANFRED WECKENMANN

Die Kreislauf-Herz-Lehre Rudolf Steiners im Spiegel der anthroposophisch-medizinischen Literatur

Sekundärliteratur ist weder zu verstehen noch zu beurteilen, wenn sie nicht mit der Primärliteratur des Erstautors verglichen werden kann. Herbert Sieweke, einer meiner geschätzten Lehrer, hat die Aussagen Steiners über Kreislauf und Herz gesammelt.[28] Diese werden, nach Themen untergruppiert, vorangestellt. Danach folgen Darstellungen aus 33 epigonalen Arbeiten (1948 – 1991), soweit sie diese Themen berühren. Dies kann nur selektiert und gestrafft erfolgen – mit allen Problemen eines solchen Vorgehens. Wie die epigonalen Darstellungen zu denen Steiners stehen, kann dann der Leser selbst beurteilen.

Zur Erleichterung seien Lesehilfen gegeben. Wörtliche Wiedergaben werden in «...» gesetzt, auch wenn nicht immer grammatikalisch getreu zitiert. Bildhaft zu verstehende Ausdrücke seien mit ‹...› gekennzeichnet. Eigene Zusätze werden in [...] gesetzt. Nach meiner Meinung im Text Wichtiges wird kursiv gedruckt, auch wenn dies nicht dem Originaltext entspricht. Dennoch muß man mit Sprüngen im Text rechnen, da oft referierte Stellen mehrerer Autoren nebeneinanderstehen.*

Die geisteswissenschaftlichen Erkenntnisse von Kreislauf und Herz nach Rudolf Steiner

Das Folgende entstammt der Zusammenstellung von Sieweke;[28] auch das Literaturverzeichnis entnehme ich von ihm, habe es z.T. dem gegenwärtigen Stand der Literatur angepaßt, aber nicht die Originalstellen mit seinen Zitaten verglichen.

---

* Vorbemerkung der Herausgeber: Dieser Beitrag, der keinen Anspruch auf Vollständigkeit oder kritische Durcharbeitung der Sekundärliteratur erhebt, wurde in das Buch mit aufgenommen, weil er deren Vielfalt wiedergibt und dem Arbeitskreis als Diskussionsgrundlage diente. Er stellt eine Themensammlung dar, die dem mit den Grundkenntnissen der Anthroposophie Vertrauten als Anregung zur Weiterarbeit dienen soll.

Im 7./8. Jahrhundert empfand man noch *Bewegungserlebnis als mathematisches* und *Bluterlebnis als mystisches Erlebnis* und erlebte den Kosmos *ptolemäisch.* Danach verlor sich dieses Empfinden, und es entstand der Gedanke, Blut und Herz zum Gegenstand *physischer, äußerlicher naturwissenschaftlicher Beobachtung* zu machen (von Harvey bis heute). Die Mathematik sonderte sich im *beliebig verschiebbaren Koordinatensystem vom Menschen* ab (Weg zu Kopernikus).[47a]

Die primäre Blutbewegung

Der Ursprung der *innerlichen Bewegungen* liegt weder im «Physischen» noch in der «Gestalt» [d.h. in mechanischen Formen], sondern allein im *Ätherischen.*[37b]

Es gibt sieben *innere Bewegungen.* Eine davon ist die *Blut-,* eine andere die *Aufrichtebewegung.*[37a] Erstere muß letzterer folgen, weil sonst ein *individuelles Ich* nicht hineinwirken kann.[33b]

Der «*innerliche Grund der Beweglichkeit*» liegt in der alten Sonne.[37b] Daher strömt und bewegt sich der *Ätherleib* in sich.[30] In ihm wirkt stets *Sog,* z.B. im Sinne von *Durst und Hunger.*[41a] Dieses *innere Leben treibt die Säfte*[41a, 47b] und somit auch das Blut. Daher ist die Blutzirkulation *innerlich vital.*[41d, 42, 43]

Physisch wurden diese Strömungen erst in der Lemuris.[34] Der Mensch ist heute *gemischt aus Sog und Druck,* insofern er auch physisch ist.[41b]

Die Blutzirkulation entstammt spezifisch einem *lebendigen Zusammenwirken der Planeten*[41a] insofern, als *Wesenheiten* das All durchziehen, wobei z.B. deren Bewegungsgang zwischen Erde, Mond und Sonne dem des Blutkreislaufes ähnelt.[39] Diese Strömung wird kosmisch durch die Planetenkräfte, innerorganisch durch die Organe modifiziert[41a, c] (s. unten). So wird das Blut durch seine Vitalität, aber auch durch die ganze Regsamkeit des *astralischen Leibes* und des *Ich* in Tätigkeit versetzt.

Die Blutebene ist die *Unterlage für das Innenleben der Gefühlswelt.*[42] Damit steht die Blutebene in «geheimnistiefem» Zusammenhang mit der Wirkung der Seelenkraft.[29]

Die rhythmische Organisation

Die rhythmische Organisation «verbindet» den physischen und den ätherischen Leib mit dem Astralleib und dem Ich. Diese *Verbindung* festigt und löst sich «abwechselnd». «Atmung und Blutzirkulation sind der physische Ausdruck» davon. Die Einatmung «bildet die Verbindung ab», die Ausatmung die «Loslösung». «Die Vorgänge im Arterienblut stellen die Verbindung dar, ... jene im Venenblut die Loslösung»[31] [sicher gemeint: O_2-reiches Blut und CO_2-reiches Blut].

Das Herz

Die kosmische Entwicklung

Das Herz ist sehr früh angelegt. Auf dem alten Saturn ist die Wärmeordnung die physische Anlage des Menschen. Diese so gebildeten *Wärme-Eier* entstehen an einer Stelle, wandern im Kreise wieder auf die Ausgangsstelle zu und werden da *aufgehalten*. Dies ist die *Herzanlage*. «Dadurch wird das Herz jenes Organ, durch das der *ganze physische Leib in seinen Funktionen zur Ruhe gebracht wird, wenn es aufhört zu schlagen.*»[32]

Diese Herzanlage entwickelt sich weiter über die alte Sonne, den alten Mond bis zur Erde.[33a, 34, 36]

Die Organbildung und Funktion

Prinzipiell entstehen Organe dadurch, daß ein Strömen sich staut, aufwirbelt, zum «Stillstand kommt» und die dabei entstehenden Gleichgewichts- und Bewegungskräfte «erstarren» oder «umhäutet» werden (Bild: «Wasserstrom», der über einen «Felsen rutscht»). Der Strom fließt dann in «veränderter» Weise weiter.[41c] *Alle* Organe sind so «*viel mehr Wirkungen der Kreisläufe, als daß sie Kreisläufe bewirken, sind Sekundärgestaltungen*».[41c] So verhalten sich auch die «Strömungen des Blutes», wenn sie durch ein «*Gefäß, also auch durch das Herz gehen*». Spezifisch wird so das Herz sekundär durch die Tätigkeit der Gewebeflüssigkeit[45] und den «Kreislauf ... *zusammengeschoben ... zusammengeschweißt*».[41a, c, d]

Da Bildungskräfte sich in Funktionskräften fortsetzen, sind auch Herzbewegung und -schlag *Folge* der Blutzirkulation. Hier fallen bei Steiner Worte wie Ergebnis,[41a] Folge,[41d] Ausdruck der Kräfte, die die Bewegung des Blutes verursachen,[46] Reflex,[45, 46] Widerklang,[38] in Tätigkeit kommen,[43] Ableseapparat (Thermometer),[45] das Herz ist nur «in die allgemeine Blutbewegung ... eingefügt» und macht sie «im Schlage usw.» mit,[46] Statuierung dessen, was Tätigkeit der Gewebsflüssigkeit ist[45] und was im innerlich bewegten Blut vor sich geht und was es bewirkt.[38, 41a, d, 43]

Insofern, als das Blutleben die Unterlage für das Innenleben der Gefühlswelt ist, «*vibriert*» auch dies im Herzen mit. Das «Herz *dient*» somit «nicht nur der Blutzirkulation».[42]

Das Herz als Mitte

Das Herz entsteht zwar prinzipiell wie jedes Organ durch Strömungsstau, aber an einem einzigartigen «Ort», in der *Mitte* zwischen *Polaren*, «symbolisch Strömungen» genannt: Außenwelt, Gestaltung, Atmung, Luftströmung, Sauerstoff oben vs. Nahrungskräfte über Verdauung, Auflösung, Blutbildung, Flüssigkeitsströmung unten.[35a, 40a, b, c, d] In dieser ‹Stellung› ist das Herz *Stauorgan*, *bevor* die polaren Strömungen im Herzen ineinanderspielen. Für diese ist das Herz *Vermittler, Ausgleicher*.[40a] *Alles*, was man am Herzen beobachten kann, ist Folge und «*zunächst einmal mechanisch*» zu nehmen.[40a] Diese «*mechanische Grundlage*» der Herztätigkeit entspricht aber nicht «*einer gewöhnlichen Pumpe*», sondern einem *Stauapparat*. Schmidt (zit.[40a]) denkt sich dies wie die Tätigkeit eines hydraulischen Widders, der durch die «Strömungen in Bewegung gesetzt wird. Darinnen liegt das Wahre.» «Aber man ist erst bei dem Mechanischen, wenn man dies so auffaßt.»[40a]

Das Herz und die Sonne

Die *Sonne* als okkulter Name entspricht dem *Herz* und den *Blutbahnen*.[34, 35a, 41a] Das *lebendige Zusammenwirken der Planeten* (s. oben) bildet in ihrer Mitte eine *Aushöhlung*, die – weil *Äther* – *saugend* aus dem dreidimensionalen Raum alles vernichtet: die Sonne.[41a, b] Wie der interplanetarische Strom zur Sonne strebt, so die Lebendigkeit von Durst und Hunger [Atemnot?] zum Herzen.[41a] Und wie im Kosmos dieser Strom durch die Planetenkräfte qualitativ umgeprägt wird (s. oben), so der lebendige Strom im Menschen durch Milz, Leber, Galle bzw. Lunge und Niere.[35b, 41a] Was vom Herzen «ausgeht» oder «eigentlich, was (so) vom Körper zum Herz geht», das – «so *unregelmäßig* es ist» – ist *ähnlich* der Bewegung des *Sonnenlaufes*, z.B. die Schleifenform der von oben gesehenen Gefäße.[41a]

Die Sonne *spiegelt* das vom Planetensystem *Empfangene, Makrokosmische* wider und strahlt es in die *Erde* und deren Wasser-, Luft- und Wärmesphäre, in Lichtsphäre, kosmische Harmonie und Lebenskräfte. Diese Kräfte wirken von der Kreislaufbewegung auf die Herzbewegung.[38] So bilde das *Gold im Licht* fortwährend das *Herz*.[50]

Was die *Sonne* als Planet von den Planeten Empfangenes der Erde gibt, spiegelt sich so in dem, was der Kreislauf in der Herztätigkeit zentriert.[38] Die Sonne bewirkt dies aus den *Kräften des Sonnengeistes*, insofern sie *bewegend* sind.[37a] Das Herz als Zentralisierendes der Peripherie ist somit eine *Synthese* gegenüber der dezentralisierenden, sich ausbreitenden Peripherie. Daher kann man das *Herz mathematisch umdrehen und erhält die menschliche Gestalt*.[44]

Das Herz als Sinnesorgan

Ist das Herz nicht aktives Bewegungsorgan, so ist es «letztendlich» ein unterbewußtes inneres Sinnesorgan[40a] für das Obere, namentlich das Kleinhirn.[40a, 51] Es nimmt für dieses wahr:
– was in den physischen Funktionen von Bauch und Brust vor sich geht,[51]

– wie das Blut sich speist mit den veränderten Nahrungsmitteln und wie Nieren, Leber usw. funktionieren,[51]

– das Bewegungsmäßige der gesamten Zirkulation,[47b, 49] ja es nimmt im Gliedmaßen-Stoffwechsel-System sogar den Jahreslauf wahr, weil man «im Januar» anders verdaue als im «September»[51], und

– es nimmt imaginativ das Gold der Erde wahr, was zum gewöhnlichen Lebensgefühl abgeschwächt wird.[47c]

Die Ätherisation des Blutes

Wenn Blut als «physischer Ausdruck des Ich» das Herz durchläuft, so arbeitet das Ich insofern mit der Außenwelt zusammen, als es aus dieser «Impressionen empfängt und diese bis zu Erinnerungsvorstellungen verdichtet». Denn das Blut erregt beim Herzdurchlauf überall den Ätherleib – nach oben mehr als nach unten. Dadurch entstehen in ihm Strömungen, «als ob sie sich an das Blut vom Herzen herauf anschließen ... und nach dem Kopfe gehen würden». Diese Strömung macht halt an der Hypophyse. Dem kommt ein anderer Ätherstrom entgegen, der in der Epiphyse sich ansammelt.[35a] Dieses Ätherisieren des Blutes im Herzen wirkt so, daß «wir den Ätherleib zurückgebildet sehen auf dem Umweg des Blutes».[36] Gleichen sich die beiden Ätherströmungen in ihrer Begegnung aus, so ist «eine Vorstellung *Gedächtnisvorstellung* geworden»[35a], und es ergibt sich *Erkenntnismöglichkeit*. Fehlt diese Kommunikation, so kann der Mensch nur seine leiblichen Bedürfnisse denken, z.B. ich habe Hunger, Durst usw.[36]

Ergänzung: Das Herz als psychisches Organ

Das Folgende füge ich der Zusammenstellung Siewekes bei.

Blickt man geistig, so erscheinen die Organoberflächen als «Spiegelungsapparat für das seelische Leben» dessen, was wir wahrnehmen und gedanklich verarbeiten. Diese Rückstrahlung bedeutet Erinnern, Gedächtnis für das jetzige Leben. Die jeweiligen Organe sind die «Parallelorganisation für das ... Seelenleben». Das Herz z.B. reflektiert das aus unseren Erlebnissen Gegebene spiritualisiert als «*Gewissensbisse*» in unser Bewußtsein zurück.[46, 48]

Es geht aber auch etwas in die Organe hinein. Während des Lebens erscheint es einerseits als Absonderung durch die Organe, andererseits wird es als eine «*innere latente Kraft*» gespeichert, in die der Stoffwechsel- und Gliedmaßen-Organismus mit seiner Regsamkeit «hineinspielt». Schaut man z.B. ins Herzinnere, «so sammeln sich auch da Kräfte durch den ganzen Stoffwechsel- und Gliedmaßen-Organismus aus unserem Leben und unseren Handlungen, aber auch hier spiritualisiert.» Und das sind die karmischen Anlagen für die nächste Inkarnation.[46]

Die geisteswissenschaftlichen Erkenntnisse von Kreislauf und Herz im Spiegel der anthroposophisch-medizinischen Literatur

Die folgende Zusammenstellung wird im Prinzip nach der Themenübersicht aus der Primärliteratur (s. oben) geordnet. Das Referierte wird in Möglichkeitsform (indirekte Rede) wiedergegeben, nicht aus Zweifel, sondern um die Berichtsform deutlich zu machen.

Die primäre Blutbewegung

Vorbemerkung

Basfeld fragt, wie ein freies Wesen – der Mensch – innerhalb der Welt der Naturgesetzlichkeit wirken könne.[5] Im bewußten, sinnesbezogenen Vorstellen und Denken begegneten wir der [gesetzunterworfenen] Außenseite der Natur der Gegenwart. Reines Denken werde aber nur durch Willen möglich (Intuition, Innenseite). Darin seien Natur und Mensch eine [ursprüngliche] Einheit. Diese entspreche dem ursprünglichen Entstehungsmoment der Welt. Insofern der Mensch sich handelnd *bewege* [d.h. seinen Willen betätigt], entstehe aus dieser Einheit schöpferisch Neues.[5] Weil dies aber nur intuitiv – im Sinne Steiners – zu erfassen sei, werde der Zugang zu dieser Bewegung nur über den Schulungsweg eröffnet.[6a]

Da die Sinneswelt [Gesetzesnatur] das tote Abbild der geistig-materiellen Vorgänge *im Menschen* sei, müsse man in bestimmten mechanistischen Vorgängen der Natur auch *reale Abbilder* innermenschlicher geistiger Tätigkeit finden.[5] Der Mensch sei aber gleichzeitig *innerliches* und *äußerliches Naturwesen*.[5]

Dieses Thema wird am Ende dieser Arbeit wieder aufgegriffen.

Die Beziehung zur alten Sonne

Keine Literatur.

Die Beziehung zum Planetensystem

Keine ins Detail führende Literatur.

Die Beziehung zu ätherischen und anderen Kräften

Daß im Blutkreislauf außer dem Herzen noch andere Bewegungskraftquellen existieren, hätten schon andere, nichtanthroposophische Forscher für notwendig erachtet [übrigens schon Burdach, Schopenhauer u.a.m.].[1, 3, 16, 56] Kolisko sieht den Versuch, den Kreislauf mechanisch zu erklären, als gescheitert an (Begründung?).[16] Eine Blickrichtung von «außen» erfasse nur tote Teile; das Ganze zu erfassen gehe aber über die Intuition, und damit komme man zur Erkenntnis der Eigenbeweglichkeit des Blutes.[4]

Das Strömen als Sog (Antichemie) – das ist Triebkraft und *Urphänomen des Lebens*[16, 20, 55] – sei nicht mechanisch zu nehmen; Blut sei autonom.[16, 20] Nach Faber ist Bewegung aber nicht im Wassermenschen, sondern im *Astralischen* autonom, auch jene in Pflanzen und Bächen.[6b] Oder: Die Blutbahnen seien Träger des *Willens*, der sich in die Bewegung ergieße,[9] bzw. der Geist «bewege das Blut».[4]

Der *Bereich der Zirkulation*, in dem sich Blut innerlich bewege, wird unterschiedlich beschrieben:
- überall im Kreislauf[9]
- [in den unteren Venen (Physiologie des letzten Jahrhunderts, Schopenhauer u.a.m.)] (z.T. zit. Kolisko[16])
- zwischen Arterien und Venen[10]
- nur in kleinen Gefäßen,[55] besonders in den Kapillaren,[6b, 10, 16, 20, 55] weil nur an großen Oberflächen [ätherische] Umkreiskräfte bzw. Wesensgliederbewegungskräfte ansetzen könnten (kapillärer Sog im Filterpapier[55]).[6b, 16, 55] Die Kapillaren würden «physisch hinaufsaugen» (wodurch Elementarwesen eingreifen könnten).[20]

Der Wesensgliedereingriff erfolge dabei von innen[6b] – die Strömung sei durch Vorstellungen zu verstärken.[16]

Die Beziehung zur Gefühlswelt

Die Seele sei der wahre Beweger des Blutes,[5, 16] (s. auch Platon, Aristoteles, Harvey; zit. nach Kümmell[17]): Gefühle ließen Blut in bestimmte Richtungen fließen, woran das Ich zum Bewußtsein der Gefühle komme[16] – die Seele offenbare sich in der Pulsdynamik.[2]

Die Beziehung zum Willen

Beim Pulsfühlen nehme man die «innere Stoßkraft» des Blutes wahr («Blutdruck, Richtkraft»). Darin offenbare sich das Ich.[2] Es sei darin die Kraft des Aufrichtens und jene, welche allen Bewegungen den Persönlichkeitscharakter gibt; denn der «Gefäßmensch» mache alle Bewegungen des Leibes «im Raum» mit.[2] Da wir aber «Handlungen» mit dem «Ich vollbringen» und das Blut Träger der «Ich-Wirksamkeit ist, so schreibt das Ich durch innere Blutbewegung seine Taten in die Welt». Wir sprächen, gingen, arbeiteten usw. mit dem Blut. Dieser Anteil des Blutes bilde im nächsten Leben das Nervensystem.[2]

Die Beziehung zu Experiment und naturwissenschaftlicher Forschung

In bezug auf die primäre Blutbewegung wird ausgeführt:

- Nach Exstirpation des Herzens aus dem 3-4 Tage alten Hühnchen fließe das Blut venös noch 10-15 Minuten fort, wodurch es ins Herzbett blute. Nie aber ströme das Blut aus den Arterien zurück ins Herzbett. Bei der extraembryonalen Zirkulation sehe man aber keine vasomotorischen Bewegungen, weder an den Venen noch an den Kapillaren, die als Energiequelle gelten könnten.[19]
- Die Vorlast bestimme, besonders bei Körperarbeit, das Schlagvolumen[2, 18, 22] (auch im Starling-Präparat[22]). Das Herz verhalte sich kreislaufgemäß.[2]
- Herzleistungssenkung führe zu Stau vor dem Herzen, bei Herzstillstand sinke der systolische Blutdruck und steige der venöse Druck.[18]
- Schlagvolumenwechsel ändere nicht das zirkulierende Zeitvolumen.[56] Frequenzsteigerung um das 2–3fache durch Schrittmacher steigere das Minutenvolumen nicht (gleicher Effekt bei Herz-Lungen-Maschine und künstlichem Herz). Steigere man mit künstlichem Herzen das Herzzeitvolumen, dann kollabierten die Venen.[18]
- Das venöse System fülle sich stets neu aus dem Interstitium (ca. 100 l/min!); damit sei das venöse Blut bewegt und die Vorlast gewährleistet[13, 18] (Näheres s. Lauboeck in diesem Band, S. 104 ff.).
- Wie könne ohne periphere Leistung Blut im Pfortadersystem durch zwei hintereinandergeschaltete Kapillargebiete fließen?[56]

Nach Guyton (zit. Lauboeck[18]): «… daher gibt es keinen Grund zu glauben, daß in der normalen Zirkulation eine Erhöhung der Pumpkapazität des Herzens über die Normalfunktion hinaus das Herzminutenvolumen oder den arteriellen Druck auf höhere als normale Werte steigert. Andererseits, sobald eine größere Menge Blut aus den Venen ins Herz zurückfließt, wird die Fähigkeit des Herzens, nun seine Pumpkapazität zu vergrößern, wesentlich, um das ins Herz zurückströmende Blut weiterbefördern zu können.»

Das Herz

Die Grundfrage sei: Wenn sich der Kreislauf selbst bewege, wozu bedürfe dann der Mensch des Herzens?[22]

Die Beziehung zur Herzanlage in der kosmischen Evolution

Keine nennenswerte Literatur.

Die Beziehung zur Sonnentätigkeit

Hier sei zunächst Prinzipielles gesagt, weiteres folgt unten.

Die Entsprechung zwischen Sonne und Herz wird folgendermaßen gesehen:[54] Wie die Planeten auf die Sonne wirkten, ihre Wirkung im negativen Raum ein Gegenbild erzeuge, das von der strahlenden Sonne reflektiert werde (s. Steiner[38, 41a, b]) so nehme auch das Herz die Wirkungen der Planetenorgane des Organismus (nach Vogel[52]: des kosmischen Bindegewebes) über das Blut in eine Art negativen Raum auf und strahle es zurück.[54] Das Herz greife dazu (s. unten) wie mit «ätherischen Fangarmen ... anziehend» in die planetarische Willenswelt des Menschen. Was das Blut usw. durch letztere tue («These»), spiegele sich in der Herztätigkeit wider («Antithese»). Dieses deute sich als Sinnesfunktion an; denn der Wille [über Blut, Planetenorgankräfte] bilde so das Herz wie das Licht das Auge; und wie das Licht im optischen Apparat zum Toten hinuntergebeugt werde, um im zerfallenden Nerven bewußt zu werden, so werde der Blutstrom im Herzen [und im Gefäß] wie allgemein in Organen ‹gebrochen› und ‹gebeugt› (s. Steiner[41a, c, d, 45]), um dann an den Herznerven bis ins Gehirn unterbewußt gespiegelt zu werden. Dies entspreche jenem, was die Sonne aus den Planetenkräften auf die Erde hineinströme. Der Gefäßverlauf (und das Herz ist nur ein solcher) sei bereits Spiegelung und damit der Sonnenbewegung ähnlich.[54]

Die Beziehung zur Organbildung in der Entwicklung

Phylogenese: Im Einzeller ströme intrazellulär Flüssigkeit ohne Herz,[16, 55] nach Kolisko[16] saugen Coelenteraten die Nahrung direkt aus dem Darm auf. Später in der Entwicklung zirkuliere Blut in primären Leibeshöhlen ohne Blutbahnen, und schließlich würden inselförmig ruhende Partien von Strömendem umflossen. Wände um Ströme entstünden somit später als letztere. Bei den Anneliden entstünden daneben die sekundären Leibeshöhlen. Die Blutschläuche aus der primären Leibeshöhle lägen an Darm, Rücken und Bauch. Beide letztere verbänden sich später, den Darm umgreifend. Die Gefäßpartien seien bei den einzelnen Tieren unterschiedlich kontraktil, und zwar immer polar zum Nervensystem, z.B. bei Würmern und Gliedertieren, die ein ventrales Nervensystem haben, dorsal, bei Wirbeltieren ventral. So bilde sich der Kreislauf aus der ursprünglichen Polarität des Lebens.[16] Schließlich konzentriere sich die Kontraktilität im Herzbereich.[16] Seiner Form nach entstamme das Herz phylogenetisch dem Darm.[25]

Rohen verfolgt diese Entwicklung weiter in der Wirbeltierreihe:[24]

– Fische: Venöser, unindividueller Kreislauf, das Herz im Nebenschluß bewege sich peristaltisch in immer neuen Klappen und Wirbelbildungen (ähnlich der Metamerie des Fisches); Herz- und Kiemenfrequenz seien 1:1, d.h. Atmung und Herz seien noch eins mit der Umgebung.

– Lungenbildung beim Übergang aufs Land: Polarisierung des Organismus, Spaltung des Herzens, Verlagerung des Herzens in das Zentrum des Kreislaufs, Wiederverbindung der Polaren (Überkreuzung). Die Herzentwicklung [vom Amphibium bis zum Säuger] hinke aber der der Lungen und der der Abdominalorgane nach.[24]

– Die vermehrte Atmung bewirke Druckanstieg im linken Herzen, wodurch die Nerven- und Sinnesorgane besser mit Sauerstoff versorgt würden; auf dem Land: sanguinischer, wacher, abbauend; unter Wasser: Druckabfall, Kohlendioxydanstieg, phlegmatisch, schläfriger, aufbauend.

– Vögel: Dominanz des rein arteriellen rechten Aortenbogens (linkskammrig), ‹Überverluftung› bis in die Knochen, Tachykardie, hoher Blutdruck, «Sanguiniker».

– Säuger: Die linke Aorta mit rein arterialisiertem Blut habe durch Torsion Anschluß an die linke Kammer, das Venöse sei nach rechts verlagert. Diese «ausgleichende Harmonisierung der Polaritäten» führe zu einer Verinnerlichung, Durchbildung und Reinigung des Herzorganes».[24]

Somit sei das Herz «jeweils Wesensausdruck des Organismus der jeweiligen Tierstufe», andererseits durchdringe die Idee des Typus, die «geistig schon wirksam ist», die Erfahrungsstufen, bis sie in ihrer Urgestalt im Menschen [Säuger?] voll erscheint.[24]

Ontogenese (auch beim Tier): Gewebsflüssigkeit und Blut zirkuliere *vor* einer Herztätigkeit.[1, 22] Die Blutbildung beginne extraembryonal (Chorion, Haftstiel, Allantois), trete dann intraembryonal am Dottersack und später an der Chorda und schließlich im Herzanlagebereich auf.[16, 24] Dementsprechend seien Gefäße jeweils sehr unterschiedlich entwickelt.[22] Auch die Rhythmik trete primär peripher auf (Plazentarzotten[24]) und präge sich später sekundär in der Herzform ab.[54]

Das Herz entstehe aus paarigem Mesoderm der Kopfanlage [zwei Gefäße] und verschmelze erst sekundär zu einem Gefäß; dann steige die Anlage ab in die Brustregion [Mitte] und nähere sich in seiner Asymmetrie den Stoffwechselorganen.[24]

Indem der arterielle, rechtskraniale Teil [der Herzanlage] nach kaudal, links, absteige, der venöse von linkskaudal nach rechtskranial aufstoße, entstehe die Herzschleife; das Herz schlage jetzt erst sakkadiert [Stauchung ≈ organgewordene Stauung und Pulsation].[24]

Im Embryonalkreislauf wiederhole sich der Kreislauf der Fische (kein polarer Lungenkreislauf), der Amphibien (Mischblutverhältnisse: von Haut arterialisiertes Blut und arterielles Nabelblut münde in den rechten Vorhof) und der der Reptilien (Vorhofseptumdurchbruch, Ductus Botalli).[24]

Die Beziehung zur Funktion

Daß das Herz hauptsächlich die Blutzirkulation verursache, sei eine späte Erkenntnis in der Medizinhistorie. Bis Anfang dieses Jahrhunderts sei dies immer wieder bezweifelt worden.[3, 5, 16, 56]

Wenn der Blutkreislauf sich selbst bewege, was seien dann die Aufgaben des Herzens? Davor aber stehe erst die Frage: Wo ist Herz? Das Muskelelement des Herzens setze sich bis zu den präkapillaren Arterien (Pulsieren) fort, das venöse Klappensystem bis ins Herz hinein.[20] Andererseits seien die Pole des Organismus bis ins Herz zu verfolgen: Vorhof – unterer Pol, Aorta – oberer Pol, Ventilbereich – Mitte.[21] [Hier sind Unten mit Niederdruck und Oben mit Hochdruck assoziiert.] Oder: Ruhe – Herznerven vs. Bewegung – Herzmuskel, womit das Herz ein kleines Abbild des ganzen [*polaren*] Menschen sei.[20] [Hier sind Unten mit Bewegung und Oben mit Ruhe assoziiert].

Was ist nun die *Herzfunktion*? Drehte Stöhr jr. die Herzanlage einschließlich der Sinusknotenanlage bei jungen Unkenlarven um, so polte er zwar damit den arteriellen und venösen Teil des Herzens um, die Peristaltikrichtung blieb aber unverändert wie zuvor. Es bildete sich ein fast normales Herz, als ob «gar nichts gedreht worden wäre». Nach gleicher Prozedur bei älteren Larven entwickelte sich meist kein Herzschlauch oder ein atypischer mit Gegenperistaltik. In beiden Fällen starb das Tier unter Kreislaufödemen, aber die Zirkulation drehte sich *nie völlig um* (zit. nach Appenzeller[2]).

Das Herz als Stauorgan

Wenn das Herz die Blutzirkulation nicht bewirke, dann könne es aber, wie jedes andere Organ, stauen. Aber wie stehe dazu das ausfließende Blut?

Dem Herzen eigneten zwar Systole und Diastole, aber diese seien Merkmale des Kreislaufs schlechthin.[12] Wie steht jedoch Kreislauf zum Herzen?
– Die Herzaktivität sei Antwort auf die «Frage im Blut» [Sog, Ätherisches, Polares?].[20]
– Der Herzmuskel stemme sich physisch gegen das Blut, das sich ihm in der Diastole entgegenwerfe.[2, 18, 22, 25] Die Herzwand sei das Negativ zum Blut.[25]

Stauorgan sei das linke Herz und das Arteriensystem,[52] was sich in der Pulswelle ausdrücke.[26] Im «Stillstand» leiteten sich Leistungen höherer Art ein.[6a]

– Das Herz störe durch Stau die Blutzirkulation, die Systole mache es aber wieder gut; denn das Herz bewirke als ein auch mechanistisch wirkendes aktives Organ den Rhythmus und damit die Pulswelle. [Pulswelle und arterielle Blutströmung ‹entstammen› zwar gemeinsam der Systole, laufen aber unterschiedlich schnell in die Peripherie.] Diese Herzmechanik verlaufe gleichsinnig mit der Blutströmung und begünstige sie. Dazu übertrage sich der Wesensgliederimpuls als wesentlicher Bewegungsimpuls auf das physische Organ (Gefäße, Herz), damit auch Mechanik werde.[6b, 10] Denn das Blut falle in der Diastole des Herzens in die Schwere[22] und erfahre in der Systole den Auftrieb zur zentrifugalen Leichte (Licht, Gasgesetz) [rechtes und linkes Herz?].[22]

Das Herz als Mitte und Vermittler

Das Herz sei der Mittelpunkt eines kaum differenzierten, also universellen Organes [Blutzirkulation?], das Punkt und Umkreis in einem sei.[52] In dem Zirkulieren zwischen Zentrum und Umkreis finde man menschenkundlich antipathische Abkehr und sympathische Zuwendung bzw. das Hinaustragen des Eigenseins in die Umwelt und das Hereinnehmen der Umwelt in das Eigensein.[52] Das Herz sei damit das Zentrum aller Organkräfte, die sich dem Blut mitteilten, ein kaum differenzierter Mittelpunkt [zentral], der das Universelle des Kapillargebietes individualisiere.[52] [Hier ist Herz offenbar der Mittelpunkt eines Kreises und somit der Zentralpunkt der Radien, d.h. ein Pol der Radien: *Herz als Mitte, aber nicht Vermittler.*]

In der Einatmung über Lunge – linkes Herz – Niere zögen wir uns zusammen und gestalteten Organe in uns. «Im venösen Kapillargebiet, ausgehend von der Milz, dem Splanchnikusgebiet, dem Pfortader-Lebersystem und der venösen Peripherie, dehnen wir uns aus, wirken im Substanzaufbau und begegnen … im interzellulären Raum … dem ‹inneren Milieu›, … dem inneren Kosmos.»[52] Als *Vermittler* hebe das Herz das Blut aus der Schwere [venös] und biete es dem Lebensstrom [Atmung, Sauerstoffaufnahme] an [und zurück?].[20]

Das Herz und die Blutförderung

Wenn das Herz zum Blutumlauf nicht beitrage, brauche es nicht zu pumpen – oder doch?

Folgende Momente werden als *für* die Pumpfunktion sprechend zitiert:
– Der Herzstillstand führt zu Kreislaufstillstand[18] – die Herz-Lungen-Maschine[18] [Reanimation durch Herzmassage].

– Der Arteriendruck sei höher als der Venendruck;[15, 16, 20] die Muskelhypertrophie bei Nachlaststeigerung.[2]
– die Herzmechanik, insofern sie Pumpencharakter habe[6b]
– Steigere man künstlich das Herzzeitvolumen bei Fistel zwischen Aorta und V. cava inferior, so steige die Zirkulationsgröße (ähnlich Starling-Herz).[18]
– das Starling-Experiment[2]
– Wenn Blutstrombewegung nachlasse, könne die Herzmechanik dafür ergänzend wirksam werden.[6b]
– Lauboeck konnte zeigen, wie in der Herzmechanik Widderprinzipien erkennbar sind,[18] Hildebrandt fand Prinzipien des Saughebers,[11] nach Liebau finden sich solche des sog. Liebaumodells, und offiziell anerkannt sind jene der Peristaltikpumpe.

Es wurden viele Momente genannt, die *gegen* eine Pumpfunktion sprechen könnten. [Ehe sie genannt werden, sollte der Leser sie gemäß folgender Fragen spezifiziert prüfen: Keine Pumpfunktion? Nur assistierende Pumpfunktion? Ungeregelt oder geregelt? Irrtum? Indizien? Beweise?]
Folgende Einwände gegen eine Pumpfunktion werden erhoben:
– Das Herz sei für eine Pumpe sehr unzweckmäßig gebaut, z.B. tiefe Ecken, tote Winkel, asymmetrische Hohlräume, unzweckmäßige Windung der Stromrichtung.[56]
– Das Herz sei zu schwach[10] (leiste nur 1W),[18] müsse für den angenommenen Kapillarwiderstand viel stärker sein.[19, 56]
– Die Klappen seien zu schwach für eine Pumpfunktion.[1]
– Eine Zirkulation fände auch noch bei hochgradigem Klappenverlust statt [Libausches Herzmodell?].[10]
– die minutiöse Abstimmung der Zeitvolumina zwischen rechtem und linkem Herzen[56]
– die Unmöglichkeit der Zirkulationsumkehr durch das Herz[2, 19, 56]
– der Nachweis extrakardialer Blutkreislaufmotorik und dgl. mehr[56]
– Das Herz sei zwar wie ein mechanischer Apparat veranlagt, was aber im Leben keine Rolle spiele, denn bei jeder Systole werde die mechanische Seite durch das lebendige Blut in statu nascendi verhindert.[3]
– Ob das Blut auf das Herz drücke oder das Herz auf das Blut, sei überhaupt nicht zu unterscheiden, denn beides sei im Gleichgewicht.[22]

Lauboeck folgert (siehe auch dieser Band, S. 104 ff.): Füllungsvolumen und -druck (Vorlast) seien nicht vom Druck und Zustrom im arteriellen System abhängig, sondern von der extravasalen Stoffwechselleistung.[18] Werde diese Vorlast vom Herzen nicht bewältigt, komme es zum Aufstau. Bei Arbeit steige die venöse Kapazität, die sekundär – bei gesundem Herzen – zur Minutenvolumensteigerung führe. Die durch das Herz erzeugte Energie von ca. 1W gehe im arteriellen System in Wärme über. Die Organe selbst seien autoreguliert. Somit fördere das Herz Blut entsprechend der Förderleistung einer Pumpe von 1W, mindestens im arteriellen System. Die Auffüllung des venösen Gefäßsystems und damit der Druckgradient für den venösen Strom werde extravasal erzeugt.

Wolff spricht eine andere Ebene an, insofern er im Stillstand des venösen Stromes in der Enddiastole des Herzens die «tiefste» (irdischste) Stelle des Blutkreislaufes sieht, am fernsten von den belebenden Umkreiskräften, die daher am Herzen nicht eingriffen und keine primäre Strömung erzeugten.[55] Das adäquate Organ Herz müsse nunmehr das schwere Blut nach den Gesetzen der Hydrodynamik durch den Herzmuskel wieder der Peripherie und damit dem Lebensstrom zuwerfen. Da die Peripherie am Herzen keinen Angriffspunkt habe, müsse sie sich ein Organ dazu schaffen: Daher sei das Herz an der Bewegung für die Bewegung geschaffen [sekundäre Bewegung? Herz als Zentrum eines Umkreises].

Das Herz und der hydraulische Widder

Da die Herztätigkeit auf die Zirkulation abgestimmt sei[2] und da nach Steiner der Kreislauf das Herz bewegt, bot sich Steiner u.a. der hydraulische Widder zum Vergleich mit der Herztätigkeit an. Ausführlich besprochen wird dieser Vergleich – geordnet nach dem Publikationsjahr – von Manteuffel-Szoege,[19] F. und G. Husemann,[15] Basfeld[5] und Lauboeck.[18] Im folgenden können nur einige Fragen berührt werden (s. Abb.1).

Vergleichbares zwischen physiologischer Herzfunktion und Widdermechanik:
- Widder und Herz seien in der [auf sie zukommenden] Flüssigkeitsbewegung passiv gehalten[15, 55] und in Rhythmus und aufsteigende Strömung gesetzt.[15]
- Wenn der Widder stillstehe, fördere er ebensowenig Blut wie das stillstehende Herz.[18]
- Druckkurven in Widder und Herz seien ähnlich.[19]
- Einzelne Funktionsbereiche innerhalb des Widders könnten mit dem Herzen verglichen werden (s. Abb. 1).
- In der Herzfunktion finde man Widdermechanik.[18]

Widersprüche:
- der Wasserverlust, z.B. bei 15 l/min Förderung ein Wasserverlust von 70 l/min[19, 26] (der Wasserverlust entspreche der Herzmuskelarbeit).[19]
- Das Bachwasser erzeuge [im Rückstau] höheren Druck als im Quellwassersteigrohr, obwohl Bachwasser der venösen Kapazität entspreche.[5]
- Der Widder hypertrophiere nicht.[10]
- Nicht alle Funktionsbereiche im Widder entsprächen denen des Herzens (s. Abb. 1).[5, 15]

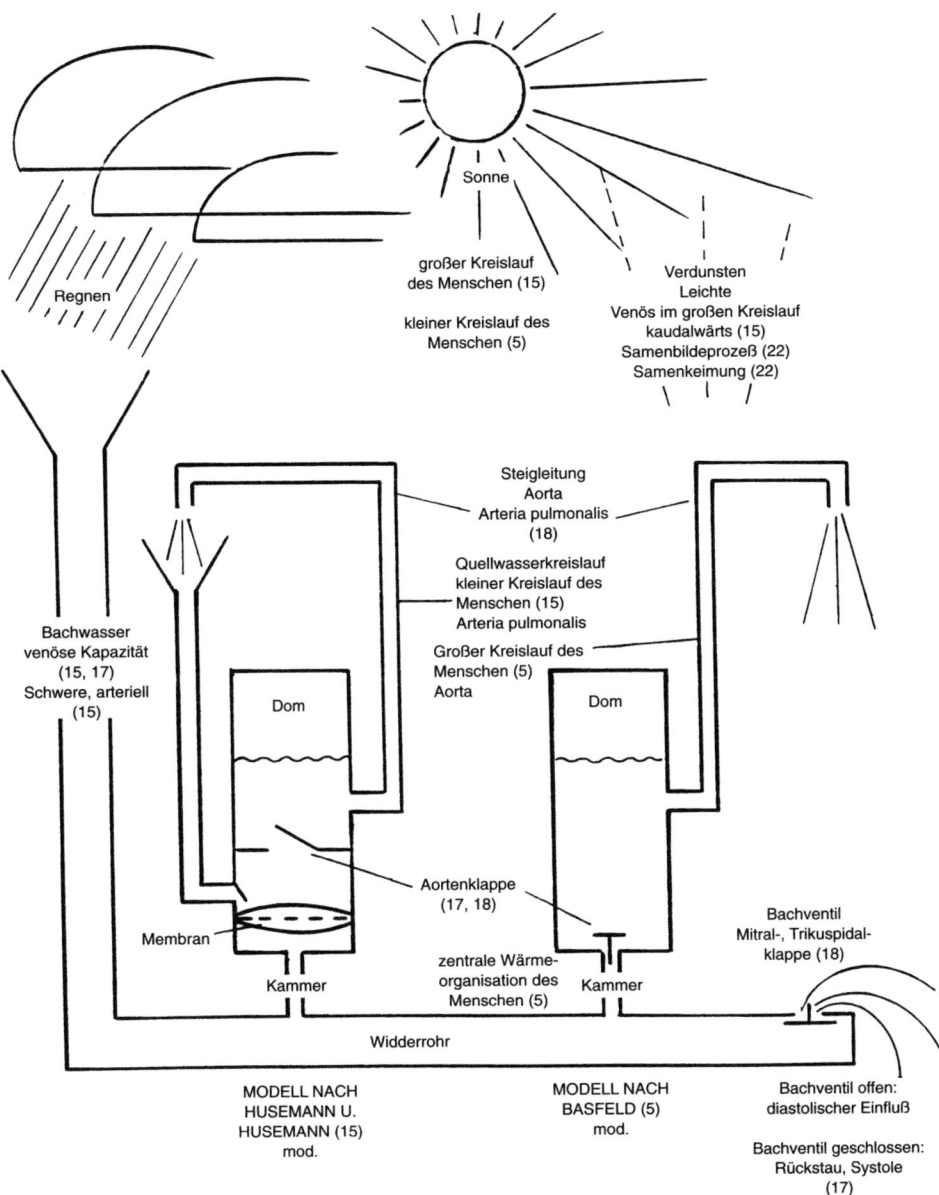

Abb. 1: Übersicht über die verschiedenen Bezüge zwischen dem hydraulischen Widder im atmosphärischen Wasserkreislauf und dem Kreislauf und Herzen in der anthroposophischen Sekundärliteratur.

Prinzipielle Schlußfolgerungen zur Frage nach der Pumpfunktion

Appenzeller kommt zu folgendem Schluß:[2] Es sei sinnlos, die Wissenschaft durch «Experimente von der Eigenbeweglichkeit des Blutes überzeugen zu wollen. Die Experimente der Wissenschaft über die Pumpfunktion des Herzens sind ebenso stichhaltig.»[2] Lebensvorgänge ließen sich nicht durch Versuche beweisen, auch wenn die Theorie für diese Versuche «eine geisteswissenschaftliche Wahrheit» darstelle. So könne man die Eigenbeweglichkeit des Blutes ebenso materialistisch vertreten wie die Pumptheorie des Herzens. Nicht als Dogmen, nicht einmal als Arbeitshypothesen sollten wir die Angaben Steiners verwenden. Wir müßten versuchen, mit diesen Ideen zu leben. «Das Leben selber wird uns die Wahrheit bestätigen.»

(Weiteres s. Das Herz und seine Beziehung zur Wärme.)

Das Herz als Sinnesorgan

Am Anfang steht die Frage nach den Sinnesbereichen: Das Herz nehme [nicht nur nach unten, sondern] auch nach oben z.B. die Nerven-Sinnes-Tätigkeit über die obere Hohlvene wahr;[53] oder: die Atmung (die Gefühlsanteile der Gedanken und die Zweifel).[1] Meist wird aber eine Wahrnehmung gegenüber den unteren Prozessen näher geschildert.

An Sinnesqualitäten und Bezügen werden genannt:
- die Blutwärme[2]
- das Tasten gegenüber dem Blut bzw. dem eigenen Organismus[15, 25]
- das Erfassen der Blutfülle[14]
- der Spannungsraum gegenüber dem Blutdruck[2]
- eine Art Hören[25]
- die Wahrnehmung von Bewegung,[2, 8, 25] Tätigkeit,[27] Stoffwechselvorgängen und deren Impulsen,[1, 53] der Stoffe[1] und der Blutchemie[2]
- die Wahrnehmung der Lebensvorgänge,[2] des Lebensrhythmus,[2] des Seelenlebens,[20] des Willens (Instinkt … Entschlüsse),[54] der Blutbewegung bis zur geistig-moralischen Ebene,[9] des Selbst[53]
- die Wahrnehmung dessen, was die Erde von der Sonne habe.[54]

Eine weitere Frage ist die nach der Art, wie das Herz denn wahrnehmen könne. Ein Teil der Autoren bezieht sich auf anatomische Strukturen, z.B. Wahrnehmung durch das Herzmesenchym,[53] durch innervierte Herzklappen,[7] durch Tasten der Herzspitze.[15] Ein weiterer Teil betont die Ähnlichkeit zwischen Sinnesinhalt und -organ: Die Wärme des Herzens nehme Wärme wahr,[2] die rhythmische Potenz die Lebensrhythmik,[2] die sich an den Blutstrom anschmiegende Bewegung des Herzens die Blutbewegung usw.[2] Oder: Die Strömungsformen des Blutes würden durch das Herz wahrgenommen[25] oder die Strömungsänderungen, welche für die Wahrnehmung verantwortlich gemacht werden,[15, 54] in der Diastole,[14] im Blutrückstoß an die Segelklappen[21] und schließlich im Herzmuskeldruck auf das Blut.[2, 15]

Anders: Das Herz ‹erschaue› mit ätherischen Fangarmen den Willen.[54] Oder: Das Herz sei nicht auf die physisch-sinnliche Umwelt bezogen, auch nicht auf den Lebenssinn, sondern nehme «den geistig-moralischen Gehalt unserer Willensimpulse» wahr, «wie sich diese dem Blut einprägen, also die innerliche qualitative Seite dessen, was sich der äußeren Form nach in seiner leibzugekehrten Seite im sog. motorischen oder Nerven-Muskel-System spiegelt».[9] So gesehen ermögliche die Herzwahrnehmung, als Herzensstimme, den richtigen Entschluß für das Wollen zu finden.[9]

Was im Nervensystem nach der Wahrnehmung erfolgt, wird wenig besprochen. In den Herznerven werde Ätherisches frei und verdichte sich Substanz. Das unterbewußte Bild im Äther könne z.B. die Vorstartreaktion des Kreislaufsystems ermöglichen, denn hierzu bedürfe es eines bewußten-unterbewußten Erwartungszieles.[54] [Die Kreislaufgesetze? Hirnzentren als materialisierte physiologische Gesetze?] Appenzeller nennt den Sinusknoten: «Schritt-Wahr-Macher».[2]

Die Ätherisation des Blutes

Über die Ätherisation von Herzblut und den Strom zur Hypophyse wird nichts Nennenswertes berichtet, wohl aber über das Problem ‹Wärme und Herz›.

Das Herz und seine Beziehung zur Wärme – die «Lage» des Herzens

[Schon W. Harvey verglich in Anlehnung an Aristoteles den Blutkreislauf mit der atmosphärischen Zirkulation des Wassers (zit. nach Kümmell[17]), ähnlich wie in der anthroposophischen Sekundärliteratur.[5, 15, 22]]

Im großen Wasserkreislauf der Erde – Verdunsten vs. Regnen (s. Abb. 2) – nehme die Wärme eine zentrale «*Mittelstellung*» ein.[15] Die Wärme sei das *Oberste der Elemente*.[5] Sie sei wirksam, z.B. beim Schmelzen / Erstarren[5] usw. Dabei vergehe eine Substanz, z.B. Wasser, und eine andere entstehe, z.B. Eis. Der Übergang sei kein «räumlich anschaubarer Vorgang». Somit wirke die Wärme immer «*in und* außer dem Raume», so daß Immaterielles in den physisch-materiellen Raum eingreife. Von ihrer Bewegung bleibe nur der «Anfang», z.B. das Regnen oder Entstehen von Eis, und das «Ende», z.B. das Vergehen von Wasserdampf oder Wasser, [sinnlich] übrig.[5]

[Die Wärme als Element steht in der Hierarchie der Elemente an *oberster* Stelle, in der Beziehung der Elemente zum Bereich des Saugenden, Antielementaren steht sie *in der Mitte* zwischen den Elementen und dem Ätherischen, z.B. Erde-Lebensäther. Hierdurch dringt man über die Wärme als Brücke vom äußeren Materiellen zum inneren seelischen Leben vor.[32] Als Kraft steht die

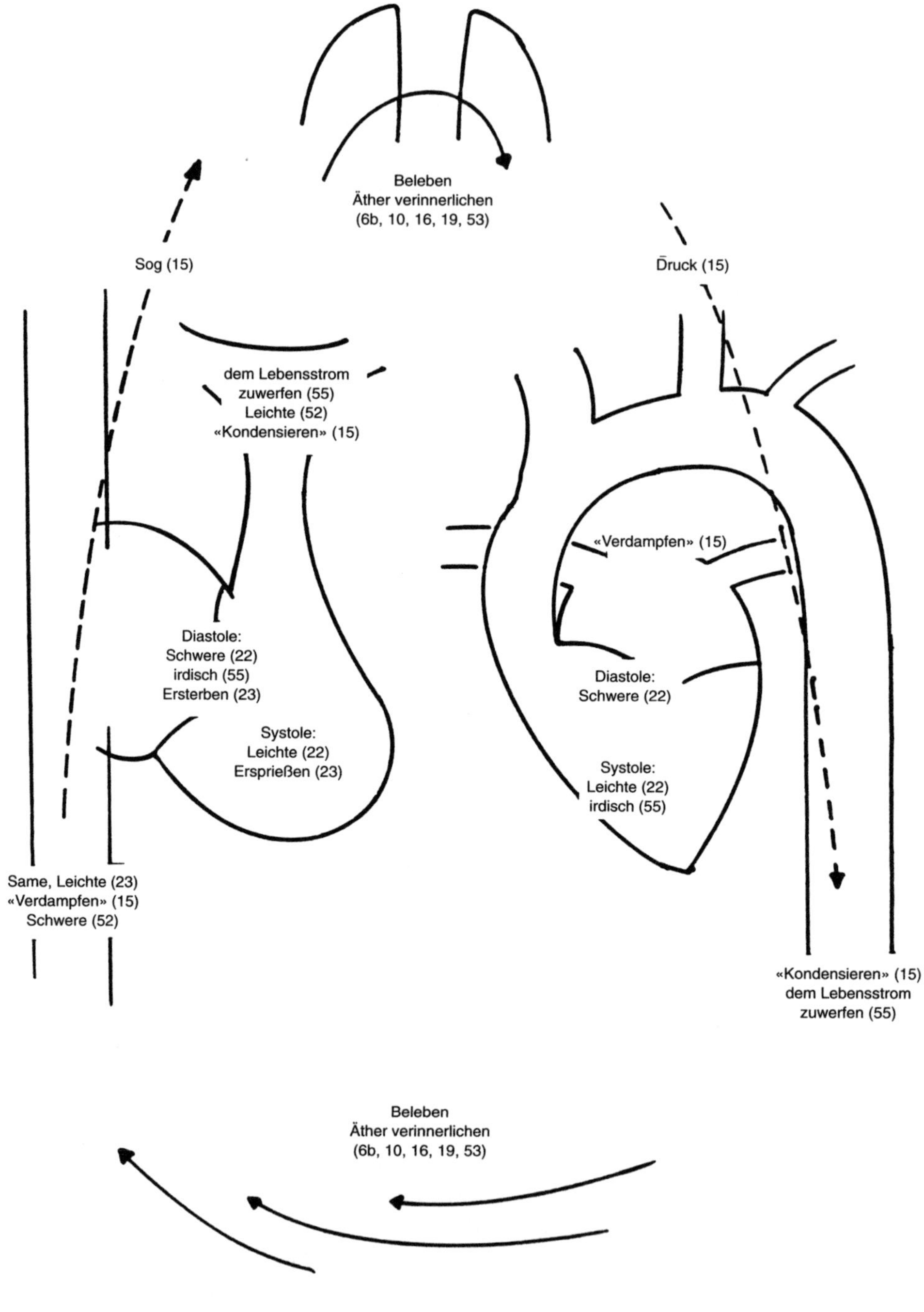

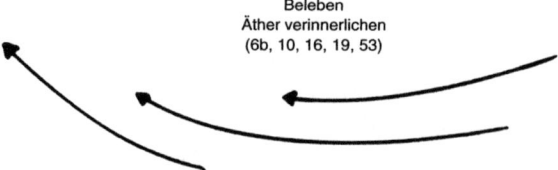

Beleben
Äther verinnerlichen
(6b, 10, 16, 19, 53)

Sog (15)

Druck (15)

dem Lebensstrom
zuwerfen (55)
Leichte (52)
«Kondensieren» (15)

«Verdampfen» (15)

Diastole:
Schwere (22)
irdisch (55)
Ersterben (23)

Diastole:
Schwere (22)

Systole:
Leichte (22)
Ersprießen (23)

Systole:
Leichte (22)
irdisch (55)

Same, Leichte (23)
«Verdampfen» (15)
Schwere (52)

«Kondensieren» (15)
dem Lebensstrom
zuwerfen (55)

Beleben
Äther verinnerlichen
(6b, 10, 16, 19, 53)

Abb. 2: Übersicht über die verschiedenen Interpretationen der Vorgänge in den Kreislauf-Herz-Abschnitten in der anthroposophischen Sekundärliteratur (links: rechtes Herz; rechts: linkes Herz).

314

Wärme zwischen den Elementen, z.B. beim Erstarren, Kondensieren, Verflüssigen, Verdampfen etc. Je nach diesen Beziehungen muß Sog differenziert gesehen werden, wie in der Physik als relativer Unterdruck, wie in der Geisteswissenschaft als Ätherisches. Dies sei zur jeweiligen Standortbestimmung des Folgenden vorangestellt.]

Der Wärme wird das Herz so zugeordnet wie der Sonne.[5, 14, 15, 23, 54] Analogisiert man danach Venensystem mit Verdampfen und Arteriensystem mit Kondensieren (s. Abb. 2)[15], so ‹verdampfe› das Sonnenherz das Venenblut zu sich hin und ‹regne› es ins arterielle System hinein. Das Sonnenherz müsse dann nach dem Venensystem hin ‹aufwärmen› und nach dem Arteriensystem hin ‹abkühlen›. [Das wäre Wärme gesehen als Kraft *zwischen* den Elementen. Da der Kreislauf aber gar nicht thermodynamisch bewegt wird, kann dies nur als Bild gemeint sein. Aber was ist seine Signatur?]

Nach Obigem wird Wärme über Ausdehnen analog mit Leichtwerden, Sog, Druckentlastung gesetzt. Letzteres eignet dem Venensystem im Vergleich zum Arteriensystem. Druckentlasten (Sog) vs. Drücken wären dann Signaturen für Wärmen vs. Kühlen.[15] [Das wäre eine Analogie zum elementaren Naturgeschehen von z.B. Verdampfen und Kondensieren. Das Herz steht hierzu am *oberen* Pol der Elemente, wie auch die Sonne gesehen wird.[5]] (Paede sieht in der Diastole die Schwere, in der Systole die Leichte.[22])

Jetzt heißt es: Der linke Herzteil sei mehr dem «Druck», der rechte mehr den «Saugwirkungen» zugeordnet. Zwischen beiden schwinge eine Art wirbelndes Pendeln (Abbild: Herzscheidewände und Vortex cordis).[15]

[Dies legt nahe, Saugwirkungen auf der Seite des CO_2-reichen Blutes zu sehen, Druck auf der O_2-reichen Seite des Blutes. Angenommen, es bezöge sich dies auf das Wärmeorgan Herz, dann würde das Herz das gesamte venöse Blut vom großen bis in den kleinen Kreislauf hinein ‹wärmen›, das arterielle von der Lunge bis zum großen arteriellen Kreislauf ‹kühlen›. Saug-Druck-Wirkungen wären dann von der Fließrichtung des Blutes abgelöst. Die Wärme stünde aber wiederum in ihrer Wirkung *zwischen* den Elementen.]

[Ist aber mit Saugwirkung relativer Unterdruck gemeint, so hätte der Druck das niedrigste Niveau in der geoantiklinalen Lunge und das höchste etwa im unteren, geosynklinalen Teil des großen Kreislaufs. Dies würde nahelegen, die Polarität zwischen dem O_2-hungrigen CO_2-Blut und dem stoffwechselhungrigen O_2-Blut zu sehen.[35a, b, 40a, b, c, d, 41a] Angenommen, die Prozesse an den Umkehrpunkten (Lunge, großer Kreislauf) wären wärmebezogen, so wäre jetzt der Wärmeeingriff vom Herzen in die Peripherie verlegt.]

Nun wird gesagt: Man solle solches «besser lebendig» sehen.[5, 15] Wenn dies im Sinne der primären Bewegung[41a, d, 42, 43, 47b] gemeint ist, so wird dies nur im Kapillargebiet für möglich gehalten.[6b, 10, 16, 20, 55] Dies wäre dann jeweils im Sinne von Verinnerlichung des Ätherischen (des Astralischen und Ich) zu verstehen.[6b, 37b]

[Wärme stünde dann in der kapillären Peripherie zwischen Ätherischem und Physischem und nicht zwischen Wärmen und Kühlen. Die Verinnerlichung des Ätherischen fände aber genauso in den Kapillaren der Lunge wie in denen des großen Kreislaufs unten und oben statt. Dies müßte unabhängig vom lokalen Druckgradienten sein; denn nach G. und F. Husemann[15] müßte sich in der Lunge Saugwirkung zu Druck und im Stoffwechselkreislauf Druck zu Saugwirkung wandeln, wobei – beim aufrechten Menschen – der Mitteldruck im Kapillarbereich oben niedriger ist als unten. Ob oben und unten der Wärmeäther oder andere unterschiedliche Ätherarten aktiv sind, bleibt offen.]

Vergleicht man danach noch einmal die beiden obigen Bilder: Wärmen-Kühlen bezüglich Vene-Arterie oder CO_2-O_2-Blut, so müßte man jeglichem Kapillarbereich ‹lebendiges, verinnerlichendes Ätherisieren› zuordnen, dem Herzen Wärmen und Kühlen, sei es gegenüber Venen- und Arterienstrom oder CO_2- und O_2-Blut. [Das Herz (mit den Gefäßen?) wäre danach kein blutbelebendes Organ, sondern eher das Gegenteil: Bewegung vernichtendes Stauorgan, Ätherleib abbauendes, Ätherströmung bildendes Organ und Sinnesorgan. [35a, 36, 40a, 47b, c, 48, 49, 51] – Dazu paßt folgendes: Warm-kühl-Sein ist immer nur Sonnenwirkung am Irdisch-Gegenständlichen (auch die Sonnenscheibe, wie wir sie sehen, ist am Irdischen Aufleuchtendes). Die wahre ätherische Sonne ist unwahrnehmbar.[41a, b] Sie wäre ‹in der Kreislaufperipherie› zu sehen. Das ‹Wärmen und Kühlen› im Venen- und Arteriensystem entspräche der irdischen Sonnenwirkung, was der Auffassung von Wolff nahekäme.[55] Es fragt sich aber, welche Grundlage es rechtfertigt, den Blutzustrom zum Herzen wirklich mit Aufwärmen und den Ausstrom mit Kühlen im irdischen Sinne zu vergleichen, würde doch dabei in beiden Fällen Blut sekundär bewegt.]

Harvey sieht das Problem eher umgekehrt: Das Blut «verbrauche» sich in der Peripherie und «erfrische» damit alle Teile des Organismus. Es belebe und erfrische sich selbst neu in seiner Rückkehr zu seinem «Ursprung», im Herzen.[17]

Weiterhin fragt sich, ob man die CO_2- und O_2-Blutpolarität (s. oben) auf der Ebene der Wärme sehen kann, da ersteres Ausdruck der Verbindung und Lockerung der Beziehung zwischen den höheren und niederen Wesensgliedern ist.[31]

Pelikan übergreift dies in einem weiteren Bogen.[23] Der Wasserstoff füge sich dem Wärmehaften am willigsten. Wie letzteres strebe er ins Leichte, finde aber seinen Bezwinger im Sauerstoff. Als «entschwerende Materie» beziehe sich Wasserstoff auf den Saturnischen Wärmekosmos und den Samen, der dann [im Herbst] herabregnet. So sei das Herz zwischen das Leichte, Kosmisch-Sphärische und das Schwere gestellt. Das Venenblut ströme aus dem Organismus wie in einem Samenzustand [Leichte, Sog?], stocke, ersterbe in seiner Bewegung und ersprieße wie der keimende Samen wieder hinaus in die Peripherie [Leichte, Sog?]. So gebe es mit jedem Herzschlag ein «Stirb und Werde». Damit entspreche der Herzprozeß innen dem Wasserstoffprozeß in der Welt draußen, und da letzteres dem äußeren, strahlenden Sonnengeschehen entspreche, entspreche auch dieses dem Herzprozeß innen.[23] [Hier ist offenbar das Herz tötend *und* ätherisierend; das Herz steht *innen* zwischen Leichte und Schwere (Venenstrom vs. Arterienstrom), so wie die Sonne außen zwischen Same-Wasserstoff-Prozeß und Sprießen stehe. Der Same-Wasserstoff-Prozeß entspräche dann dem «Sterben» und das Sprießen dem «Werden». Der Strom in den Venen ist jetzt ein Todesprozeß, der in der Arterie ein Belebungsprozeß. Das venöse Strömen entspräche gemäß dem Samenprozeß einer Verinnerlichung, das arterielle Strömen aber auch, es sei denn, Pelikan meint mit Sprießen das erdige Mastigwerden aus dem Wurzelbereich. Gilt sein Bild für beide Herzseiten?]

Eine Übersicht der zitierten Wärmewirkungen zeigt Abbildung 2.

Noch einmal: Der Widder

Im Bach führe die Wasserschwere zum Staudruck, im rechten Herzen die Leichte zum Aufbau des venösen Potentials (Abb. 1).[5] Dies sei durch die unterschiedliche Lage der Wärme bzw. Sonne bedingt: In der Natur treibe letztendlich die Sonnenwärme den Widder von außen [oberhalb der Elemente],[15] im Herzen das Blut von innen (s. oben). Daher seien Widder und Herz in Einzelteilen nicht vergleichbar,[5, 15] man solle es «besser lebendig» sehen.[5, 15]

Der Widder wird dennoch in Einzelheiten verglichen: Nach F. und G. Husemann entsprächen sich die großen Kreisläufe des Widders und des Menschen sowie die kleinen Kreisläufe der beiden (s. Abb. 1).[15] Basfeld vergleicht jeweils über Kreuz: Große mit kleinen Kreisläufen und kleine mit großen (s. Abb. 1).[5]

Aus der Literatur entsprechen Herz und Widder widerspruchsfrei, solange man sich nur auf Staudruck ≈ Zusammenführen, Verdichten vs. Entspannungsdruck ≈ Wegströmen beschränkt, d.h. Bachwasserstau ≈ venöse Kapazität des rechten *und* linken Herzens vs. Quellwasseraufstieg ≈ arterielles Ausströmen im rechten *und* linken Herzen. [Das Herz als Zentralpunkt einer Peripherie.]

Häufig werden aber in der Literatur analog gesetzt:
- Druck, Wasser Kondensieren, Fallen, Schwere, Bachwasser, linkes Herz, Systole und Arterie sowie
- Sog, Verdunsten, Aufsteigen, Leichte, Wasserdampf, rechtes Herz, Venen, Kapillaren.

Dies wird selten begründet. Weiterhin wird stets nur der aufrechte Mensch betrachtet, dabei funktioniert der Kreislauf auch bei Kopftieflage.

Unter *Schwere* wird meist *Fallen* nach unten verstanden, unter *Leichte Aufsteigen*.[5, 15] [Prüft man dies Verhalten bei Widder und Mensch, so stimmt nur der kleine menschliche Kreislauf mit beiden Widderkreisläufen überein, weil beide Widderkreisläufe wie der kleine Kreislauf des Menschen nach oben gerichtet sind. Nie aber paßt es zum Körperkreislauf, soweit man ihn nur nach unten gerichtet ansieht.]

Unterteilt wird auch nach *Sog* und *Druck*.[15] Dabei wird meist analog gesehen:

– Sog ≈ Verdunsten,[15] Zirkulieren in Kapillaren und Venen[6b, 10, 16, 20, 55] sowie
– Druck ≈ Zusammenpressen der Flüssigkeit,[15, 18] die dadurch in Bewegung kommt, wenn sie an einer Stelle entweichen kann. [Danach stimmen großer Widderkreislauf mit großem, unterem menschlichen Kreislauf nicht überein, weil der Staudruck im Bach durch Fallen, im Menschen aber die venöse Kapazität durch Sog über Kapillaren und Venen zustande komme.[5] Wo geht der Sog der Kapillaren dann als Vorlast in Druck über? Der kleine Widderkreislauf stimmt so nie mit dem des Menschen überein, weil bei ihm Flüssigkeit immer durch Druck bewegt wird und nie durch Sog, wenn man diesen im Sinne des CO_2-Blutes sieht.]

Erfaßt man den Vergleich auf der Ebene der Wärme, so ist die Wärme Beweger im großen Widderkreislauf,[5, 15] nicht aber im kleinen. Mit Herz-Sonne verglichen, finde man diese aber so im Widder selbst nicht wieder;[5] [denn:
– Wärme wirkt physikalisch druckerzeugend (Dampfmaschine) und dadurch sekundär bewegend, organisch aber verinnerlichend primär und selbstbewegend.
– Wärme wirkt zwar auch im Organismus, physikalisch aber nur unbedeutend. Erwärmte Haut dehnt sich durch die Temperaturerhöhung nur minimal aus, wohl aber, weil die Blutströmung von innen der Wärme zustrebt.]

Damit sei das Thema der Einleitung wieder aufgegriffen:[5] Die Widderfunktion sei somit nur Naturprozeß. Der Mensch sei Geist und Naturwesen, letzteres in der Sinnesanschauung, ersteres «in den Bereichen des Willens, der Weisheit, der Bewegung und der Form». Indem er in diesen lebe, wisse er sich mit dem, was in der Natur diesen vier inneren Bereichen entspreche, nicht nur verwandt, sondern dies sei zugleich «*Teil seines leiblich-seelisch-geistigen Organismus*». Damit seien Naturvorgänge reale Abbilder der Elemente, deren «Ursprung» aber «im Menschen gegenwärtig» sei. Ein natürlicher Vorgang *im Menschen* müsse daher anders verlaufen als der ihm entsprechende in der *äußeren Natur.*[5]

Diese ersten angedeuteten Gegenüberstellungen mögen zur Schlußbesprechung überleiten.

Schlußbesprechung

Nicht im Einzelnen soll hier die Beziehung zwischen den epigonalen Darstellungen und denen Rudolf Steiners untersucht werden. Dies sei dem Leser überlassen. Hier soll erst einmal etwas angesprochen werden, was vordergründig noch nicht gesagt werden konnte und gleichsam durch die Darstellung ‹hindurchvibriert›: Bei allen Autoren spürt man das tiefernste Ringen der auf die Sinneswelt bezogenen Seele, eine Verbindung zum Uneinsehbaren, Übersinnlichen in den Darstellungen Steiners zu suchen. Dies klingt ebenso durch scharfsinnige Logik wie durch Suche nach Bildern. Aber: Warum wird solches gesucht?

In dieser Situation fällt folgendes auf:

– Ein Stück weit mögen Logik und Bild mit dem übersinnlich Dargestellten Schritt halten und Signatur sein, aber dann bricht die Beziehung immer wieder ab, und man fragt sich: Bricht sie ab, weil die bisherige nur eine scheinbare war oder weil die Vorstellungsebene immer nur stückweise dem übersinnlichen Bereich entsprechen kann?

– Ist die Verbindung plausibel, wenn sie Ähnliches mit Ähnlichem verknüpft, z.B. Druck mit Schwere usw., oder gerade Gegensätzliches, z.B. Sog mit Druck? Was von beiden kann wo gelten?

– Werden Ereignisse auf unterschiedlichen Funktionsebenen miteinander verknüpft, ohne die unterschiedlichen Ebenen zu beachten?

– Werden Analogien geknüpft, ohne sie zu begründen?

Hier bestünde noch Bedarf nach ordnender Klärung; denn manches, was in obigen Darstellungen so widersprüchlich zu sein scheint, könnte sich dadurch auflösen. Ohne dies sind Widersprüche notwendig, aber zugleich fruchtbar.

Folgende weitere Fragestellungen – aus der Literatursynopsis gewonnen – seien als Anregung gedacht:

– Ist Sog im ätherischen Sinne dort, wo physikalisch niederer Druck im Vergleich zu einem höheren steht, z.B. Vene vs. Arterie? Steigt Wasser beim Verdunsten und im Quellwasser-Steigrohr des Widders beide Male durch Sog oder durch Druck? Wohin saugt der Sog? Zu sich hin oder von sich weg? Beispiel: Saugen die Kapillaren Blut an, oder stoßen sie es ins Venensystem hinein? Wo geht Sog im Kapillar-Venensystem in den Druck des venösen Potentials über?

– Die cartesische Verschiebbarkeit des Nullpunktes im Koordinatensystem kann jede Druckhöhe zum ‹Sog› machen und umgekehrt. Ptolemäisch gesehen aber nicht; wo ist jedoch der ptolemäische Nullpunkt im Menschen? Ist er phsikalisch bestimmbar? Wenn nicht, kann dann nicht ätherischer Sog dort sein, wo physikalisch hoher Druck herrscht? Beispiel: Je größer die Atemnot, desto mehr preßt meine Atemmuskulatur. Danach müßte ein Druckgradient nicht für Pumpe sprechen.

– Gibt es in der Blutbewegung Abschnitte des Lebens und solche des Todes?

– Die phylo- und ontogenetische Entwicklung wurde sehr gut aus den naturwissenschaftlichen Beobachtungen herausgearbeitet. Welche davon beweisen, daß das Blut das Herz bewegt?

– Wie ist es zu sehen, wenn die Anatomie der okkulten Physiologie nicht entspricht? Zum Beispiel fließt das ‹Blut› okkult von der ‹Lunge› über die ‹Niere› zum ‹Herzen›.

- Der große Kreislauf wirke nach unten, der kleine nach oben ... und der Kopfkreislauf? Die Zirkulation bleibt aber im Liegen, sogar mindestens zeitweilig bei Kopftieflage, erhalten.
- Ist das *Physische* im Menschen nur *äußerlich*, d.h. *sekundär* bewegbar, dann wäre es von sich aus träge (Stauen, Anhalten usw.). *Ätherisches, Astralisches* und *Ich* sind von sich aus *innere* d.h. *primäre* Bewegung, z.B. analog Durst und Sehnsucht? Wäre dann die sinnliche Wahrnehmung der Leibesbewegung nicht die Resultante beider, aber ohne eine Unterscheidung zuzulassen? Denn der physische Leib ist auch unsichtbar. – Wenn Herzstillstand den Stillstand des physischen Leibes begründet, müßte dann nicht die Beziehung zwischen Herz und physischer Bewegung eine *äußere, sekundäre* sein? Da das Herz aber ein passives Organ ist, muß es dann nicht bewegt werden, primär oder sekundär? Insofern Blut *essentiell* ätherisch, astralisch und Ich-haft *ist* und peripherisch von den *lebendigen* Planeten-Organwesen geprägt wird, wäre es dann nicht *primär innere Bewegung*? Analog Durst, Leidenschaft, Liebe, Ideenverwirklichung? Wie setze sich dann diese primäre Bewegung in die sekundäre des Herzens um? Offenbar indem das *lebendige* Planeten-Organzusammenwirken wie zur Sonnengegend so zur Herzgegend strömt und einen *saugenden ätherischen Hohlraum* bildet (s. oben). Wie nun die Sonne dies auf die Erde *spiegle* und in ihr z.B. als Wetterorganbildungsbewegungen erscheint, so spiegle der ätherische Herzhohlraum (das Gold im Licht) die *primäre innere* Blutbewegung in die ‹irdische› Herzorganbildung und -bewegung und damit in die *äußere* Sekundärbewegung. Als Physisches *widerstehe* somit das Herz (Stauorgan) der *primären inneren* Bewegung des Blutes (s. oben) wie der Spiegel dem Urbild; es *bewege* aber *äußerlich sekundär* das Physische, insofern auch solches in der Blutmasse ist. Das Herz als Leibesorgan würde somit vom Blut gebildet und bewegt, aber nur insofern das Blut *innere primäre* Bewegung *ist*. Erfolgt danach die Umsetzung von Primär- zu Sekundärbewegung im Herzen, insofern es *Wahrnehmungsorgan* ist mit den Kreislaufgesetzen im Zentralnervensystem als geistige Abstraktion?

Dies mögen einige Frageanregungen sein, um nochmals auf die Beziehungen zwischen der Literatur Rudolf Steiners und der seiner Schüler zurückzublicken.

Mein Dank gilt meinen Auftraggebern, den Autoren der Primär-Sekundär-Literatur, aber auch Herrn P. Heusser und seinen MitarbeiterInnen, die mir die Unterlagen für diese Arbeit vorbereitet hatten, Frau M. Wormsbecher, die bei der Erstellung des umfangreichen Literaturverzeichnisses und bei den Korrekturen half, sowie Frau M. Weeber, die das Manuskript schrieb.

Literatur

1   Anders, K.: Herz-Gedanken, in: *Beitr. Erw. Heilk. 24* (1), 1971, 17-20.

2   Appenzeller, K.: Blutkreislauf und Herzfunktion, in: *Beitr. Erw. Heilk. 13* (3), 1960, 94-108.

3   Appenzeller, K.: Grundlagen für eine Erweiterung der Herzauskultation nach anthroposophischen Erkenntnissen (I), in: *Beitr. Erw. Heilk. 39* (6), 1986, 229-239.

4   Appenzeller, K.: Grundlagen für eine Erweiterung der Herzauskultation nach anthroposophischen Erkenntnissen (II), in: *Beitr. Erw. Heilk. 40* (1), 1987, 1-11.

5   Basfeld, M.: Der hydraulische Widder. Naturvorgänge als reales Symbol der menschlichen Herztätigkeit, in: *Beitr. Erw. Heilk. 35* (1), 1982, 1-22.

6   Bubenzer, H. (a)/ Faber, W. (b): Zur Herzfunktion – Ein Briefwechsel, in: *Beitr. Erw. Heilk. 26* (3), 1973, 102-109.

7   Bühler, W.: Zur Sinnesfunktion der Herzklappen, in: *Beitr. Erw. Heilk. 23* (1), 1970, 34 f.

8   Burdach, K. F.: Eine geträumte Wahrheit zur Herzlehre, in: Das Buch der Träume. Rowohlt Verlag, Berlin, Zit.: *Der Merkurstab 43* (4), 1928, 41.

9   Casper, W.: Zum Problem der motorischen Nerven und zur Sinnesfunktion des Herzens, in: *Beitr. Erw. Heilk. 28* (3), 1975, 85-89.

10 Faber, W.: Ein Beitrag zu Rudolf Steiners Herzlehre, in: *Beitr. Erw. Heilk. 25* (4), 1972, 130-134.

11 Hildebrandt, G.: Der Saugstoßheber, ein neues mechanisches Modell der Herztätigkeit, in: *Beitr. Erw. Heilk. 33* (4), 1980, 143-145.

12 Husemann, F.: Digitalis purpurea und die Herzbewegung (I), in: *Beitr. Erw. Heilk. 38* (2), 1985, 39-48.

13 Husemann, F.: Das Herz ist keine Pumpe, sondern ein Stauorgan der Blutbewegung, in: *Beitr. Erw. Heilk. 42* (4), 1989, 252-253.

14 Husemann, F. : Das Herz zwischen Sonne und Mond. Geschichte des Potenzierens, Anthroposophie und Religion, Berichte aus Südamerika und Ägypten, in: *Beitr. Erw. Heilk. 44* (4), 1991, 298-299.

15 Husemann, F., Husemann, G.: Der hydraulische Widder und die Herzbewegung, in: *Beitr. Erw. Heilk. 27* (4), 1974, 115-136.

16 Kolisko, E.: Nicht das Herz treibt das Blut, sondern das Blut das Herz, in: *Beitr. Erw. Heilk. 17* (5), 1964, 169-176.

17 Kümmell, H. C.: *Die Herz-Kreislauf-Idee: ihre Entdeckung und weitere Entwicklung aus erkenntnistheoretischer Sicht,* Urachhaus, Stuttgart 1985.

18 Lauboeck, H.: Zur Beziehung zwischen der Blutkreislaufbewegung und der Herzbewegung, in: *Der Merkurstab 42* (3), 1989, 125-142.

19 Manteuffel-Szoege, L.: Die Energiequellen des Blutkreislaufes und die mechanische Tätigkeit des Herzens, in: *Beitr. Erw. Heilk. 18* (1), 1965, 1-11.

20 Mees, L. F. C.: Betrachtungen über das Herz, in: *Beitr. Erw. Heilk. 28* (3),1975, 98-101.

21 Paede, P.: Eine dynamische Anatomie des Herzens, in: *Ärzte-Rundbrief 1* (9/10), 1948, 5-15.

22 Paede, P.: Ist die Herzlehre Rudolf Steiners mit den Ergebnissen der Hochschulmedizin vereinbar?, in: *Ärzte-Rundbrief 2* (1/2), 1948, 39-44.

23 Pelikan, W.: Leber-, Nieren-, Lungen- und Herz-Heilpflanzen (I), in: *Beitr. Erw. Heilk. 12* (3), 1959, 108-115.

24 Rohen, A.: Zur Phylogenie und Morphologie des Herz-Kreislaufsystems, in: *Beitr. Erw. Heilk. 31* (4), 1978, 105-111.

25 Schickler, E.: Zur Herzlehre Rudolf Steiners, in: *Ärzte-Rundbrief 2* (3), 1948, 71-80.

26 Schmid, K.: Über Herzstoß und Pulskurven, in: *Beitr. Erw. Heilk. 27* (3), 1974, 93-103.

27 Schneider, E. M.: Das Herz – ein wirbelndes Sinnesorgan?, in: *Beitr. Erw. Heilk. 31* (1), 1978, 1-7.

28 Sieweke, H.: Die Ausgestaltung der Herzanschauung im Lebenswerke Dr. Rudolf Steiners, in: *Ärzte-Rundbrief 2* (1/2), 1948, 24-38.

29 Steiner, R.: *Luzifer-Gnosis* (1904-1905), in Bibl. Nr. 34.

30 Steiner, R.: *Die Geheimwissenschaft im Umriß*, Bibl. Nr. 13.

31 Steiner, R.: *Anthroposophische Leitsätze*, Bibl. Nr. 26, Leitsatz 34 vom 4.5.1924.

32 Steiner, R.: *Geistige Hierarchien und ihre Widerspiegelung in der physischen Welt*, Bibl. Nr. 110, 2. Vortrag vom 13.4.1909.

33 Steiner, R.: *Anthroposophie, Psychosophie, Pneumatosophie*, Bibl. Nr. 115, a) 1. Vortrag vom 23.10.1909, b) 3. Vortrag vom 26.10.1909.

34 Steiner, R.: *Exkurse in das Gebiet des Markus-Evangeliums*, Bibl. Nr. 124, 4. Vortrag vom 6.12.1910.

35 Steiner, R.: *Eine okkulte Physiologie*, Bibl. Nr. 128, a) 4. Vortrag vom 23.3.1911, b) 8. Vortrag vom 28.3.1911.

36 Steiner, R.: *Weltenwunder, Seelenprüfungen und Geistesoffenbarungen*, Bibl. Nr. 129, 8. Vortrag vom 25.8.1911.

37 Steiner, R.: *Der Mensch im Lichte von Okkultismus, Theosophie und Philosophie*, Bibl. Nr. 137, a) 9. Vortrag vom 11.6.1912, b) 10. Vortrag vom 12.6.1912.

38 Steiner, R.: *Welche Bedeutung hat die okkulte Entwicklung des Menschen für seine Hüllen – physischen Leib, Ätherleib, Astralleib – und sein Selbst?*, Bibl. Nr. 145, 2. Vortrag vom 21.3.1913.

39 Steiner, R.: *Wege zu einem neuen Baustil. Die wahren ästhetischen Formgesetze*, Bibl. Nr. 286, 4. Vortrag vom 5.7.1914.

40 Steiner, R.: *Geisteswissenschaft und Medizin*, Bibl. Nr. 312, a) 2. Vortrag vom 22.3.1920, b) 7. Vortrag vom 27.3.1920, c) 8. Vortrag vom 28.3.1920, d) 10. Vortrag vom 30.3.1920.

41 Steiner, R.: *Entsprechungen zwischen Mikrokosmos und Makrokosmos. Der Mensch – eine Hieroglyphe des Weltenalls*, Bibl. Nr. 201, a) 3. Vortrag vom 11.4.1920, b) 4. Vortrag vom 16.4.1920, c) 5. Vortrag vom 17.4.1920, d) 6. Vortrag vom 18.4.1920.

42 Steiner, R.: *Die Erneuerung der pädagogisch-didaktischen Kunst durch Geisteswissenschaft*, Bibl. Nr. 301, 3. Vortrag vom 22.4.1920.

43 Steiner, R.: *Die Philosophie des Thomas von Aquino*, Bibl. Nr. 74, 3. Vortrag vom 24.5.1920.

44 Steiner, R.: *Das Verhältnis der verschiedenen naturwissenschaftlichen Gebiete zur Astronomie*, Bibl. Nr. 323, 1. Vortrag vom 1.1.1921.

45 Steiner, R.: *Geisteswissenschaftliche Gesichtspunkte zur Therapie*, Bibl. Nr. 313, 6. Vortrag vom 16.4.1921.

46 Steiner, R.: *Menschenwerden, Weltenseele und Weltengeist*, Bibl. Nr. 205, 5. Vortrag vom 2.7.1921.

47 Steiner, R.: *Der Entstehungsmoment der Naturwissenschaft in der Weltgeschichte und ihre seitherige Entwicklung*, Bibl. Nr. 326, a) 3. Vortrag vom 26.12.1922, b) 8. Vortrag vom 2.1.1923, c) 10. Vortrag vom 7.1.1923.

48 Steiner, R.: *Vom Leben des Menschen und der Erde – Über das Wesen des Christentums*, Bibl. Nr. 349, 9. Vortrag vom 14.4.1923.

49 Steiner, R.: *Rhythmen im Kosmos und im Menschenwesen – Wie kommt man zum Schauen der geistigen Welt?*, Bibl. Nr. 350, 3. Vortrag vom 6.5.1923.

50 Steiner, R.: *Der Mensch in Vergangenheit, Gegenwart und Zukunft*, Bibl. Nr. 228. 3. Vortrag vom 29.7.1923.

51 Steiner, R.: *Das Miterleben des Jahreslaufs in vier kosmischen Imaginationen*, Bibl. Nr. 229, 3. Vortrag vom 30.9.1923.
52 Vogel, H.-H.: Die Ich-Organisation des Menschen – der Wärme-Organismus und das Herz, in: *Beitr. Erw. Heilk. 33* (3), 1980, 81-93.
53 Vogel, H.-H.: Das Herz, in: *Der Merkurstab 44* (4), 1991, 284-297.
54 Weckenmann, M.: Probleme der Physiologie und Pathologie des Herzens, in: *Beitr. Erw. Heilk. 19* (5), 1966, 173-188.
55 Wolff, O., Zur Physiologie der Herz- und Kreislauffunktion, in: *Beitr. Erw. Heilk. 19* (1), 1966, 25-35.
56 Wolff, O.: Herz – ein sekundäres Organ, in: *Beitr. Erw. Heilk. 30* (2), 1977, 45-55.

Weitere sogenannte Sekundärliteratur zum Herzkreislaufsystem und zur Atmung finden sich in folgenden Angaben, Bänden oder Zusammenstellungen (nur die wichtigsten):

Natura 1926 bis 1940, herausgegeben von der Medizinischen Sektion am Goetheanum, photomechanischer Nachdruck.
Dokumentation anthroposophisch-medizinischer Zeitschriften 1926 – 1994, Verlag am Goetheanum, Dornach.
Der Merkurstab. Beiträge zu einer Erweiterung der Heilkunst: alle Jahrgänge. Gesellschaft Anthroposophischer Ärzte in Deutschland.
Weleda-Nachrichten – alle Jahrgänge.
Weleda-Korrespondenzblätter für Ärzte. Weleda, Postfach 1320, D-73503 Schwäbisch Gmünd.
Tycho de Brahe-Jahrbücher für Goetheanismus, Am Eichhof, D-75223 Niefern-Öschelbronn.
Goetheanistische Naturwissenschaft, Band 1 bis 4, Verlag Freies Geistesleben. 1982-1985.
Der Beitrag der Geisteswissenschaft zur Erweiterung der Heilkunst, Band 1, 2, 3, Hybernia-Verlag Stuttgart.
Kümmell, H. C.: *Nichtinvasive Messungen systolischer und diastolischer Herzzeitintervalle,* Habilitationsschrift 1987.
Husemann, A. J.: *Der musikalische Bau des Menschen,* Verlag Freies Geistesleben ³1993.
Ideen zum Herz-Kreislauf-System, Verlag Freies Geistesleben 1983.
Simonis, W. C.: *Die wahre Herzaktion,* Verlag Die Kommenden 1974.
Simonis, W. C.: *Herz- und Kreislaufstörungen im Spiegel ihrer Heilmittel,* Mellinger-Verlag.
Schöffler, H. H.: *Die Zeitgestalt des Herzens,* Verlag Freies Geistesleben 1975.
Appenzeller, K.: *Grundlagen für eine neue Art der Herzauskultation,* Zbinden-Verlag 1989.
Sieweke, H.: *Anthroposophische Medizin, 1. und 2. Teil,* 1959 und 1967, Phil.-Anthrop. Verlag am Goetheanum. Neuauflagen 1982 und 1994.
Fintelmann, V.: *Intuitive Medizin,* Hippokrates-Verlag 1987.
Husemann, F. / Wolff, O.: *Das Bild des Menschen als Grundlage der Heilkunst,* 3 Bde., Verlag Freies Geistesleben. 1991-1993.
Roßlenbroich, B.: *Die rhythmische Organisation des Menschen,* Verlag Freies Geistesleben 1994.

Das rhythmische System
Die wichtigsten Angaben aus dem Werk Rudolf Steiners

Zusammengestellt von Paolo Bavastro

Diese stichwortartige Literaturzusammenstellung der Angaben Steiners zu Herz, Kreislauf und Atmung soll eine Arbeitshilfe sein; Anspruch auf Vollständigkeit erhebt sie nicht. Sie ist chronologisch geordnet nach Nummern der Gesamtausgabe im Rudolf Steiner Verlag; daneben ist das Jahr des Vortrags (oder der Vorträge) angegeben. Der Zusammenhang der stichwortartigen Inhaltsangaben ergibt sich stets aus dem Gesamtinhalt des Bandes. Für das weitere Auffinden der Textstellen sei auf folgendes Hilfsmittel hingewiesen:

A: Übersichtsbände zur Rudolf Steiner Gesamtausgabe, Band II: Sachwort- und Namensregister der Inhaltsausgaben. Rudolf Steiner Verlag, Dornach, 1998.

B: Medizinischer Index zum Vortragswerk Rudolf Steiners. Gesellschaft Anthroposophischer Ärzte, 1979, 70794 Filderstadt, Roggenstraße 82.

C: Die jeweilige Inhaltsangabe des Bandes hilft, die Stellen im Vortragswerk genauer zu finden.

GA 11 (1904/08): Das Herz als Bereiter des warmen Blutes. Das Herz auf dem Wege, ein willkürlicher Muskel zu werden. Die Bewegungen des Herzens sind Folge der Blutpulsation.

GA 13 (1910): Alle Organe werden in Form und Gestalt durch Strömungen und Bewegungen des Ätherleibes gehalten. Dem physischen Herzen liegt ein Ätherherz zugrunde.

GA 26 (1924): Leitsatz 34: Verbindung und Loslösung der Wesensglieder als Grundlage von Atmung und Blutzirkulation.

GA 27 (1925): Grundlegendes für eine Erweiterung der Heilkunst nach geisteswissenschaftlichen Erkenntnissen: Blut und Nerv.

GA 55 (1906/07): Blutgefäßsystem mit dem Herzen ist ein Ausdruck des umgewandelten Ätherleibes. Wer sind die Rosenkreuzer? Atmung und Stein der Weisen. Einmal wird der Mensch selbst die Kohlensäure umwandeln.

GA 74 (1920): Die Tätigkeit des Herzens ist eine Folge der Bluttätigkeit, nicht die Bluttätigkeit eine Folge der Herztätigkeit.

GA 93a (1905): Entstehung der Sauerstoff-Atmung. Herz und Schleimkörper. Herz und Galle.

GA 94 (1906): Ein- und Ausatmung bei Mensch, Tier und Pflanze. Mit der Bildung der Lunge zog die Seele in den Leib des Lemuriers ein.

GA 96 (1907): Luft- und Blutwärme ermöglichen Sprache und Atmung. Die Reinigung des Blutes von der Ich-Sucht durch das Mysterium von Golgatha.

GA 99 (1907): Entstehung der Lungenatmung. Herz als Organ der Zukunft. Bewegung durch das Blut.

GA 100 (1907): Herz als Organ der Zukunft. Bewegung durch das Blut.

GA 102 (1908): Blutrache. Blutgruppenseele als Erinnerung durch die Generationen. Der Gegensatz von Lunge und Leber.

GA 107 (1908/09): Lachen und Weinen.

GA 109 (1909): Vergeistigung des Atems und des Blutes.

GA 110 (1909): Auf altem Saturn Anlage des physischen Leibes gelegt. An dem Punkt, wo die erste Bewegung wiederum zur Ruhe kommt, ist die erste Anlage des Herzens entstanden. Blutsverwandtschaft und Karma.

GA 115 (1909): Über die Bildung des menschlichen Herzens während der planetarischen Entwicklungsstufen. Kräftesystem in der Herzbildung. Vertikale Richtung des Kreislaufs in Beziehung zum individuellen Ich.

GA 119 (1910): Herzdenken, Logik des Herzens, Herzensdenken, Bildung und Umbildung des Herzens. Herz und Kohlenstoff.

GA 123 (1910): Das Geheimnis des Blutes in der Generationenreihe.

GA 124 (1910/11):   Das Herz als Ergebnis der Kräfte des Makrokosmos.

GA 127 (1911):   Ätherströmung vom Herzen zum Gehirn – Denken.

GA 128 (1911):   Okkulte Physiologie: Herz als Mittelpunkt des inneren Organsystems. Die verschiedenen Organkreisläufe. Gegensatz: Innenwelt (Milz, Leber, Galle) zu Außenwelt – Lunge und Sauerstoff. Ausgleich im Herzen nicht vollständig. – Nierensystem. Absonderung innerhalb des Blutes macht es dem Ich möglich, sich selbst zu erleben. Blut als Ausdruck des Ich, Ich und Atmung. Blutzirkulation als Ausdruck von Ich-Prozessen, als seelische Prozesse. Blutwärme Ausdruck der Tätigkeit des Ich im Blut. Einfluß von Denken, Fühlen und Wollen auf den Organismus. Heißwerden (Wollen) – Pulsation des Herzens. Eindrücke im Blut. Kräftesysteme. Zusammenfassung im Herzen als Mittelpunkt. Veränderungen des Blutes durch Sinneseindrücke und Tätigkeiten von Milz, Leber und Galle. Gesetze zur Gestaltung des Blutkreislaufes. Das Blut als das unabhängigste Organsystem. Nervensystem differenziert, Blut einheitlich. Innere Konzentration: Trennung der Nervenwirkung von Blut. Lymphsystem.

GA 129 (1911):   Planetarische Kräfte verdichten sich im Laufe der Entwicklung so, daß das Herz als physischer Mittelpunkt sich entwickeln konnte. Ätherkräfte strömen zum menschlichen Kopf: dadurch entsteht Erkenntnismöglichkeit.

GA 130 (1911):   Die Ätherisation des Blutes. Ätherströme vom Herzen und von oben zum Herzen: intellektuelles und moralisch-ästhetisches Element.

GA 134 (1911/12):   Heilmittel aus Pflanzen, Samen und Früchten bei Herzerkrankungen.

GA 136 (1912):   Der Ätherleib durchsetzt das Blutsystem.

GA 137 (1912):   Das irdische Herz. Die Erkenntnis eines übersinnlichen Herzens für die okkulte Entwicklung. Blut, Atmungsbewegung und Gefäßbewegung sind für das Menschsein notwendig.

GA 145 (1913):   Herz als Widerklang der Blutzirkulation. Blut und Herz als Spiegel der makrokosmischen Wirkungen. Erlebnis des Blutumlaufes.

GA 154 (1914):   Der Gegensatz von Blut und Nerv und übrigem Organismus im Schlaf.

GA 170 (1916):   Die sieben Lebensprozesse. Alter Mond und Atmung.

GA 174 (1917):   Zusammenhang Sprache – Atemrhythmus.

GA 176 (1917):   Rhythmus im Atmen und Erkennen.

GA 186 (1918):   Jahre und Atmung. Abstraktes Denken.

GA 190 (1919):   Ätherherz lockert sich 1721. Beziehung zwischen Ätherherz und geistiger Welt.

GA 194 (1919):   Die notwendige Durchdringung der Herzorganisation mit dem Christusimpuls.

GA 201 (1920):   Herz, Sonne und Blutbewegung. Innere Bewegungen bewirken Organe. Unterbewußte innere Bewegungen (wie Herz) sind immer unter dem Einfluß des Außerirdischen. Das Herz steht zur Blutbewegung wie die Sonnenbewegung zur Planetenbewegung. Das Herz im Inneren ist nach dem Tode Sonne, Lemniskate, Schlafen und Wachen. Herz als Ergebnis auf- und abbauender Strömungen. Drei Kreisläufe und ihr Zusammenwirken. Atmung als Vermittler zwischen bewußter Sinnestätigkeit und unbewußter Verdauung.

GA 202 (1920):   Alter Orient: Bewußtmachen der Atmungsprozesse. Ich und Blutzirkulation.

GA 204 (1921):   Planetarische Kräfte und rhythmische Tätigkeit. Herzbildungsvorgang.

GA 205 (1921):   Herz und Karma. Herz als Reflex. Außenwand des Herzens und Gewissensbildung. In der Innenwand des Herzens sammeln sich die Kräfte des Stoffwechsel-Gliedmaßen-Organismus als karmische Anlagen. Atmung und

Seelenleben. Inspiration und Denken, Atmungs- und Sprachrhythmen. Wechselspiel zwischen Atmungs- und Zirkulationssystem. Zirkulation: körperlich. Atmung: seelisch; Einatmung und Denken; Ausatmung und Wollen. Rhythmischer Mensch: gebundener Ätherleib, freier Astralleib, freies Ich.

GA 208 (1921): Lebensstufen: Atmungsleben als bildendes Leben; Zirkulationsleben als sich verbreitende Organbilder. Die Wirkung des Mars auf das Atmungsleben.

GA 211 (1922): Die Veränderungen im Erleben des Atmungsprozesses in der Geschichte. Das Weltenwort in Ein- und Ausatmung.

GA 212 (1922): Das Wesen des Atmungs- und Herzmenschen. Die Lunge als Vitalorgan und als zukünftiges Sinnesorgan. Die Herzerkenntnis in der Inspiration. Das Hineinsenden des Fühlens in das Gedankenleben. Das Herz als Sinnesorgan. Die Technik als die richtige Grundlage der modernen Weltanschauung. Die Bildung des Ätherherzens und seine Einschaltung um das 14. Lebensjahr. Weitere Zusammenhänge des ätherischen Herzgebildes mit den anderen Wesensgliedern. Ätherherz – physisches Herz. Traum, Gefühl und Atmungsprozeß.

GA 214 (1922): Bildung der Organe beim Gang der Seele zu einer neuen Inkarnation: Bildung des Herzens. Ätherische Herzwahrnehmung.

GA 218 (1922): Aufsaugen der Nahrung durch Lymphe ist zum Herzen gehörige Funktion. Degenerative Herzen geben Abbild vom Zustand des Ätherleibes.

GA 219 (1922): Das Herz als Gleichgewichtsorgan für den Atmungs- und Blutzirkulationsrhythmus.

GA 220 (1923): Das Herz nimmt das Gold der Erde in Imaginationen wahr.

GA 223 (1923): Herz als Sinnesorgan, als Barometer für den Jahreslauf im Stoffwechsel-Gliedmaßen-System.

GA 227 (1923):	Der mittlere Mensch (Atmung und Kreislauf) im Verhältnis zu oben und unten, zwischen Aktivität und Substantialität, zwischen Vergangenheit und Zukunft – Karma.
GA 229 (1923):	Kohlensäureartiges ist sulfurisch. Atmung als heilendes System.
GA 230 (1923):	Tiergestalten im Zusammenhang mit dem menschlichen Organismus, auch im Verhältnis zu Atmung und Zirkulation. Atmung und Zirkulation. Heilungsprozesse.
GA 231 (1923):	Planetarische Entwicklung, Weltenmusik, Herz, Lunge und Blutsystem. Kosmische Herzanlage: ein geistig-moralisches, seelisches Wesen im Menschen. Kosmische Bildung des Herzens.
GA 232 (1923):	Kabiren: Gestalten in der Ausatmung – Logos, Kosmos, Planeten. Gold und Blutzirkulation.
GA 233 (1923/24):	Herz als Abbild der Sonne.
GA 237 (1924):	In der atlantischen Zeit hat die kosmische Intelligenz von den menschlichen Herzen Besitz ergriffen.
GA 239 (1924):	Herz und andere Organe.
GA 271 (1918):	Was geschieht zwischen Blut und Nerv?
GA 277 (1923):	Konsonant, Vokal – Nerv, Blut.
GA 281 (1923):	Zusammenwirken von Atmung und Blutzirkulation.
GA 283 (1920):	Zusammenhang des Musikalischen mit dem Atmungsprozeß.
GA 286 (1914):	Mond – Gehirn; Erde – Lunge; Sonne – Herz; Herz, Lunge und Gehirn als Mikrokosmos für Sonne, Erde und Mond; der Blutkreislauf als Abbild von geistigen Strömungen zwischen den Himmelskörpern.
GA 293 (1919):	Harmonisierung des Atmens, Atmung und Ernährung. Das Blut-Muskel-System.

GA 295 (1919):	Zirbeldrüse, Herz, Cassinische Kurve.
GA 301 (1920):	Obere und untere Blutzirkulation stauen sich im Herzen. Herz als Ausgleichsorgan für Blutzirkulation. Blut ist lebendig und gibt sich selbst seine Bewegung. Blutleben als Grundlage für das Innenleben der Gefühlswelt. Herz und Erinnerung. Neue Herzlehre wichtig für den Lehrer.
GA 305 (1922):	Innere Verbindung zwischen Denken und Atmen.
GA 306 (1923):	Ineinanderwirken von Atmung und Blutzirkulation im rhythmischen System.
GA 312 (1920):	«Erster Mediziner-Kurs»: Herz als Folge, als Stauorgan, als Folge der ineinandergehenden Strömungen (der mechanische Anteil), als unterbewußtes Sinnesorgan, als Vermittler zwischen oben und unten. Herz spiegelt den kosmischen Kampf zwischen Licht und Schwere. Der organische Werdeprozeß schiebt sich von oben nach unten und von unten nach oben zum Herzen. Atmungsprozeß und Blutbildungsprozeß begegnen sich im Herzen. Herz als Synthetiker. Wärme und Herz, Ausscheidung und Herz, Wasserstoff und Herz. Lunge und Erde. Lymphbildungssystem.
GA 313 (1921):	«Zweiter Mediziner-Kurs»: Herztätigkeit als ein Reflex der Vorgänge der Gewebeflüssigkeit. Das Herz als Ableseapparat für die Zirkulation. Herz und Lunge, Herz und Uterus, Herz und Gold. Therapie. Äußere und innere Atmung, Ernährung und Atmung, Astralität im Atmen. Beziehung der Herztätigkeit zu Fett- und Kohlehydrat-Stoffwechsel.
GA 314 (1922 – 24):	«Dritter Mediziner-Kurs» und «Vierter Mediziner-Kurs»: Systole – Diastole, Ein- und Ausatmung in Lemniskate, zwischen Auf- und Abbau. Blut als Träger der Ich-Tätigkeit. Das rhythmische System.
GA 316 (1924):	«Jungmedizinerkurs», «Osterkurs»: Mitdenkenlassen des Herzens. Flüssigkeitsmensch – Ätherleib. Herz: Sinnesorgan für die Innenwelt. Herz und Uterus.

GA 317 (1924): Atmung.

GA 318 (1924): «Pastoral-medizinischer Kurs»: Ein- und Ausatmung: Ausatmung und Ätherleib. Nerven-Sinnes-Prozeß als verfeinerte Atmung im Wärmeelement. Weltenjahr und Atemrhythmus.

GA 319 (1923/24): Herztätigkeit und Zirkulation als Folge der Säftebewegung. Ausatmung – Kalk, Einatmung – Phosphor.

GA 320 (1919): Atmungsprozeß und Tonwahrnehmen.

GA 323 (1921): Mathematiker und Mediziner. Atmung: Geschehen zwischen Bild und Wirklichkeit.

GA 326 (1922/23): Bluterlebnis nicht mehr innerlich, jetzt Entdeckung des physischen Kreislaufes. Flüssigkeitsmensch, Säftebewegung, Ätherleib, Herz als Sinnesorgan.

GA 347 (1922): Atmungsprozeß und Gehirntätigkeit. Bewußtsein und Verhältnis weiße-rote Blutkörperchen.

GA 348 (1923): Atmung und Blutzirkulation. Leben der Seele im Atmungsprozeß.

GA 349 (1923): Lunge und Mond. Nervensystem und Blutsystem als entgegengesetzte Prinzipien.

GA 350 (1923): Das Herz wird durch den Astralleib bewegt. Herz als inneres Sinnesorgan. Rechtes und linkes Herz. Blutdruck und Astralleib. Blutdruck und Niere. Hydra und Herz – Nahrungsaufnahme und Sauerstoffeinatmung. Kopfatmung – Bauchatmung. Menschliche und kosmische Atmung. Im Leben macht der Mensch so viele Tage durch wie Atemzüge im Tag. Eisen und Blut. Lungenwissen.

GA 351 (1923): Die Ich-Organisation treibt das Blut. Differenzierte Therapie von Herzkrankheiten mit Bienengift. Lungen- und Mondkräfte.

Glossar

Verzeichnis der Fachausdrücke

Abdomen: Bauch, Unterleib

Anastomose: Verbindung

Angina pectoris: anfallartig auftretende Schmerzen hinter dem Brustbein infolge Erkrankung der Herzkranzgefäße

Aorta: die große Körperschlagader

Aorta abdominalis: die Aorta, die im Bauch verläuft

Apoplex: Schlaganfall

Arterie: Blutgefäß, das das Blut vom Herzen zu einem Organ oder Gewebe hinführt

Arteriole: sehr kleine Arterie

Assistsysteme: mechanische Systeme oder Maschinen, die Körperfunktionen teilweise ersetzen oder unterstützen können (z.B. das Herz unterstützen)

atherogener Index: ein Maß für das Arteriosklerose-Risiko

Atrioventrikularklappen: Mitral- und Trikuspidalklappen, die jeweils zwischen Vorhof und Ventrikel im Herzen liegen

Atrium: Herzvorhof

Azidose: Übersäuerung des Blutes

Basalmembran: dünne Stützstruktur der Gefäße

Biopsie: Gewebeentnahme

Blastogenese: ungeschlechtliche Entstehung eines Lebewesens durch Sprossung oder Knospung

Conus arteriosus: ein Embryonalgefäß, bildet sich im Entwicklungsprozeß des Gefäßsystems. Bei Fehlbildung kann es im Erwachsenenalter als gemeinsames Gefäß (Aorta und Pulmonalarterie ungetrennt) übrigbleiben

Corpus ciliare: Ziliarkörper des Auges

Diastole: Erschlaffung des Herzens mit Blutfüllung der Herzkammern; das Aufnehmen des Blutes

Diffusion: Ausbreitung und Verteilung von Substanzen in Flüssigkeit und Gewebe

Dilatation: krankhafte oder künstliche Erweiterung von Hohlorganen, z.B. von Gefäßen des Herzens

Dispersion: feinste Verteilung eines Stoffes in einem anderen; die Teilchen «schweben»

Diurese: Harnausscheidung

dorsal: zum Rücken gehörig, nach dem Rücken hin liegend

Ductus Botalli: Verbindung zwischen Aortenbogen und Aorta Pulmonalis; schließt sich bald nach der Geburt

Duodenum: Zwölffingerdarm

Endothel: Zellschicht an der Innenseite der Blut- und Lymphgefäße

Erythrozyten: rote Blutkörperchen

extravasales Gewebe: sämtliches Körpergewebe, das außerhalb der Gefäße liegt

Fibrinogen: lösliches Eiweiß; ein wichtiger Faktor in der komplexen Blutgerinnung

Fibroblasten: Bindegewebszellen, die wichtige Substanzen des Bindegewebes bilden

Filamente: fadenförmige Proteinmoleküle im Zytoplasma fast aller Körperzellen

Gastro-Intestinal-Trakt: Magen-Darm-Trakt

Gestose: schwangerschaftsinduzierter Bluthochdruck, Ödeme, Niereninsuffizienz

Glomerulus: Blutgefäßknäuelchen der Nierenrinde

Hämatokrit: Anteil der zellulären Bestandteile am gesamten Blutvolumen

Herzinsuffizienz: Herzmuskelschwäche, unzureichende Funktion des Herzens

Herzminutenvolumen: die in 1 Min. aus dem Herzen ausgetriebene Blutmenge

Herzperiode: Dauer einer vollständigen Herzaktion (Systole und Diastole)

Herzzeitvolumen: siehe Herzminutenvolumen

Homöostase: Gleichgewicht der physiologischen Körperfunktionen; Stabilität des Verhältnisses von Blutdruck, Körpertemperatur, pH-Wert u.a.

Hyperlipidämie: erhöhte Fettwerte im Blut

Hypertonie: erhöhter Blutdruck

Hypothyreose: Unterfunktion der Schilddrüse und unzureichende Versorgung der Körperzellen mit Schilddrüsenhormonen

Hypotonie: zu niedriger Blutdruck

Hypoxie: Sauerstoffmangel in den Geweben

Iatromedizin: technisch-mechanistische Medizin

Immunsuppresion: Unterdrückung einer immunologischen Reaktion

Interstitium: Zwischenraum in den Geweben

Intimaproliferation: Verdickung der inneren Schicht der Gefäße

invasiv: eindringend

Ischämie: mangelnde Versorgung einzelner Organe mit Blut und Sauerstoff

isovolumetrische Relaxationszeit: Erschlaffungsphase des Herzens bei gleichem Volumen

Kapillare: kleinstes Blutgefäß

kaudal: nach dem unteren Körperende hin gelegen

Kontraktilität: Fähigkeit, sich zusammenzuziehen

Koronargefäße: Kranzgefäße des Herzens

kranial: zum Kopf gehörend, kopfwärts gelegen

Leukozyten: weiße Blutkörperchen

Leukozytose: krankhafte Vermehrung der weißen Blutkörperchen

Lipide: Fette oder fettähnliche Substanzen

Liquor cerebrospinalis: Gehirn-Rückenmark-Flüssigkeit

Load: Ladung, Last; im Herz-Kreislauf-System sind Vorlast und Last (Preload und Load) diejenigen Kräfte, die die Herzarbeit überwinden muß (z.B. Widerstand der Gefäße u.v.a.m.)

Lumen: Hohlraum eines röhrenförmigen Körperorgans

Mesenchym: embryonales Bindegewebe

Mikroembolisation: kleinste Blutgerinnsel

Mikrotubuli: röhrenförmige intrazelluläre Proteinstruktur zur Zellstabilisierung und zum intrazellulären Transport

Mikrovilli: feine zytoplasmatische Fortsätze an der freien Zelloberfläche

Mitochondrien: faden- oder kugelförmige Gebilde in Zellen, die der Atmung und dem Stoffwechsel der Zelle dienen

Mitralklappe: zweizipfelige Herzklappe zwischen linkem Vorhof und linker Kammer

Myokard: muskuläre Wand des Herzens

Nachlast: siehe Load; im wesentlichen der Widerstand der Gefäße

Newtonsche Flüssigkeit: Flüssigkeit, bei der Fließgeschwindigkeit und Schubspannung proportional sind (das Blut ist keine Newtonsche Flüssigkeit)

Onkologie: Teilbereich der Medizin, der sich mit den Tumoren befaßt *onkotischer Druck:* im wesentlichen durch gelöste Eiweiße in Flüssigkeiten erzeugter Druck

oxygeniert: mit Sauerstoff angereichert

Papillarmuskeln: kegelförmige Muskelvorsprünge an der Innenwand der Herzkammern

Perfusion: Durchströmung eines Organs mit Blut

Perikard: Herzmantel; aus zwei Schichten bestehende bindegewebige Umhüllung des Herzens

Perizyten: wahrscheinlich am Stoffaustausch zwischen Kapillarblut und Gewebe beteiligte Bindegewebszellen

Permeabilität: Durchlässigkeit, z.B. von Membranen

Phagozyten: weiße Blutkörperchen, die eingedrungene Fremdstoffe aufnehmen, auflösen und unschädlich machen

Phagozytose: durch Zellen bewirkte Aufnahme von Fremdstoffen in die Zelle

Pinozytose: tröpfchenweise erfolgende Aufnahme flüssiger Stoffe in das Zellinnere

Plasma: flüssiger Teil des Blutes

Plasmapherese: Trennung des Plasmas vom Blut

Plexus: Gefäß- oder Nervengeflecht

Plexus chorioideus: zottenreiches Gefäßgeflecht im Gehirn, das das Gehirnwasser absondert

portale Hypertension: Pfortaderhochdruck, Pfortaderstauung

Preload: Die Kraft, die vor dem Herzen mit dafür sorgt, daß das Blut in der Diastole in den entspannten linken Ventrikel fließt (Gefäßtonus, Blutdruck, Flüssigkeitsmenge etc.)

Proliferation: Wucherung des Gewebes durch Zellvermehrung

pulmonal: die Lunge betreffend, zur Lunge gehörend

Rheologie: Lehre von den Fließeigenschaften flüssiger Substanzen

rostral: am Kopfende, zum oberen Körperende hin gelegen

Septierung: Trennung

Septum: Scheidewand

Shunt: Kurzschlußverbindung zwischen arteriellen und venösen Blutgefäßen

Small-Vessel-Disease: Durchblutungsstörung des Herzens infolge Erkrankung der kleinen Koronararterienäste

Spinalkanal: Rückenmarkskanal

Splanchnikus: Eingeweidenerv, Teil des Sympathikus

Stenose: Verengung

Stratum compactum:
Stratum spongiosum: embryonales Gewebe, das sich zur Herzmuskulatur entwickelt

Suspension: Aufschwemmen von feinen, festen Teilchen in einer Flüssigkeit

Synovialmembran: aus lockerem, zellreichem Bindegewebe aufgebaute Innenschicht der Gelenkkapsel

Systole: Zusammenziehung des Herzens; das Herausbefördern des Blutes aus dem Herzen

Tachykardie: stark beschleunigte Herztätigkeit, Herzjagen

Tentakel: Fanghaar (bei Pflanzen) bzw. beweglicher Fangarm (bei Tieren)

Thorax: Brustkorb

Thrombozyten: Blutplättchen

Thymus: hinter dem Brustbein gelegenes drüsenartiges Gebilde, das sich nach dem Kindesalter zurückbildet

Tonsillen: Gaumen- und Rachenmandeln

Trabekel: Bälkchen, bälkchenartig vorspringendes Gewebsbündel

Transplantatvaskulopathie: Verbindung der Gefäße nach Transplantation im transplantierten Organ

Trikuspidalklappe: dreizipflige Klappe zwischen rechtem Vorhof und rechter Kammer

Truncus arteriosus: Fehlbildung: gemeinsame Aorta und Pulmonalis

Truncus pulmonalis: der Stamm der Pulmonalarterie (vom rechten Ventrikel zur Lunge)

tubuläres System: kleines Röhrensystem, z.B. der Niere

Vakuolen: mit Flüssigkeit oder Nahrung gefüllte Bläschen im Zellplasma

Valsalva-Preßversuch: durch Pressen Erhöhung des Druckes vom Brustkorb, des Blutdruckkes und der Herzfrequenz

vasal: die (Blut-)Gefäße betreffend

Vasokonstriktion: Engstellung der Gefäße

vasomotorisch: die Gefäßbewegung betreffend

Vene: Blutgefäß, in der das Blut dem Herzen zufließt

Venenklappen: taschenförmige Klappen, vor allem in den unteren und oberen Extremitäten, die einen Blutrückfluß verhindern

Venole: sehr kleine Vene

ventral: im Bauch lokalisiert, an der Bauchwand auftretend

Ventrikel: Herzkammer

Vesikel: mit Flüssigkeit gefülltes Bläschen

Viskosität: Zähflüssigkeit

Vorlast: siehe Preload

Vortex: Wirbel

Zellnoxen: schädigende Einflüsse auf die Zelle

zirkadian: einen biologischen 24-Stunden-Rhythmus aufweisend

Zytoplasma: Grundplasma der Zelle

Register

Über die Autoren

Dr. Paolo Bavastro, Internist, Kardiologe, Betriebsmedizin, ist Leitender Arzt der Inneren Abteilung der Filderklinik bei Stuttgart. Rege Unterrichts- und Vortragstätigkeit in verschiedenen Bereichen, u.a. über Innere Medizin, Kardiologie, Organverpflanzung, Sterben und Tod, ethische Fragen in der Medizin und Biologie.

Mitglied der Forschungsgemeinschaft Ethik der Gesundheitsversorgung der Universität Bielefeld; Lehrbeauftragter an der Universität Witten-Herdecke.

Zahlreiche Veröffentlichungen, u. a. folgende Buchveröffentlichungen: *AIDS – Gesichtspunkte zur Sexualität*, 1988; *Risiko-Organ Herz*, 1989; *Anthroposophische Medizin auf der Intensivstation*, 1994; *Organspende – der umkämpfte Tod*, 1994; *Die Würde des Menschen ist unantastbar*, 1996; *Bioethik*, 1996; *Der umstrittene «Hirntod»*, 1996; *Individualität und Ethik*, 1987.

Gisela Bräuner-Gülow, geb. 1944, verheiratet. Besuch der Waldorfschule und des Gymnasiums. Zweieinhalb Jahre tätig in sozialen Einrichtungen für Kinder in Island und England. Eurythmieausbildung am Eurythmeum Stuttgart. Fünf Jahre Mitglied im Bühnenensemble bei Else Klink. 1974 Heileurythmieausbildung bei Daffi Niederhäuser in Dornach/Schweiz. Seit 1975 als Heileurythmistin an der Filderklinik tätig mit Schwerpunkten auf Kinder- und Jugendstation, der Chirurgie sowie bei Asthma- und Infarktpatienten. 1998 Mitautorin des Buches *Behandlung von Magersucht*.

Dr. Dr. Andreas Fried, Studium der Zahnmedizin / Humanmedizin in Mainz und Göttingen. Assistenzarzttätigkeit in Alfeld/Leine und im Herzzentrum Bad Oeynhausen. Assistenz- und Oberarzttätigkeit Medizinische Klinik Gemeinschaftskrankenhaus Herdecke. Seit 1995 leitender Arzt Medizinische Klinik mit Schwerpunkt Kardiologie Gemeinschaftskrankenhaus Havelhöhe Berlin.

Prof. Dr. Hans Christoph Kümmell, geb. 1938, ist seit 1969 im Gemeinschaftskrankenhaus Herdecke als Internist tätig. Seit 1980 bearbeitet er wissenschaftliche Themen über Herzfunktion und -therapie aus anthroposophischer Fragestellung. Zahlreiche Veröffentlichungen.

Prof. Dr. Gunther Hildebrandt, 1924 – 1999, Studium der Humanmedizin. 1949 ärztliche Approbation und Promotion. Zwei Jahre klinische Tätigkeit. 1951 – 1959 wiss. Assistent, 1959 – 1961 Direktor der Balneologischen Forschungsstelle Bad Orb. 1959–1964 Abteilungsleiter am Physiologischen Institut der Universität Marburg. 1959 Habilitation für Humanphysiologie und Balneologie. 1964 a.o. Professor, 1967 o. Professor und Direktor des Instituts für Arbeitsphysiologie und Rehabilitationsforschung der Universität Marburg. 1992 Emeritierung. 1994–1997 Gastprofessor am Physiologischen Institut der Universität Graz.

Dr. Hermann Lauboeck, geb. 1942 in Berlin, Med. Staatsexamen 1969 in Heidelberg, danach bis 1976 Arzt in der Anästhesie und Intensivmedizin am Krankenhaus Herdecke. Promotion bei Kienle, Universität Frankfurt. Anschließend Arzt für Anästhesie und Oberarzt an den Städtischen Kliniken Dortmund und zehn Jahre Oberarzt am Krankenhaus «Bergmannsheil» in Bochum. Seit 1989 in freier Praxis als Allgemeinmediziner mit Schmerztherapie in Dortmund tätig.

Dr. Hendrik Vögler, geb. 1948, Dissertation bei Prof. Drews, Tübingen, und Assistent bei Prof. Hinrichsen, Bochum, zu Themen der Frühembryonalentwicklung beim Menschen. Assistenzarzt in verschiedenen Abteilungen des Gemeinschaftskrankenhauses Herdecke. Praktischer Arzt im Ita-Wegman-Therapeutikum, Dortmund.

Dr. Manfred Weckenmann, geb. 1924, Medizinstudium in Frankfurt am Main und Tübingen, Lehrer waren u.a. die Physiologen Bethe und Wezler. In Anthroposophie besonders durch Lauenstein, in anthroposophischer Medizin durch Sieweke geprägt. Homöopathische Lehrer Leeser und Unseld im Robert-Bosch-Krankenhaus / Stuttgart. Chronobiologische Anregungen durch Hildebrandt / Marburg, naturheilkundliche durch Bühring / Berlin. – Früh selbständige klinische Tätigkeit in der Carl-Unger-Klinik / Stuttgart; parallel dazu internistische Praxis, zuletzt leitender Internist in der Filderklinik / Filderstadt. – Stets klinisch-ambulante Forschungs- und Lehrtätigkeit.

OTTO WOLFF

Grundlagen einer geisteswissenschaftlich erweiterten Biochemie

369 Seiten, gebunden

Dr. med. Otto Wolff legt in diesem Buch die Ergebnisse seiner langjährigen Forschungsarbeiten auf dem Gebiet der Biochemie vor, den chemischen Vorgängen im menschlichen Organismus. Der Autor versucht, vom geistigen Wesen der Substanzen auszugehen, das heißt das Kraftbild zu entwickeln, das diesen zugrunde liegt, und darzustellen, wie sie im Menschen wirken. So zeigt er auf, inwieweit die Substanzen Träger bzw. Instrumente von Leben, Seele oder Geist sind. Diese Zusammenhänge werden für die großen Bereiche der Kohlenhydrate, der Fette, Eiweiß-Verbindungen und der Mineralstoffe bis in die Einzelheiten entwickelt.

«Dieses Buch spannt einen riesigen Bogen von der Bibel über die Alchimie bis in die rein naturwissenschaftlich geprägte Biochemie des 20. Jahrhunderts ... Nur relativ wenige chemische Grundkenntnisse werden vorausgesetzt, so daß die Lektüre für einen großen Leserkreis zugänglich ist.»
Merkurstab

VERLAG FREIES GEISTESLEBEN

ARMIN J. HUSEMANN

Der musikalische Bau des Menschen

Entwurf einer plastisch-musikalischen Menschenkunde.
294 Seiten mit zahlreichen Abbildungen,
gebunden

«Der musikalische Bau des Menschen» ist bislang die einzige Darstellung anthroposophischer Menschenkunde, die konsequent von der plastischen Anatomie zu einer musikalischen Physiologie innerer Organprozesse fortschreitet. In diesem Reformansatz des medizinischen Studiums und der Lehrerausbildung, der auf Rudolf Steiners Angaben im Jahre 1924 zurückgeht, wird Kunst zum Beobachtungs- und Schulungsfeld für sinnlichübersinnliches Wahrnehmen, das im goetheanistischen Denken zu den Imaginationen der Lebensprozesse hinführt.

Das Buch wendet sich an alle Studierenden und Berufstätigen, die in ihrer Arbeit auf lebendige Menschenkunde angewiesen sind: Ärzte, Lehrer, (Heil-)Eurythmisten und andere. Die medizinischen Inhalte sind allgemeinverständlich formuliert.

Aus dem Inhalt:

1. Die äußere Bildnatur des Menschen / 2. Die musikalische Physiologie innerer Organe / 3. Die Atemschwingung als plastisch-musikalisches Urbild / 4. Eurythmie als Bewegungsausdruck der musikalischen Organisation des Menschen / 5. Die Überwindung der Tierheit im Denken durch die Bildekräfte des Wortes / Menschenwissenschaft durch Kunst als Grundlage anthroposophischer Berufsausbildung

VERLAG FREIES GEISTESLEBEN